普通高等教育中医药类"十三五"规划教材

全国普通高等教育中医药类精编教材

U0188506

临床中药学

（第 3 版）

（供中医学、中西医临床医学等专业用）

主 编

张廷模

副主编

周 静 周祯祥 聂 晶

崔 瑛 秦华珍

上海科学技术出版社

图书在版编目（CIP）数据

临床中药学／张廷模主编. —3版. —上海：上海科学技术出版社,2018.1（2024.7重印）
普通高等教育中医药类"十三五"规划教材　全国普通高等教育中医药类精编教材
ISBN 978-7-5478-3772-6

Ⅰ.①临… Ⅱ.①张… Ⅲ.①中药学-中医学院-教材　Ⅳ.①R28

中国版本图书馆 CIP 数据核字（2017）第 268383 号

临床中药学（第3版）
主编　张廷模

上海世纪出版（集团）有限公司
上海科学技术出版社　出版、发行
（上海市闵行区号景路 159 弄 A 座 9F-10F）
邮政编码 201101　　www.sstp.cn
常熟市兴达印刷有限公司印刷
开本 787×1092　1/16　印张 23.5
字数 560 千字
2006 年 8 月第 1 版
2018 年 1 月第 3 版　2024 年 7 月第 21 次印刷
ISBN 978-7-5478-3772-6/R·1493
定价：48.00 元

普通高等教育中医药类"十三五"规划教材
全国普通高等教育中医药类精编教材

普通高等教育中医药类"十三五"规划教材
全国普通高等教育中医药类精编教材

普通高等教育中医药类"十三五"规划教材

全国普通高等教育中医药类精编教材

前言

　　新中国高等中医药教育开创至今历六十年。一甲子朝花夕拾,六十年砥砺前行,实现了长足发展,不仅健全了中医药高等教育体系,创新了中医药高等教育模式,也培养了一大批中医药人才,履行了人才培养、科技创新、社会服务、文化传承的职能和使命。高等中医药院校的教材作为中医药知识传播的重要载体,也伴随着中医药高等教育改革发展的进程,从少到多,从粗到精,一纲多本,形式多样,始终发挥着至关重要的作用。

　　上海科学技术出版社于1964年受国家卫生部委托出版全国中医院校试用教材迄今,肩负了半个多世纪的中医院校教材建设和出版的重任,产生了一大批学术深厚、内涵丰富、文辞隽永、具有重要影响力的优秀教材。尤其是1985年出版的全国统编高等医学院校中医教材(第五版),至今仍被誉为中医教材之经典而蜚声海内外。

　　2006年,上海科学技术出版社在全国中医药高等教育学会教学管理研究会的精心指导下,在全国各中医药院校的积极参与下,组织出版了供中医药院校本科生使用的"全国普通高等教育中医药类精编教材"(以下简称"精编教材"),并于2011年进行了修订和完善。这套教材融汇了历版优秀教材之精华,遵循"三基""五性""三特定"的教材编写原则,同时高度契合国家执业医师考核制度改革和国家创新型人才培养战略的要求,在组织策划、编写和出版过程中,反复论证,层层把关,使"精编教材"在内容编写、版式设计和质量控制等方面均达到了预期的要求,凸显了"精炼、创新、适用"的编写初衷,获得了全国中医药院校师生的一致好评。

　　2016年8月,党中央、国务院召开了新世纪以来第一次全国卫生与健康大会,印发实施《"健康中国2030"规划纲要》,并颁布了《中医药法》和《〈中国的中医药〉白皮书》,把发展中医药事业作为打造健康中国的重要内容。实施创新驱动发展、文化强国"走出去"战略以及"一带一路"倡议,推动经济转型升级,都需要中医药发挥资源优势和核心作用。面对新时期中医药"创造性转化,创新性发展"的总体要求,中医药高等教育必须牢牢把握经济社会发展的大势,更加主动地服务和融入国家发展战略。为此,精编教材的编写将继续秉持"为院校提供服务、为行业打造精品"的工作要旨,在全国中医院校中广泛征求意见,多方听取要求,全面汲取经验,经过近一年的精心准备工作,在"十三五"开局之年启动了第三版的修订工作。

本次修订和完善将在保持"精编教材"原有特色和优势的基础上,进一步突出"经典、精炼、新颖、实用"的特点,并将贯彻习近平总书记在全国卫生与健康大会、全国高校思想政治工作会议等系列讲话精神,以及《国家中长期教育改革和发展规划纲要(2010—2020)》《中医药发展战略规划纲要(2016—2030年)》和《关于医教协同深化中医药教育改革与发展的指导意见》等文件要求,坚持高等教育立德树人这一根本任务,立足中医药教育改革发展要求,遵循我国中医药事业发展规律和中医药教育规律,深化中医药特色的人文素养和思想情操教育,从而达到以文化人、以文育人的效果。

同时,全国中医药高等教育学会教学管理研究会和上海科学技术出版社将不断深化高等中医药教材研究,在新版精编教材的编写组织中,努力将教材的编写出版工作与中医药发展的现实目标及未来方向紧密联系在一起,促进中医药人才培养与"健康中国"战略紧密结合起来,实现全程育人、全方位育人,不断完善高等中医药教材体系和丰富教材品种,创新、拓展相关课程教材,以更好地适应"十三五"时期及今后高等中医药院校的教学实践要求,从而进一步地提高我国高等中医药人才的培养能力,为建设健康中国贡献力量!

教材的编写出版需要在实践检验中不断完善,诚恳地希望广大中医药院校师生和读者在教学实践或使用中对本套教材提出宝贵意见,以敦促我们不断提高。

全国中医药高等教育学会常务理事、教学管理研究会理事长

2016年12月

本书为全国普通高等教育中医药类精编教材第三版,主要适用于中医学及中西医临床医学等专业本科教学。

此次编写既注意教材的连续性,充分听取使用上一版学校的反馈意见,吸收各版《中药学》或《临床中药学》教材的编写经验和内容精华;又及时根据学科的发展和中医药本科教学更新、更高的要求,进行修订和创新;同时,又严格按照中药学教学大纲并参照国家执业中医师和执业药师考试大纲的要求,结合目前各学校安排的教课学时,把握适宜的广度和深度。

本教材的内容仍然分列总论和各论两大部分。总论由上一版的四章改变为六章。第一章介绍中药学的发展概况,第二章介绍中药的采集与炮制,第三章介绍中药的功效,第四章介绍中药的性能,第五章介绍中药的配伍,第六章介绍中药的应用。各论正文收载常用或有代表性的药物500余种,按照功效分类分为22章。其中,由教师讲解的正药310余种,详细地介绍了各药的性能、功效、应用及用法等。为了便于比较学习和节省篇幅,将功用与正药近似的草乌、竹叶、香橼、谷芽、锁阳、禹余粮及来源与正药有关的车前草、化橘红、银杏叶、合欢花、金沸草等30余种药物,作为附药,一般要求了解。另外,在各节后简列了参考药200余种,仅供以后学习中查阅,不作教学要求。

为了体现教材的系统性、先进性、科学性及实用性,与其他本科《中药学》教材相比较,本书在总论中增加了中药学中必须了解的中药及中药材、饮片、中成药、草药、民族药,中药学、本草与临床中药学,中药的剂型和给药途径等概念性介绍,特别增加中药的功效一章,介绍功效的概念和分类,用以突出功效理论在本学科中的核心地位。各论中将化痰药、止咳平喘药、平肝潜阳药、息风止痉药分别独立成章,并对祛风湿药、安神药的分节做了调整,使药物分类更为准确。为了保护资源,将蕲蛇、龙骨等濒危和不可再生的物种(品),改作附药;删除了安全隐患较大的青木香;正名使用,也按《中华人民共和国药典》修改,如将贯众规定为绵马贯众等。

在体例方面，为明确教学要求，各章增加了"导学"一项，简明扼要地指出了各章的学习要求及其重点和难点。本教材的总论各章节和各论的各类药概述仍分项介绍，条理清楚，用语更为规范简练；并对各药性能、功效与主治再加考订；对于特殊的用法和使用注意，尽量说明其理由，能使学习时知其所以然，加深理解、增加记忆。为了减轻学习负担，在各药概述中删除了上一版中实用价值不大的有关优质药材描述，在【参考资料】部分删除了"本草文献"，但在其"化学成分"部分收入了 2015 版《中华人民共和国药典》定性及定量检测要求，有利于了解国家标准对于药材质量的规定。

本教材由全国 12 所院校的临床中药学专家组成编写委员会，团结协作，共同完成。其中：成都中医药大学张廷模、陈勇、杨敏、闵志强及长春中医药大学黄晓巍撰写总论、解表药，广西中医药大学秦华珍撰写清热药，湖北中医药大学周祯祥撰写泻下药、祛风湿药、化湿药，贵阳中医学院周静撰写利湿药、消食药、驱虫药，西南大学齐红艺撰写理气药、温里药，福建中医药大学华碧春撰写止血药、活血药，辽宁中医药大学任艳玲撰写化痰药、止咳平喘药，河北中医学院张一昕撰写平肝潜阳药、息风止痉药、开窍药，江西中医药大学聂晶撰写补虚药，河南中医药大学崔瑛撰写收涩药、攻毒杀虫去腐敛疮药，暨南大学蒋麟撰写安神药、涌吐药。

本教材上一版的全体编委，付出了辛勤劳动，奠定了坚实基础；上海科学技术出版社、成都中医药大学及江西中医药大学对教材的编写给予了大力支持，在此一并表示感谢。

由于编写水平所限等原因，书中不足之处在所难免，敬请广大读者批评指正，不断促进《临床中药学》教材的完善。

《临床中药学》编委会

2017 年 10 月

上篇 总 论

下篇　各　论

第二十七章　涌吐药

第二十八章　攻毒杀虫去腐敛疮药

药名拼音索引

上篇

总　论

第一章　中药学的发展概况

导学

　　通过本章的学习,要求熟悉《神农本草经》《本草经集注》《新修本草》《证类本草》《本草纲目》等历代主要本草著作的成书年代、作者、内容概况和学术价值。

　　随着中药的发现和应用,中药学也逐渐被孕育。医史学家的研究认为,在原始社会时期,我们的祖先在长期的生产和生活实践中发现了药物,并逐渐积累了应用药物的知识。人类早期主要以植物性食物充饥,并最先发现和使用了植物药。在广泛的渔猎活动开展之后,又认识了某些动物药。进入原始社会后期,随着采矿和冶炼生产的实践,逐渐掌握了矿物药的加工和应用知识。在这一时期,先民还将有毒植物用于狩猎,并从野果与谷物的自然发酵现象中,发明了酒的酿制,这对日后的中医药产生了深远影响。

　　汉代《淮南子·修务训》说:"古者民茹草饮水,采树木之实,食蠃蚌之肉,时多疾病毒伤之害,于是神农……尝百草之滋味,察水泉之甘苦,令民知所避就,当此之时,一日而遇七十毒。"这一有关神农尝百草的传说,生动而形象地概括了药物知识的起源是与人类寻求食物的生活实践密切相关的,也反映出在这一过程中,充满艰辛与危险,并为此付出过巨大的代价。

　　我们的祖先在生活和生产实践中对中药知识的发现和掌握,经历了漫长的由零星、分散而逐渐集中和提高的积累过程。进入奴隶社会,在文字的使用后,药物知识也由口耳相传,发展为书面记录,其传播速度大大加快。

　　在先秦文献中,涉及的药物品种和药学知识颇为可观。在《诗经》中,用以比喻吟咏的植物和动物有300余种,其中大多数是后世的药物。用以记述山川及物产的《山海经》,介绍了各类药物约120种,其产地更加具体,并有较为明确的医疗用途。20世纪70年代,在湖南长沙马王堆出土的《五十二病方》,为公元前2世纪随葬入墓帛书,其中记载了方剂300多个,计有药物240余种。《周礼》中还有"医师,聚毒药以共医事"及"五味、五谷、五药养其病"等内容,可谓中药五味理论的先声。这些药学知识的积累,成为产生药学专著——"本草"的基础。

　　本草的出现,是中药学形成的重要标志。各个历史时期的代表性药学著作,则是当时中药学发展的集中体现。其发展简况如下。

一、秦汉时期(公元前221—公元220)

　　秦王朝时期,通过境内外的交往,西域的胡麻、大蒜,越南的薏苡仁等物相继传入我国;边远地区的羚羊角、麝香等药材进入中原内地。炼丹术兴起,开始了化学药物的使用,药物数量已达数百种之多。《黄帝内经》等医学典籍对中医基础理论和临床医学的发展促进了药学理论的提高,为本草的整理汇集奠定了基础。据现有史料记载,药学专著的出现不晚于西汉,而且与医经、方术成为鼎立之势,并拥有一批"本草待诏"被朝廷录用。

成书于东汉的《神农本草经》(简称《本经》),代表了秦汉两代的药学成果,是我国现存最早的药学专著。其"序列"部分,总结了中药四气、五味、有毒无毒等性能,七情配伍关系,产地、采收、加工、真伪等影响临床疗效的因素,以及药物性质对剂型的要求等多方面的内容,初步奠定了中药学理论的基础。各论按药物的作用特点,将365种药物分为上、中、下三品。每药之下,主要记述其性、味、主治与功效等内容。其对药物主治功效的认定,如麻黄平喘、苦楝驱蛔、黄连止痢等,朴实有验,历用不衰,至今仍具有极大的文献价值、理论价值和实用价值。

二、三国、两晋、南北朝时期(220—581)

这一时期,科学技术快速发展,加之南北融合及中外交流的扩大,本草学的内容更加丰富,学术水平更加提高,本草著作形式多样,总数近于百种。其中对后世影响较大者,有《吴普本草》《名医别录》《本草经集注》和《炮炙论》等。

南朝梁代著名医药学家陶弘景,完成了《本草经集注》的编著。其在"序例"部分,对《神农本草经》原文逐一加以注释,而且增补了大量有关药物采收、品种鉴别、加工、炮制、制剂、配伍、配方计量等方面的理论和操作原则,使药学总论的内容十分翔实。各论收录药物增至730种,并首先在本草中采用自然属性分类的方法,将所收载的药物分列为玉石、草木、虫兽等七大类,各类中再以三品为序排列药物。每种药物项下不仅转录《神农本草经》与《名医别录》的内容,并增加自注,以反映作者的用药经验和见解。该书不仅是这一时期最具代表性的本草,而且初步确立了综合性本草的合理体例,成为后世许多重要本草的基本框架。

南朝刘宋时,雷敩著《炮炙论》。全书总结了水飞、煨制等多种炮制技术,还介绍了约300种药物的具体炮制要求,对炮制辅料的选用也十分考究,对后世中药炮制学产生了极大的影响。该书的问世,还标志着本草又一新兴分支学科的诞生。

三、隋唐时期(581—960)

隋唐两代,医药学水平和宫廷医学教育皆有较大进步。尤其是盛唐之时,政权稳定,经济、文化繁荣,交通的发展和海外交往的扩大,综合性大型本草的编修,成为国家的指令性行为,本草图谱、食疗及外来药等专门性著作的出现,构成了当时本草的又一特色。

唐显庆四年(659),在"普颁天下,营求药物"的基础上,根据原有文献和全国性的药物调查资料,苏敬等23人奉命编纂的《新修本草》(又称《唐本草》),是我国历史上第一部官修本草。书中载药844种(现统计为851种),新增了郁金、苏木、胡椒等常用药物。其彩绘的《药图》和文字说明的《图经》两部分紧密结合的图文对照方式,开创了世界药学体例的先河。该书以其崭新的内容,广为流传,并成为我国唐代及当时日本等国医生的必修课本。

开元年间,在《新修本草》成书70余年后,陈藏器又广泛收集资料,编成《本草拾遗》以补前书之未及。该书主要依据性能理论,提出药有宣、通、补、泻、轻、重、滑、涩、燥、湿十类,成为日后按功效分类方剂和药物的发端。其新增药物达690多种,得到后世的高度评价。

四、宋金元时期(960—1368)

北宋初年,依靠国家的行政资源优势,又一次对药物品种进行了全面考订。雕版印刷等技术的应用,为医药书籍的编纂和刊行提供了有利条件。因此,《开宝本草》《嘉祐草本》及《本草图经》等大型官修本草相继问世。

1076 年,北宋官方在京城开封创办了专卖成药和饮片的"熟药所",其后分别更名为出售药物的"惠民局"及修合药物的"和剂局"。这一举措,促进了药材检验、处方优选、成药生产、药事管理等方面的发展。

宋代最有代表性的大型综合本草,为唐慎微个人编纂的《经史证类备急本草》(简称《证类本草》)。其载药数量达 1 700 余种,药后附列单方 3 000 多首。其直接转引了大批北宋以前的本草和方书资料,是该书最可贵的历史功绩。这些资料的原书绝大多数已经佚失,全凭该书的传世而得以保存。因此,《证类本草》是研究古代医药发展的重要文献。

金元时期的本草,一般只收录常用药,内容简要,具有很强的临床实用特征。这些本草的主要学术价值有二:一是发展了升降浮沉、归经等性能内容,并使之系统化,进一步完善了中药的药性理论;二是根据中医理论和临床用药经验,精炼药物的主治并注意总结功效,增强了本草著作的临床实用性。

五、明代时期(1368—1644)

明代的本草数量大增,形式多样,内容丰富,以《本草纲目》为代表的优秀本草,将中药学发展到了一个新的高峰,为我国的医药事业谱写了光辉的一页。

1552—1578 年,伟大的医药学家李时珍在全面研究 800 余种文献的基础上,进行了广泛的实地考察、采访和亲自实践,运用多学科相结合的研究方法,历时近 30 载,三易其稿,以毕生的心血完成了《本草纲目》这一不朽的巨著。全书 52 卷,载药 1 892 种(其中新增 374 种),附方 11 000 余首,附图 1 109 幅。该书前 4 卷,对中药药性理论进行了全面、系统、深入的总结和发挥,创见颇多。药物按照自然属性分为 16 部 60 类,纲目分明。各药之下,分项论述,层次清晰,查阅方便。《本草纲目》的成就是多方面的,仅就药学而言,对文献整理、品种考辨、药理总结、功用发明等,均取得了巨大成功,可谓集我国 16 世纪以前药学成就之大成。该书对其他自然科学的卓越贡献也是举世公认的。2011 年 6 月 1 日,国家中医药管理局与国家档案局联合发布:《本草纲目》(1593 年金陵胡承龙刻本)与《黄帝内经》(1339 年胡氏古林书堂印刷版),顺利入选《世界记忆名录》,反映出国际社会对于中医药文化的广泛认同。

明代较有特色的本草还有:朱橚的《救荒本草》,虽然着重介绍可供灾荒时食用之物,但对药学亦有较大的参考价值。兰茂的《滇南本草》,记载了以云南地区为主的习用药物 400 余种,是内容最丰富的古代地方性本草。缪希雍的《神农本草经疏》和《炮炙大法》,则分别为阐释药理及专论炮制的代表著作。陈嘉谟《本草蒙筌》所载百药煎,先于欧洲人制取没食子酸 200 余年。《白猿经》所记"射罔",应为乌头碱结晶,当属世界上提取生物碱之最早记载。

六、清代时期(1644—1911)

清代虽然没有产生大型综合本草,但本草的数量是空前的,其主流更加注重临床实用性,尤其是一些本草将药物功效内容分列,使其学术性和可读性均有明显提高,为中药学的发展注入了活力。

此间的临床节要性本草,以撷取《本草纲目》精粹为主,旁引众家之长,兼抒己见,其质量较高,流传广,影响大。如汪昂的《本草备要》、黄宫绣的《本草求真》、吴仪洛的《本草从新》等,可为代表。

因受考据风气影响,清人辑复《神农本草经》等古典文献并加以阐释之风盛行,除文献价值以外,在继承和发扬前人用药经验方面,亦取得了一定实效。

18 世纪著名的本草学家赵学敏,辑成《本草纲目拾遗》10 卷,载药 921 种,其中新增者达 716 种之多。该书对《本草纲目》做了重要的补充和订正。其"正误"部分,纠正和补充了原书欠详尽或不实的内容 34 条,十分可贵。其新增金钱草、鸦胆子、胖大海等药物,具有较高的实用价值。

七、民国时期(1912—1949)

在西方文化和科学技术的影响下,民国时期出现了片面地全盘否定传统文化的思潮。但是,本草学以其顽强的生命力,在继承和发扬两个方面,均有新的发展。

伴随"改良中医药""中医药科学化"的思潮,民国初年出现了一批中西药汇通的本草,中药的现代研究也揭开了序幕。本草的现代研究,一是利用植(动)物学和生药学的成果,以确定中药的基原,对于澄清中药的品种混乱,进行药材资源调查,起到了促进作用。中药化学成分和实验药理的研究,也于 20 世纪 20 年代起步。

药学辞典类工具书的出现,是民国时期中药学中的一件大事。1921 年谢观编纂的《中国医学大辞典》,收载了若干药学条目。继此之后,药学辞典类工具书日益增多。尤其是陈存仁的《中国药学大辞典》(1935)影响较大,该书共收录词目 4 300 条,各药物之下,列原名、命名、古籍别名、外国名称、基原、产地、形态、种类、采取、制法、性质、效能、成分、主治、张仲景之发明、历代记述考证、辨伪、近人学说、配合应用、集验方、用量、施用宜忌、参考资料 23 项,汇集古今有关论述,资料繁博,查阅方便,虽其中错讹不少,仍不失为近代第一部最大型的药学辞书。

随着中医学校的兴建,各地出现了不同特色的中药学讲义。这些讲义,大多按功效分类药物,各具体药物之下的分项也更加细化,而且"功效"已成为必备项目,各药的表述将性能、功效、主治、配伍密切结合,颇有发挥,已与现代临床中药学的分类和分项十分相似。

这一时期较有特色的专门类本草,还有肖步丹的《岭南采药录》,为近代重要的地方性本草。曹炳章的《增订伪药条辨》,在《伪药条辨》的基础上,补充了更多的药材鉴别经验。王一仁的《饮片新参》,为亲自尝验药材饮片之所得。杨叔澄的《中国制药学》(1938)、丁泽周的《丸散膏丹自制法》、郑显庭的《丸散膏丹集成》,对传统制剂的理论和制作方法、炮制、贮存等,进行了比较全面的整理,颇有参考价值。

八、中华人民共和国时期(1949 年至今)

中华人民共和国成立以来,高度重视中医药事业的继承和发扬,并制订了一系列相应的政策和措施。随着我国社会和经济建设的迅速发展,现代自然科学技术的日益进步,中医药进入了最佳发展时期,中药学也取得了前所未有的成就。

建国初期开始,政府有关部门就组织各方面人员,对中药资源进行了多次大规模调查,掌握了许多中药品种的分布、蕴藏量及生态环境等情况,还发现了许多新的药物品种。在此基础上,编写了一大批药用植物、药用动物及地区性的中药著作。普查中发现的国产沉香、马钱子、安息香、阿魏、萝芙木等,已能满足国内需求。据 1999 年的普查统计,中药的资源总数达到了 12 800 多种。

目前,新一轮全国性的中药资源普查已经开始。

从 1954 年起,各地出版部门根据卫生部的安排和建议,积极进行中医药文献的整理和刊印。在本草方面,陆续影印、重刊或校点评注了《神农本草经》《新修本草》《证类本草》《本草衍义》《滇南本草》《本草品汇精要》《本草纲目》《神农本草经疏》等数十种重要的古代本草专著,亡佚本草的辑复也取得突出的成绩。对中药的发掘利用和本草学的研究,具有重大意义。

在此 50 多年间,国内出版的中药新著达数千种之多。这些著作门类齐全,从各个角度将本草学提高到了崭新的水平。其中能反映现代本草学术水平的,有各版《中华人民共和国药典》《中药大辞典》《全国中草药汇编》《中华临床中药学》《中华本草》等。

《中华人民共和国药典》(简称《中国药典》)是我国的药品标准,由卫生部药典委员会组织编纂,经国务院批准后颁布施行,目前每隔 5 年修订 1 次。自 1963 年版开始,《中国药典》分一、二两部,其一部收载疗效确切、副作用小、质量稳定可控的常用中药和制剂,为中药材及其制品质量的提高、药品标准的确定,起了巨大的促进作用。

《中药大辞典》(1977 年上海人民出版社出版)由当时的江苏新医学院编写,共收载中药 5 767种,原植(动)物或药材均附以墨线图。全书内容丰富,既有历代本草摘要,又有较为全面的现代研究资料,引文直接标注最早出处,或始载文献,通过附录的各种索引,查阅方便,有重要的文献价值。该书是集 20 世纪 70 年代之前中药大成的巨型工具书,目前修订本已经刊印发行。

《全国中草药汇编》(1975 年出版、1986 年修订再版,人民卫生出版社出版),由原中国中医研究院中药研究所、中国医学科学院药物研究所等单位的代表组成编写组,负责编写整理及绘图工作。记载的中药总数在 4 000 种以上,并附墨线图近 3 000 幅。本书是在大量征集资料和调查研究的基础上,比较系统地、全面地整理了全国中药关于认、采、种、养、制、用等方面的经验及其有关研究资料,内容翔实,对中药品种研究成绩突出。

《中华本草》是由全国人大和全国政协中的 6 位中医药界代表和委员提议,由国家中医药管理局组织全国中药专家编纂而成,并由上海科学技术出版社出版。全书收录正药 8 980 种,附列药物571 种,既系统总结本草学成果,又全面反映当代中药学科发展水平。书中项目齐全,图文并茂,学科众多,资料繁博,体例严谨,编排合理,发皇古义,融合新知。有别于古代本草的是引入了化学成分、药理、制剂、药材鉴定和临床报道等内容,并采用现代自然分类系统。该书在深度和广度上,均超过了以往的本草文献,是一部反映 20 世纪中药学科发展水平的综合性本草巨著。

随着现代自然科学和医药学的迅速发展及中药事业自身的发展,中药的现代研究取得了瞩目成就,中药鉴定学、中药化学、中药炮制学、中药药剂学等分支学科不断分化并且都取得了很大发展。

现代中药教育事业的发展,对于中药行业的振兴,培养了大量高素质的专业人才。1956 年北京、上海、成都、广州 4 所中医学院相继成立,传统的中医药教育步入了现代化正规的高等教育行列。自 1959 年起,又相继在成都等中医学院开设了本科中药专业。目前,设置了中药专业的高等医药院校约有 30 所。自 1978 年起,开始招收中药硕士研究生,并于 1984 年开始招收中药博士研究生。至此,我国形成了以中专、大专、本科到硕士、博士研究生的完整的中药教育体系。为适应现代中药教育的需要,各种配套的中药学科教材,也多次编写和修订,质量不断提高,教学设备不断更新,技术和手段日益先进。

目前,中药产业已初具规模,并被国家列为高新技术的行业。一批 GAP 生产基地也相继建成;在野生植物变家种,珍稀濒危野生植动物品种的人工种植、养殖和人工替代品研究,进口药材和国内异地引种等方面取得了可喜的成绩;通过 GMP 认证的中药生产企业达 3 000 余家;由国家食品药品监督管理局批准上市的中成药产品,其不同处方近 5 000 个,品种超过 7 000 个,在一些地区已成为支柱产业。

尽管中药的基础研究还有待加强,产业规模还需要拓展,产品质量亟待提高,但由于威胁人类健康的传染性疾病已逐步被现代疾病取代,临床医疗已由单纯的疾病治疗转变为预防、保健、治疗及康复相结合的模式;化学药品的不足之处,已很难满足人们日益提高的健康需求。因此,国际天然药品市场不断扩大,中医药正逐步得到世界范围的认可,中药的现代化面临良好的历史机遇。随着时代的前行,中药学一定会更迅速地发展,中药市场一定会更加繁荣和规范,中药一定会实现现代化,并真正走向世界,更好地造福于人类,为全世界做出新贡献。

第二章 中药的采集与炮制

导学

通过中药采集的学习,应当了解中药、道地药材的含义,各类药材(主要是植物类药材)的一般采集原则。

通过中药炮制的学习,应当掌握炮制的目的,以及水飞、炒、煅、煨、炙、焯、淬等主要常用炮制方法的含义,并了解炮制的含义。

中药是中华民族聪明才智的结晶,自古以来,一直用其治疗疾病和养生保健,对我国人民的健康和繁衍,起着重要的作用。据清代及其以前的本草文献所载,中药数量已超过 3 000 种,经 20 世纪调查,我国的中药资源已达 12 800 多种;目前,国家组织的新一轮普查,已经启动。但其中功效明确、疗效可靠的,只有 400 种左右,这些常用中药是临床医生必须掌握的,也是本书介绍的重点。中药出现以后,在上下几千年、纵横近万里的时空里,经亿万人无数次的口尝身受,以观察和利用这些药物。其实践基础和历史底蕴,都是举世无双的,所积累的用药经验,是值得继承和发扬的。

在我国古代的医药书籍中,中药一直被称为"药"或"毒药"。关于"药"字,已见于数千年前钟鼎上之铭文(即金文)。汉代《说文解字》将其训释为:"治病草,从草,乐声。"比较准确地反映了中药以植物类居多的客观事实。大约在 19 世纪后期,当西方医药全面系统地传入我国以后,为了将我国传统的医药与西医药相区别,才出现了中医与中药的称谓。

什么是中药? 中药就是在中医药理论指导下认识和使用的药物。

中药主要来源于天然产物,采集的时候,必须确保品种无误,而且要重视产地。历代医药家十分注意中药的品种产地与疗效的关系。《神农本草经》就强调药有"真伪"和"土地所出",后世则将具有明显地域性的优质药材称为"道地药材"。

第一节 中药的采集

中药的采集,主要介绍采收时间的一般原则。因为采集的时间是否恰当,也会影响中药的临床效应。对此,古人亦早有认识。如《神农本草经》已提出要重视"采造时月"。《千金翼方》列举了 200 多种中药"采收时节"的要求,并强调说:"不依时采取,与朽木不殊,虚费人功,卒无裨益。"

由于各种中药所含"精微"(有效化学成分)是其临床疗效的物质基础,动、植物在其生长过程的不同阶段,其药用部位各种成分的积累会有所不同,医疗作用的强弱、临床疗效的高低及不良反应的大小会有明显差异。因此,动物和植物药材的采集,既各有个体特殊性,又有一定规律可循。总的说来,药材的采收,应当在其有效成分含量最高的时候进行。通常以药用部位的成熟程度作为依据。

一、植物类药材的采集

因植物的根、茎、叶、花、果实、种子的生长成熟期有明显的季节性,因而不同入药部位的药材,在采收方面存在一定的规律。

1. **全草类药材** 以全草(或地上部分)一齐入药的草本植物药材,除个别要求以嫩苗入药者外,一般都在花前期或花初放时采收。此时地上部分生长最旺盛,茎叶最繁茂,有效成分含量往往最高,不仅质量最好,产量也高。薄荷、藿香等不用根者,可割取地上部分。车前草、蒲公英等需带根使用者,则连根拔起。忍冬藤等以茎叶同时入药的木本藤类药材,其采收原则与全草类相同,也应在其生长旺盛时割取。

2. **叶类药材** 番泻叶等只用叶片的药材,或侧柏叶等以带有幼枝的叶片入药的药材,一般在植物已生长成熟,全枝满叶时采集。此时植物生长至极盛,叶中有效成分含量最高,药力雄厚,应及时采集。但有少数药材,如前人认为:"桑叶,以老而经霜者为佳,欲其气之全,力之厚也,故入药用冬桑叶,亦曰霜桑叶。"故桑叶多在深秋或初冬经霜后采集。

3. **花类药材** 植物的花期较短,其花蕾大多次第开放,而花蕾与完全开放花朵的药材质量大多存在差异,所以要特别注意掌握采集时间。根据经验,辛夷、丁香、槐花等药材,必须采取含苞待放的花蕾。辛夷盛开后,因其植物来源不同,分别称为木兰花或玉兰花,不再作辛夷使用。开放的槐花,其有效成分含量明显低于花蕾。菊花、旋覆花等用已开放的花朵入药者,须即开即采,过时则花瓣脱落,贮存也容易变色。对于一般花类药材来说,颜色改变意味着衰败和气味散失,药材质次效差。如金银花颜色由青白转黄,即开始衰败,药材质量下降。但红花则要在花冠由黄转为橙红时采收。蒲黄等花粉类药材,应在花朵完全开放后采集。此外,采集花朵,还应尽量选择晴天露水干后进行。

4. **果实或种子类药材** 多数以果实入药的药材,或仅以果皮入药者,应在果实接近成熟或成熟后采摘,或采摘后分离其果皮。对于果实成熟先后不一者,应分次收集。枸杞子、桑椹、覆盆子等容易变质的浆果,应防止过熟时皮层破损而引起变质。枳实、青皮、藏青果等以幼果入药者,应按要求及时采集。

种子类药材,大多在果实成熟后采集果实或果序,置干燥通风处,适时脱粒或加工。对于芝麻等果实成熟后,其壳开裂,种子易散失者,应注意见熟即收。若同一果序的果实成熟先后不一者,应分次摘取成熟部分,再分离其种子。

5. **根或根(块)茎类药材** 大多数根或根茎类药材以农历二、八月采集为佳。陶弘景说:"春初津润始萌,未充枝叶,势力淳浓也。至秋枝叶干枯,津润归流于下也。大抵春宁宜早,秋宁宜晚。"在早春时节(农历二月),植物根或根茎尚处于休眠状态,新芽未萌,营养物质未被茎叶消耗;深秋(农历八月)以后,多数植物地上部分停止生长或开始枯萎,精微物质贮存于地下之根或根茎,故有效成分含量高。此时采集的药材,不仅质量好,而且产量亦高。虽然根或根茎类药材在早春或深秋都可采集,但比较而言,多数药还是以深秋采集更为适宜,因为根或根茎在冬春休眠期间,也会或多或少地消耗部分养料,以维持其生命。但半夏、延胡索等少数块茎药材在夏季采挖,其质量相对最优，不必拘于在二、八月采挖。

6. 树皮或根皮类药材　黄柏、厚朴、杜仲等以树干皮和树枝皮入药的药材，一般在清明到夏至(4～6月)间剥取。此时植物生长旺盛，不仅树皮中运输、贮存的营养物质较多，其药材质量较佳，而且因树木枝干内汁液丰富，皮层水分增加，形成层细胞分裂迅速，其皮也容易剥离。但肉桂则宜在8～10月间剥皮，此时桂皮中芳香油含量高，药材质量好，而且是其树皮容易剥离的时期。值得注意的是，树皮类药材大多来源于乔木，其生长期较长，成材缓慢，药用部位又只占全树的很少部分，因此，应尽量避免伐树取皮或环剥树皮，造成树木枯死的掠夺式方法。最好每次只纵剥1/3的树皮，以利保护药源。

牡丹皮、地骨皮、桑白皮等根皮的采收原则，与根或根茎类一样，宜在深秋苗萎或叶枯之后，或早春枝叶萌发前采收。

二、动物及矿物类药材的采集

动物类药材的采集，不具有明显的规律性，每因品种不同而有不同的采集时间。如鹿茸应在过了清明节，脱盘后45～50日锯取头茬茸，过时则角化成为鹿角。制取阿胶的驴皮，宜在冬至后剥取，其皮厚而质优。桑螵蛸则应在3月中旬收集，过时则虫卵孵化，药材质量降低。

矿物药的成分较为稳定，可随时采集。

采集中药的原则是：既要保证药材质量，又要兼顾产量，还应充分注意药材资源的可持续利用，对于国家认定并受法律保护的濒危珍稀物种，只能在获得林业部门颁发的生产许可证和销售许可证后，进行人工种植和驯养，绝不允许采集、经营和使用野生资源；同时还要考虑生产成本和注意保护生态环境。不仅对于植、动物药材如此，对矿物药也不能盲目乱采乱挖。

第二节　中药的炮制

来源于天然植物、动物和矿物的中药材，必须经过炮制才能用于配方和制剂。合理的炮制，可提高临床用药的疗效，确保用药安全。相反，不合理的加工，又会降低临床用药的疗效与安全。如多数新鲜的植物药材经加热烘烤等处理，便于干燥储藏，但芳香的药材则有效成分容易挥发失效；多数矿物药经煅制后，质地变得疏松，易于粉碎，有效成分更容易煎出而使疗效提高；同时又可使部分矿物药中混杂的砷化合物等有毒成分减少而使用药更安全。但朱砂、雄黄如用火煅，即会生成汞或三氧化二砷，不仅使朱砂和雄黄原有功效发生改变，而且毒性大增。故宋代《圣惠方》指出："炮制失其体性……虽有疗疾之名，永无必愈之效，是以医者，必须殷切注意。"明代《本草蒙筌》又说："凡药制造，贵在适中，不及则功效难求，太过则气味反失。"历代对此十分重视。

一、炮制的含义

炮制是中药材在制剂前的各种必要的加工处理的通称。即是说，中药材在制备成各种剂型之前，根据临床用药目的，以及贮存、配方或制剂的不同要求，并结合药材的自身特点，进行必要的加工处理，使之尽量满足医疗需要，这些加工处理，统称为炮制。

中药的炮制,古代又称炮炙、修事、修治和修制。如南北朝的《炮炙论》、宋代《圣惠方》中的"修制"合度、明代《本草纲目》中"修治"专项以及清代的《修事指南》,均涉及炮制学的各种知识和方法,都是炮制的同用谓语。但在目前以上术语发生了变化,出现了细微区别。由于"炮"和"炙"的原义是指用火烧烤食物,故现在一般仅用于概括火制药物的方法;"修制"则多用于概括净制、切制及粉碎等简单的加工处理。而只选择"炮制"一词总括炮炙和修制,作为一切中药材在制剂前的各种加工处理的总称。

二、炮制的目的

中药炮制的目的不一,总的来说,是使临床用药更有效、更安全。前人在论述其目的时,大多偏重于强调某种共性炮制方法和辅料对炮制目的重要影响,因此,提出了"酒制升提,姜制发散"等理论。实际上并不那么简单,相同的炮制方法和辅料,对于不同的药物,其目的不尽一致,如酒制柴胡、川芎可以升提,而酒制常山则相反,是为了降低其涌吐的烈性。而欲达到相同的目的,针对不同的药物品种,往往要选用不同的方法和辅料,如为了增效,延胡索应醋制,杜仲应盐制,黄芪应蜜制。在炮制某一具体药物时,又常有几方面的目的,有时极难区分其主次。为叙述方便,也为了初学者容易掌握,现将炮制的目的归纳为以下六个方面。

1. **增强药物某种功效的作用,提高临床疗效** 炮制增效是炮制的主要目的,大多数中药的炮制,都与这一目的有关,尤其是炮制时所添加的酒、醋、姜汁、蜂蜜等辅料,本身就是药物,其与被炮制药物的某些作用之间,存在着协同关系,如蜜炙桑叶或百部能增强润肺止咳作用,酒炒川芎、当归能增强温通活血作用。不加辅料清炒若干种子药材(如决明子、莱菔子等),可使其表面爆裂;杜仲炒后胶丝断裂,而且胶质改变,均利于有效成分溶出而增强作用。将药材切制、破碎等处理,不仅为了饮片外表美观,调配方便,更主要是为了增大药物与溶剂的接触面,其有效成分能更快更多地溶出,以使作用增强。

现代研究还发现一些药物经过炮制有利于稳定药效。如黄芩、人参等含苷类有效成分的药物经加热处理以后,其相应的酶被破坏或失去活性,可防止苷类水解而避免重要的有效成分含量下降。

2. **降低或消除药物的毒性或副作用,保证用药安全** 炮制减毒是针对川乌、附子、天南星、马钱子等毒性较强的药物而言,内服时通常都用其炮制品。一般说来,药物的有毒成分也是其需要的有效成分时(如巴豆的脂肪油、马钱子的生物碱),可在保证安全而有效的前提下,尽量降低其毒性。如毒性成分并非有效成分者(如天南星、半夏"戟人咽喉"的毒素),可尽量除去。但有毒中药以前一种情况为多,炮制不及,用药不安全;炮制太过,疗效难以保证。降低副作用主要是针对无毒药而言的,如大黄同时具有泻下通便、清热泻火和活血化瘀等功效,用以主治热证和瘀血证时,会引起腹泻和腹痛,经蒸制为熟大黄,则更长于活血、清热又无以上不良反应。

3. **改变药物的性能功效,扩大其适应范围** 部分药物经过特殊炮制后,其主要性能、功效及适应证会发生较大变化,往往可以成为一味新药,从而使其适应范围扩大。如地黄为甘寒之品,长于清热凉血,主治血热诸证。经蒸制成熟地黄后,其药性转温,成为补血、益精要药,主治血虚、精亏诸证。有的中药炮制后,主要功效虽然未变,但其偏性不一,如豨莶草具有祛风湿、通经络的功效,但性味苦寒,与风湿寒痹不尽相宜,经拌入黄酒蒸制后,其性偏于辛温,则更能对证。

4. **改变药材的性状,便于贮存和(或)制剂** 绝大多数药材都需要保管贮存,因此,要经过干燥处理。有的药物还必须经过特殊炮制才能贮存运输。如马齿苋柔嫩多汁,必须入沸水焯后才能干燥。桑螵蛸必须经过蒸制,将虫卵杀死后,再干燥贮存,否则,桑螵蛸不仅可因虫卵孵化而失效,而且生用还有滑肠之弊。作汤剂的动植物药材,至少必须切制成一定规格的片、丝、块、段,多数矿物药则需经过煅、淬、捣碎才便于煎煮。

5. 纯净药材,保证药材质量和称量准确　药材中混杂的泥沙、非药用部分(如厚朴、肉桂的栓皮,山茱萸的果核等)以及变质药材必须清除干净,才能保证药材质量和称量准确。

6. 矫臭矫味,便于服用　僵蚕、地龙、没药等药材具特殊气味,部分患者难以吞服,使用后还容易引起恶心、呕吐等不适反应。这类药材经过适当的炮制,不仅可以矫臭矫味,减轻不适反应,而且还可使其作用增强。

三、炮制方法

中药的炮制方法种类繁多,其分类也不尽相同,但目前多分为修治、水制、火制、水火共制和其他制法五类。

(一) 修治

1. 净制　具体方法有簸、筛、刮、刷、拣等。该类处理,主要目的在于除去药材中的杂质和非药用部分。

2. 粉碎　具体方法有砸、捣、碾、锉、磨等。其目的是使药材便于调配、制剂或服用。如牡蛎的砸碎、贝母的捣粉、角类药的镑片与锉粉。

3. 切制　将净制后的药材软化后再切成一定规格的片、丝、块、段等,称为切制。切制的目的在于便于贮存、炮制和制剂,利于有效成分煎出,提高煎药质量。

(二) 水制

水制是以较低温度的水或其他液体通过淋、洗、泡、润、漂等处理药物的多种方法的总称。水制的主要目的是清洁、软化药材,降低或除去药材所含的盐分、不良气味及毒烈之性。如槟榔润软以便切片,盐苁蓉可漂去咸味,吴茱萸可漂去烈性等。

水制法中较特殊的是"水飞":水飞是将不溶于水的矿物或贝壳药材置于水中,反复研磨而制取极细粉末的加工方法。具体方法是将粉碎的药材加水研细后,再加清水搅拌,待较粗的颗粒下沉,倾出上部的混悬液(粗粒再研再飞);将混悬液静置澄清,倾去上面清水,晒干即成。水飞的主要目的是为了制取极细的药末。此外,还可除去可溶性有害物质(如三氧化二砷等),使药末更加纯净,并能防止加工时药粉飞扬。

(三) 火制

只用"火"(加热)来炮制药物的方法均属火制法,又称干热法。其中主要有炒制、煅制和煨制。

1. 炒　炒法有两类。① 清炒:将药物放置锅内,不加辅料直接翻炒,叫清炒。清炒又有炒黄、炒焦和炒炭之分。用文火将药物表面炒至微黄称炒黄。用武火将药物炒至表面焦黄(褐),内部颜色加深并有焦香气称炒焦;炒至表面焦黑,内部焦黄,但保留原有气味(存性)叫炒炭。清炒的目的因药而异,或便于粉碎,或缓和药性,或利于煎煮,或增强药效,或改变性能功效。② 辅料炒:药物与固体辅料拌炒称辅料炒。辅料有砂、土、米、麸、蛤粉及滑石粉等。如:砂烫龟甲、蛤粉炒阿胶,可使之酥脆,便于制剂、矫臭矫味及增强药效;土炒白术、麸炒枳壳,主要是增效;米炒斑蝥,主要是减轻毒性。

2. 煅　① 直接煅:将某些矿物或甲骨类药材直接置于无烟炉火上煅烧,又称明煅。② 间接煅:将质地轻松的植动物药材置于耐高温的密闭容器中放在火上煅烧,又称焖煅。药物煅后可使质地酥脆或性能功效改变,如明煅牡蛎、石膏、磁石,焖煅血余炭、棕榈炭。

3. 煨　将药材用湿面粉、湿草纸等包裹后置于火灰中烫至熟透的方法称煨。传统的煨制,一般煨至面皮或湿纸呈焦黄色时,取出,去掉包裹物即可。目前大都将药材与一定量麦麸同置锅内,用文火加热,缓缓翻动,至麦麸呈焦黄色,或药物达到规定程度时取出。煨制可以减少药材中挥发油、脂肪油含量,改变药材的理化性质,以增效减毒。如煨制肉豆蔻可以降低其挥发油与脂肪油含量,同时也降低挥发油中毒性成分肉豆蔻醚的含量,使其对肠蠕动呈明显抑制作用,故更宜用于涩肠止泻。

（四）水火共制

水火共制又称为湿热法炮制。主要有炙、蒸、煮、淬和焯等制法。

1. 炙　药物用液体辅料拌炒的炮制方法称为炙制。炙与辅料炒不同。辅料炒使用的是固体辅料,炙使用的是液体辅料,且加热的温度较低,一般用文火炒至近干,使液体辅料渗入药材内部。炙制常用的液体辅料有黄酒、炼蜜、米醋、盐水、姜汁和甘草汁等。不同的液体辅料还会对药材的理化性质和性能功效产生不同的影响,而用同一辅料炮制不同的药物,其作用与目的也可能并不相同。如酒炙川芎,可增强其活血作用;酒炙常山,可降低其涌吐作用;酒炙紫河车,则主要是为了除去腥味便于服用。蜜炙麻黄,可增强其平喘作用,并减弱其发汗作用;蜜炙黄芪,可增强其补中益气作用;蜜炙罂粟壳,则主要是为了降低其令人呕吐的副作用,并有助于润肺止咳。醋炙柴胡,可增强其疏肝解郁作用;醋炙芫花,则可使其毒性降低。

2. 淬　将药物煅烧红后,迅速投入冷水或醋等液体中,使之受冷而松脆的炮制方法称为淬制。淬制的主要目的是便于粉碎,并增强药效。如醋淬磁石。

3. 蒸　用蒸气加热药物的炮制方法称为蒸制。茯苓、厚朴蒸后变软,便于切制;白果、女贞子、人参、桑螵蛸等药蒸制后,主要利于干燥贮存;生首乌、生地黄蒸制,主要是为了改变其性能、功效。

4. 焯　将药物投入沸水中浸烫后迅速捞出的炮制方法称为焯制。马齿苋、天门冬等肉质多汁的药材,焯后便于干燥。杏仁、桃仁等种子类药材焯后,不仅容易除去其非药用且会妨碍种仁的有效成分煎出的种皮,还可破坏其相应的酶而使有效成分不被酶分解破坏。

（五）其他制法

其他制法指除以上四类炮制方法外的一些特殊制法。主要有制霜、发酵和发芽。

1. 制霜　制霜的含义不一。巴豆、瓜蒌仁压榨并除去部分油后,分别称巴豆霜、瓜蒌霜;柿饼经日晒夜露后,其表面析出的白粉状物质称柿霜;将芒硝装入西瓜或苦瓜内,日后在其外皮上收集的白色粉末分别称为西瓜霜、苦瓜霜。

2. 发酵　将药材与辅料拌和,置于一定的温度和湿度下,利用特殊霉菌使之生霉、发泡的炮制方法称为发酵。发酵可使原药材的性能、功效改变而成为新的药物品种。如神曲、淡豆豉。

3. 发芽　将具有发芽能力的种子药材用水浸泡后,继续保持一定湿度、温度,使其萌幼芽而成为新药品种的炮制方法称为发芽。如麦芽、谷芽、大豆黄卷等。

【参考资料】

一、中药及其相关术语的含义

1. **中药**　中药的内涵,除在正文中所述的本质属性外,还应该具有以下明显特征:中药大多来源于天然的植物、动物、矿物,在制剂之前,还必须结合临床的需要和药材性质,经过必要的加工和处理,使之更加符合临床使用的需要。中药有关知识的表述,需要中医药文化特有的"语言"。这些"语言",反映了我国历史、哲学、文化、自然资源等方面的若干特点。因此,中药必须赋有中医药理论体系的特色,如性能、功效等。这是古人在长期的医疗实践中总结和概括出来的,并用以阐述药物对机体影响及其应用规律,也是中医认识和使用中药的重要依据,迄今仍卓有成效地指导着中医药的临床实践。

长期以来,对于中药含义一直缺乏明确的界定,至今仍存在一些不够全面的观点。有人称中药为"中国出产的药物""中医使用的药物"或将其等同于天然药。这些认识都是不准确的,都未能揭示中药的本质属性。虽然在历代使用的中药品种中,绝大多数是我国原产之物,但自秦汉以来,不断有域外舶来之品作为中药使用。如乳香,原产于非洲东部,东汉至魏晋时期传入中国,迄今仍主要进口于索马里、埃塞俄比亚等地,其传入我国且被中医药理论认识后,成了著名的活血止痛药。可见中药的"中"字,并不是单纯的地域概念。另一方面,产于中国的药物,如果只用于提取西药的原料,没有经过中医药理论认识和使用,并不能称为中药。在古代,对于汉民族而言,只有中医一种医学,中药自然只是中医使用的药物,但在当代中医和西医所掌握的医药知识结构发生了变化,中医使用西药,西医使用中药的现象都较为常见,已经不能单凭使用者的身份就可以判断他们使用的药物是中药或是西药。中药的使用者并不重要,关键在于使用者是否按中医药理论来指导用药。至于天然药物,则是现代人们在"回归大自然"的潮流中,相对于"化学合成药"而提出来的。天然药物泛指"一切具有药用价值可直接供药用的植物、动物及矿物或这些天然产品的简单加工品",也包括从天然产品中提取出的有效部位或成分。中药主要来源于天然药物,有着"天然药物"的自然属性。但天然药物并不一定都是中药(部分天然药物也是制取西药的原料或作为其他医学的药物使用)。而且中药自古亦有少量化学合成之物(如轻粉、铅丹、机制冰片等),故中药与天然产物或天然药物也存在一定区别,因而不宜相提并论,更不可混称。

2. 中药相关术语的含义

(1) 中药材:中药材一般是直接采收的植物、动物和矿物的天然产物,尚未经过必要加工炮制,往往混有杂质或非药用部分等,还不能完全符合临床用药的要求,也就是说,中药材只是中药饮片的原料。

(2) 饮片:饮片则是用中药材制成的片状、块状、丝状或段节形状的加工炮制品,由于饮片便于煎汤饮服而得名;古代又称"咀片"。饮片虽以固体形态为主,但也有液体的,如竹沥;固体饮片也不全是片状、节段状,同时有不少中药,主要是有效成分不溶于水或不耐高热、名贵、难以切制等品种,应当加工为粉末状,如青黛,有效成分不溶于水,必须制备为粉末饮片(也可称为直接服用饮片)以药汤吞服;饮片还有由复方制成的,如神曲、建曲。

(3) 中成药:中成药是以中药饮片为原料,在中医药理论指导下,按处方标准制成可以随时服用的制剂。中成药的出现较早,如《神农本草经》指出"药有宜丸者,宜散者",可谓是最早总结的中成药的制剂理论。中成药是中药的一个重要组成部分,随着制药工业的进步,加上中成药使用方便、便于贮藏和运输等优点,中成药必将成为中药走向世界的先导。

(4) 草药:草药的称谓始于宋代,当时主要是相对于国家药局专卖的"官药"而言。后世一般将那些主流本草尚未记载,多为民间医生所习用的药物称为草药。历代所称的草药,也有动物药和矿物药,而不是专指草本类药物。从发展的眼光看,草药是中药的重要组成部分和发展源泉,只是在一定时期内主要流传于民间。实际上,草药是中药的初级形式,中药是草药的提高阶段的称呼,两者并无本质的区别和截然的贵贱优劣之分,不能人为地把它割裂开来。

(5) 民族药:我国自古便是一个由多民族组成的国家,严格地讲中药主要是汉族的传统民族药,但习惯上所谓的民族药是我国除汉族以外各兄弟民族使用的传统药。各民族在长期与疾病作斗争的医疗实践过程中,都不同程度地积累了医药方面的知识,形成了具有其民族特色的医药理论体系,如藏药、蒙药、维药、傣药、壮药、苗药、羌药等。

目前,还有一种"中草药"的说法,其使用并不规范,有的是中药与草药的合称,有的则是作为中药的同谓语,有的是特指植物类药。为了避免引起歧义,其实没有必要这样标新立异。

二、中药的名称

1. 中药的命名和释名

(1) 中药的命名:中药的命名是指前人在用药和生活实践中,根据不同药物的某一特征或性质,确定并使用一种称呼的过程。其命名方式主要是根据药物的颜色、气味、形状、功效、产地、生长特点、入药部位等。现在我们了解中药的命名方式和具体名称的由来,对于药材品种考证、澄清混乱品种、正确使用中药名称或深化某些药物性能功用认识,都有着重要意义。

(2) 中药的释名:中药的释名是利用训诂学的知识,搞清药名的初始含义,称为中药名称的训释,简称释名。本草对药名的训释,开始于汉代。《本草纲目》专设"释名"一项,李时珍以其广博的知识,通过释语源、解方言、明假借、考音韵、辨形态、刊传误,以阐明各药名的含义、正名和别名间的关系,以订正药物的品种。如谓石韦"蔓延石上,生叶如皮,故名石韦"。由此我们可知此药因其叶呈革质而得名,不可误书为"石苇"。

对于中药名称的训释,前人虽然做了不少的工作,但由于古人命名时多出自民间,不可能同时加以注释,加以反复传抄,不少药名在字形、读音、词义诸多方面，都发生了很大的变化，其训释的难度较大，有的已无法考证，所以这方面还留下了许多空白，有待我们去努力完成。要进行这一研究，必须具备语言、文字、训诂、历史、地理、植物、矿物、物理、化学和哲学、宗教等多方面的知识。

2. 中药的正名与异名

(1) 中药的正名：中药绝大多数来自民间，在文字记载之前，一般都有一个口耳相传的过程。同一药物品种，在不同地域，由众多的人观察应用，并从各自不同的角度进行命名，因而出现一种药物多种名称的"同物异名"现象。再加上产地、商品规格、加工炮制方法诸因素的影响，其名称更加复杂。另一方面，中药的命名方式虽各有不同，但与中药来源广泛、品种繁多相比较，又显得十分单调。因此，一种相同的名称，其所指的药物又往往不同，由此又出现了"同名异物"现象。历代本草文献，根据前人的记述，并结合当时对药名的使用情况，选择一种最为习用，又最有代表性的名称作为目录和各论中分条立项之用，这就是所谓的正名。目前应以《中国药典》或各省市地方标准使用的名称为正名。

(2) 中药的异名：一种中药往往具有多种名称，在一定时期，除了正名以外的其余名称便是异名，或叫别名，在古代本草中用"一名"加以区别。中药的正名和别名是相对而言的，不是一成不变的。如目前的常用药荆芥，在古代以假苏为正名，查阅古代文献时应当注意，否则将无从着手。中药正名的选择，应综合考虑其历史性、地区性、命名的合理性以及现代的使用情况等，慎重取舍，使之科学而严谨。

医生书写的处方，是药房给药、护理人员安排患者服药或患者自行服药的依据，必须使他人明白无误，通俗易懂。所以，应当使用正名，不能有哗众取宠之心，有意选用冷僻和晦涩难懂的药名，更不要随意杜撰药名。

三、中药的分类

对于为数众多的中药品种，合理的分类，可以对学科的发展和人们对药物的认识，产生巨大的指导和推动作用。因此，中药的分类，不仅是中药学中的重要内容，也是中药发展水平的重要标志。

1. 三品分类 《神农本草经》借用前人已有三品分类的思想，按照药物的有毒或无毒、扶正补虚或祛邪疗病等作用特点，将所载药物分为"上药""中药"和"下药"三类，后人将其称为中药的"三品"分类。

三品分类是本草史上的第一次药物分类，反映出当时人们已不满足于孤立地认识各种药物，而是力图找出药物之间的联系和区别，在思维上已经产生了飞跃。三品分类抓住了临床药物学药物分类的关键——主要功效和毒性，这对后世的功效分类和性能分类，具有巨大的启示，其历史功绩是应当肯定的。

由于历史条件和医药学术水平的限制，当时对药物的认识还不够深入，并且还受到道家和方士思想的影响，其对药物品位的判定，带有若干主观臆断的成分，未能反映出药物临床效应的客观实际。如书中将有毒的丹砂列于上品之首，就是一个典型的例子。加之这种分类比较原始粗略，所以，随着医学实践的发展和人们认识水平的提高，三品分类最终被其他分类方法所取代。

2. 自然属性分类 依据药物来源的植物、动物和矿物不同类别的自然特征，再结合各类的不同特点进一步细分药物的分类方法称为自然属性分类。自然属性的分类思想在我国源远流长，汉字中的偏旁部首，就是这种分类思想的集中表现。首先应用自然属性分类方法的中药学专著是《本草经集注》。该分类方法最适用于载药数目繁多的大部头药学著作，所以成为后世综合性本草药物分类的主要方法。

明代《本草纲目》则是古代本草按自然属性分类的最高成就，书中采用该方法将1 982味药分为60类。其矿物药的金类主要是金属的单体物质、合金和金属矿石，玉类主要是硅酸盐化合物，石和卤类多是非金属单体及其化合物。每一类中，还大体上将相同元素和化合物集中排列。植物药中的草部，又分山草、芳草、湿草、毒草、蔓草、水草、石草、苔类、杂草等10类。各类药物的排列次序也较为科学，如芳草之中当归、芎䓖、蘼芜、蛇床、藁本、白芷等依次相随，毒草中大戟、泽漆、甘遂、续随子等列为同类。前者是因为"花实似蛇床"(伞形花序)，后者则是茎叶"折之有白汁……结实1颗3粒相合生"，这分别正是伞形科和大戟属植物的主要特征。其对植物的"析族区类"，已孕育着现代科属分类的萌芽。其动物的排列"由微至巨，由贱至贵"，完全符合生物进化的观点。《本草纲目》的分类，领当时世界之先，纲目分明，便于查阅，在国内外产生了巨大的影响。

古代本草中的自然属性分类，基本上是实用性的分类，与现代系统的植(动)物学自然分类，尚有本质上的区别。但这种系统的自然分类，对临床中药学的意义不大，目前主要为药用植物学、中药鉴定学及药材学等学科所采用。

3. 功效分类 依据药物的主要功效进行药物分类的方法，称为功效分类。中药的功效分类，是以方便临床用药为目的而进行的分类，能够揭示药物防病治病作用的区别和联系，因此成为现代临床中药学分类的主流。中药的功效分类经历了漫长的发展过程，这种思想的萌芽，可以上溯至《神农本草经》，其所谓上品"益气""延年"，下品"除寒热邪气"等，无疑是考虑了功效为标准的。陈藏器《本草拾遗》提出药有宣、通、补、泻、轻、重、滑、涩、燥、湿10类，虽然大多还不是具体的功效，只是性能分类的范畴，但在功效分类的发展中，迈出了关键的一步。明清时期随着人们对中药功效认识的提高，以功效分类为主的本草逐渐增多。但在当时，药物按功效分类的方法刚具雏形，所分列的类别比较粗糙，查阅时仍不够方便。

现代临床中药学一般将药物分为解表药、清热药、泻下药、祛风湿药等，其下再分若干小类（节），如清热药又分清热泻火药、清热燥湿药、清热解毒药、清热凉血药、清虚热药等。与早期相比，这些分类更加细致，更加明确，更加准确地显示出药物作用的共性与个性，反映出中药功效认识的深入。

但是，这种分类仍然存在一些问题，比如清热药中所分的小类，主要结合其实用性，因此不相互排斥，含义仍不够准确清晰；对于祛风湿药、安神药的分类，以及有些药类的进一步增列，至今尚有分歧和争议。由于各种中药都具有多种功效，有时很难确定其主要功效，因此，这种分类是相对的，一种中药又可以有不同的归属。所有这些，与人们对药物功效的认识理解不一致有关。总之，功效分类仍需不断发展。

此外，还有按照中药的性能、中药的主治、中药的化学成分、药名的笔画及结合西医药理论进行中药分类的，但均与临床中药学的分类关系不大。

四、中药的品种

用以防病治病的中药，其品种（即生物学上的"物种"）来源必须正确。否则，有的因缺乏必要的有效物质而使用药无效，还可能使病情加重；有的因为含有毒物质而伤害人体，甚至危及生命。陶弘景《本草经集注》说："一物有谬，便性命及之。"可见，品种问题，必须慎重对待。历来由于同名异物、同物异名的现象普遍存在，常常导致中药品种使用混乱，影响了中药的临床应用、实验研究和学术交流。

自《神农本草经》起，就十分强调使用正品，提出要重视中药材的"真伪"。历代本草学家为澄清中药的混乱品种，做了大量工作，付出了艰辛的劳动。尽管历代大型综合本草的作者均将药材的基原考证作为主要着力点，但是，历代本草所用药名，无法对药材基原的名称做到规范化，加之其他种种局限，失误亦不少。李建元《进本草纲目疏》说："以兰花为兰草，卷丹为百合，此寇氏衍义之舛谬；谓黄精即钩吻，旋花即山姜，乃陶氏别录之差讹。酸浆、苦耽，草菜重出，掌氏之不审；天花、栝楼，两处图形，苏氏之欠明。"即使是《本草纲目》，亦非尽善尽美。《本草纲目》认为《开宝本草》不应该将"南星、虎掌一物而分为二种"。实际上，南星是天南星属植物，虎掌是半夏属植物，两者并非一物。目前，全世界绝大多数植物、动物品种都有了统一的名称，称为"学名"。学名一般使用拉丁文，并由三部分组成：属名、种名和定名人（定名人文字一般用缩写）。在不同文献中，中文名相同的药物，不一定指的同一品种药物，但拉丁名相同的药物，即使中文名不同，也是指的同一品种药物。所以临床中药学在介绍具体药物时，首先要确定其"学名"，以保证其来源正确，并利于国际性的学术交流。

中药的计数单位习惯称为"味"。一味中药可能来源于一个品种，也可能来源于多个品种。划分"味"的依据，不是植物、动物的形态特征，而是具有类似的性能、功效，相沿将它们作为一味药应用，使用同一药名。一味中药如来源于同一科的多个品种，则各品种之间有优劣差异。如麻黄来源于麻黄科植物木贼麻黄、草麻黄和中麻黄3个品种。几种麻黄所含成分相似，但其生物碱含量以木贼麻黄最高，草麻黄次之，中麻黄较低。3种麻黄药材的疗效高低肯定存在差别。一味中药如来源于不同科的多个品种，各品种之间的差异可能还会更大。因此，目前有学者主张一物一名，即一个中药名只对应一个品种。但由于基础研究滞后，作为同一味药使用的不同品种之间，存在什么功用差异尚不清楚，而它们作为同一味药使用的历史较久，加之资源有限，供求矛盾难以解决等种种原因，这一主张在目前尚难彻底执行。迄今，来源于多个品种的常用中药，仍在20%以上。

由于一味药的不同品种之间存在质量差异，所以，在栽培、引种植物药，或驯化药用动物时，应当注意选择其优良品种。临床用药、科研用药或收集民间用药经验时，一定要弄清其品种来源。使用中药名称时，一定要书写正名。凡《中国药典》收载品种，必须以其使用的名称为准，不要使用别名，更不能杜撰名称，造成混乱。

五、中药的产地

由于自然界的地质错综复杂，土质多种多样，气候千变万化，日照长短不一，雨量多少不等，导致生态环境千差万别。不同的动、植物在其繁衍、进化过程中，对不同的生态环境产生了特殊的适应性，这不仅造成各种动、植物品种分布有一定的地域性，而且造成不同地区所产的同种动、植物药材，其质量、性能、功效及毒副作用都可能存在差异。因此，历代医药家十分注意中药的产地与疗效的关系。《神农本草经》就强调用药要重视"土地所出"，在其所载药物中，不少药名冠有产地名。如阿胶、秦艽、秦皮、巴戟天、巴豆、蜀椒、蜀漆、吴茱萸、代赭等。阿（东阿）、秦、巴、蜀、吴、代（代州）都是古地名。陶弘景说："诸药所生，皆的有境界。"陈嘉谟说："凡诸草木昆虫，各有相宜地产，气味功力自异寻常。""地产南北相殊，药力大小悬隔。"

为了确保天然药材的质量，必须重视药材的产地。孙思邈说："古之医者……用药必依土地，所以治十得九。今之医者，但知诊脉处方……至于出处土地……皆不悉，所以治十不得五六者，实由于此。"在长期的用药实践中，前人逐渐形成了"道地药材"的概念。所谓道地药材，是指具有明显地域性，且著名产地所出，质量优于其他地区同类产品的药材。即《本草蒙筌》说："以地冠名，地胜药灵。"长期以来，四川的川贝母、川芎、附子、黄连，东北的人参、五味子、细辛，河南的地黄、山药、牛膝，甘肃的当归，宁夏的枸杞，山西的党参，江苏的薄荷、苍术，山东的阿胶，云南的三七、茯苓，广东的广藿香、砂仁，等等，都是著名的道地药材。处方时，习惯上在药名前冠以产地名表示要求提供道地药材，如川芎、怀山药、宁枸杞、潞党参等。不仅以上动、植物品种分布有地域性，其药材的质量受其产地影响，矿物药亦然。地球上的矿物是在自然地质作用中形成的，分布也不均匀。由于不同地区的同一矿物药的成因可能不同；矿物药形成后，经历的地质作用可能不同，以致原矿物成分、其嵌生矿物成分变化、混入物不同，而同种矿物药的质量也往往存在差异。

决定道地药材的因素是多方面的，但最关键的是临床疗效。优质道地药材的形成，不仅应具有优良的品种，而且还应有适宜的生态环境，加之合理的栽培(或养殖)、加工技术，才能使药材品质优良，疗效上乘。道地药材的生产一般比较集中，产量相对较大。

对于道地药材，首先，为了保证临床用药安全、有效，必须重视道地药材的开发和应用。其次，在积极扩大道地药材生产的同时，进行植物药异地引种和药用动物人工驯养，亦是行之有效的解决供求矛盾的途径。再者，引种、驯养都必须注重科学性，避免盲目性，确保原药材的性能和疗效。在以往引种驯养的实践过程中，既有成功的经验，也有一些失败的教训。如原主产北美的西洋参，在国内已引种成功，人工驯养鹿、麝以锯茸取香等，都是比较成功的例子。而甘肃引种的川芎，长得像藁本，呈不规则结节状圆柱形，而不是不规则结节状拳形团块；越南产的肉桂，其挥发油含量达 6.4%，而国内引种的越南肉桂，其挥发油含量最高只有 2.3%，取得的却是"离其本土，则质同而效异"(李时珍引引孔志约语)的失败教训。道地药材也不是一成不变的，在不同的历史时期可能有所变迁。道地药材的形成和变迁，都是以临床疗效为依据的。如三七，原产地为广西田州(现百色等地)，称为广三七或田七。后因云南引种三七成功，产量更大，品质亦优，成为新的道地药材产区。

在合理规划、大力发展道地药材，科学地引种植物药、驯化药用动物的同时，还应注意积极保护生态环境，加强基础研究，阐明生态环境与药材质量的内在联系，这对中药事业的持续发展具有深远意义。

六、中药的贮存

中药材不仅具有地域性、采收的时间性，绝大多数药物从采集到临床应用期间，还都需要保管贮存。在贮存过程中，由于老鼠、仓虫、微生物、湿度、温度、日光、空气及贮存时间等外部因素的作用，很容易发生耗损或变质。如不重视科学保管贮存，不仅中药的疗效很难保证，而且还可能对患者造成伤害。古人早就认识到贮存过程会影响药材质量，《神农本草经》就提出了要注意药材的"新陈"。

1. 中药材的"陈新"　据本草文献记载，有少数药材"用药宜陈"。如李东垣说："陶隐居本草言狼毒、枳实、橘皮、半夏、麻黄、吴茱萸皆须陈久者良，其余须精新也。然大黄、木贼、荆芥、芫花、槐花之类，亦宜陈久，不独六陈也……新陈之不同，精粗之不等，倘不择而用之，其不效者，医之过也。"《本草纲目》谓棕榈炭以"年久败棕入药尤妙"；"凡用艾叶，须用陈久者"。这些药物，是否都宜陈用，尚待一一验证。为什么宜陈用，贮存多久才为陈，亦有待进一步研究。据报道：半夏的生品未见祛痰作用，但放置 1 年后却有明显的祛痰作用。橘皮的有效成分是常温下不易挥发的高沸点挥发油和橘皮苷，久贮之后，非有效成分的低沸点挥发油散失后，等量的药材中，其有效成分含量会相对增加。《医方考》认为治湿痰咳嗽的二陈汤之所以"名曰二陈，以橘、半二物贵乎陈久耳"，的确是有依据的。另外，如芫花、狼毒贮存久，其毒性会有所下降，使用更安全。

现代研究初步说明，确有部分药材宜陈用。值得注意的是，新陈是相对的。用药宜陈，不能理解为贮存越久越好。张寿颐认为，橘皮"以陈年者辛稍之气稍和为佳，故曰陈皮"。可见前人所谓橘皮宜陈，只是希望其辛辣之气"稍和"，而不是完全丧失。倘若贮存过久，待辛辣之气完全丧失，其有效成分也会减少，其临床疗效肯定不能保证。

中药材的干鲜也与贮存有一定联系。刚采集的新鲜植(动)物药材，不致因存放而引起化学成分耗损或改变，其临床疗效更为可靠。对于有的药材，尤其是滋阴润燥、清热生津、凉血止血及芳香化湿之药，只要药材保证，不少临床医生更重视鲜品的使用。如《医学衷中参西录》治阴虚痰血的三鲜饮，《校注妇人良方》治血热妄行的四生丸，《温病条辨》治津伤燥渴的五汁饮等，便将鲜地黄、鲜芦根、鲜白茅根、鲜侧柏叶等集中组方。

但有的药物不宜使用鲜品。如鲜白头翁所含的原白头翁素，对皮肤、胃肠黏膜有强烈的刺激性，而干燥并经存贮者，其刺激性可大大降低。

还需注意，像生姜与干姜，又不能简单以干鲜来区别。两者更主要的区别还在于栽培方法不同，所含化学成分有明显差异，故功用并不完全一致。

2. 中药贮存常见的变质现象

(1) 虫蛀：由于入库的药材附着有害虫或虫卵，或放置药材的房屋、容器及包装用品藏匿或进入害虫，均可引起害虫繁殖。害虫对植物和动物药材的破坏性很大，或形成蛀洞，或毁为蛀粉，使药材质量严重降低，甚至丧失药性。害虫的残体、排泄物和分泌物还会造成药材污染。

(2) 霉变：在自然界中存在大量的霉菌孢子，非常容易造成药材感染，一旦温度和湿度适宜，即萌发菌丝，分泌酵素，侵蚀药材组织，引起霉烂变质，失去药效，如黄曲霉菌产生的毒素对人体肝脏还有极强的毒害性。

(3) 变色：各种药材都有自身的天然颜色，如贮存不当，或存放过久，其中所含的成分因发生化学变化，致使其原来的颜色改变，这往往是药材变质的一种征兆。如玫瑰花经日晒会褪色，红花易褪色变黄，大黄会由黄色迅速变成红棕色等。轻粉(氯化亚汞，Hg_2Cl_2）受日光照射后，颜色渐渐变深，会生成剧毒的氯化汞（$HgCl_2$）。

（4）走油：一些药材因存放过久，温度过高，日光暴晒等原因，引起氧化、酸败而变质，会出现"走油"现象。所谓"走油"，一是指含脂肪油及挥发油药材的油类变质并向外溢出，如柏子仁、核桃肉等；二是含糖等成分高的药材变质后表面呈现油样物质，如天门冬、牛膝等。

此外，因药材贮存不当引起其化学成分耗散、分解或改变，均可能发生变质。

3. **贮存过程中保证药材质量的措施**

（1）传统的贮存保管措施：贮存药材的库房，必须能防潮、隔热、易密封，可防止老鼠、害虫进入库房。库房还应经常保持清洁、干燥、通风。药材必须首先经过合理的加工处理，使之清洁、干燥后才能入库。干燥是最重要的措施。没有水分，微生物就不易生长，许多化学变化也不易发生。贮存期间，要经常检查，可采用翻晒、烘烤等方法除湿，并杀灭害虫；还可用石灰、木炭、草木灰等吸湿。易于霉变、走油、变色、虫蛀的药物，以及部分细料药，可用缸、坛、罐、瓶、箱、柜、铁桶等容器密封贮存，使之不受外界的空气、湿气、光线、微生物和害虫的影响。对于小量药物，有的还可采用对抗同贮法，以抑制虫蛀、霉变、泛油。如人参及动物药材与花椒或细辛同贮，则不易虫蛀。牡丹皮与泽泻同贮，则前者不易变色，后者不易生虫。对动物药材、含油脂药材、含糖药材、含挥发油药材及人参、鹿茸等贵重药材，还可喷洒少量95％药用乙醇或50％左右的白酒密闭贮存，亦可收到防蛀、防霉效果。

（2）现代的贮存保管技术：隔热、防潮可用气幕防潮技术（在库房门上安装气幕，以防室外湿、热空气进入室内）、远红外辐射干燥技术、微波干燥技术，还可用无菌包装技术防潮、防霉。杀虫、灭菌，除可用气调贮藏技术（在密闭条件下，填充二氧化碳或氮气，降低氧气浓度，可使仓虫窒息死亡，微生物受到抑制）、低温冷藏技术间接杀虫、抑菌外，还可用蒸气加热技术、气体（环氧乙烷等）灭菌技术、^{60}Co-γ射线辐射技术、埃-京氏杀虫技术（用CO_2进行加压，接着迅速松压以杀虫）、中药（如丁香、荜澄茄）挥发油熏蒸技术直接杀虫、灭菌，等等。

第三章 中药的功效

导学

通过本章的学习,了解中药功效的含义、分类、功效与主治的联系与区别;待学习性能一章之后,还要了解功效与性能的联系与区别(不论从理论价值或实用价值看,中药的功效理论,都是临床中药学的重要内容,但该内容在本课程有的教材中尚未纳入,故全章只作为了解一级要求)。

　　功效,是临床中药学用以概括中药特有医疗作用的专用术语,属于中药作用中最为重要的一部分(中药作用包括治疗作用、副作用和毒性作用)。

　　"功效"作为一个固定的词语,在《汉书》中已有广泛使用,在古代医药文献中也偶尔用以代指方药的治疗作用。但是,古代本草在论述药物时,往往功效与主治不分,而且是以主治为主体,当然就无功效专项可言了。如《神农本草经》谓五味子"主益气,咳逆上气,劳伤羸瘦,补不足,强阴,益男子精"。白芷(即白芷)"主女人漏下赤白,血闭,阴肿,寒热,风头侵目泪出,长肌肤,润泽可作面脂"。对于前者,主益气、补不足、强阴、益男子精等内容属于功效范畴,而主咳逆上气、劳伤羸瘦则是主治;后者的长肌肤、润泽属功效,其主女人漏下赤白、血闭、阴肿、寒热、风头侵目泪出等则是主治。下迄晚清,不少本草仍沿用这种书写体例。

　　本草中对药物分项介绍始于南宋,当时虽然分列了多种项目,但没有功效专项。真正功效专项的出现,是明代贾所学撰、李延昰补订的《药品化义》。该书对药物阐释按体、色、气、味、形、性、能、力八款进行,从其具体药物之"力"项来看,实为该药主要功效。如称槐花之"力"能凉血,石菖蒲之"力"能开窍,款冬花之"力"能宁嗽,麦冬之"力"能润肺等。继《药品化义》之后,清代《本草备要》《本草求真》《本草从新》诸书或将功效单列于药名之下,或作为眉批处理。这实际是将中药主要功效独立出来的特殊形式,也是分列中药功效专项的开始,这为近代以来中药学设立功效专项的体例奠定了基础。

　　作为中药使用的天然植物、动物和矿物,除了医疗用途之外,还具有多种多样的非医疗用途,古代的药学家,常常视本草为"百科全书",将这些作用混列其中。对于药学专著来说,这些记载并无实际意义。这些物质作为药物使用,针对人体和其他动物使用,其效应不一定相同,后者实际上也不是临床中药学研究的范围。

　　中药对人体的作用,可能发生有利的医疗作用,亦可能发生不良的反应,在本草文献中,常将此称为药物的"利"和"害"。中药对人体有利的医疗作用,习惯上叫作"功效"。其对人体的不良反应,则分别称为副作用或毒性作用。副作用是指药物在常用治疗剂量内出现的与治疗目的无关的不适反应,而且比较轻微,对人体危害不大,一旦停药后多易于消除。副作用的产生,与药物的加工炮制、配伍、用法、辨证是否准确,患者体质及禀赋等多种因素有关。但最主要的是一种中药有多种功效,对于某一证候,其中部分功效是有时与主治之证相宜的,另一部分功效则与证不宜,由此可能对人体产生不良影响而引起副作用。如其有止咳平喘功效,但药性为温且发汗力强的麻黄最宜于外感风寒、表闭无汗之喘咳。而对肺热壅盛、汗出而咳喘者,其温散发汗的功效,就会引起与用药目的相违背的副作用。毒性反应,则是药物对人体组织和器官的损害,或对正常生理功能的破坏。这些内容,主要见于第四章毒性一节。

中医理论认为,人体在健康状态下,脏腑经络和机体的生理活动正常,并与外界环境之间保持着"阴平阳秘"的动态平衡状态。当各种致病因素影响人体后,便会破坏这种协调和谐的关系,导致邪盛正衰,阴阳气血失常,脏腑经络功能紊乱等病理改变,危害健康或发生疾病。针对不同的病机,使用相应的中药,或祛除病邪,或扶助正气,或协调脏腑功能,纠正阴阳的盛衰,使机体恢复或重建其阴平阳秘的正常状态,这就是中药的基本作用。

第一节 功效的含义

中药的功效是在中医理论指导下对于药物治疗和保健作用的高度概括,是药物对于人体医疗作用在中医学范畴内的特殊表述形式。其在理论上、内容上和形式上都有别于其他医药学对药物作用的认识和表述,具有明显的中医药特色。

认识中药功效还必须注意以下四点。

1. 注意功效与给药途径的关系 文献中所载中药功效主要是内服或局部外用后所总结的功效。用药时,只有在与原有给药途径相同时,其功效的记述才可靠。例如乳香的生肌功效,需局部外用于疮疡不敛时才有此效,若通过口服,并无这种功效。随着中药制剂的发展,特别是针剂的出现,完全不同于几千年来的用药途径,很多药物通过肌内或静脉注射后发现了新作用,如青皮注射液有口服后不会出现的升高血压作用,用于多种实验性休克有效。但迄今为止,中药功效在内容上还没能反映出剂型改革所带来的变化。另一方面,当中药制为注射剂后,原有功效有无改变,亦必通过研究才能做出结论,不能臆测而妄断。

2. 注意功效中直接作用与间接作用的关系 中药的功效主要是药物针对病因、病理或症状的直接作用,其间接效果不能单独成为功效。如黄柏针对黄疸、带下、泄痢的病因是湿热为患,故直接功效是"清热燥湿"或"清湿热";而不能将其间接的效果"退黄""止带""止泄痢"等单独认定为该药的功效;但将其直接作用和间接作用加以组合,如"除湿热退黄""燥湿止带"等,则是可以的,而且有时是十分必要的。

3. 注意单味药与复方功效的关系 虽然中药以复方使用为主,但中药的功效必须是单味药的作用,不能将其与复方作用相混淆。如桂枝汤中桂枝与白芍配伍有"解肌"功效,但桂枝则无此功效;又如小柴胡汤有"和解少阳"功效,但柴胡则并无此功效,等等。"药有单用之专功,方有合群之妙用"是临床中药学与方剂学研究药物功效目的的重要区别。

4. 注意中药功效是从药物对人体病理改变中总结出来的 中药功效是从长期用药的实践中概括出来,其不同于从实验研究再到临床的认识过程,这也是对中药功效进行实验研究时必须重视的。

功效一词,应用历史悠久,而且人们对药物的具体功效,如人参补气救脱、黄连清热解毒等,已十分熟悉,但对其概念的内涵及总体情况,一直关注不够,通过有关中药功效的含义讨论,可以加深对于这一重要理论的认识。

分列专项对中药功效进行系统介绍,是现代中药学有别于传统本草的重要特征。古代本草将功效混列于药物的主治之中,其内容不多而且较为笼统,这不仅影响了本学科的学术价值,也给学习和记忆带来了诸多不便。中医病因病机学及辨证理论的逐渐完善,为中药功效理论的发展奠定了基础。对中药功效认识的深入和功效专项的确立,促进了中药学学术水平的提高。目前,中药的功效,已成为临床中药学的核心内容。由于功效的纽带作用,中药的性能与主治、配伍应用等知识得以有机地联系在一起。中药的功效亦是中药进行现代研究的基本出发点和学科发展的最活跃部分。因此,各药的功效内容是学习临床中药学时必须掌握的,也是本门课程考核的重点。抓住这一核心内容,可执简驭繁,事半功倍。

主治是中药功效能够治疗的疾病、证候或症状。从中药的认识过程看,人们在用药实践中,较早注意到的是药物所适应的主治。早期的本草主要反映了这种认识水平,在药名之后着重罗列主治的病症名称。如《神农本草经》记载黄柏(原名檗木)主治"黄疸、肠痔,止泄利,女子漏下赤白"。随着中医病因病机理论的发展,逐步认识到这些不同的主治病证或症状,却有着相同的病理基础,都是由于湿热内盛而引起。因此将其治疗这些病症或症状的功效总结为"清热燥湿"或"清湿热"。从学习过程来看,则应先掌握黄柏的清热燥湿功效,其可主治湿热所致的黄疸、泄痢、痔疮等证的问题,便可迎刃而解。由此可见,功效是确定主治的理论依据,分别功效,是对药物认识的一次飞跃,主治是总结功效的基础,同时又可对功效的治疗范围加以限定。

在学习本教材各论中具体药物的功效时,还应当注意以下两点:其一,由于化学成分的复杂性,一种中药的功效是多样的,也是逐步被认识的。任何一种中药书在各药下所列的功效内容,只是在当时认为较重要或较常用的,其记述往往是不完整的,也是可以根据认识的进步等情况予以补充或减少的。作为教材的中药功效,亦是处于动态的发展变化之中,应按照临床的使用变化,及时予以增减。功效记述的不完整性,不仅表现在具体功效的多少,而且还表现在其系统或层次不一,功效与用法、用量的关系有欠明确等方面。其二,对于功效术语的使用必须准确、规范,这样才能避免使用时的随意性,以有利于临床中药学学术水平的提高和交流。功效术语的形成和约定,不但离不开中医药理论,而且还有其他多因素的影响。从构词特点看,功效术语都是动宾结构词组,其动词使用灵活,变化较多,有的功效术语中动词殊异,但其含义极为近似,甚至完全相同,如化瘀、消瘀、逐瘀、散瘀、行瘀及破瘀;有时动词不同,其功效含义迥异,如化湿、利湿及燥湿等。对此,应当逐一认识。

迄今对中药功效术语还缺乏全面而公认的标准,使用也就难以规范。为了改变这一现状,促进临床中药学学术水平的发展,本教材在各类药物的"功效与主治"项内,对其相关功效术语进行了初步解释,以供学习时参考,并以此促进功效术语的规范化。

第二节　功效的分类

每一种中药都有多种功效,因此功效内容十分复杂。但从中药功效的含义可知,有的功效是从对疾病的治疗中总结出来的,有的则是从用于保健后总结出来的。中医临床用药,虽以辨证论治为主,但历来并不偏废辨病给药和对症治疗。阐明功效的上述特性,可以更精确地识别和选用中药,也能更好地指导方药的实验研究。所以,很有必要对中药的功效进行分类。

一、治疗功效

建立于阴阳学说基础上的中医临床医学,都是针对"阴阳失调"的病理状态而论治的。人体"阴平阳秘"时生理功能正常,使用有偏性的中药,反而会引起阴阳的偏盛偏衰。基于这种理论用药并从中总结出来的功效,当然应该属于"治疗"功效。因而中药的治疗功效历来占绝大多数。

中药治疗功效的总结,既依赖于药物临床实践,又依赖于中医理论。随着临床用药经验的积累,主治范围的扩大,以及中医病因病机学说及辨证理论的进一步深入,中药治疗功效也向纵深发展,从而逐渐形成了纵向的多系统和横向的多层次。如在纵向方面,除治疗和保健外,又有对因治疗功效系统及对症治疗的功效系统;前者是药物的功效在于消除疾病发生的原因,即治本作用,而后者是药物的功效在于减轻或消除疾病症状,即治标作用;此外,与六经、卫气营血、奇经八脉等辨证系统相对应,还有不同的功效术语系统。在横向层次方面,由于中医辨证体系的多层次性,如虚证有气虚、血虚、阴虚、阳虚的不同,气虚又有在肺、在脾、在心等的差异,故相应的补虚功效,可分化为第二层次的补气、补血、补阳和补阴;补气又可再分化为第三层次的补肺气、补脾气等。又如石膏的清热泻火,包括了清气分热、清肺热与清胃热;牡蛎的收敛固涩,包括了止汗、固精;麦冬养阴,包括了养肺阴、养胃阴、养心阴等。这些药物功效的层次分化越细致,对其个性的认识越深入,临床选用就越准确。这些系统和层次,组成治疗功效的立体网络结构,成为临床辨证用药的主要依据。

中医学的病因学说认为,致病因素不外乎是邪气外犯,正气内虚,引起生理失调,故中药的治疗功效相应的基本作用则是祛邪、扶正,调理脏腑功能,以纠正人体阴阳偏盛偏衰的病理现象,使之在最大程度上恢复到原有相对平衡的正常状态。

1. **对证治疗功效** "证"是中医学的特有概念,是对疾病所处一定阶段的病因、病性、病位等做出的病理综合性概括。是对患者就诊时病情本质做出的诊断。对证功效是针对中医所特有的"证"发挥治疗作用的功效。如清热燥湿,主要针对"湿热证"发挥治疗作用;活血化瘀,主要针对"瘀血证"发挥治疗作用等。由于对证功效与证紧密相联,中医辨证施治中才使理法方药成为一个有机的整体。

辨证论治是中医学的显著特征,通过这种医疗实践而产生的中药对证治疗功效,不但最为主要,而且为数最多,在各类功效中居主导地位,也是临床中药学研究和介绍的重点。

对证治疗功效既是各药性能产生的基础,又是临床用药的主要依据。如掌握了麻黄发散风寒的功效,既可推衍其药性为辛温,归肺经;又可确定其主治为风寒表证。由此表明,对证功效是性能理论与临床应用联系的肯綮,同时又具有直接的临床用药实践指导意义,不但理论价值重大,而且还是学好临床中药学的关键。

为了使药物的治疗功效与证候有机地联系,必须使对证功效在层次上不断细化。所以,对证治疗的中药功效具有多层次性,并与不同层次的证相对应。如八纲辨证有热证,中药功效则相应有清热;而卫气营血、脏腑等不同层次的辨证,又可辨出气分、血分或心、肺等不同层次的热证,中药功效亦相应有清气分热、清血分热、清心热、清肺热等不同层次的概念。"对证"功效的分化是随着实践和理论的发展而深入的,从"对证"功效层次的分化程度可以透视出对药物功效认识发展的水平,这在很大程度上反映出临床中药学的学术水平。

中药对证治疗功效的应用必须以正确认识证候为前提。由于中医有各种不同的辨证方法,诸如八纲辨证、脏腑辨证、六经辨证、三焦辨证、卫气营血辨证、气血津液辨证等,因而就有各种不同的证型,这些证型均从不同的角度反映了疾病当时的不同本质,为对证功效的概括奠定了基础。如石膏一药,在六经辨证中,是用以主治阳明经热证,相应具有清阳明经热的功效;在卫气营血辨证中,主要是用以主治气分热证的,相应具有清气分热的功效;而在脏腑辨证中,又主治肺、胃热证,则相应有清肺热、清胃热的功效。

2. **对病治疗功效**　"病"是对某种特定疾病全过程的特点与规律所做出的概括,代表着该病种的基本矛盾。对病功效就是针对中医的"病"发挥治疗作用的功效,如截疟、驱蛔虫等,分别针对疟疾、蛔虫病发挥治疗作用。体现了中医临床亦常辨病施治的特色。

任何一种疾病,在其病变的发生和发展过程中,其证候和症状虽然可以千变万化,但总有其基本矛盾贯穿于疾病的始终,只要能抓住这一基本矛盾,予以有针对性的药物进行对病治疗,皆可收到较好的疗效。因此,清代徐灵胎《医学源流论》说:"欲治病者,必先识病之名……一病必有主方,一病必有主药。"可见,对病施治历来就在中医学中占有一席之地,并通过该医疗实践总结出了若干对病治疗功效。

对病治疗和对证治疗是相辅相成的,不可偏废。然而,长期以来,不少人习惯认为,对证治疗功效的应用似乎完全不受病种的限制,凡病异证同者,皆可选用同一对证治疗功效的药物进行治疗,这便是中医"异病同治"的治疗法则。其实,在"异病同治"中结合不同病种的特点给药,较单纯对症与对证论治,常常可提高疗效。对病功效则不然,其应用一直是受到对证给药的制约。如丹波元坚《药治通义》所云:"然病虽一,而其证不均,倘昔云治某病,则浅学无所下手。"由于病同证异者,治疗时是以对证治疗为主,对症为辅,以至经常忽略对病选药,所以,对病治疗功效的中药不多。但认识中药的对病功效,在"同病异治"和"异病同治"时都是十分重要的,在总结和研究药物功效时不应被忽视。

由于在中医文献中对"病"的概念较模糊,常常病证不分,或以症为病。如"痹"应该是一个病名,而书中多称痹证;"咳嗽"是一个症状,而多作病名看待。因此,对病治疗功效的确定也显得不够规范,常常与对证功效、对症功效相混淆,这对指导临床辨病用药具有很大的局限性。再则,多数疾病都有一个漫长的病变过程,在这个过程中,每个阶段的病理变化是不尽相同的。每个病演变过程的一般规律往往可以体现为不同的证。因此,疾病治疗最终的归属往往落实到对证治疗功效的药物。事实上单纯应用对病治疗功效的药物,有时也是难以收到较好疗效的。

3. **对症治疗功效**　除对证和对病的功效外,在中药治疗功效中还存在一类能消除或缓解患者某一自觉的症状或临床体征的"对症治疗功效"。这一作用,无论是从医药文献的记录、临床应用的实例,还是现代药理研究,均可得到肯定。如麻黄之平喘,生姜之止呕,延胡索之止痛,三七之止血,皆属"对症"之功效。认识这些功效,同样具有重要的临床意义。虽然,中医对疾病的治疗主要是着眼于病证机制的区别,所谓"证同则治亦同,证异则治亦异",即从"证"来确立相应的治法,又从治法选用相应的方药,从这个意义上看,对因治疗功效已能满足治疗理论的需要。而由于证候是由若干症状和体征构成的,不少证候还常常有一种突出的主症,使患者十分难受,需要首先予以处理,以尽快缓解患者的最大痛苦。所以中医在治疗上还强调"标本兼治"或"急则治标",说明辨证用药需要对症用药补充,并使两者紧密配合。实际上在临床实践中,一般是以对证治疗功效的中药为主,少佐对症之品,即对症中药的使用,必须以辨证施治为指导。但在一些特殊情况下需要"急则治标",则暂时又应以对症治疗功效的中药为主。可见,对症治疗功效无论在中药功效构成上,还是在治疗理论及临床应用上均有其存在的价值,应当加以重视。

明清时代以来,由于启蒙性本草歌括类读物的广为流行,习惯于将一些对因功效和对症功效组合在一起,形成了若干复合的功效术语,如凉血止痛、化瘀止血、温经止痛、清胃止呕、养血安神等。在这些功效中,前二字是对证的,后二字是对症的,两者主要是并列关系。从治病来讲,病因去则症状除,两者虽存在一定的因果关系,但在分类中药功效时后者相对较为次要。学习和应用这类功效,应认真加以理解。

二、养生功效

养生保健,历来是中华民族的优良传统,也是中医药学的重要组成部分和研究内容。中医养生学源远流长,在中医理论指导下,应用中药颐养心身,强健体质,预防疾病,延缓衰老,尽享天年,在一个人口众多、医疗资源相对匮乏的国家,成效卓著。

自《神农本草经》开始,在本草中记载有大量强身健体、调理情志、养心益智、延缓衰老之药,尤其是古代宫廷医学的盛行,为中药保健功效留下了宝贵的资料。

中药的养生功效是在中医药理论指导下,将中药对人体预防和保健、康复作用进行总结而形成的。

1. **预防功效** 预防,是采用以药物为主的多种手段,防止某些疾病的发生和发展。中医学历来强调"治未病",十分注意防病于未然。

除适度锻炼身体,调养精神,顺应自然和注意饮食起居之外。将中药用于防止、减少或减轻某些特定疾病(尤其是传染病)发生的作用,称为中药的预防功效。古人很早就发现,用一些中药烟熏、洗浴、佩带或内服,对某些疫病有预防作用,从而总结出了中药的预防功效。如张仲景用苍术"辟一切恶气",陶弘景用苍术"弭灾沴"。《本草纲目》认为佩兰等药煎汤沐浴,可"辟疫气";大蒜"作五辛盘食,辟温疫";"小儿初生,以黄连煎汤浴之,不生疮及丹毒"。现代药理及临床研究也证明苍术烟熏有明显杀灭多种病原微生物作用,可用于室内空气消毒,对水痘、腮腺炎、猩红热、感冒和气管炎有较为明显的预防作用。

在这些预防功效中,虽不能完全排除是这些药物治疗作用的延伸,但与治疗功效的确有本质的区别。药物的治疗功效是针对疾病,而预防功效则应用于并未感受到病邪之时,是使"未病机体"保持健康,在疫病流行时可以减少或减轻发病。

尽管这些预防功效,不但内容较少,而且不够具体,但在古代医疗卫生总体水平不高的情况下,曾起过有益的作用。其与目前的预防要求,存在不小的差距,但因其方便易行,价廉而安全,仍有其生命力。

2. **保健功效** 凡中药用以增强人体适应能力、强身健体、调理情志、养护脏腑、延缓衰老等方面的作用,均属于中药的保健功效。

中医养生学,独具特色,优势明显,不但为国人所尊信,而且越来越受到国际的重视。中药的养生功效古代本草学家早已认识,也为现代药理实验证明。如《神农本草经》认为灵芝久食,轻身不老,延年。研究表明,灵芝可以明显地延长家蚕的生命时限,也可以明显地延长果蝇的平均寿命。用致死量的 ^{60}Co 照射动物,照射前给予灵芝制剂,可以明显降低小鼠的死亡率。《开宝本草》记载何首乌"黑须发,悦颜色,久服长筋骨,益精髓,延年不老",中医临床以之为主药组成之七宝美髯丹、首乌延寿丹久用不衰,现代研究也发现何首乌延缓衰老是通过抗氧化等多环节发挥作用的。

目前,我国实行药品和保健食品分类注册的管理方式,并限定了可以作为保健食品的中药品种。所谓保健食品,是不以治病为目的,只是为了调节机体的某些功能,而为特定人群设计并具有特定保健功能的特殊食品。

根据现代的健康理念,保健食品主要是用于亚健康状态人群的。有关研究表明,在我国的民众中,真正健康的人群约为15%,患有各种疾病的人群约占15%,其余70%的人群均处于亚健康状态。这类人群并没有现代医学当前界定的疾病,只是自觉不适、疲劳倦怠、反应迟钝、活力和适应能力下降等。保健食品可以使这些人衰老延缓,生存质量提高。

然而,中医理论认为,健康的人体,就是机体处于"阴平阳秘"的相对平衡状态;一旦引起其阴阳失调,该机体就成为有"病"状态。基于阴阳学说的这种两分法,人体只能存在未病和已病的两种状态。在这种理论指导下,很难将中药的治疗功效和养生功效明确地加以区别,这给当前的药政管理造成了困难。

目前,人们已习惯于将中药的养生功效统称为保健功效。为了治疗药和保健品分别注册管理的需要,有关部门将保健功能规定在增强免疫、辅助降血脂、辅助降血糖、抗氧化、辅助改善记忆、缓解视疲劳、促进排铅、清咽、辅助降血压、改善睡眠、促进泌乳、缓解体力疲劳、提高缺氧耐受力、辅助保护辐射危害、减肥、改善生长发育、增加骨密度、改善营养性贫血、辅助保护化学性肝损伤、保护胃黏膜损伤等方面。由上不难看出,这些"保健"功效与"治疗"功效仍然没有本质区别,而且在表述上与中药保健功效之间还存在很大的差异。这实际上只是为了管理需要而人为划分的,对于中药的保健功效,还需深入研究。

人类的生、长、壮、老、已,是不可抗拒的自然规律,药物对人体的养生作用,只能起到辅助作用,而且必须科学合理地使用,不可盲目夸大药物的养生作用而适得其反。

第四章　中药的性能

导学

通过本章概述部分的学习,要求熟悉性能的内容,性能与性状、性能与功效的区别。了解中药性能的含义,以及前人将性能称为偏性的原因。

通过本章内五节的学习,要求掌握四气、五味、归经、升降浮沉和毒性的含义、确定依据和临床意义;掌握五味理论中各种味所表示的作用特点,影响升降浮沉、毒性的因素以及如何正确对待中药的归经和毒性。

性能理论,初步总结于秦汉时期,在《神农本草经·序例》中已有四气、五味及有毒无毒的论述;金元时期对药物的归经、升降浮沉等理论进行了全面整理,使之趋于完善。历代本草对此都高度重视,在介绍具体药物的功效主治之前,均首先阐明其主要性能,至今仍然如此。在当代的临床中药学中,性能理论仍是反映其学术特色的必备内容,也是学好用好中药的重要环节。

一、性能的含义

性能和功效,是不同层次的中药学基础理论。在汉语中"性能"一词的本义,是指"器材、物品等所具有的性质和功能",而中药学的"性能",则具有特定的含义。中药的功能(即功效)与性能,是两个不同认识层次的概念,其内容和理论均自成一体,存在明显区别。有关中药功效的含义,已于上一章内进行了讨论。至于性能,自20世纪50年代以来,在历版中药学教材总论中,已经约定俗成,不再涉及功效(能)的内容,完全演变成为专门概括中药作用的基本性质和特征的理论。

中药的各种性能,都是以中医药理论为基础,从不同角度,对于中药作用(主要是功效)性质和特征的高度概括,也是在中医药理论指导下认识和使用中药,并用以阐明其药效机制的依据。

中医学基础理论认为,人体病理变化的基本规律都是由阴阳的偏盛或偏衰而引起的。中药之所以能发挥祛邪、扶正或协调脏腑生理功能的作用,是因为药物自身具有的偏性,纠正了机体病理状态下的阴阳盛衰,恢复了阴阳的相对平衡。所以,古代文献一直将药物性能称为偏性。如明代张景岳《类经》说:"人之为病,病在阴阳偏胜耳。欲救其偏,则为气味之偏者能之,正者不及也。"清代徐灵胎《神农本草经百种录》又说:"凡药之用……各以其所偏胜,而即资之疗疾,故能补偏救弊,调和脏腑。"这里所谓的"偏性",也就是药物作用的各种特性,即现代所说的"中药的性能"。

尽管中药的具体作用是多种多样的,但按照中医理论对各种证候的特征,如病因、病机、病变部位及治则、治法的认识方法等,进行分析和归纳,可以发现,某些不同的功效之间,往往存在相同的作用特点。如用寒热理论来分析概括,发散风热药、清泄里热药、凉血止血药、清热化痰药、滋阴降火药等,分别主治风热表证、里实热证、血热妄行证、热痰证和阴虚内热证,从八纲辨证的层次来看,主治的都是热证,能纠正热引起的病理偏盛,这些不同功效的药物,都具有寒凉的偏性或作用特点;相反,发散风寒药、温里药、补阳药等,都具有温热的偏性或作用特点。用升降理论来分析,泻下药、利湿药、止咳药、平喘药、潜阳药等,都具有下降的作用趋向;相反,升阳药、涌吐药等,都具有上升的作用趋向。按照脏腑经络理论来分析概括,化湿药、消食药、行气宽中药及补气健脾药等,都是治疗脾胃证候的,其在体内发挥疗效的部位都是相同的。前人将这些作用特点和性质从不同角度加以总结,逐步形成了四气、升降浮沉、归经等中药的性能理论。

不难看出,中药性能的认识和认定,是在长期用药实践中,以作用为依据,从为数众多的药物作用中总结出来的;并且是以阴阳、五行、脏腑、经络、气化、治则等中医理论为基础的。

每一种性能,不仅能从不同角度表明具体中药的个性,同时也可以表明某一类药物作用的某种共性。掌握了这些药物作用的性质和特征,对于临床根据不同证候的需要,准确精选相宜的药物,趋利避害,以达到预期防治疾病的目的,保证用药安全有效;或用以阐释药物功效的作用机制,均具有重要指导价值。

在中医药文献中,有将中药性能称为药性者。由于“药性”一词的含义,一直缺乏确定性,除可与“性能”互用之外,有时又广泛包罗多种中药的基本理论,而性能只是其中一个部分;有时则又十分局限,只是用以指代药物的寒热温凉之性,历来使用都存在很大的随意性。为了避免认识上的分歧和使用中的不规范现象,现在完全没有必要将本已规范的“性能”,再改称有待规范的“药性”。

二、性能的内容

长期以来,一直认为性能包括四性(气)、五味、归经、升降浮沉和毒性 5 个方面。其实,中药性能的内容十分丰富,而这 5 种性能,只是历来最受重视、应用最为广泛的内容,也是本章介绍的重点。

每一种中药性能,只是从一个特定的角度去概括药物作用的某种性质或特征。而中药作用的性质和特征是多方面的,因此,本草学家结合中医理论,从若干不同的角度,概括了中药作用的多种性能,从而构成了能充分体现中药特色的理论体系。对于一种具体的中药,描述其作用特性的性能越多,其个性特点就越鲜明,人们对该药的认识就越清晰,临床用药时就越能按中医理论的要求准确选用。

除以上 5 种性能之外,历代医药文献中所论述的药物补泻、润燥、走守、刚柔、猛缓及动静等方面的特征和性质,也属于性能的范畴,只是相对较为次要。这些较为次要的性能,其含义有的相互交叉或包容;且多数药物又不典型,所以较为少用。虽然本章内不逐一介绍,但应了解性能理论的广泛性,不能误认为中药的性能只有 5 种;其实,像“润燥”性能,应用广泛,仍然非常重要。

为了学好中药学,尤其是学习中药性能,还应了解中药“性状”的相关知识。

性能与性状的含义、认识方法截然不同,不能相互混淆。据本草记述,前人很早就意识到此两者的本质区别。如明代贾九如的《药品化义》,称药的体、色、气、味等性状为“天地产物生成之法象”(注:法象系指自然界的一切自然现象),而称药物的形(主要指药物的阴阳、五行的属性)、性、能、力等性能及功效为“医人格物推测之义理”。

由此可见,中药的“性能”与药材的“性状”是两个不同的概念。“性能”是用以描述药物作用(尤其是功效)的特性,主要以服药后的人体为观察对象,是主观的分析和归纳,是人为的推理;性能的总结要以阴阳、脏腑、经络及治则治法等中医理论为基础,并以药物作用为依据。而药材的“性状”是以药物本身为观察对象,用于客观描述药材的各种天然物理特征,其主要内容为形状、颜色、气臭、滋味及质地(如轻重、燥润、疏密、软硬和坚脆),等等。

因为前人在论述中药的五味、归经和升降浮沉等性能时,有时将该药的性状联系在一起,在一定程度上影响了性能理论的认识和发展,对此应有清楚的了解。为了清除其不良影响,有利于正确认识性能和性状的区别,本教材在各论每种药物的概述中,增补了其药材的主要性状,以供参考。

第一节 中药的四性

中药的四性,古代称为四气。该理论认识较早,在先秦文献中已有不少药性寒热的论述,并一直受到医药学家的高度重视。《神农本草经》在其序例中提出药有"寒热温凉四气",并于各药下标明其具体的寒热之性,为四性理论奠定了基础。至魏晋南北朝时期,由于《神农本草经》在传抄过程中出现了四性的"冷热舛错",成为陶弘景编纂《本草经集注》的重要原因;与其他性能相比较,陶氏认为:"其甘苦之味可略,有毒无毒易知,惟寒热须明。"明代李中梓更强调:"寒热温凉,一匕之谬,覆水难收。"足见其在药性理论中的首要地位。因此,自《神农本草经》开始,这一性能一直是本草序例必论,各药项下必备的内容,并成为指导临床用药的纲领,至今仍有效地指导着临床的选药和组方。

一、四性的含义

中药的四性,是指药物的寒、热、温、凉4种药性。其中,凉次于寒,也就是微寒,此两者实为同一类药性;温次于热,此两者又同为另一类药性,故常常温热或寒凉并提。

为了进一步区分药物的寒热程度,本草中又使用了大热、大温、微温、大寒及微寒等概念,以期表示其更细微的差异。古代文献虽然还有冷、暖之类的提法,但仍未超出四性的范畴,实际上也很少使用。至于凉性与微寒的概念和使用,是否完全相同,迄今尚无定论。从理论上讲,此两者应该是同一层次,《神农本草经》等文献的论述也是此意。但在前人的使用习惯中,标定为凉性的药并不多,仅有薄荷、葛根等少数品种,前者似乎还结合了感觉器官的直接感受。对此两者,可以视为同一药性,其间有无细微差异,没有必要过多的纠缠。

结合阴阳学说,则温热之性属阳,寒凉之性属阴。

在中药的实际使用中,还有不少药物对人体的寒热病理变化没有明显的影响,不论寒证、热证或寒热均不明显的证候,均可选用,自古以来,将这样的药物标定为平性。自《神农本草经》开始,历代本草中标明的平性药物,大约在三分之一。从本质上来看,四性实际上只是寒热二性,加之平性药又占有不小的比例,故唐代《唐六典·尚药奉御》提出药分寒、温、平三性的主张。无论是从分类学的逻辑和方法来讲,还是从具体药物的药性实际中去考察,将药性三分,较之"四气"说的二分法,更为科学。虽然历代本草均沿用"四气"之名,但在具体药物药性的标定时,则实际上一直是按"三性说"的原则处理的。

自《神农本草经》明确提出"四气"的说法之后,四气的基本含义就是指药物的寒热温凉之性。宋代寇宗奭于《本草衍义》中指出:"凡称气者,即是香臭之气。其寒、热、温、凉,则是药之性……其序例中气字,恐后世误书,当改为性字,则于义方允。"尽管寇氏的主张,对于明了"性"与"气"的关系,避免"气"的含义分歧,十分可贵。但"四气"之说的提出尚有待探讨,加之这一用语出自药学经典,并沿用千年,在当时要将其废弃不用,是难以得到诸家认同的。所以,李时珍《本草纲目》采取折衷态度,认为:"寇氏言寒、热、温、凉是性,香、臭、腥、臊是气,其说与《礼记》文合。但自《素问》以来,只以气味言,卒难改易,姑从旧尔。"自此,则"四气"与"四性"并行使用,沿袭自今。

二、四性的确定

关于中药四性的确定,《黄帝内经》已经指出:"所谓寒热温凉,反从其病也。"清代徐灵胎《神农本草经百种录》又进而指出:"入腹则知其性。"充分说明药物四性的确定,是在患者服药以后,以中医寒热辨证为基础,从药物对所治疾病的病因、病性或症状寒热性质的影响中得以认识的。即是说:中药寒热温凉之性的确定,是从药物作用于机体所发生的反应概括出来的,主要是与所治疾病的寒热性质相对而言的。能够减轻或消除热证的药物,一般为寒性或凉性,其清热力强者为大寒或寒性,力较弱者,为微寒或凉性。如石膏、知母能治疗温热病气分热盛之高热、汗出、口渴、脉洪数有力等症,可见其清热力强,因而这两种药属于寒性;而薄荷、葛根,虽能治疗发热、口微渴、脉浮数等风热表证,但其清热之力不强,因而这两种药物属于凉性。反之,能够减轻或消除寒证的药物,一般为温性或热性,其祛寒力强者为大热或热性,力稍次者为温性,再次者为微温。如附子、干姜可主治亡阳证四肢逆冷等症,其补火散寒力强,因而属于热性;而麻黄、生姜虽能治疗恶寒、发热、无汗、头身痛及脉浮紧等风寒表证,但其散寒之力不及附子、干姜,因而这两种药物属于温性。又如补气健脾的山药,对人体的寒热变化没有明显的影响,因而定为平性。除病证的寒热外,前人有时还将少数药物的不良反应作为确定四性的依据,在学习中药时应注意识别。

从理论上来讲,四性的确定依据应该是药物对人体寒热病理变化的影响,这是强调本草中对各药物寒热药性的最初认识过程,这一过程经历了长期的临床实践。而我们现在在学习各种药物时,不可能、也没有必要这样去认定其四性归属,而可以直接通过其有关功效主治,认识其药性的偏寒、偏温或是平性。在各论的各类药物中,清热药、攻下药、利尿通淋药、利湿退黄药、凉血止血药及补阴药,都是比较典型的寒性药,大多数发散风热药、平抑肝阳药等,则药性多偏于寒凉。温里药及大多数发散风寒药、温经止血药及补阳药,都是比较典型的温热药;祛风湿药、化湿药、行气药、开窍药及补气药等,则药性多偏于温热。有的章节的药物,如驱虫药、收涩药、化痰药及息风止痉药等在药性方面则没有明显规律性。如果在这些章节药物的功效中,兼有以上清热类或祛寒类功效,也往往是其药性寒温的决定因素。

迄今为止,在不同时期或同一时期的不同中药学著作中,我们不难发现,除干姜、大黄等寒热偏性极明显的药物外,诸本草对部分品种药性的记述不尽一致。这种分歧现象,有的是不可避免的。因为对某药药性的判定,只是一定历史时期、一定认识水平的产物,绝不可能一成不变。在用药实践中,随着新的发展修正原有的不当药性,是中药学发展的必经过程。而有的分歧则是可以减少的,因为四性理论指导下的药分寒热,本在定性,当引入大热、微温、大寒及微寒等概念后,已属定量的范畴了。在无客观定量标准可约定,尤其是以复方使用的情况下,要得出完全一致的结论,是非常困难的,因此而出现的分歧,虽应责之于该理论自身的局限,但仍应当尽量减少这样的分歧。

还应当认识到,各药的寒热性能与其清热泻火、温中散寒等功效,是共性与个性、抽象与具体的关系,两者不是一个认识层次上的内容。功效是药物具体的防病治病作用,而性能是抽象的作用特性,并不代表具体作用。离开了具体的药物和功效,四气就很难具有确定的意义。徐灵胎《医学源流论·药石性同用异论》指出:"同一热药,而附子之热,与干姜之热,迥乎不同;同一寒药,而石膏之寒,与黄连之寒,迥乎不同,一或误用,祸害立至。盖古人用药之法,并不专取其寒热温凉补泻之性也。"有时"其药似与病情之寒热温凉补泻若不相关,而投之反有神效"。明确提出了药性寒热与各药功效的区别,清楚意识到四性不能取代具体功效。对于温中止呕、凉血止血之类对证与对症结合的复合功效中,尤其不能将药性与对症功效视为完全的因果关系,否则,"去性存用"的配伍方法便难以成立。

三、四性的临床意义

四性主要用以反映药物作用对于人体寒热变化的影响。分清疾病的寒热证性,是临床辨证的一大纲领。而"寒者热之,热者寒之"(《素问·至真要大论》)或"疗寒以热药,疗热以寒药"(《神农本草经》)则是治疗寒热病证的基本原则。只有掌握了药性的寒热,才能使以上辨证理论、治则治法与方药密切结合,从而有效指导临床实践。

具体而言,四性的这种临床意义可分为以下三点。

1. **祛除寒热病邪,或消除寒热症状和体征**　六淫外邪中的寒邪、暑邪、火邪侵袭人体,是导致人体产生寒证、热证(或暑热证)的重要原因。有针对性地选择温热药以祛寒,选择寒凉药以清热或解暑,可以针对病邪,消除病因,治疗寒热证候。如寒邪在表,以温性的祛风药,如麻黄、桂枝等散寒解表;表热之证,则以寒凉性的祛风药,如薄荷、菊花等疏散风热,能够收到预期的效果,防其传变。而寒热病证中,因为寒热邪气内盛,往往继发一些典型的寒热症状,如畏寒、冷痛及发热、烦渴、红赤热肿等。利用相应的热性或寒性药物,可以通过祛邪而消除这些典型的寒热症状和体征。但有时却可先于祛邪而直接缓解此类症状,这是由于所选之药,还兼有某种特殊的对症治疗功效。

2. **调整脏腑阴阳失调**　人体阴阳失调,往往导致机体出现偏寒或偏热的病理变化,即《素问·调经论》所谓:"阳虚则外寒,阴虚则内热。"寒凉药常能扶阴抑阳以制热,温热药常能扶阳消阴以除寒。故补阴药的药性多偏寒凉,可退内生之虚热;补阳药的药性多偏温热,可解除内生之阴寒。至于杨仁斋《直指方》又说:"温以调阴,寒以调阳,盖使阴阳调而得其正。"则是针对阴寒及阳热外犯之实证而言。

3. **寒热药合用可以治疗寒热错杂之证,或纠正药性之偏,或利用反佐防止格拒**　首先,人体所患疾病,因受到内外诸多因素的影响,其发生、发展和变化极为复杂,时有表寒里热、外热内寒、上热下寒、寒热互结中焦、胃寒肠热等寒热错杂之证。对此,只有寒性药与热性药配伍使用,才能全面切中证情,兼收寒热并除之效。正如何梦瑶《医碥》所说:"因其人寒热之邪夹杂于内,不得不用寒热夹杂之剂,古人每多如此。"其次,中药的对症治疗功效可以与其寒热之性区分而独立存在。对于某一病证,选择两种功用相同或相似而寒热药性相反的药物配伍,便可以纠正其一药的药性之偏,增强其对症的疗效,这就是所谓的"去性存用"。如左金丸的黄连与吴茱萸相反相成,配伍后全方止呕之效增强,而性寒之黄连减弱了吴茱萸的温热之性,更宜用于热证之呕吐。丹波元坚《药治通义》说:"有病但寒但热,而寒热并行者……是药一取其性,一取其用,性用相藉,自作一种方剂矣。"即指此而言。对于寒热之象俱不明显之证,有时亦可寒温药并用,使复方的整体药性趋于平和。再者,以寒性药治疗真热假寒证,或以热性药治疗真寒假热证,可能引起患者药后呕吐等不适现象,前人的经验认为可采用"反佐"的配伍方式,则可避免或减轻其"格拒"现象。如叶天士《景岳全书发挥·论治篇》说:"若热极用寒药逆治,则格拒而反甚,故少加热药为引导,使无格拒,直入病所;用热药治寒病,少加寒药,以顺病气而无格拒,使之同气相求。"

第二节 | 五　　味

药物入口便知其味，入腹才知性。因此五味是前人认识最早的一种性能理论。该理论的形成，与饮食的烹调有密切的关系，这在春秋战国的文献中，已有不少记载。《黄帝内经》进而对五味与作用的关系、偏食五味的弊端及各种味的阴阳属性等，做了广泛的介绍，初步奠定了五味理论的基础。自《神农本草经》提出"药有酸、咸、甘、苦、辛五味"，并在各药逐一首先标明其具体的味以来，历代本草一直沿用至今。

一、五味的含义

中药的五味，是指药物具有的辛、甘、苦、酸、咸5种基本的味。

最初，五味的本义是指上述5种口尝或鼻嗅而直接感知的真实滋味或气味，属于药材性状的范畴。而作为中药性能理论中的五味，不一定是用以表示药物客观具有的真实滋味或气味，更主要是用以反映药物功效在补、泄、散、敛等方面的一些作用特性。有时又将性能中的五味称为药味。

人们口尝的滋味并不止以上5种，还有淡味、涩味等。为了能与五行学说相结合，前人将淡味视为甘味的"余味"而附于甘味，又将涩味视为酸味的"变味"而附于酸味。因此，一直习称五味。为从理论上解决这一认识问题，前人花了不少心思为其圆说。事实上，甘味与淡味，酸味与涩味，不论从滋味方面，还是其作用的性质和特点，均有很大的差异。以阴阳划分性能理论中的五味，辛、甘、淡属阳，苦、酸、涩、咸属阴。

古人经常将味与气相对应，用以指代食物或药物中的精微物质。现代亦认为，不同的滋味是不同化学成分的物质所致。如《素问·脏气法时论》说："气味合而服之，以补精益气。"《素问·阴阳应象大论》说："形不足者温之以气，精不足者补之以味。"精微物质是药物作用的基础，不同的味，应该有不同的作用，因此，前人很自然地将五味作为一种性能，用以表示药物作用的某些特点。

药物性状的滋味，是由人体感觉器官而直接感知的，虽然有其相应的物质基础，但难以指导临床用药实践。作为性能的药味，不论其与滋味是否吻合，都是反映中药作用特点的药性理论的重要标志。在本草序例和中药学总论中论述的五味，属于性能的内容，与实际滋味关系不大。而在各论中的具体药物下介绍的味，则并不如此，或表示性能，或表示滋味，或两者兼而有之，甚至有的与此两者均不相干。这对"五味"的教学，带来很大的不便，给初学者的理解和记忆造成很大的困难，学习临床中药学时，对此应有清楚的认识。

二、五味与药物作用的关系

作为性能的五味，主要是用以反映中药的作用特点，不同的味可以表示不同的功效。尽管古代本草在论述味与具体功效的关系时存在一些差异，但目前一般认为：

1. 辛能行、能散　即在性能的五味理论中，用辛味表示药物具有发散、行气、活血等方面的作用。所以，能发散表邪的解表药，消散气滞血瘀的行气药和活血化瘀药，一般都可以标以辛味。此外，化湿药、开窍药、温里药及若干祛风湿药，也具有"行"或"散"的作用特点，一般也标有辛味。

自《黄帝内经》开始,还有"辛润"的说法,而且颇有影响。由于这主要是辛味的行气、活血等药物,有利于气血畅旺,以使肌肤和脏腑濡润。很显然这是辛味药的间接效果,不能纳入辛味的直接相关作用。

2. **甘能补、能缓、能和** 即用甘味表示药物有补虚、缓急止痛、缓和药性或调和药味等方面的功效。所以,补虚药(包括补气、补阳、补血、补阴、健脾、生津和润燥等)及具有缓急止痛,缓和毒烈药性,并可调和药味的甘草、蜂蜜等药,一般都可标以甘味,实际上这些药物都是补虚之药。

此外,对于消食和中的麦芽、山楂等药,也常标以甘味。

3. **苦能泄、能燥** 泄的含义主要有三:一是降泄,使壅逆向上之气下降而复常。如杏仁、葶苈子能降上逆的肺气而止咳平喘,枇杷叶、赭石能降上逆的胃气而止呕吐呃逆。二是指通泄,能通便泻下。三是与寒性相结合,表示清泄,能清除火热邪气。燥是指燥湿,若干苦味药能清除湿邪,治疗湿证。结合药性来看,燥湿作用又有苦温燥湿和苦寒燥湿(又称清热燥湿)之分。所以,止咳平喘药、止呕逆药、攻下药、清热药及燥湿药,一般可标以苦味。

此外,还有"苦能坚"或"苦以坚阴"的说法。其意思是苦寒药通过清热作用,消除热邪,有利于阴液的保存。其与苦寒药能清泄并无实质上的区别,只是习惯上多用于表示知母、黄柏等药物治疗肾阴亏虚、相火亢旺的功效特点。

4. **酸与涩都能收能涩** 即用酸味或涩味表示药物有收敛固涩功效。所以,能治疗滑脱不禁证候的敛肺、涩肠、止血、固精、敛汗药,一般可标以酸味或涩味。习惯上将滋味本酸的收涩药多标为酸味,其滋味不酸者,多标以涩味;因为涩附于酸,故经常又酸味与涩味并列。

酸味与涩味的作用特点是不尽相同的。有的酸味药能生津止渴,或与甘味相合而化阴。涩味药则无此特点。

5. **咸能软能下** 即用咸味表示药物有软坚散结或泻下功效。所以,能治疗瘰疬、痰核、瘿瘤等结块的牡蛎、鳖甲、昆布等药,多标以咸味。但以上结块多与瘀血、气滞、痰凝相关,故咸味一般仅用于无辛散特点的一部分软坚散结药。又因为泻下通便是苦能通泄所表示的作用特点,咸能下之说与之交叉重复。所以,咸能下的使用十分局限,相沿仅指芒硝等少数药的泻下特点。实际上,各论中药物后的咸味,更多用以反映动物药、海洋药的滋味特征。

6. **淡能渗能利** 即用淡味表示药物有渗湿利水作用。利尿药物甚多,但习惯上只将茯苓、猪苓等部分利水药标以淡味,而且往往甘味与淡味并列;多数利水药的药味并无规律性。

根据以上五味理论,凡具有上述功效的药物,一般都可以用其相应的味来表示其作用特点。如具有祛风解表、活血化瘀或行气等作用之一(不是悉具)者,都可用辛味来表示其作用具有"散"或"行"的特点。但不可依据其真实滋味(或气味)进行反推,不能认为具有辛辣或芳香性状的药物一定具有祛风、活血、行气方面的功效。

三、五味的确定

中药的五味,主要是根据若干功效的作用特点,并结合其滋味而确定的。

在用药实践中,人们首先认识了药物的真实滋味。随着用药知识的积累,发现辛味与发散、甘味与补虚、酸味与收涩之间等,存在相关性,便逐渐以药物滋味来表示这些相关的作用特点,并形成了早期的五味理论。后来由于药物品种的增多,药物功用的拓展,有的药物具有某种滋味,却并无其相应的作用特点;而有的药物具有相同的作用特点,又没有相应的滋味。如早期的五味理论认为辛味药的作用特点是发散,酸味药的作用特点是收敛。麻黄虽有较强的发散作用,但其滋味却无明显的辛味;山楂虽有浓烈的酸味,却不具有明显的收涩作用特点。因此,便在麻黄的"味"中,增加辛味以反映其能散的作用特点;或保留山楂的酸味,只用以反映其实际滋味。这样一来,对于各种药物五味的确定,便存在滋味和作用两种主要依据,因而在记述中出现一些分歧。虽然多数药物的真实滋味和表示的功效特点是一致的,可以两者兼顾,只有少部分药物后面所标定的味仅用以表示作用特点,或只表示真实滋味。但学习各论时要清楚认识,也是有一定困难的。

药物的滋味往往不止一种,其作用特点也是多方面的,而且功效的内容又是可变的。在确定某药的药味时,一般只列出一至两种主要或较为主要的味,并非面面俱到,以免主次难分。如大黄一药,有泻下、清热、活血及止血等多种功效,但以通泄和清泄为主,习惯上结合其滋味只强调其味苦,至于活血、止血等功效的作用特点则从略,不再言其还有辛、涩之味。

中药的功效是复杂的,五味所能表示的作用特性则相对较为局限,因而驱虫、潜阳、止痉、安神、化痰、涌吐、逐水、截疟……及多种外用功效的作用特性,尚不能用五味理论来加以概括和反映。对此,历来有人试图扩大五味理论的涵盖面,以期解决这一问题,结果实际意义不大,反而招致更多的分歧。

四、五味的临床意义

作为性能的五味,是选药处方的又一依据,在功效总结滞后于临床的古代尤其如此。在认识药物的功效以前,如果掌握了该药的五味特点,可以增强临床用药的准确性。据《神农本草经》记载,主治"咳逆上气"(即咳嗽喘急)的药物有 20 余种,却并未指明这些药物以什么样的功效治疗咳逆上气。不弄清这些药物的五味,就不了解其作用特点,临床选用药物只能是袭其用而用,无异于按图索骥。而认识这些药的五味之后,就可能用辛散者去治疗外邪郁闭引起的咳逆上气,用甘补者去治疗肺虚引起的咳逆上气,用酸收者去治疗肺气不敛引起的咳逆上气……这就在很大程度上避免了用药的盲目性。随着对药物功效认识的深入,原来由五味表示的药物作用特点,可以通过功效直接认识。如上述药物有的宣肺平喘,有的降逆止咳,有的补肺,有的敛肺等,从而使五味理论的指导价值明显降低。

作为性状的五味,是中药性状鉴定的重要内容。如有无苦味,是鉴别苦杏仁与甜杏仁的主要依据。牛黄特异的清香之气,先苦而后微甜之味及入口的清凉感,对于判别其真伪,十分重要。长期经验认为乌梅、木瓜、山楂,以酸味浓者质佳;黄连、黄柏、龙胆草,以苦味重者质佳……有的药物气味改变,往往是变质所致。对于临床医生,结合药物滋味,考虑处方的口感,亦与临床疗效密切相关。

第三节 │ 归　　经

在先秦医药文献中,已有中药归经思想的萌芽。《黄帝内经》笼统论述的五味各归其所喜之脏等内容,可谓归经理论的滥觞。《名医别录》中"芥归鼻""韭归心""葱白归目"等记载,首开在具体药物条文下指明其归经的先河。唐宋时期的一些本草著作中,也可见一些有关归经的记载。这些记载,虽然并不系统,也不够具体,但对后世归经学说的创立和发展有着很大的影响。金元时期,各学派的学术争鸣推动了医药理论的发展,归经理论也在此时初步形成。易水学派的代表人物张洁古在其所著的《珍珠囊》《医学启源》等书中,首先将归经理论作为一种重要的性能理论,进行了较为详细的介绍,并在各药物之下注明其所归之经,使系统的归经理论得以形成。明清时期,由于脏腑辨证理论的进步,温病卫气营血和三焦辨证理论的形成,归经理论的内容更加丰富,药物的具体归经也主要用脏腑表述,其临床实用性大为增强。这一时期的一些本草,开始将"走何经"或"入某经"作为论述药物的一个必备项目。有的还把归经作为药物分类的依据。至此,中药的归经理论趋于成熟。

中药归经的用语,在清以前的文献中颇不一致,主要有"引经""行经""入""走""归"及某药为某经药等。清代医药学家沈金鳌的《要药分剂》,将以上名目繁多的说法,统一称为"归经",并得到医药界普遍认同,至今沿用。

一、归经的含义

中药的归经,是中药功效的定位概念,即用以表示中药功效对人体脏腑、经络等部位的选择性。"归"是指药物作用的归属,寓有药物对人体不同部位具有选择性走向的意思。"经"是脏腑经络及其有关组织的概称。所谓某药归某经或某几经,是指该药主要对某一经或某几经发生明显作用,而对其他经则作用较小,甚至没有作用。因而同属性寒清热之药,则有清肝热、清胃热、清肺热、清心热之别。同属补药,则有补肺、补脾、补肾、补肝之异。该理论直接将中药的功效与人体的脏腑、经络系统密切联系起来,从而为临床准确选择药物提供又一重要依据。

应当注意,归经理论中所指的脏腑,是中医脏象学说中特有的定位概念,其与解剖上的实际脏器有较大的区别,不能与之混淆。对于药物归经的理解,也不一定是指药物有效成分实际到达的部位,而主要是药物产生效应的部位所在。其间虽有密不可分的内在联系,但绝不能完全等同起来。

此外,前人还提出了"引经"的说法。自金元时期以来,认为一些药物对某一脏腑经络具有特殊作用,其选择性特别强,并且可以引导与之同用的其他药物到达病所,从而提高临床疗效。因而将这种特殊的配伍作用称为引经(或称引经报使、主治引使、向导、各归引用等),又将这类药物称为引经药,至今仍有广泛的影响。引经和引经药的认识,是建立在归经理论基础上的,是归经理论的重要组成部分。所谓某药为某经的引经药,则此药必主要归该经,这与归经内容并无二致。但归经只是就此药本身而言的,而引经是立足于配伍之后,一种有特殊归经的药,相对于其他被"引导"的药物而言。可见,归经与引经既有联系,又有区别,不应混淆。

至于药引之说,始于宋代。宋代"和剂局"的设立,促进了中成药的应用。中成药服用方便,但不便随证加减。为了增强中成药应用的针对性,医生习惯于在成药处方之后,再开列一至数味临时添加之药,以适合不同患者的特殊需要。这些所添加的药物,可贱可贵,被称为药引,或称引子药。随着宋代药局的消失,汤剂又成为临床用药的主要形式,其添加的药引亦不再有重要的药物,一般均为药店未备之品。医生处方时亦非每方必用药引。如吴鞠通所说:"今人凡药铺中不售,须病家自备者,皆曰引子……每方必云引加何物,不通已极,俗恶难医!"可见,对于药引之说必须正确对待。

二、归经的确定

在各论具体药物的性能中,均有其归经的内容。这些中药归经的最初确定,是以脏象学说和经络学说为理论基础,以药物所治病证为依据而总结出来的。脏象和经络理论,全面系统地说明了人体的生理功能和病理变化,是临床对于疾病辨证定位的依据。作为表示药物作用部位的归经,应当与疾病的定位相一致,因而必须以脏象和经络学说为理论基础。对于药物归经的表述,同样受到临床辨证理论体系的影响,而且是与中医对病证的定位完全一致的。各种中药的功效与主治,对于人体都有一定的作用部位,尤其是性味等其他性能与功效相同的药物,也往往存在作用部位的差异。历代医药家在长期的实践中,将这些认识加以总结,便形成了归经理论。由于辨证定位方式的区别,归经的表示亦存在差异。

1. 用脏腑辨证理论确定药物归经　脏腑不但是认识人体生理功能的核心,同时也是辨别疾病的重要依据。以此而言,药物的治疗作用,主要是通过对脏腑的生理功能与病理变化的影响而为人们所认识。因此,对药物作用部位的归纳,也往往以脏腑名称作为标志。明清以来,脏腑辨证尤为多用,所以药物的归经,也就直接在脏腑名称之后再加上"经"字,称为归心经、肾经、胃经、膀胱经等。例如,脏象学说认为心主神志,患者出现昏迷、失眠、健忘及癫狂等精神、意识、思维异常的证候,按照脏腑辨证均为心的病变。能主治这类证候的药物,如麝香、冰片开窍醒神以治闭证神昏,酸枣仁、琥珀宁心安神以治失眠,人参增智以治健忘等,皆为可归心经之药。同理,桑叶明目,全蝎止痉,珍珠母平肝潜阳,当归养血调经等,都可主治"肝"病,又同属可归肝经之药。

2. 用经络辨证理论确定药物归经　经络内属于脏腑,外络肢节、五官九窍、四肢百骸,是沟通机体内外的通道。体表发生病变,通过经络可影响到脏腑;脏腑发生病变,亦可通过经络反映到体表。经络既是辨认疾病部位的所在,也是药物作用的归宿。因此,经络系统也成了药物归经的重要依据之一。尤其在金元以前,比较重视"十二经"的辨证,早期药物的归经,大多以经络名称来归纳。如经络学说认为,足阳明胃经起于鼻翼旁,沿鼻上行,并入齿中,到额前。白芷祛风止痛,长于治疗前额疼痛和牙龈肿痛,又能通鼻窍而治鼻塞流涕。按经络辨证,上述病变均为阳明胃经之证,故白芷便为归该经之药。除十二正经外,历代本草根据奇经八脉辨证理论,还记载有入冲、任、督、带诸经的药物。

《伤寒论》确立的六经辨证理论,对药物归经的确定也有明显的影响。如《汤液本草》认为:"仲景汤液用桂枝发表……此药能护荣气而实卫气,则在足太阳经也。"故该书记载本品归足太阳膀胱经。又因仲景用桔梗治疗少阴病之咽喉疼痛,该书又称其可归足少阴肾经。

至于称某药"入血分"、某药"入气分"等,则是气血辨证或温病卫气营血辨证对药物归经确定的影响。称某药入骨、某药走皮等,亦属归经的范畴。这些内容不但次要而罕用,其实也不能离开其相应的脏腑经络。

由于经络与脏腑密切联系,但又各成系统,在不同历史时期,采用的辨证体系又各有侧重,其归经的表示亦有相应的特色,因此,造成了药物归经的表述和含义的不一致。例如,柴胡能解表退热,疏肝解郁。按六经辨证则谓其主归少阳经,按经络辨证则谓其主归厥阴经,按脏腑辨证则谓其主归肺、肝经。再如羌活、泽泻都有归膀胱经的记载,但含义不同。羌活发散风寒,主治恶寒、发热、头项强痛及脉浮之证。根据六经辨证,足太阳膀胱经为一身藩篱而主表,故言其归膀胱经。泽泻利水渗湿,主治小便不利、水肿之证。根据脏腑辨证,此为膀胱气化失司所致贮尿或排尿功能失常,故称其归膀胱经。这样一来,给初学者带来了困难。不过在现代中药学中,一般的归经内容都是指的脏腑,以经络定位作为必要的补充,仅见于少数特殊药物,但必须加以区别。

在归经理论形成的初期,还常常将药物的五味、五色、五气及质地、形状等性状特征与五脏相联系,作为药物归经的依据。如认为辛入肺、苦入心、甘入脾、咸入肾、酸入肝。色白入肺、色赤入心、色黄入脾、色青入肝、色黑入肾。臊气入肝、焦气入心、香气入脾、腥气入肺、腐气入肾。以质之轻者，上入心肺，质之重者，下入肝肾等。由于五味有其物质基础，如陈皮、紫苏、麻黄皆味辛而归肺经，黄芪、甘草、党参皆味甘而入脾经，山茱萸、酸枣仁、乌梅皆味酸而入肝经。虽然此种认定药物归经的方法有部分符合实际，但不具普遍意义。事实上，大部分药物的归经不是由相应的药味所决定的，归经与五味之间也并不存在必然的因果关系。而且，由于历代对五味本身的认识存在着分歧，确定五味的标准有所不同，以五味配五脏来确定药物归经也有所不同。对此，还有待于进一步的探讨。以五色、五气或药材形质配五脏，更难揭示药物归经的规律性，目前已很少有人提及。

由于一种中药具有多种功效，可以主治数经的病证，因而其相应的归经是多方面的。在各论所载的各药之下，往往只标明其主要的归经，故不能将其绝对化，误以为该药一定不归别经。还有少数药物的某一功效，其作用范围十分广泛，文献中又有通行十二经的说法，但仍有主次之分。而以外用杀虫、消肿止痛、生肌敛疮为主要功效的药物，往往难以确定其归经。驱虫药等虽一直标示其归经，但从驱虫药的含义来看，该功效主要应作用于虫体，故其归经并无多大实际意义。

现在我们学习中药时，同样不可能也无必要通过上述方法去认定其归经。这些中药的归经，前人已经确定，故可通过各类或各种药物的功效与主治来掌握其相应的归经。如解表药、止咳平喘药、祛痰药主要归肺经，安神药、开窍药主要归心经，泻下药、化湿药、消食药主要归脾胃、大肠经，明目药、潜阳药、止痉药主要归肝经，凉血药、活血药、止血药、补血药主要归肝、心经，补气药、清气分热药主要归肺、胃经。又如，从麻黄具有解表、平喘、利尿的功效，可主治表证，从其治疗咳喘与水肿、小便不利等功用中，可以推断其归肺与膀胱经。因此，掌握了药物的功效主治，一般便可认识其归经，而脱离药物的功效与主治而死记硬背其归经，肯定事倍功半，很难准确掌握和灵活应用。

三、归经的临床意义

归经理论的系统总结和全面应用，使中药性能理论更加完善，实用性更加增强。临床用药时，将归经和其他性能结合起来考虑，可以增强用药的准确性，从而提高疗效。对于那些性味与主要功效相同，而主治部位不尽一致的药物，尤其如此。临床上，根据四诊获得的资料，运用八纲辨证、脏腑辨证、经络辨证、六经辨证等方法确定证候，拟定治疗法则而遣方用药。用药除必须根据病证的寒热虚实以选定外，还必须根据病变所在脏腑经络，按归经原则选择用药。如同为甘寒的补阴药，沙参归肺胃经，百合归肺心经，龟甲归肝肾经，必须准确选用。同为发散风寒而止痛的药物，因头痛部位不同，其使用亦有讲究。太阳经头痛宜用羌活、藁本，阳明经头痛宜用白芷，少阴经头痛宜用细辛、独活，厥阴经头痛宜用川芎。又如，同是寒凝气滞之腹痛，治疗原则均为祛寒理气止痛，但因疼痛部位不同则应根据药物的归经选择不同的药物，如大腹痛者为病在足太阴脾经、足阳明胃经，应选干姜、丁香等归脾经之药。若痛在小腹，甚则牵引睾丸，为病在足厥阴肝经，应选吴茱萸、小茴香、荔枝核等归肝经之药。所以徐灵胎强调说："治病必分经络脏腑。""不知经络而用药，其失也泛，必无捷效。"

另一方面，由于脏腑经络在生理上相互联系，在病理上相互影响，使人体成为一个统一的整体。在运用归经理论时，必须考虑到脏腑经络间的关系，临床用药时往往并不单纯使用某一经的药物。又如徐灵胎所说："以某药为能治某经之病则可，以某药为独治某经则不可；谓某经之病当用某药则可，谓某药不复入他经则不可。"有的病证表现在某一脏某一经，但并不一定只用归该脏该经的药物。中医的治法是灵活多样的，如按照中医五行学说相生相克规律来确定治疗原则，有滋水涵木法、益火补土法、培土生金法、金水相生法、抑木扶土法、培土制水法、佐金平木法等治法。故治疗肝阳上亢之证,除选择归肝经的平肝潜阳药外,还须配以归肾经的滋补肾阴药,以滋水涵木,使亢阳潜平。治咳喘因脾虚或肾虚所致者,单独拘泥于治肺,则疗效不佳。若以健脾益气或补肾之药与归肺经的补肺、止咳平喘药同用,能明显提高疗效。故徐灵胎又指出:"执经络而用药,其失也泥,反能致害。"

第四节 升 降 浮 沉

中药的升降浮沉理论,从萌发到形成,同样经历了漫长的过程。在《黄帝内经》中,虽有不少篇章讨论了升降浮沉的概念,并用以指导治法治则,但一直未能与具体药物的功用结合起来进行论述。至金代,张洁古又根据《素问·阴阳应象大论》等对气味阴阳厚薄的论述,于所著《珍珠囊》及《医学启源》中,对药物升降浮沉之理予以发挥,所载药物亦一一介绍其升降之性;后一书还以气味厚薄之升降为据,分列药物为"风升生""热浮长""湿化成""燥降收""寒沉藏"五大类,形成了以升降浮沉为中心的药类法象思想。至此,升降浮沉理论受到医药界的高度重视,并广泛应用。

一、升降浮沉的含义

中药的升降浮沉是用以表示中药对人体作用趋向的一种性能。升是上升,表示药物的作用趋向于上;降是下降,表示药物的作用趋向于下;浮是发散,表示药物的作用趋向于外;沉是收敛闭藏,表示药物的作用趋向于内。

在上述作用趋向中,升与降,浮与沉,分别是相对而言的。而升与浮,降与沉,又是分别相互联系,相互交叉,而难以截然区分的。故实际应用中,升浮与沉降又往往相提并论。

结合阴阳之理,则升浮属阳,沉降属阴。

目前,对于"沉"的含义认识,存在分歧,常有将"沉"解释为"泄利二便"者。古代哲学思想认为"升降出入,无器不有"。即用升降出入的理论来认识整个物质世界的运动和变化。在中医学中,也以此论述人体的生命过程,以及脏腑气机的生理特点和病理现象,并提出:"非出入,则无以生长壮老已;非升降,则无以生长化收藏。"升降浮沉,是升降出入理论在中药学中的具体应用,其中的"沉"无疑是"入"的另一称谓。张洁古的弟子李东垣认为:"药有升降浮沉化……以配四时。"自然"沉"是与"冬藏"相应的。可见将"沉"释为"泄利二便"与其本义相悖,又与降的释义相混,有必要加以澄清。

二、升降浮沉的确定

中药作用的升降浮沉趋向,是与疾病的病势趋向相对而言的。基于升降出入的理论,对于各种证候,往往可以辨出不同的病势趋向。如外感邪气由表入里,其病势趋向于内;泄泻、脱肛而因于脾气不升者,其病势趋向于下;喘咳为肺气上逆,呕吐为胃气上逆,其病势趋向于上;表虚不固之自汗盗汗,气虚不摄血之肌衄,其病势趋向于外。能够改变以上病势趋向,治疗这些病证的药物,便分别具有相应的升降浮沉的作用趋向。如黄芪益气升阳,可治久泄、脱肛,其性当升;杏仁止咳平喘、枇杷叶止呕逆,其性当降;荆芥、薄荷解表、透疹,其性浮散;山茱萸、白芍敛汗、止血,其性收藏。由此表明,中药升降浮沉的作用趋向,最初是从用药后引起的病势变化中概括出来的,而且是与病势趋向相反的。

中药的升降浮沉之性,本应从药物的治疗效应中去认识。但这些治疗效应,又是中药功效所产生的。因此,学习中药时可以将功效直接作为判断中药升降浮沉趋向的依据。一般来说,具有解表、透疹、祛风湿、升阳举陷、开窍醒神、温阳补火、行气解郁及涌吐等功效的药物,其作用趋向主要是升浮的;而具有清热、泻下、利湿、安神、止呕、平抑肝阳、息风止痉、止咳平喘、收敛固涩及止血等功效的药物,其作用趋向主要是沉降的。

由于中药作用的多样性,有的升降浮沉趋向不明显,如消食药及外用的攻毒杀虫药等。而有些中药又有二向性,既能升浮,又可沉降。如牛蒡子、桑叶、菊花等发散风热药,其解表功效的作用趋向是升浮的,而清泄里热功效的作用趋向却是沉降的。祛风湿药中,兼能利尿或清热的防己、秦艽、豨莶草及络石藤等;以及补阳药中,兼能固精或止泻的益智仁、补骨脂、菟丝子等,亦是二向性的。不过,很多二向性的药物,只有一种作用趋向是主要的。如麻黄既发散风寒,又平喘、利尿,历来更多强调其升浮的趋向特点。

自金元开始,本草在记述药物时,均于性味之后逐一介绍各药的升降浮沉性能,将此视为药物之下的必备项目。随着功效记述的进步,清代本草开始改变这一做法。如《本草备要·凡例》中规定:"升降浮沉,已详于药性总义中,故每品之下,不加重注。"上述改进,颇为实用,使本草中药物的记述减少了冗赘之感。究其原因,主要是升阳、降逆、发散风寒、收敛固涩等众多趋向性很典型的药物,可直接从功效中认识其升降浮沉的性能。对于一些既可升浮,又能沉降的二向性药物,只言其一,则不能全面反映其作用趋向;如二性俱标,则主次不分,反招致杂乱。对于趋向性不明显的药物,若要一一标出,则有牵强之嫌,并容易引起争议。所以,目前的中药学中也不再逐一标明其作用的趋向性。

三、影响中药升降浮沉趋向的因素

中药作用的升降浮沉趋向,是其各种功效本身固有的,但通过炮制或配伍,可以在一定程度上减弱或增强,甚至改变药物的升降浮沉性质,以满足临床对药物作用趋向的不同需要。此即李时珍所说的"升降在物,亦在人也"。

1. **炮制** 炮制对升降浮沉的影响是复杂的。但前人较为重视炮制方法和辅料的影响,认为"酒制升提,姜制发散","升者引之以咸寒,则沉而直达下焦,沉者引之以酒,则浮而上至巅顶"。如川芎酒炙,更能祛风活血,升浮之性增强;黄连、大黄酒炙,其苦寒沉降之性减弱,更宜于上焦热证。尽管如此,但以上说法不是绝对的。如姜汁炙草果、竹茹,并非为了升散,而意在和胃止呕;酒炙常山,亦非升提,却是抑制涌吐之峻烈。荆芥生用解表、透疹,为升浮之品;而炒炭入药,专于止血,则性偏沉降,这是炮制完全改变了升降浮沉趋向的一个例子。

2. **配伍** 某一药性升浮的药物与较多药性沉降的药物配伍使用,其升浮之性会受到制约;反之,药性沉降的药物与较多药性升浮的药物配伍,其沉降之性会受到抑制。如麻黄与大量石膏同用,其升浮发汗之力受到石膏清降之性的制约,可主治肺热喘咳证。大黄与川芎、防风、白芷、荆芥等升浮药同用,其清泄沉降之性受到制约,可主治上焦风热证。

应当注意,前人常将药材质地的轻重、气味厚薄,植物药的花、叶、果实及根梢等不同入药部位,以及性能中的四性、五味和归经也视为影响药物升降浮沉的因素,至今仍有一定的影响。在金元时期,"药类法象"的思想十分盛行。当时论述中药的升降浮沉,大多立足于这种自然观,将药材的气味厚薄、寒热阴阳、质地轻重、入药部位等表面现象,视为影响中药作用趋向的因素。在当时的法象药理观念中,以此说明药材自然特征的升降,并无不可。然而,后世的升降浮沉已经演变为药效学的理论,用以反映中药作用的趋向特性,其与药材的自然属性之间,并无上述的那种必然一致性。而四气、五味、归经与其升降浮沉的作用趋向之间,虽有某些相关性,但不能相互作为确定对方的依据。

四、中药升降浮沉理论的临床意义

在现代临床中药学中,中药的升降浮沉趋向,和四性、归经等性能一样,也是用以反映中药功效的性质和特征的,并使中药性能理论更加完善。如紫苏叶与苏子,均为性温、味辛、主要归肺经的无毒之药,按原有的性能内容,很难表述其作用特点的差异。引入升降浮沉之后,前者性升浮而宣肺气,后者性沉降而降肺气。其论理更加深入,其用药更加有据。

掌握了各药的作用趋向,其临床意义有二:其一,纠正机体气机的升降出入失调,使之恢复正常。其二,因势利导,祛邪外出,以避免外邪进一步损伤正气。

如前所述,人体的各种病证,常常表现出向上、向下、向外、向内的病势趋向。这些病势趋向,有的是脏腑气机失调而不能自我调节和恢复而引起的,有的则是为了祛邪外出的保护性反应。前者,应利用药物的升降浮沉性质,逆其病势趋向,使之尽快恢复正常;后者,应顺其正气趋向,以利于祛邪。如胃失和降而上逆作吐者,须用降胃和中之药,逆其病势,以复胃气和降之常;因饮食过多,胃腑拒纳而作呕者,应顺其上逆之势,因势利导,须以助吐之药,迅速吐出宿食,以避免脾胃受伤。这也为相应的治法提供了不可缺少的理论依据。

自金元时期形成的升降浮沉理论,主要认为人体脏腑气机的升降出入,与自然界四时的寒热更替、阴阳消长的规律性变化是息息相应的,具有春升、夏浮、秋收、冬藏的特点。因此,用药防病治病,尤其是养身保健之时,必须考虑脏腑的生理特点,顺应气机因四时变化而引起生长收藏的节律变化。故《本草纲目·四时用药例》中还说:"必先岁气,毋伐天和……升降浮沉则顺之,寒热温凉则逆之。故春月宜加辛温之药,薄荷、荆芥之类,以顺春升之气;长夏宜加甘苦辛温之药,人参、白术、苍术、黄柏之类,以顺化成之气;秋月宜加酸温之药,芍药、乌梅之类,以顺秋降之气;冬月宜加苦寒之药,黄芩、知母之类,以顺冬沉之气。所谓顺时气而养天和也。"否则,危害极大。早期升降浮沉理论的这种临床意义,是立足于中医学的整体观,要求用药时不仅要了解药物对人体病理状态的影响,还应了解自然界这一大环境与人体生理及药物功用的相互关系,并且更要掌握人体生理升降出入的节律变化,对于同一药物的喜恶和利害是相对的,又是不断变化的,这些认识不乏其科学性。可是,人体的生理功能到底怎样春升、夏长、秋收、冬藏,众多的药物又怎样顺应人体这些节律变化,违此用药又有怎样的危害,仍有待医药学和其他多学科探索和研究。

第五节 | 毒 性

在先秦时期的各种文献中,关于毒性和毒药的记载已经较为普遍,反映出当时对此已有清楚的认识。但将毒性作为中药的一种性能,始于《黄帝内经》。其后,《神农本草经》将毒性作为分类药物的依据,同时又于序例中明确提出,有毒无毒与四气、五味一样,属于中药性能之一。自此,历代本草在各药之下,一般都要指明其有毒无毒,以保证用药安全。

一、毒性的含义

毒性是药物对机体所产生的严重不良影响及损害性,是用以反映药物安全性的一种性能。毒性反应会造成脏腑组织损伤,引起功能障碍,使机体发生病理变化,甚至死亡。

由药物毒性引起的机体损害习惯称为中毒。大量毒药迅速进入人体,很快引起中毒甚至死亡者,称为急性中毒;少量毒药逐渐进入人体,经过较长时间积蓄而引起的中毒,称为慢性中毒。此外,药物的致癌、致突变、致畸等作用,则称为特殊毒性。相对而言,能够引起机体毒性反应的药物,则称为毒药。

对于中药毒性的认识,历来有广义和狭义之分。

1. **广义的毒性** 这种观点认为,中药的毒性就是各种药物的偏性。因为凡药都具有某种偏性,所以毒性具有普遍性,即是说凡药皆有毒。如张子和《儒门事亲·推原补法利害非轻说》认为:"凡药有毒也,非止大毒小毒谓之毒。甘草、苦参不可不谓之毒,久服必有偏胜。"张景岳《类经·五脏病气法时》认为:"药以治病,因毒为能,所谓毒者,以气味之有偏也……凡可辟邪安正者,均可称为毒药。"其在《本草正》附子条下又云:"本草所云某有毒,某无毒,余则甚不然之,而不知无药无毒也:热者有热毒,寒者有寒毒,若用之不当,凡能病人者,无非毒也。即如家常茶饭,本皆养人之正味,其或过用误用,亦能毒人,而况以偏味偏性之药乎? 但毒有大小,用有权宜,此不可不察耳。"因于这种认识,古人也就将中药概称为"毒药"。如《周礼》所谓:"医师掌医之政令,聚毒药以共医事。"日本学者丹波元坚《药治通义》所谓:"毒药二字,古多连称,见《素问》及《周官》即总括药饵之词。"

2. **狭义的毒性** 狭义毒性的观点认为,毒性是专指药物对人体的伤害性,因而,毒药应是特指容易引起毒性反应的药物。如《素问·五常政大论》云:"帝曰:有毒无毒,服有约乎? 岐伯曰:病有新久,方有大小,有毒无毒,固宜常制矣。"《神农本草经》亦将有毒、无毒并提。隋代《诸病源候论·解诸药毒候》认为:"凡药物云有毒及有大毒者,皆能变乱,于人为害,亦能杀人。"1988年,国务院颁布的《医疗用毒性药品管理办法》亦称:"医疗用毒性药品,系指毒性剧烈,治疗剂量与中毒剂量相近,使用不当会致人中毒或死亡的药物。"并规定了毒性中药管理品种有:砒石(红砒、白砒)、砒霜、水银、生马钱子、生川乌、生草乌、生白附子、生附子、生半夏、生南星、生巴豆、斑蝥、青娘虫、红娘虫、生甘遂、生狼毒、生藤黄、生千金子、生天仙子、闹羊花、雪上一枝蒿、红升丹、白降丹、蟾酥、洋金花、红粉、轻粉、雄黄。以上皆从狭义毒性的观点立论。

狭义的毒药,其毒性大小不一。为了给用药者提供这种差异性的参考,前人对中药的毒性进行了粗略的分级。《素问·五常政大论》首先提出药物的毒性可分为大毒、常毒、小毒3级,但未涉及具体药物。对药物毒性定级始于《名医别录》,书中将毒药分为大毒、有毒、小毒3级。《日华子本草》《本草纲目》则分大毒、有毒、小毒、微毒4级。近代中药著作大多按大毒、有毒、小毒3级标注药物毒性。实际上,与"大毒""小毒"相对应的应是"中毒"或者"常毒",而不应是"有毒"。与"无毒"相对应的才是"有毒"。但从古到今,一直沿袭使用。

这两种关于毒性的认识,互有利弊。因为,既然毒性是中药的一种性能,就应该与其他性能一样,具有普遍性,绝对无毒的药物是不存在的,因而广义的毒性,与实际情况更能相符。现代的《普通毒理学导论》也明确指出:"药物的任何作用,对健康人和非适应证的人都是具有毒作用,在这种情况下,药物具有毒物的性质。"树立这种观点,对于纠正"中药无毒性"的用药误区,非常必要。但过分强调凡药皆有毒,对于安全性较低的狭义毒药的应用,又存在潜在的危险。在实践中,两种毒性的观点应当进行合参,不可偏执。

二、影响毒性的因素

使用中药以后,是否表现出毒性反应以及毒性反应的大小,与药物本身的毒性强弱、用药方法的正误及患者自身情况等多种因素有关。

1. **剂量大小**　药物毒性反应的发生和危害的轻重,主要取决于用量的大小。在法定的有毒中药中,哪怕是毒性最大的砒霜,如合理使用,使用量在中毒量之下,也不会导致中毒。相反,一些素称无毒的药物,甚至是补虚药中的人参等品,如果用量过大,也会导致中毒,甚至造成死亡。近年来在有关中药中毒的报道中,有一半以上是文献未记载"有毒"的品种。

2. **药材品种**　很多正品中药材的应用是很安全的,一旦误用为其他有毒品种,则易导致中毒。如传统入药的木通和川木通,被误用为关木通后,引起严重的肾功能损害。另外,由于历史的原因,一味中药的来源可能包括多个品种。不同品种的药材其毒性强弱是存在差异的。如贯众有绵马贯众和紫萁贯众等,而前者的毒性大于后者,应用时必须区别对待。

3. **药材质量**　由于产地和采收的差异,或贮存不当,可以影响中药的毒性。如生长在云南的乌头属植物,其有毒成分随海拔升高而增加。桑寄生的宿主为无毒植物者,使用比较安全,而寄生于马桑等有毒植物上者,其药材也含相应毒性成分;以有毒植物的花粉为蜜源酿成的蜂蜜亦含相应的毒性成分,误食可能中毒。苦楝皮中所含苦楝素的含量,每因入药部位、采收季节、贮存时间而明显改变,其含量越高的药材毒性越大。轻粉曝光贮存,会分解生成氯化汞及金属汞,其毒性也大大增强。生长黄曲霉素的药材,则有致癌性。环境污染和农药滥用,可使药材中重金属和毒物的含量增加。

4. **炮制方法**　不合理的炮制方法,有的达不到降低毒性的要求,而有的又可能导致药物的毒性增强。如乌头与附子炮制的目的主要是减毒,若炮制的火候不够,或所用辅料不合要求,则其炮制品容易造成中毒反应。又如矿物药雄黄入药后只需研细或水飞,忌用火煅,火煅后会生成三氧化二砷(As_2O_3,即砒霜),毒性大大增强。

5. **配伍**　中药通过合理配伍,可使原有毒性减轻。配伍不当亦会使毒性增强,甚至产生新的毒性。如中药配伍禁忌中的"十八反"。近年又有报道,朱砂与昆布配伍,会生成碘化汞,并有汞离子游离,容易导致汞中毒。中药与西药配伍,也有类似情况,如含钙的中药与强心苷西药合用,可增强后者对心肌的毒性。

此外,不同的剂型与制剂工艺,给药途径与服药时间,用药是否对证,以及服药者的个体体质差异等,都是影响中药毒性的因素。

三、正确对待中药的毒性

安全与有效是用药的基本原则。如果所用药物对患者造成了毒性伤害,则有违用药目的;因用药而致患者死亡,就更无疗效可言,完全丧失了用药的意义。从总体而言,中药的毒性虽明显小于化学药物,但亦应对其高度重视。认为中药没有毒性的观点,是不正确的。

1. **使用中药时应防止两种片面性**　临床用药,不可过量,亦不可不及,尤应注意以下两种不良倾向。一是使用所谓无毒药时,盲目加大用量,忽视安全,以致引起中毒反应。二是使用所谓有毒药时,为了确保用药安全而过分小心,以致忽视疗效,随意将用量降低到有效剂量之下,既延误治疗,又浪费财物。

2. 有毒观念,无毒用药 所谓"有毒观念",是指要重视毒性的普遍性,牢固树立药物使用不当会对机体造成损害的观念;"无毒用药"则是使用毒药时,又必须采取各种有效的措施,降低或消除药物的毒性反应,力求取得最佳疗效。《黄帝内经》提出:"大毒治病,十去其六;常毒治病,十去其七;小毒治病,十去其八;无毒治病,十去其九;谷肉果菜,食养尽之。无使过之,伤其正也。"《神农本草经》又提出:"若毒药治病,先起如黍粟,病去即止,不去倍之,不去十之,取去为度。"至今仍是值得借鉴的。同时还要加快毒药质量标准的制定,确定毒性成分的限量范围,以确保临床使用有毒中药安全而有效。

3. 合理利用有毒中药 实践证明,一些毒性较明显的中药往往具有较强或较特殊的医疗作用,只要使用得当便有较高的医疗价值。古今医家在利用有毒药治疗恶疮毒肿、疥癣、癌肿及某些疑难证、急重证方面,积累了不少经验,获得了肯定疗效,证明了有毒药有其可利用的一面。对此,值得进一步研究和发掘。

4. 对中药毒性的记载应当继续研究、再次评价 古代文献中有关药物毒性的记载,大多是正确的。由于历史条件和个人认识的局限性,其中也存在不实之处。如《神农本草经》将有毒的丹砂列在上品药之首位,视其为"无毒"之药;而素称有毒的白花蛇及雷丸,其安全性远远大于若干"无毒"之品。还应当注意,本草文献中记载的毒性,一般是在口服情况下的急性中毒反应,而对中药的慢性毒性却知之甚少,对中药注射剂的毒性更无记载。应当在前人的经验基础上,借助现代的临床研究和毒理学研究,对中药的毒性加深认识或再次评价。

5. 注意中药不良反应的监察报告 按照世界卫生组织所下的定义,药物不良反应是指药物在常用剂量下用于预防、诊断或治疗人类疾病,或用于调整人体生理功能时产生的非预期反应。其中包括副作用、毒性作用、变态反应、特异质反应、药物依赖性、致癌作用、致畸作用与致突变作用。20世纪60年代以来,许多国家建立了药品安全委员会,实行了药物不良反应监察报告制度。在试点的基础上,1987年11月我国成立了卫生部药品不良反应(ADR)监察中心,并根据《中华人民共和国药品管理法》有关规定制定了《药品不良反应监察报告制度》。认真落实这一制度,是所有医药人员的法定职责。

【参考资料】

中药急性中毒的治疗原则

急性中毒的诊断一经确立,不论其致毒药物是否明确,均应立即进行救治。治疗原则是最大限度地减轻毒物对机体的损害和维护机体的生理功能。治疗措施包括:清除毒物,阻滞毒物吸收,促进已吸收毒物的排泄,应用解毒剂和对症处理。

1. **清除毒物** 吸入性中毒者应立即使患者脱离中毒场所,清除呼吸道分泌物,保持呼吸道通畅、吸氧等。接触性中毒者,迅速脱去污染衣物,用清水反复冲洗污染部位。食入性中毒者采用催吐、洗胃、导泻、灌肠等方法。

2. **阻滞毒物的吸收** 采用胃肠黏膜保护剂或能与毒物起理化作用的食品或药品,以降低毒物的毒性,阻滞和延缓毒物的吸收。可根据不同毒物采用适当的食品或药品,如蛋清、牛奶、活性炭、花生油、镁乳、0.3%双氧水、生理盐水等。

3. **促进已吸收毒物的排泄** 大量饮水、输液、使用利尿药等。

4. **应用解毒剂** 甘草、绿豆、黄芩、土茯苓等为一般解毒剂,多种中药中毒均可采用。有些解毒剂特异性较强,可有针对性地使用,如二巯基丙醇(BAL)用于砷(如砒霜、雄黄等)、汞(如朱砂、轻粉等)中毒,二硫基丁二酸钠用于铅(如密陀僧、樟丹、红丹等)中毒,亚硝酸钠和硫酸钠用于氰苷类(如苦杏仁、木薯等)中毒,洋地黄抗体、依地酸二钠用于强心苷(如夹竹桃、万年青、福寿草等)中毒。

5. **对症处理** 毒物被吸收后,不同程度地损害有关器官,可产生各种或轻或重的症状,应予适当处理。体温异常者,给予降温或保温;缺氧者,吸氧;剧烈呕吐腹泻者,止吐、止泻;烦躁不安者,给予镇静剂;惊厥者,可用解痉剂;尿潴留者,给予导尿。对一些严重威胁患者生命的症状如昏迷、休克、脑水肿、呼吸衰竭、心力衰竭、肾功能衰竭等,应采取积极的抢救措施。[摘自《中药及其制剂不良反应大典》(欧明,王宁生主编.辽宁科学技术出版社,2002)]

第五章 中药的配伍

导学

通过中药配伍关系和用药禁忌的学习,应掌握中药配伍的目的,单行、相须、相使、相畏、相杀、相恶、相反及中药七情的含义,配伍的临床意义,十八反、十九畏的含义、内容和正确对待十八反与十九畏的态度。熟悉妊娠用药禁忌的原则。了解配伍、配伍禁忌、妊娠用药禁忌及证候禁忌的含义。

第一节 配伍关系

以单味药组合成复方使用,是中药应用的主要形式。因此,研究药物合用后的相互影响,也就成为临床中药学的重要内容。

一、配伍的含义

将两种或两种以上的中药组合使用,称为中药的配伍;进一步按照临床的需要,并遵循组方的原则组合药物,便是方剂。

临床中药学立足于研究两药合用后的任意配伍关系,与方剂学有所不同,不但要研究临床需要的有益配伍,而且也要研究临床用药应当避免的不利配伍。方剂学则根据证候、治法和组方的需要,只研究临床需要的中药特定配伍。

二、配伍的目的

中药配伍的目的有三:一是各种单味中药,用量过大都有安全隐患,但在常规的用量下,其作用强度有限,对于病势沉重者,常嫌药力不济,难以收效;二是单味中药虽然都具有多种功效,但对于复杂多变的病情,往往难以全面兼顾;三是一些狭义的毒药,单味应用时也不安全;另外,所谓无毒药物的任何作用,如不为病情所需,也有可能产生副作用。如果根据病情的需要和药物的特性,按照一定的法则将两味以上的药物配合应用,即可增强所需功效,全面照顾病情,减轻或消除药物的毒副作用对机体可能产生的不良影响,使临床用药更有效、更安全。反之,不合理的配伍,也可能减效或增毒,必须避免合用。

三、配伍关系

为了学习方便,介绍配伍关系时将其简化为两种药物之间的配伍。虽然实际上复方的情况要复杂得多,但不论多少药物配伍组成的复方,均可拆分为二药配伍。二药合用,彼此之间不外乎互不影响与相互影响两类情形。相互影响者之中,又不外乎影响其治疗效应与影响其不良反应两个方面。每个方面又不外乎增强作用与减弱(甚至消除)作用这两种可能。对此,《神农本草经·序例》提出了中药"七情"的概念。

七情的含义 中药的"七情",是指单行、相须、相使、相恶、相畏、相杀、相反7种配伍用药情况的总称。

(1)单行:明代《本草蒙荃》《本草纲目》分别将单行解释为"不与诸药共剂,而独能攻补"和"单方不用辅"。自此之后,大多文献均认为,单行是用单味药治病,如治疗气虚欲脱的独参汤等。

事实上,《神农本草经》在提出中药七情时,虽未作说明,但推敲其"凡此七情,合和视之"等文字,单行应当是指各药单独取效,互不影响临床效应的两味药物之间的配伍关系。五代韩保升《蜀本草》在统计《神农本草经》配伍关系之后指出:"凡三百六十五种,有单行者七一种。"如果单行是指单味药物治病,则单行不可能只有365种中的71种,因为历来还不能找到一味只入复方而不能单味应用的中药。

在临床用药中,各药合用后也是单独取效,互不影响或影响不明显的配伍,应该是广泛存在的。也就是说,两味药可能为同一患者的病情所需,但此二药之间却并不具有增减治疗效应或毒害效应的特殊关系;二药合用,也不会产生新的治疗效应或毒副效应。这种认识应该更符合实际,也符合《神农本草经》的原意。

(2)相须:相须是两药在某方面具有特殊协同作用,一方需求另一方,或相互需求以增强某种治疗效应的配伍关系。

在相须的二药之间,存在特殊的协同增效关系,一方需求另一方,或彼此互相需求而不可离。因此"须"字在本草中有时写作"需",有要求、需求等含义。二药配伍后的疗效超过二药单味应用的疗效相加之和或可产生新的治疗效应。相须的配伍关系难以取代,只有甲乙二药配伍才能产生这种特殊的协同效应,若以其他药替换甲药或乙药都不会产生这种特殊的协同效应。如现代研究表明,具有止汗功效的牡蛎与无止汗作用的杜仲同用,其止汗作用会增强。全蝎、蜈蚣在抗卡地阿佐引起的惊厥实验中,二药分别单用1g时,蜈蚣有效,全蝎作用很弱或无效。二药各用0.5g,则两者均无效。但二药合用时,各用0.5g则有明显作用。可见这样的配伍之间,存在特殊的协同增效关系。

《本草纲目》提出:"相须者,同类不可离也。"的确,相须的二药是"不可离"的。但《本草经集注》根据《神农本草经》所列出的药例,实际上是"相须、相使者,不必同类"。加之中药的分类是人为的,而且是相对的和可以变化的,故不必拘泥相须必须同类之说。一般来讲,在一些名方的著名药对中,如麻黄与桂枝用于发汗解表,石膏与知母用于清热泻火,大黄与芒硝用于泻火通便,臭梧桐与豨莶草用于祛风湿,附子与干姜用于回阳救逆,枳实与厚朴用于行气导滞,槟榔与南瓜子用于驱绦虫,三棱与莪术用于破血行气,白芍与甘草用于缓急止痛……都有特殊的协同增效关系,不论二药是否同类,其配伍七情均属于相须。

(3)相使:相使指以一药为主,另一药为辅,辅药可增强主药某方面治疗效应的两味药之间的配伍关系。

相使的配伍,主要强调二药在合用取效时具有明显的主辅地位。"使"有支使、支配的含义,意思是其中一味药的地位很次要。其实,前述麻黄汤中的麻黄与桂枝、大承气汤中的大黄与芒硝等配伍,也有主辅之分。更重要的是相使的二药配伍,虽有协同作用,但并非不可替换。如治疗气虚水肿时,以补气利水的黄芪为主,辅以利水健脾的茯苓,茯苓能提高黄芪补气利水的治疗效应,二药间的配伍属于相使,即黄芪使茯苓。治疗此证,黄芪亦常与其他利水药配伍,具有相使配伍关系的药对较多。一般来说,具有类似功效的药物合用后,疗效都可能会增强,除去少数特殊情况外,其配伍七情一般都属于相使。

由上可见,相须与相使的相同之处在于配伍后都是治疗效应增强,二药之间不一定是否同类,但都存在主辅关系。不同的是,相须二药之间存在特殊的协同增效关系,两者配伍后,疗效超过二药单味应用的疗效累加之和;相须二药一方需求另一方,或彼此相需而"不可离"。一般来说,只有此二药配伍才能产生这种特殊的协同效应,若以其他药物替换甲药或乙药都不会产生这种特殊的协同效应。相使二药配伍,其治疗效应仅仅较单味应用时有所增强,不存在特殊的协同作用,也并非不可替换。

(4) 相畏与相杀:相畏指二药合用,一药的毒害效应被另一药削弱或消除的配伍关系。相杀指二药合用,一药能削弱或消除另一药的毒害效应的配伍关系。

"畏"有"畏惧"之意,"杀"有"消除"之意。相畏与相杀涉及的是同一药对,只是各自立论的角度有所不同。相畏、相杀的药对中,有的只是此药对患者可能产生毒害效应,而其毒害效应能被彼药削弱或消除,其配伍关系为此药畏彼药或称彼药杀此药毒。也可能二药对患者均可产生毒害效应,并且彼此都能使对方的毒害效应减轻或消除,其配伍关系则为此药畏彼药并杀彼药毒,或彼药畏此药并杀此药毒。前者如生半夏,戟人咽喉的毒害效应可被白矾削弱或消除,即生半夏畏白矾,白矾杀生半夏毒。后者如洋金花和生草乌,二药都有毒,洋金花能导致心率加快,口干;生草乌可导致心跳缓慢,流涎。二药合用相互拮抗,彼此的毒害效应都会降低,可以说洋金花既畏生草乌,又杀生草乌毒;生草乌既畏洋金花,又杀洋金花毒。

(5) 相恶:相恶指两药合用后,一药或两药某方面或某几方面治疗效应削弱(甚至丧失)的配伍关系。

二药相恶,可能只是其中一药的治疗效应削弱(或丧失);也可能两败俱伤,二药的治疗效应都被削弱(或丧失)。如生姜能温肺、温胃,黄芩能清肺、清胃,二药合用于肺寒证或胃寒证,则生姜的温肺或温胃的治疗效应会被黄芩削弱,即生姜恶黄芩;如二药合用于肺热证或胃热证,则黄芩的清肺或清胃的治疗效应会被生姜削弱,即黄芩恶生姜。

相恶也是一种广泛存在的配伍关系。若以中医理论概括,凡药性相反,而作用部位相同的药,如清肺药与温肺药、清胃药与温胃药等;作用趋向相反的药,如止汗药与发汗药,涩肠止泻药与泻下药,利尿药与缩尿药,止呕药与涌吐药等;以及扶正药与祛邪药,在配伍同用时,可能会产生相恶。此外,有不少相恶配伍尚难以用现有中医理论测度。有时可能因二药成分相互发生反应,产生新物质,而使原有效成分丧失而使疗效降低。如酶剂的蛋白质,与鞣质可形成牢固的络合物,改变其性质和作用。故含大量鞣质的五倍子、石榴皮、地榆、虎杖等可使含酶类有效成分的麦芽、谷芽、神曲的消食效果降低,使雷丸(其驱虫有效成分雷丸素系一种蛋白酶)的驱虫效果降低。对此,还有待深入研究。

中药的功效往往并不单一。二药相恶,并非全部功效都削弱或丧失。如其余功效仍为病情所需,二药仍然可以配伍应用。如黄芩与生姜相恶,但《伤寒论》小柴胡汤、大柴胡汤等名方中却将二药同用。

相恶的配伍被削弱或消除的是治疗效应,而相畏被削弱或消除的是毒害效应。从理论上说,两者有明显区别,不宜相混。而且相畏与相杀的药数应该相等。但《蜀本草》统计《神农本草经》所载药中,有"相畏者七十八种……相杀者三十六种"。相畏明显多于相杀。又自宋代开始,有些药对在此文献中称甲药恶乙药,在彼文献中却称甲药畏乙药。如《本草经集注》云:"薯蓣恶甘遂。""白及畏杏仁。"而《圣惠方》却说:"薯蓣畏甘遂。""白及恶杏仁。"还有的文献中,在甲药项下称甲药畏乙药;在乙药条下又说乙药恶甲药。如《本草纲目》《本草新编》中,既称"人参畏五灵脂",又说"五灵脂恶人参"。为什么会出现上述相畏与相恶互换的现象?《说文解字》云:"畏,恶也。""畏"与"恶"在字义上有相通之处,因此可能会导致相恶与相畏互换的现象。但更为重要的是,毒性具有普遍性,"药以治病,因毒为能",实际上,药物的"能"与"毒"是相对的。相恶和相畏都是由于二药合用后,某方面或某几方面作用被削弱或消除所产生的配伍关系。至于其配伍后究竟是相恶,还是相畏,仅从药物的角度是无法判断的,必须落实到患者的具体病证才能确定。如所削弱或消除的作用正是病情所需者,则二药相恶;如不为病情所需,则二药相畏、相杀。基于这种认识,称同一药对既相恶,又相畏,并非混淆了相恶与相畏的概念,而是使相恶与相畏的概念更加准确,从而使相恶与相畏能严格区别开来。

(6) 相反:相反是指两药合用后,原有毒害效应增强,或产生新的毒害效应的配伍关系。

由于《神农本草经》只列举了 18 种有相反配伍关系的药物,所以后世多将相反局限于后面所介绍的"十八反"范围内。事实上,相反也是一种广泛存在的配伍关系。凡是二药合用后,对具体病证的不良反应增强者,其配伍关系即属于相反。如麻黄、桂枝合用,或羌活、紫苏合用,发汗作用增强,对于需要发汗解表的外感风寒表实证来说,麻黄与桂枝的配伍七情属相须,羌活与紫苏的配伍七情属相使;而对于气虚自汗证、亡阳证等不宜发汗的病证来说,此二药对的配伍均应属相反。近年还发现了一些新的具有相反关系的药对,如麝香的中枢兴奋作用可增强马钱子的急性毒性,可使士的宁(马钱子的主要成分)的致死率提高 2～7 倍;延胡索也可增强马钱子的毒性;槲寄生可增强乌头的毒性反应等。这些大大拓展了中药相反配伍的内容。

第二节 用药禁忌

中药的用药禁忌主要从临床用药安全的角度介绍证候、妊娠、配伍三者的用药禁忌与饮食等因素对中药临床效应的影响。

一、证候用药禁忌

某类或某种证候应当避免使用某类或某种药物,称为证候用药禁忌。证候禁忌是用药禁忌中涉及最广的内容,几乎各类和各种药物都普遍存在。

由于药物皆有偏性,或寒或热,或升或降,或补或泻……用之得当,可以以其偏性纠正疾病的病理偏向;若使用不当,其偏性又会反助病势,加重病情或造成新的病理偏向。因此,凡药不对证,药物功效不为病情所需,有可能导致病情加重者,原则上都属于证候禁忌范围。如表虚自汗、阴虚盗汗者,忌用有发汗作用的药,以免加重出汗。里寒证忌用有清热作用的药,以免寒凉伤阳。里热证忌用有温里作用的药,以免助火伤阴。脾胃虚寒便溏者,忌用有泻下作用的药,以免损伤脾胃。阴亏津少者,忌用有燥湿、化湿作用的药,以免耗伤津液。妇女月经过多,及出血而无瘀滞者,忌用破血逐瘀之品,以免加重出血。脱证神昏者,忌用香窜耗气的开窍药。邪实而正不虚者,忌用补虚药,以免误补益疾。痰湿内阻者,忌用补血滋阴之品,以免滋腻助湿。表邪未解者,忌用收敛止汗药;湿热泻痢者,忌用收涩止泻药。疮疡脓毒未清,腐肉未尽时,不宜过早使用生肌敛疮药,以免藏毒,等等。

各论中,各章节概述部分将具体介绍与该类药物有关的证候用药禁忌。此外,各药物的"使用注意"项下,还将介绍与该具体药物有关的证候用药禁忌。

二、妊娠用药禁忌

妇女妊娠期间,除为了中断妊娠或引产外,禁忌使用某些药物,称为妊娠用药禁忌。

强调妊娠用药禁忌的目的,主要是避免引起堕胎。除此之外,凡对母体不利、对产程不利、对婴儿生长发育不利的药物,妊娠妇女均应尽量避免使用。总的说来,凡对妊娠期的母亲和胎儿不安全及不利于优生优育的药物均属妊娠禁忌药。

一般将妊娠禁忌药分为禁用药和慎用药。禁用药包括剧毒药、堕胎作用较强的药及作用峻猛的药,如砒石、水银、马钱子、川乌、斑蝥、轻粉、雄黄、巴豆、甘遂、大戟、芫花、牵牛子、商陆、藜芦、胆矾、瓜蒂、干漆、水蛭、虻虫、三棱、莪术、麝香等。慎用药主要是活血化瘀药、行气药、攻下导滞药及温里药等章节中的部分药,如牛膝、川芎、红花、桃仁、姜黄、枳实、枳壳、大黄、番泻叶、芦荟、芒硝、附子等。

应当正确对待妊娠禁忌药。因妊娠禁忌药可能对妊娠妇女产生危害,故应给予足够的重视。对于妊娠妇女,如无特殊必要,应当尽量避免使用妊娠禁忌药,以免发生事故。如妊娠妇女因病非用某种妊娠禁忌药不可,则应注意辨证准确,掌握好剂量与疗程,并通过恰当的炮制和配伍,尽量减轻药物对妊娠的危害,做到用药安全而有效。古代记载的妊娠禁忌药,主要是从用药安全的角度来强调的,而不是堕胎的有效药。用这类药物堕胎,不仅很不安全,而且不一定可靠。首先,从药物的角度来说,妊娠禁忌药并非都是具有堕胎作用的药;其次,由于妊娠妇女存在个体差异,即使使用具有堕胎作用的药,亦不一定都能取得堕胎效果,还可能损伤母体和胎元。

三、配伍禁忌

在选药组方时,有的药物应当避免合用,称为配伍禁忌。

《神农本草经》提出配伍禁忌的总原则是"勿用相恶相反者"。凡是合用后,可能使治疗效应削弱或丧失,或使毒副效应增强或产生新的毒副效应者,原则上都应避免合用。

宋代以后一直将"十八反""十九畏"当作绝对配伍禁忌,至今未能改变。

"十八反"是指乌头反半夏、瓜蒌、贝母、白蔹、白及,甘草反海藻、大戟、甘遂、芫花,藜芦反人参、玄参、沙参、丹参、苦参、细辛、芍药。

"十九畏"是指硫黄畏朴硝,水银畏砒霜,狼毒畏密陀僧,巴豆畏牵牛子,丁香畏郁金,牙硝畏三棱,川乌、草乌畏犀角,人参畏五灵脂,官桂畏赤石脂。

"十八反"的本义是指 18 种具有相反配伍关系的药物。五代韩保升在《蜀本草》中首先提出"相反者 18 种",此后,逐渐形成"十八反"之说。事实上,《本草经集注》的七情药例中的相反药物并不止 18 种,加之原"十八反"涉及药物的分条,如瓜蒌分为瓜蒌壳、瓜蒌,芍药分为白芍、赤芍等,药数更不止 18 种,而且后世相反药物还在不断增加。一些有关配伍禁忌的歌诀涉及的药物不止 18 种,但仍以"十八反"为名,所以,"十八反"实际上已成为诸药相反的同义语。

"十九畏"是金元以后医家概括出的 19 味配伍禁忌药。"十九畏"所涉及的并非 19 种具有相畏关系的药物,相畏是指一味药的毒副效应会被另一味药削弱或消除。相畏不仅不属于配伍禁忌,而且是应当充分利用的一种配伍关系。虽然理论上说,"十九畏"属于配伍禁忌的配伍关系,应当是相反或相恶,但各药对之间究竟是何种配伍关系,至今尚无定论。一般认为应以相恶者为主。

将相恶、相反作为配伍禁忌的本意,在于强调配伍用药时,应尽量避免减效、增毒的情况发生,使临床用药更有效、更安全,而不是规定凡具有相恶或相反关系的药对在任何情况下都不能配伍使用。首先,因为具体药对的配伍关系存在复杂性。对于具体病情来说,如二药的某些作用相恶或相反,但另一些功效之间却可能存在单行,或相须,或相使,或相畏,或相杀的配伍关系,权衡之后,若利大弊小者,仍有配伍应用的价值。如黄芩善清少阳胆热,生姜长于止呕开胃,这些又是《伤寒论》小柴胡汤证所需的功效,所以,小柴胡汤将黄芩、生姜同用并不是利用其相恶的关系。至于二药相反,毒性有大有小,与有毒的单味药一样,也可能有内服应用的价值。其次,因为药物之间的七情关系存在相对性,中药的配伍禁忌不应当是绝对的,而应当是有条件的。"十八反""十九畏"也不例外,可能也是有条件的配伍禁忌,并非绝对的配伍禁忌;"十八反""十九畏"之外的多数药物之间的配伍,亦非百无禁忌,在特定的条件下,也同样存在配伍禁忌。

对于"十八反"和"十九畏"的认识,历来存在分歧。古今都不乏有意将"十八反""十九畏"中的药对配伍使用者,但遵信者居多,故一直被视为绝对的配伍禁忌。现代对"十八反"和"十九畏"做了不少研究,但结论颇不一致,由于"十八反"和"十九畏"本身涉及的问题很多,实验研究至今还不能定论,尚有待进一步研究。目前,对待"十八反""十九畏"的正确态度应当是:原则上应遵照执行,若无充分的根据和应用经验,不宜盲目使用"十八反"和"十九畏"所涉及的药对,更不能全盘否定。但在承认"十八反""十九畏"属于配伍禁忌的前提下,应积极研究这些药对能否配伍应用,在什么条件下可以配伍应用,怎样配伍应用(包括炮制方法、给药途径、剂型、剂量的选择),等等。

四、服药食忌

服药期间禁忌进食某些食物,称为服药时的饮食禁忌,简称服药食忌,俗称忌口。

重视服药食忌,亦属确保临床用药安全而有效的措施之一。

服药食忌的一般原则:一是忌食可能妨碍脾胃功能,影响药物吸收的食物。患病期间,一般人的脾胃消化吸收功能都可能有所减弱,因此,应忌食生冷、多脂、黏腻及有刺激性的食物,以免妨碍脾胃功能,影响药物的吸收,使药物的疗效降低。二是忌食对某种病证不利的食物。如生冷食物对于寒证,特别是脾胃虚寒证不利;辛热食物对热证不利;食油过多,会加重发热;食盐过多,会加重水肿,等等。如服药期间不忌这类食物,药物的疗效肯定会受影响。三是忌食与所服药物之间存在类似相恶或相反配伍关系的食物。如服皂矾应忌茶,因为皂矾为低价铁盐(硫酸亚铁),遇茶中的鞣质,容易生成不溶于水的鞣酸铁,使药效降低;服绵马贯众应忌油,因为绵马贯众含脂溶性有毒成分,肠中有过多的脂肪存在,则容易被机体吸收,更易导致中毒。

【参考资料】

一、配伍关系和配伍禁忌的相对性

七情中各情的含义是固定不变的,但对于具体药对来说,药物之间的七情却可能因多种因素的变化而改变。首先,同一药对之间,因病情不同,可能存在不同的配伍关系。因为药物的"能"与"毒"必须在药物作用于人体之后才能表现出来。如大黄与芒硝合用,泻下通便作用增强;对阳明腑实、热结旁流等证候,可使泻热通便的治疗效应增强,因而两者具有相须关系;但如误用于虚寒便秘,或虚寒滑泻,则会使损伤正气的毒害效应增强,其配伍关系即属相反。干姜与黄连合用,干姜的温中散寒作用和黄连的清胃泻火作用相拮抗,对单纯的中焦寒证或热证而言,会使治疗效应降低,两者具有相恶关系;但对寒热杂错而中阻之证,如单用干姜温中散寒,有助热之弊,单用黄连清胃泻热,又于中寒不利,两者合用,互相制约,存利除弊,可使毒害效应降低,两者的配伍关系应属彼此相畏、相杀。此外,用量比例变化、炮制差异、剂型和给药途径的不同等,亦可导致配伍关系的改变。因此,中药的配伍关系和配伍禁忌具有明显的相对性。

还需要明确的是,二药合用后,其配伍关系可能并不单一,有可能具七情中的几情。如附子与干姜配伍在回阳救逆方面相须,但同时附子又畏干姜,干姜能杀附子毒。大戟与甘草合用,不仅毒性增强,存在相反关系,而且其泻下与利尿作用受到明显抑制,如泻下与利尿作用为病情所需,两者之间又存在相恶关系。

二、正确对待中药的配伍关系

在上述7种中药配伍关系中,相须、相使可使治疗效应提高,相畏、相杀可使毒害效应削弱或消除,使临床用药更安全,所以,都是临床用药时应充分利用的七情关系。相恶会使治疗效应下降,相反会使毒害效应增强,所以,都是临床用药时应尽量避免的七情关系。单行,因药物彼此之间无明显影响,根据对单味药的性能、功效的认识和病情的需要遣药组方,即可收到预期的疗效。正如《神农本草经》序录中所言:"凡此七情,合和时之,当用相须、相使者良,勿用相恶、相反者。若有毒宜制,可用相畏、相杀者。不尔,勿合用也。"

从总体上看,中药的七情理论十分科学。但具体而言,该理论又还很不完善,各种药物之间的七情关系,绝不是一朝一夕就能完全弄清楚的,只能随着临床实践与实验研究的深入而逐步完善。可以相信,随着中药七情理论的完善,药物间的七情关系逐步明晰,中医临床用药将会更有效、更安全、更合理。

第六章 中药的应用

中药的应用涉及面较广，如药物的剂型选择和给药途径也属于应用范畴，而本章只重点介绍中药的用量、汤剂的煎煮方法和服药方法。

第一节 中药的用量

中药的剂量是一切药性、药效的基础。剂量不同，不仅疗效会不同，其毒性也存在差异。

一、剂量的含义

临床中药学讨论的剂量，又称为用量。在各药用量项下的用量，除特别注明者外，都是指干燥饮片在汤剂中成人一天内的服用量。鲜品入药及药物入丸、散剂时的用量则另加注明。

这里所说的用量，又是单味药的常用有效量。这是临床确定单味药用量时的重要参考依据。为了使临床用药有效而安全，必须把单味药的用量规定在一定范围内。如果一味药的用量没达到最低效量，便收不到预期的疗效；反之，用量过大，又不安全。

在一定剂量范围内，随着剂量的增加，药物的作用也会相应增强。但当剂量超过一定限度，不仅疗效不会再提高，而且还会出现以下三类情况：其一，如果用量过大，会出现毒副反应。如用量为 3～6 g 的山豆根，一般人内服 10 g 以上容易引起中毒，出现呕吐、腹泻、胸闷、心悸等毒副反应，甚至导致呼吸衰竭而死亡。其二，有的药物用量过大，疗效反而会下降。其三，有的药物用量过大，还会产生相反的效果。造成这种结果的原因是多方面的，有的是导致中毒，损害了器官功能，如利尿药关木通，用量过大可导致急性肾功能衰竭而尿少或无尿。有的药物则因含有双向作用的成分，在不同的剂量下，可表现相反作用。如化瘀止血药三七所含皂苷 A，稀溶液可使血管收缩，高浓度则使之扩张。还有的药物，由于同时含有拮抗性成分，不同剂量下可能表现为相反作用。如大黄所含鞣质有收敛止泻作用,而所含蒽醌类衍生物有泻下作用,内服小剂量时,由于鞣质的收敛作用拮抗了含量过少的泻下成分的泻下作用而表现出收敛效果,引起便秘;服用较大剂量时,则表现泻下效果,引起腹泻。中药作汤剂时,还要考虑其溶解度。用量过大,有效成分不能充分溶解,浪费了药材,疗效也不会继续提高。若过多地增添溶剂,患者的服用量又有限,难以服完全部煎液。

临床用药时,应考虑到药物疗效与剂量的关系,单味药的剂量既不能过低,也不能过高,更不能单纯依靠提高单味药的剂量来提高疗效。

中药的用量,还应注意药物的实际利用量。由于药材质量、炮制、剂型、制剂、服法等多种因素的影响,同一味药,即使剂量相同,其生物活性物质的实际利用量却可能多少不一,其临床效应也可能不同。因此,中药用量的伸缩幅度一般都较大。

此外,在复方中,由于药物间可能相互作用,相互影响,两药间的用量比例不同,其配伍关系有时可能改变。所以,单味药的用量还需考虑药物配伍后产生共同效应的需要量,注意使药物间的用量符合一定的比例,以适应病情的需要。这就是所谓中药的相对用量。

二、计量的单位

在古代中药主要用重量(黍、累、铢、分、两、斤等)、度量(寸、尺等)及容量(勺、合、升、斗等)多种方法,量取不同药物。此外,还有"方寸匕"(系依古尺 1 寸见方所制的药匙。抄散以不落为度,为 1 方寸匕)、"刀圭"(亦系量取药末的专用量具。其形状像刀头的圭角,一端尖而中部凹陷。一刀圭约等于 1 / 10 方寸匕)、"撮"(以三指并拢所能摄取的散剂药末量。陶弘景《本草经集注》测定,1 撮等于 4 刀圭)等较粗略的计量方法。由于存在宽度、厚度的差异,同种药材,即使长度相同,其实际用量可能存在较大差异。用长度计量药物很不准确,随着历史的发展,长度在中药剂量的表示中基本消失。容量除计量液体药材比较准确外,用以量取固体药材也欠准确。因此,后世主要以法定衡制作为计量标准,以重量单位作为药物计量的主要单位。据考证,宋以前方书中的剂量,除特别标明大斤两者外,一般可按 1 两=14 g 计。宋以后至民国初年,衡制基本未变,一般可按 1 两=37 g 计。民国年间至中华人民共和国成立初期所用市称,1 斤=500 g;1 斤=16 两,1 两=31.25 g;1 两=10 钱,1 钱=3.125 g。目前,我国对中药生产计量采用公制,即 1 kg=1 000 g。为了处方配药,特别配制古方需要进行换算时方便,按国家计量局规定以如下近似值进行换算:1 市斤(16 两制)=500 g,1 两=30 g,1 钱=3 g,1 分=0.3 g。按此规定,累计 16 两只有 480 g,比规定的 500 g 少20 g。由于中药处方中单味药的用量多用钱或两,很少用斤,对于一般药物而言,差异不大。

三、确定剂量的依据

临床中药学虽然标定了各种中药的参考用量,但除了毒药、峻烈药及冰片等精制药外,中药有效用量的伸缩幅度较大,临床医生处方时还应考虑以下因素,确定不同患者的具体用药量。

(一) 药物方面

对于药物本身,应当结合其毒性有无、作用强弱、气味浓淡、质地轻重及药材质量和干鲜等,加以考虑。具体来讲,毒药或作用峻烈的药物,其用量必须严格控制在安全范围内,并采用《神农本草经·序例》提出的"若用毒药疗病,先起如黍粟,病去即止,不去倍之,不去十之,取去为度"的方法给药。一般药物中,花叶类质地疏松、药味浓厚及作用较强的药物用量宜偏小;金石贝壳类质重、药味淡薄及作用缓和的药物用量宜稍大。鲜品因药材含有大量水分,其用量也宜增大。

(二) 应用方面

1. **单用与复方** 一般药物单味应用时,其用量可比在复方中应用时大。在复方中,同一药物作主药时,其用量往往较之作辅药时大。

2. **剂型** 同一药物在不同剂型中,其用量亦不尽相同。如多数药物作汤剂时,因其有效成分一般不能完全溶出,故用量一般较之作丸、散剂时的用量大。

3. **使用目的** 中药一物多用,临床用药目的不同,其用量也可能不同。如槟榔,用于消积、行气、利水,常用量仅为 3～10 g;而用以驱虫时,则需用到 30～60 g,甚至更大。即使是利用药物的同一功效,也可能因用药目的的不同而使用不同剂量。如泻下药牵牛子,李杲说它“少则动大便,多则下水”。同是泻下,用以通便导滞,用量宜轻;若用以峻下逐水,则用量宜重。又如柴胡,具有解表、疏肝和升阳的功效,其用以解表时剂量宜稍大,而用以疏肝和升阳,其剂量可偏小。

(三) 患者方面

确定药物的具体用量时,还应考虑患者的年龄、性别、体质、病程、病势及职业、生活习惯等差异。一般来说,由于小儿身体发育尚未健全,老人气血渐衰,对药物的耐受力均较弱,特别是作用峻猛、容易损伤正气的药物,其用量应低于青壮年。小儿5岁以下通常用成人量的1／4,五六岁以上可按成人量减半使用。对于一般药物,男女用量差别不大,但妇女在月经期、妊娠期,用活血化瘀通经药,一般不宜过大。同年龄段中体质强壮者,对药物的耐受力较强,用量可稍大;其体质虚弱者,对药物的耐受力较弱,用量宜轻(尤其是攻邪药),即使是补虚药,也应从小剂量开始,以免虚不受补。一般来说,新病者正气的损害尚小,患者对药物的耐受力还较强,用量可稍大;久病患者多体虚,对药物的耐受力已较弱,用量宜轻。病情急重者,用量宜重;病情轻缓者,用量宜轻。若病重药轻,药不能控制病势,病情会发展加重;若病轻药重,药物也会损伤正气。又由于体力劳动者的腠理一般较脑力劳动者致密,使用发汗解表药时,对体力劳动者的用量可较脑力劳动者稍重一些。平素嗜食辛辣热烫食物者,需用辛热药物时,用量可稍大,反之则宜小。

此外,确定药物的具体用量时,还应当注意居处环境、季节、气候等自然条件,做到因地制宜、因时制宜。

第二节 | 中药汤剂的煎法

中药的剂型虽多,但主要由制药企业和医院制剂室制备。汤剂大多病家自制,若制不得法,亦会影响疗效与用药安全。《本草纲目》云:“凡服汤药,虽品物专精,修治如法,而煎药者卤莽造次,水火不良,火候失度,则药亦无功。”为了保证临床用药能获得预期的临床效应,医生应将汤剂的正确煎煮方法向病家交代清楚。

一、一般煎煮方法

1. **煎药器具** 煎药宜用不易与药物成分发生化学反应,且导热均匀,保暖性能良好的砂锅、砂罐等陶瓷器皿。煎药忌用铁、铝、铜等金属器皿。因为金属容易与中药成分发生化学反应,可能使疗效降低,甚至产生毒副作用。

2. **煎药用水**　古人煎药用水十分考究,但可操作性差。目前认为,煎药宜用洁净、无异味和含杂质少的水,凡人们日常生活中可饮用的水,都可用以煎煮中药。

3. **加水多少**　从理论上讲,煎煮中药时,头煎加水量应包含饮片吸水量,煎煮过程中的蒸发量及煎煮后所需药液量。二、三煎加水量应减去饮片吸水量。由于不同药材的性状存在差异,煎药时的火力大小也可能不同,所以,实际操作时加水很难做到十分精确。通常只能根据饮片质地的疏密,吸水性能的强弱,及煎煮所需时间的长短来估计加水量。一般可行的做法是,将饮片适当加压后,液面应高出饮片 2 厘米。质地坚硬、黏稠或需久煎的药物,加水量可比一般药材略多;质地疏松,或有效成分容易挥发,煎煮时间较短的药物,则液面淹没药材即可。加水过少,有效成分提取不充分,加水过多,则服用不了。

4. **煎前浸泡**　煎煮前将饮片用水适当浸泡,既有利于有效成分的溶出,又可缩短煎煮时间,避免因煎煮时间过长,导致有效成分散失或破坏过多。如饮片不经浸泡,直接煎煮,还会因饮片表面的淀粉、蛋白质膨胀,阻塞毛细管道,使水分难以进入饮片内部,饮片的有效成分亦难于向外扩散。多数药物宜用冷水浸泡,一般浸泡 20～30 分钟即可。以种子、果实为主者,可浸泡 1 小时。夏天气温高,浸泡时间不宜过长,以免药液变质。

5. **煎煮火候**　火候指火力大小与煎煮时间长短。煎药一般宜先用武火使药液尽快煮沸,以节约时间,后用文火使药液保持沸腾状态,以免药汁溢出或过快熬干。有效成分不易煎出的矿物类、骨角类、甲壳类药物及补虚药,一般宜文火久熬,每次维持 1 小时左右,使有效成分能充分溶出。解表药及其他含挥发性有效成分的药,宜用武火迅速煮沸,改用文火维持 10～15 分钟即可。

6. **及时滤汁**　将药煎好,应趁热滤取煎液。因为溶解是一个动态平衡过程,在温度降低时,有效成分又会反渗入药渣内,会影响实际利用量。

7. **绞渣取汁**　一般药材加水煎煮后都会吸附一定药液,已溶入药液中的有效成分亦可能被药渣再吸着。如药渣不经压榨取汁即抛弃,会造成有效成分损失。实验表明,从绞榨药渣中得到的有效成分约相当于原方含量的 1 / 3。尤其是一些遇高热后有效成分容易损失或破坏而不宜久煎的药,或只煎一次的药,药渣中所含有效成分会更多,绞渣取汁的意义更大。

8. **煎煮次数**　一剂药煎煮时,有效成分会先溶解在进入饮片组织内的水液中,然后再通过分子运动扩散到饮片外部的水液中。当饮片内外溶液的浓度相同时,因渗透压平衡,有效成分就不再扩散了。这时,只有将药液滤出,重新加水煎煮,有效成分才会继续溶出。有人测量发现,若将第二、第三次煎液合并,其煎出物总量还超过第一次煎液。为了充分利用药材,避免浪费,一剂药最好煎煮 3 次,花叶类为主,或饮片薄而粒小者,至少也应煎煮 2 次。

二、特殊煎煮方法

一般药物可全方同时入煎,但部分药物因药材理化特性及临床用途不同,需要特殊处理。

1. **先煎**　有效成分不容易煎出的药,与不宜久煎的药同入汤剂时,前者应先煎一定时间后,再纳入后者同煎。一般来说,动物角(水牛角、鹿角等)、甲(龟甲、鳖甲等)、贝壳(石决明、牡蛎等)类药物和矿物类药物(如石膏、磁石、赭石等),大多需要先煎 30 分钟左右,再纳入其他药同煎。植物药中,有效成分不容易溶出的药,或久煎可使其毒性降低的药(如川乌、附子等)亦应先煎。

2. **后下**　含挥发性有效成分,久煎易挥发失效的药物(鱼腥草、肉桂、沉香及解表药、化湿药中的大部分药物);或有效成分不耐煎煮,久煎容易破坏的药(如大黄、番泻叶、麦芽、钩藤等),与一般药物同入汤剂时,宜后下微煎,待他药煎煮一定时间后,再纳入这类药同煎一定时间。有的药甚至只需用开水浸泡即可,不必入煎(如大黄、番泻叶用于泻下通便)。

3. **包煎**   药材有毛状物对咽喉有刺激性,或药物易漂浮于水面不便于煎煮者(如辛夷、旋覆花等),或药材呈粉末状及煎煮后容易使煎液混浊者(如海金沙、蒲黄、五灵脂等),以及煎煮后药液黏稠不便于滤取药汁者(如车前子)汤剂时都应当用纱布包裹入煎。

4. **另煎**   人参、西洋参、羚羊角等名贵药材与其他药同用,入汤剂时宜另煎取汁,再与其他药物煎液兑服,以免煎出的有效成分被其他药物的药渣吸附,造成名贵药材的浪费。

5. **烊化**   阿胶、鹿角胶等胶类药材与其他药同煎,容易粘锅、熬焦,或黏附于其他药渣上,既造成胶类药材的浪费,又影响其他药物的有效成分溶出,因此,宜烊化(将胶类药物放入水中或已煎好的药液中加热溶化称烊化)而不宜同煎。

6. **冲服**   芒硝等入水即化的药,与蜂蜜等液体类药,以及羚羊角、沉香等药加水磨取的药汁,不需入煎,宜直接用开水或药汁冲服。

第三节   中药的服法

口服是临床应用中药的主要途径,尤其是口服汤剂时应当注意以下因素。

一、服药时间

适时服药,也是合理用药的重要方面。具体服药时间,应根据胃肠的状况、病情的需要及药物的特性来确定。

清晨,因胃及十二指肠内均无食物,所服药物能迅速入肠发挥药效。因此,驱虫药等治疗肠道疾病,需要在肠内保持高浓度的药宜在清晨空腹时服药。峻下逐水药在晨起空腹时服药,不仅有利于药物迅速入肠发挥作用,而且可避免夜间频频如厕,影响患者的睡眠。

饭前,类似清晨的空腹状态,胃中亦空虚。攻下药及其他治疗肠道疾病的药物在饭前服用,亦可不受食物阻碍,较快进入肠道发挥药效。饭后,胃中存在较多食物,所服药物与食物混合后,可减轻其对胃的刺激。故对胃有刺激性的药宜饭后服用。但某些恶心性祛痰药因其作用与其刺激胃黏膜反射性地增加支气管分泌有关,须饭前服用才好。消食药亦宜饭后服用,使药物与食物充分接触,以利其充分发挥药效。除消食药等应于饭后及时服药外,一般药物,无论饭前服还是饭后服,服药与进食都应间隔1小时左右,以免影响药效的发挥与食物的消化。

此外,为了使药物能充分发挥作用,有的药物还应在特定的时间服用。如截疟药应在疟疾发作前4小时、2小时与1小时各服药1次。安神药用于安眠时,睡前0.5~1小时应服药1次。缓下通便药宜睡前服用,以便翌日清晨排便。急性病则不拘时服用。

二、服药剂量

一般疾病服药,多采用每日1剂,每剂分2~3次服用。病情急重者,可每隔4小时左右服药1次,昼夜不停,以利顿挫病势。

呕吐患者服药宜小量频服。小量，药物对胃的刺激小，不至于药入即吐；频服，才能保证一定的服药量。

应用药力较强的发汗药、泻下药时，服药应适可而止，不必拘泥于定时服药。一般以得汗或得下为度，不必尽剂，以免因汗、下太过，损伤正气。

三、服药温度

汤药多宜温服。因为，中药在煎煮过程中，药物成分之间可能发生化学反应，产生沉淀。一般患者常将沉淀抛弃不服。但多数沉淀在消化道内经消化液作用，又可被分解而被机体吸收以发挥药效。由于许多汤剂沉淀中含有效成分，且沉淀的析出量和煎煮后冷却的时间成正比，所以，使用汤剂时，要注意趁热过滤，最好温服，服时还应振荡，以免产生过多沉淀被抛弃而影响实际利用量和造成浪费。治疗寒证用温热药宜热服。特别是祛风寒药用于外感风寒表实证，不仅药宜热服，服药后还要温覆取汗。至于治热病用寒凉药，患者欲冷饮者，药可凉服。另外，治疗真寒假热证或真热假寒证用从治法时，也有热药凉服或寒药热服者。

【参考资料】

一、中药的给药途径

给药途径，是指药物以什么形式，通过人体什么部位、组织或器官进入机体的途径。

中药的传统给药途径以口服和皮肤给药为主。此外，还有舌下给药、鼻腔给药、直肠给药、阴道给药和吸入给药等多种途径。现代又增添了注射给药。

由于机体的不同组织对药物的吸收性能存在差异，药物在不同组织的分布、消除也不一样，因此，给药途径不同，会影响药物的吸收数量、速度和作用强度。有的药物必须经某种途径给药，才能发挥某种作用。如理气药枳实，口服并无升压作用，但作注射剂静脉注射却有升压作用；涌吐药瓜蒂口服有较强的涌吐作用，但作注射剂皮下、静脉注射却无涌吐作用。中药的功效，均总结于不同的给药途径，只有与原给药途径一样时，其预期的临床效应才可以重现。

现代研究，不同的给药途径各有利弊。下面只作简单介绍，以供参考。

1. **口服给药** 口服具有简便、比较安全等优点，至今仍是主要的给药途径。但有些药物在胃肠内会被消化液中酸碱或消化液破坏。胃肠的病理状态也会影响药物的吸收速度和吸收量。另外，由于只有在胃酸中呈脂溶性的酸性药物，才可在胃中被吸收；碱性药物在胃酸中不呈脂溶性，不易透过胃细胞膜，必须在碱性环境的肠中才易被吸收。故多数药物须进入肠后才能被吸收，因此，影响胃的排空时间的各种因素，包括胃的盈虚，胃内食物性质都能影响药物的吸收速度。

2. **皮肤给药** 皮肤也是吸收外界物质的一个重要部位。经皮给药不像口服那样受消化道的酸碱度、细菌和酶的影响，吸收药物的速度变化较小，能够提供比较恒定的血药浓度，而且可避免肝脏的首过作用，大幅度减少药物代谢过程。此外，皮肤给药还可避免刺激胃肠的副作用。而且，一旦感觉不适，可立即除去药物而避免严重的不良反应，因而可保证用药安全。完整的皮肤虽然可以比较容易地透过亲脂性物质，但却不易透过亲水性物质。但损伤的皮肤不仅能透过亲脂性物质，也能透过亲水性物质。透皮吸收的障碍，是真皮层中的脂肪。试验证明，人体皮脂最少的耳背部和脐部，药物渗透速度最快；而皮脂最多的臀部，药物扩散阻力最大。另外，在一定穴位的体表用药，除可通过局部皮肤吸收部分药物外，还可通过药物对腧穴的刺激，对内脏或全身疾病产生类似针灸的特殊作用。

3. **黏膜给药** 黏膜给药适用于容易穿透黏膜的药物。黏膜对药物的刺激较敏感，故刺激性太大的药物不宜采用。不同黏膜吸收能力不一，经眼结膜、咽喉、阴道和尿道等黏膜表面给药，主要是为了产生局部作用。由于鼻黏膜的吸收能力较强，所以，鼻腔给药除可治疗鼻腔局部疾病外，还可治疗鼻旁窦、咽喉、口腔、耳、眼及全身疾病；鼻腔给药后，药物能迅速地从黏膜透入血管，直接进入全身的血液循环。另外，部分药物的微粒可随呼吸进入气管、肺内，并随气体交换进入肺循环，再经心脏输送到全身。舌下血管丰富，药物置于舌下，可由口腔黏膜迅速吸收而发挥作用。口腔吸收的药物可通过颈内静脉到达心脏，然后随血循环向全身分布；舌下给药方法简便，且能避免药物被肝脏和胃肠消化液破坏，但舌下给药只适用于少数能被口腔黏膜吸收的药物。完整的阴道黏膜的吸收能力较弱,阴道给药主要产生局部作用。但当黏膜破损时,由于阴道附近的血管几乎与大循环相连,吸收速度也较快;而且,由于不经过肝脏,其作用也较强;因此,应用有毒药物时,应防止吸收中毒。

4. **直肠给药** 直肠给药在古代应用较局限,主要是蜂蜜、猪胆汁等用以通导大便时采用。近年的研究发现,有的药物也能在直肠被较多吸收,并可避免消化液中的酸碱度、酶类对药物的影响和破坏作用;通过直肠黏膜吸收,有 50%~70% 的药物不通过肝脏而直接进入大循环,可防止或减少药物在肝脏中的生物化学变化,同时也减少药物对肝脏的危害。对胃黏膜有刺激的药物经直肠给药,可以避免对胃黏膜的刺激。另外,虽然在人体内栓剂直肠给药的生物利用度低于口服(有的动物试验结果相反),但直肠吸收比口服吸收更有规律,药物的作用时间较口服给药更长。据报道,治疗急性肾功能衰竭,采用直肠灌注给药,疗效在口服之上。而且栓剂插入直肠的深度较浅,栓剂中药物在吸收时不经过肝脏的量会较多(有报道认为,置于距肛门 2 cm 处最佳)。

5. **吸入给药** 由于呼吸道面积大,毛细血管丰富、致密,药物吸收快,吸收速率仅次于静脉给药。但在古代,吸入法给药比较简单,如烧烟吸入、煎煮芳香药物及佩戴药物香囊,吸入药气等。近代则发展有吸入气雾剂、喷雾剂及雾化剂等。

6. **注射给药** 注射给药吸收与奏效快、作用强,没有口服给药的那些缺点。皮下注射给药,药物吸收是注射给药中最缓慢者,且疼痛感明显。中药制剂较少以此途径给药。肌肉内有较丰富的血管网,故肌内注射较皮下注射吸收迅速。肌内神经末梢分布较少,故肌内注射刺激性小,注射方便,对制剂的要求低于静脉制剂,因而应用较广。穴位注射是特殊的肌内注射,除药物被吸收发挥作用外,药物通过对特定穴位的刺激,可产生特殊疗效。静脉注射因不需经过吸收阶段,100% 的药物可直接进入血流而到达全身,故奏效尤为迅速。为了使药物缓缓进入血流,以便较长时间维持药物在血中的浓度,可采用静脉滴入法。

二、中药的剂型

由于剂型不同,药物在机体内被吸收的情况不同,因而剂型也会影响中药的临床效应。

(一) 剂型的特点

1. **口服固体制剂** 丸剂、片剂及胶囊等固体制剂内服后,需经过崩解、分散、溶解后才能通过生物膜而被吸收。溶解过程是影响吸收速率的重要环节。一般只有以溶解而分散的呈分子状态存在的物质才容易被吸收,所以,本类药剂的吸收较散剂、汤剂等缓慢,奏效也更迟缓。故李东垣曰:"丸者缓也。"丹波元坚曰:"丸之为物,其体也结,势不外达,而以渐熔化,故其力最缓。"丸剂因所用赋形剂不同,其崩解速度也不同。按其崩解速度由快到慢排列为:水丸→蜜丸→糊丸→蜡丸。前人指出:"水丸取其易化,蜜丸取其缓化,糊丸取其迟化,蜡丸取其难化。"

散剂系直接吞服药物粉末,较服用丸、片、胶囊容易分散、溶解,故吸收较迅速。《圣济经》云:"散者取其渐渍而散解。"

2. **口服液体制剂** 汤剂及合剂、口服液等制剂是以水为溶媒制成的口服液体制剂。因内服的是溶液,可直接被胃肠黏膜吸收入血,无需经过崩解、分散、溶解等过程,较丸散类固体药剂吸收快、奏效速,疗效也高。另外,汤剂多为群药同煎,与分别提取有效成分再混合者有所不同。汤剂不完全是单味中药的化学成分简单相加。药物在煎煮过程中,各种成分之间还可能进行极其复杂的化学反应,直到形成一个稳定的化学系统。各种复杂微妙的化学变化有可能使疗效提高,或毒副作用降低,这对临床用药有利;但有的变化却可能使疗效降低,或毒副作用增强,需要尽量避免。汤剂还有载药量多的特点,尤宜于服用量大的方药。

酒剂或酊剂亦是液体药剂,酒和乙醇又能畅旺血行,可促进吸收,故酒类药剂内服比汤剂吸收更快,奏效更速。

3. **气雾剂** 吸入气雾剂属速效制剂。其药物吸收速度快,不亚于静脉注射。尤其是对肺部及气管疾病,气雾剂可在肺部及气管部位迅速形成很高的血药浓度,而其他剂型,即使是静脉注射剂也难以达到。气雾剂因为吸收速度快,但药物的毒副效应亦会相应增强。

4. **注射剂** 注射类制剂吸收快,显效速度在其他剂型之上,且使用剂量准确,用量小,作用可靠,适用于急救。

5. **栓剂** 栓剂系由药物和基质混合制成不同形状,以供肛门、阴道、鼻腔等体腔应用的一种制剂。在常温下为固体,纳入体腔后能很快软化溶解,逐渐被吸收而产生作用。除起局部作用外,药物通过黏膜表面被吸收入血后,亦可对全身发挥作用,且干扰因素较口服少。

此外,外用类制剂的应用形式多为局部外用,主要起局部作用,有的亦起全身作用。外用类制剂有散剂、硬膏剂、软膏剂、搽剂等。

(二) 剂型的选择

1. **病证对剂型的选择** 陶弘景云:"病有宜服丸者,服散者,服汤者,服酒者,服膏煎者,亦兼用参用,察病之源,以为其制也。"即是说,应根据病情的需要选择剂型。一般来说,慢性久病宜服丸、散或膏煎剂,急性新病宜服汤剂,风湿痹证、跌打损伤宜服酒剂,等等。多数药物都可根据剂型的特点,随病情的需要来确定药物的剂型。但部分药材,由于自身的理化等方面的特性,对剂型具有选择性。

2. **药材对剂型的选择** 《神农本草经》云:"药性有宜丸者,宜散者,宜水煮者,宜酒渍者,宜膏煎者,亦有一物兼宜者,亦有不可入汤酒者,并随药性,不得违越。"《苏沈良方》云:"无毒者宜汤,小毒者宜散,大毒者宜丸。"都是说应根据药物的特性来选择剂型。多数药物都可作散剂或丸剂服用。但液体类或半流体类药,含大量糖、油脂等成分而不易研细的药,对黏膜刺激较大的药,则不宜作散剂服用;汤剂虽然应用很广,但有效成分难溶或不溶于水的药,有效成分经加热容易破坏的药,滋味过于苦烈,气味过于臭秽的药,以及对胃肠刺激性过大的药,则不宜作汤剂服用;有效成分溶于酒和乙醇者,可作酒剂服用,反之则不宜作酒剂。有溶血和凝固蛋白作用的药物,不可以作静脉注射剂。

下 篇

各 论

第七章 解 表 药

导学

通过本章概述内容的学习,要求掌握解表药(包括发散风寒药和发散风热药)在功效(包括主要兼有功效)、主治、性能、配伍及使用注意方面的共性;掌握通过解表药等有关功效,确定其性能、主治和证候禁忌的分析方法。熟悉解表药的分类。了解解表药、发散风寒药及发散风热药的含义及其不同称谓。

通过本章各种解表药的学习,掌握羌活、防风、荆芥、麻黄、桂枝、紫苏叶、薄荷、桑叶、菊花、牛蒡子、蝉蜕、葛根、柴胡的功效、性能、应用及以上药物在用法用量、使用注意和功用方面的特殊性,具体药物的分类归属。熟悉香薷、生姜、细辛、白芷、苍耳子、蔓荆子、升麻的功效、主治以及以上药物在用法用量、使用注意和功用方面的特殊性。了解藁本、辛夷、淡豆豉的功效以及特殊的用法用量和使用注意。参考药西河柳、浮萍执业药师考试有要求。

各节后表中的参考药不属于教学的内容,仅供参考(以后各章节均相同)。

一、含义

凡以发散表邪、解除表证为主要功效,常用于治疗表证的药物,称为解表药,或称发表药。

根据解表药的药性和功效主治差异,一般将其分为发散风寒药与发散风热药两类。

二、功效主治

1. 共有功效主治 解表药所有药物都具有解表功效,可主治外感表证,症见发热,恶寒或恶风,头身疼痛,无汗或有汗而不畅,脉浮,或有鼻塞流涕、咽痒、咳喘等表现者。

其中,发散风寒药以发散风寒为共有功效,主要用于风寒表证,症见恶寒较重、发热较轻,头身疼痛、肢节酸楚,多有无汗,口不渴,舌苔薄白而润,脉浮紧或浮缓等。发散风热药以发散风热为共有功效,主要用于风热表证或温热病邪在卫分,症见身热较重,微觉恶风,汗出不畅,口干微渴欲饮,舌苔微黄或薄白而干,脉浮数等。

2. 主要兼有功效主治 本类药物以其祛风之功,还可兼收止痒、通鼻窍之效,又常用于风邪郁闭肌表之皮肤瘙痒,风邪郁阻肺窍之鼻塞不通。

此外,部分发散风寒药还分别兼有平喘、止咳、止痛、祛风湿等功效,宜于喘咳、头痛而有风寒表证及风湿寒痹者。部分发散风热药则分别兼有清热、透疹、清头目、利咽喉等功效,又常用于里热证、麻疹不透及风热上犯引起的头昏、目赤及咽喉不利等症。

所谓解表,就是用辛散的药物,外散表邪以解除表证的治疗作用。其中性温能散寒邪,主要用以治疗表寒证的作用,称为发散风寒、散寒解表或辛温解表;具有较明显发汗作用者,可称发汗解表;温性较弱,且发汗作用不明显者,多称祛风解表。其中性偏寒凉,用于治疗风热表证及温病卫分证的作用,称发散风热、疏散风热或辛凉解表。

三、性能特点

1. **药性** 发散风寒药主治表寒证,发散风热药主治表热证。根据四气的确定原则,前者一般偏于温性,后者偏于寒凉,且多为微寒之品。

2. **药味** 解表药气味大多芳香,性质轻宣疏散,主要用以发散表邪,根据五味中"辛能散"的理论,故一般为辛味;发散风热药又因能清泄,而多兼苦味。

3. **归经** 因为肺合皮毛,开窍于鼻,足太阳膀胱经亦主一身之表。以脏腑辨证而言,则表证在肺;以六经辨证或经络辨证而言,则表证当属太阳病或膀胱经的证候,故解表药的解表功效归此二经。现代中药学多谓其归肺经,而古代本草多言其归太阳经或膀胱经。

本类药物能由里向外疏散经肌肤或口鼻内犯的邪气,或开腠发汗,使表邪随汗而外解,故其作用趋向以升浮为主。其中兼能平喘、止咳或清泄者,在升浮为主的同时又具有沉降之性。

其中,细辛、苍耳子为有毒之品。

四、配伍应用

表证兼里寒者,配伍温里药;兼里热者,配伍清热药;兼暑邪者,配伍解暑药;兼湿邪者,配伍化湿药或其他除湿药。

体虚之人外感表邪,祛邪易更伤其虚,补虚易留邪为患,应祛邪与扶正并重。视患者气虚、阳虚、阴虚与血虚的不同,分别于解表药中,配伍相应的补虚药组成扶正解表之方。

表证常见咽喉肿痛,咳喘痰多,或气滞胀闷、呕恶等症,可与清热、祛痰、止咳、平喘药或行气和中药等同用。

五、使用注意

1. **因证选药** 使用解表药,应区分表证的寒热,四时气候变化及患者体质的不同,选择适宜的解表药,如风寒表证宜主要选用发散风寒药,风热表证宜主要选用发散风热药等。

2. **证候禁忌** 发汗解表药宜于无汗或汗出不畅之表证,因汗与津血同源,故凡平素表虚不固,自汗盗汗,久患疮疡、淋证、失血及孕妇、产后、年老体虚等津血亏耗之人,应当慎用。

3. **中病即止** 使用解表药,尤其是发汗解表药,服用量不可过大,应以微令汗出,得汗即止为原则,可使邪气外出,而正气不伤;发汗是使人体阳气蒸化津液,并从汗孔出于体表,如发汗太过,汗出淋漓,既会伤阴,又有亡阳的危险。

此外,解表药的用量,还应注意因时因地制宜,凡寒冷之时或阴凉之地,发散风寒药的用量宜稍重,若当用辛凉之药亦宜稍轻;而温暖之时或炎热之地,发散风寒药的用量宜稍轻,若用辛凉之药可稍重。解表药多为芳香质轻之物,一般不宜久煎,以免挥发性有效成分逸散而药效降低。发散风寒药之汤剂还宜饭后热服,药后温覆其体,可助散寒解表之力。

第一节　发散风寒药

凡以发散风寒为主要功效,常用于治疗风寒表证的药物,称为发散风寒药,又称辛温解表药。

发散风寒药性味多属辛温,辛以发散,温可祛寒,其作用趋向以升浮为主。其发散之力较强,一般有较明显的发汗作用。

部分发散风寒药,还分别兼有止咳、平喘、止痛、祛风湿、利尿、通鼻窍、祛风止痒等不同功效,又可用治咳喘,头痛,风湿痹证,水肿初起,鼻塞不通及风邪外郁引起的皮肤瘙痒等证。但仍以兼有风寒表证或属寒证者,最为适宜。

本类药物性偏温燥,多能开腠发汗,忌用于燥热内盛者;平素阴虚津亏,表虚不固而外感风寒者,亦当慎用。

羌活 Qiānghuó　《神农本草经》

为伞形科多年生草本植物羌活 *Notopterygium incisum* Ting ex H. T. Chang 或宽叶羌活 *N. forbesii* Boiss.的干燥根茎及根。羌活主产于四川、云南、青海等地,宽叶羌活主产于四川、青海、陕西等地。春、秋二季采挖。本品气香,味微苦而辛。

【主要性能】　辛、苦,温。归肺、膀胱经。

【功效】　发散风寒,祛风湿,止痛。

【应用】

1. **风寒表证,项后头痛**　本品气味雄烈,发散之力较强,各型表证均常选用。因其长于解表散寒,除湿,止痛,尤宜于外感风寒夹湿,症见恶寒发热、无汗、头痛项强、肢体酸痛较重者,常与解表散寒、除湿止痛药同用。如《此事难知》九味羌活汤,其与防风、川芎等药配伍。本品长于发散太阳经风寒湿邪,为项后头痛的常用药,治风湿在表,头项强痛,腰背酸重,一身尽痛者,常与祛风胜湿止痛药同用。如《内外伤辨惑论》羌活胜湿汤,其与独活、藁本、防风等药配伍。本品也能达巅顶而用治外感风寒,循经上犯,症见头痛且巅顶痛甚者,常与藁本、川芎等祛风散寒、止痛药同用。

2. **风湿寒痹**　本品性味辛温,有较强的祛风湿、止痛作用,亦宜用于风湿痹证,症见肢节疼痛。因其善入足太阳膀胱经,故以除头项肩背之痛见长,宜用于上半身风寒湿痹、肩背肢节疼痛者,常与祛风湿、活血止痛药配伍。如《百一选方》蠲痹汤,其与防风、当归等药同用。治头风痛,常配伍川芎、白芷、藁本等祛风止痛药,以增其效。

【用法用量】　煎服,3~10 g。

【使用注意】　本品辛香温燥之性较烈,故阴血亏虚者慎用。用量过多,易致呕吐,脾胃虚弱者不宜服。

【参考资料】

1. **化学成分**　本品含挥发油、β-谷甾醇、香豆素类化合物、酚类化合物、胡萝卜苷、欧芹属素乙、有机酸及生物碱等。《中国药典》规定:以羌活醇和异欧前胡素作定性鉴别成分;定量检测,羌活醇和异欧前胡素的总量不得少于0.4%。

2. **药理作用**　羌活注射液有镇痛及解热作用,并对皮肤真菌、布氏杆菌有抑制作用。羌活水溶部分有抗实验性心律失常作用。挥发油有抗炎、镇痛、解热作用,并能对抗脑垂体后叶素引起的心肌缺血和增加心肌营养性血流量。对小鼠迟发性过敏反应有抑制作用。

藁本 Gǎoběn 《神农本草经》

为伞形科多年生草本植物藁本 *Ligusticum sinensis* Oliv.或辽藁本 *L. jeholense* Nakai et Kitag. 的干燥根茎及根。藁本主产于陕西、甘肃、河南等地,辽藁本主产于辽宁、吉林、河北等地。秋季茎叶枯萎或次春出苗时采挖。本品气浓香,味苦、辛、微麻。

【主要性能】 辛,温。归肺经。

【功效】 发散风寒,祛风湿,止痛。

【应用】

1. 风寒表证,巅顶头痛 本品功用与羌活相似,亦为解表散寒、祛风湿、止痛之常用药,且长于达巅顶以发散太阳经风寒湿邪,唯其辛散雄烈之性较为缓和,故药力稍逊于羌活,常与羌活相须为用,以增其效。治太阳风寒,循经上犯,症见头痛、鼻塞、巅顶痛甚者,每与羌活、川芎等祛风止痛药同用;治外感风寒夹湿,头身疼痛明显者,常配伍祛风散寒、除湿止痛之品,如《内外伤辨惑论》羌活胜湿汤,其与羌活、防风等药同用。

2. 风寒湿痹 本品辛散温通,具祛风湿、止痛之功,能入于肌肉、经络、筋骨之间,以祛除风寒湿邪,蠲痹止痛。治风湿疼痛,常与羌活、防风、苍术等祛风湿、止痛药同用。

【用法用量】 煎服,3~10 g。

【使用注意】 本品辛温香燥,凡阴血亏虚、肝阳上亢、火热内盛之头痛者忌服。

【参考资料】

1. 化学成分 藁本含挥发油 0.85%,其中主要成分是新蛇床内酯、柠檬烯、蛇床内酯、4-松油醇。辽藁本根含挥发油 1.3%,其中主要成分是 β-水芹烯、乙酸 4-松油醇酯、肉豆蔻醚、藁本内酯。

《中国药典》规定:以阿魏酸作定性鉴别成分;定量检测,阿魏酸的总量不得少于 0.050%。

2. 药理作用 藁本有镇静、镇痛、解热及抗炎作用,并能抑制肠和子宫平滑肌,还能明显减慢耗氧速度,延长小鼠存活时间,增加组织耐缺氧能力,对抗由脑垂体后叶素所致的大鼠心肌缺血。其醇提取物有降压作用,对常见致病性皮肤癣菌有抑制作用。

荆芥 Jīngjiè 《神农本草经》

为唇形科一年生草本植物荆芥 *Schizonepeta tenuifolia* Briq.的干燥地上部分。主产于江苏、浙江、河南等地。多为栽培。夏、秋二季花开到顶、穗绿时采割。本品气芳香,味微涩而辛凉。

【主要性能】 辛,微温。归肺、肝经。

【功效】 祛风解表,止痒,透疹,止血。

【应用】

1. 外感表证 本品药性平和,治外感表证,无论风寒、风热或寒热不明显者,均可广泛使用。治风寒表证,恶寒发热、头痛无汗者,常与发散风寒药配伍,如《摄生众妙方》荆防败毒散,其与防风、羌活等药同用;治风热表证,发热头痛者,多与疏散风热药配伍,如《温病条辨》银翘散,其与银花、连翘、薄荷等药同用。

2. 皮肤瘙痒,麻疹不透 本品辛香透散,有祛风止痒之功,可用治风邪外束,皮肤瘙痒等症,常与其他祛风止痒之品配伍,如《医宗金鉴》消风散,其与蝉蜕、防风等药同用;亦可单味外用,研末撒涂并揉搓患处。治表邪外束,麻疹难于透发者,本品又能宣透疹毒,可直接促进疹点外透;其祛风解表之效,亦有助于透疹。因麻疹为"内蕴热毒,外感天行"所致,故应与升麻、紫草等清热解毒、凉血透疹之品同用。

3. **出血证** 本品炒炭有止血之功,可用于吐血、衄血、便血、崩漏等多种出血证。但宜辨别证型的寒热虚实,作相应的配伍,以标本兼治,增强止血之效。如治血热妄行之吐血、衄血,常与地黄、白茅根等凉血止血药配伍;治血热便血、痔血,常与地榆、槐花等凉血止血药同用;治妇女崩漏下血,常与茜草、贯众等固崩止血药同用。治虚寒性出血,则宜与艾叶、炮姜等温经止血药同用。

此外,本品还常用于风邪上扰清窍诸证,可收清头目、利咽喉之效。治风邪所致的头昏头痛、目赤多泪、咽喉痒痛,不论风寒、风热均宜使用。治头昏头痛,宜与蔓荆子、防风等祛风止痛药同用;治目赤多泪,多与菊花、桑叶等祛风、清热明目药同用;治咽喉痒痛,则多与蝉蜕、薄荷、牛蒡子等祛风宣肺、清热利咽药同用。本品既祛风解表,透散邪气,又"通利血脉"(《药性论》),以宣通壅结而促使疮肿消散,故亦用于疮肿初起而有表证者。

【**用法用量**】 煎服,5~10 g,不宜久煎。祛风解表止痒宜生用,止血宜炒炭用。

【**参考资料**】

1. **化学成分** 本品含挥发油,其主要成分是右旋薄荷酮、消旋薄荷酮、胡椒酮及少量右旋柠檬烯,另含荆芥苷、荆芥醇、黄酮类化合物等。

《中国药典》规定:以挥发油作定性鉴别成分;定量检测,挥发油的含量不得少于 0.6%,胡薄荷酮的含量不得少于 0.020%。

2. **药理作用** 荆芥水煎剂有解热作用,对金黄色葡萄球菌、白喉杆菌、伤寒杆菌、痢疾杆菌、铜绿假单胞菌和人型结核杆菌均有抑制作用。荆芥炭能使出血时间缩短。荆芥甲醇及醋酸乙酯提取物均有一定的镇痛作用。荆芥有抗炎作用,荆芥穗有抗补体作用。

3. **其他** 本品在古代本草中以"假苏"为正名,查阅文献时应加以注意。此外,秋季花开穗绿时,摘取本品的花穗,称为"荆芥穗",其性能功用与荆芥相同,唯发散之力较强。

防风 Fángfēng 《神农本草经》

为伞形科多年生草本植物防风 *Saposhnikovia divaricata* (Turcz.) Schischk. 的干燥根。主产于东北及内蒙古东部。春、秋二季采挖。本品气微香,味微甘。

【**主要性能**】 辛、甘,微温。归肺、肝、脾经。

【**功效**】 祛风解表,祛风湿,止痛。

【**应用**】

1. **外感表证** 本品质润,甘缓微温不峻,为风病之通用药,以祛风解表见长,治外感之证,虽以风寒为主,风热表证亦可配伍使用。治风寒表证,头痛身痛、兼恶风寒者,常配伍发散风寒药,如《摄生众妙方》荆防败毒散,其与荆芥、羌活等药同用;治外感风寒夹湿,头痛如裹、身重肢痛者,又常与祛风散寒除湿药配伍,如《内外伤辨惑论》羌活胜湿汤,其与羌活、川芎等药同用;治风热表证,发热恶风、咽痛口渴者,须与薄荷、连翘等疏散风热药同用。若风寒湿邪郁而化热,关节红肿热痛,成为热痹者,则配伍清热除湿、通经活络药,如与薏苡仁、地龙等同用。因其发散作用温和,对卫气不足,肌表不固,而感冒风邪者,又常与益卫固表药同用,共奏扶正祛邪之效,如《丹溪心法》玉屏风散,其与黄芪、白术同用。

2. **皮肤瘙痒** 本品有祛风、除湿止痒之功,可用于多种皮肤病,其中尤以风邪闭郁肌表,风疹、瘾疹瘙痒尤为常用。属风寒者,与祛风散寒药配伍,如《和剂局方》消风散,其与麻黄、白芷、苍耳子等同用;属风热者,配伍疏散风热药,如与薄荷、蝉蜕、僵蚕等同用;属湿热者,则与清热利湿、燥湿药同用,如土茯苓、赤小豆、白鲜皮等;若血虚风燥者,当配伍养血之品,如《外科正宗》消风散,其与当归、地黄等同用。

3. **风湿痹痛** 本品能祛风湿、止痹痛,亦常用于风湿痹痛。治风湿寒痹,肢节疼痛、筋脉挛急者,常配伍其他祛风湿、止痹痛之品,如《医学心悟》蠲痹汤,其与羌活、独活、秦艽等药同用。

此外,本品尚有一定的止痉之功,在外可辛散外风,又能息内风以止痉。用治风毒内侵,引动内风而致肌肉痉挛,四肢抽搐,项背强急,角弓反张之破伤风,常与祛风止痉药同用,如《外科正宗》玉真散,其与天麻、天南星、白附子等药配伍。

【**用法用量**】 煎服,5~10 g。

【**使用注意**】 本品药性偏温,阴血亏虚、热病动风者不宜使用。

【**参考资料**】

1. **化学成分** 本品含挥发油、甘露醇、β-谷甾醇、苦味苷、酚类、多糖类及有机酸等。

《中国药典》规定:以升麻素苷和 5-O-甲基维斯阿米醇苷作定性鉴别成分;定量检测,升麻素苷和 5-O-甲基维斯阿米醇苷的含量不得少于 0.24%。

2. **药理作用** 本品有解热、抗炎、镇静、镇痛、抗惊厥、抗过敏作用。防风新鲜汁对铜绿假单胞菌和金黄色葡萄球菌有一定拮抗作用,煎剂对痢疾杆菌、溶血性链球菌等有不同程度的抑制作用。并有增强小鼠腹腔巨噬细胞吞噬功能的作用。

麻黄 Máhuáng 《神农本草经》

为麻黄科小灌木草麻黄 *Ephedra sinica* Stapf.、木贼麻黄 *E. equisetina* Bge. 或中麻黄 *E. intermedia* Schrenk et CA.Mey. 的干燥草质茎。主产于河北、山西、内蒙古等地。秋季割取嫩枝。本品气微香,味涩、微苦。

【**主要性能**】 辛、微苦,温。归肺,膀胱经。

【**功效**】 发汗解表,平喘止咳,利尿退肿。

【**应用**】

1. **风寒表实证** 本品辛温发散之性较强,善能开泄腠理、透发毛窍,主要通过发汗以外散侵袭肌表的风寒邪气。在发散风寒药中,其发汗作用尤为明显,宜用于风寒外郁,腠理闭密无汗的外感风寒表实证。治此证,常与桂枝相须为用,以增强发汗、散寒之力。因其兼有平喘之功,对风寒表实而有喘逆咳嗽者,尤为适宜,有标本兼顾之效,常与发汗解表、平喘止咳之品配伍,如《伤寒论》麻黄汤,其与桂枝、杏仁等药同用。

2. **喘咳证** 本品辛散而微兼苦降之性,既可外开皮毛的郁闭以使肺气宣畅而宣肺平喘止咳;又可内降上逆之肺气以复肺司肃降之功而降逆平喘止咳,故为主治肺气壅遏所致喘咳的要药,并常以杏仁等止咳平喘药为辅佐,如《和剂局方》三拗汤,其与杏仁、甘草同用。对于风寒外束,肺失宣降之喘急咳逆,因其具有发散风寒与平喘的双重作用,能全面针对该证的病因病理,故尤宜使用本品,如《伤寒论》小青龙汤,其与干姜、细辛同用。对肺热壅盛而肺气上逆之喘咳,本品仍可宣降肺气以收平喘之效,但须配伍清泻肺热之石膏等药以治本,并制约其温散发汗之性,使全方成为清肺平喘之剂,如《伤寒论》麻黄杏仁甘草石膏汤。喘咳而兼痰多色黄者,尚须配伍如浙贝母、竹茹、瓜蒌等清化热痰之药。

3. **水肿** 本品有利尿退肿之功,既可上宣肺气、发汗解表,使肌肤的水湿从毛窍外散,又可通调水道、下输膀胱以下助利尿之力,故还可用于水肿小便不利之证。尤宜于治水肿初起,而有表证之风水证。如《金匮要略》甘草麻黄汤,其与甘草同用。如再配伍其他发汗解表药和利水退肿药,则疗效更佳,如《金匮要略》越婢加术汤,其与生姜、白术等同用。

此外,本品发散风寒的作用,还可治疗风寒所致疮疹或皮肤瘙痒,鼻塞不通或流涕不止。其散寒通滞之效,尚可用于风寒痹痛等里寒证。

【用法用量】 煎服,3～10 g。本品生用发汗力较强,宜用于外有风寒之证;蜜炙麻黄长于平喘,宜用于喘咳证;麻黄绒作用较为缓和,宜用于小儿、老人及体弱者。

【使用注意】 虚喘而无肺气壅滞者忌用;因所含麻黄碱能兴奋中枢神经系统和升高血压,故高血压及失眠患者慎用。

【参考资料】

1. **化学成分** 本品含麻黄碱、伪麻黄碱、甲基麻黄碱、麻黄次碱等多种生物碱和挥发油、黄酮类化合物、麻黄多糖、儿茶酚鞣质及有机酸等成分。

《中国药典》规定:以麻黄碱和伪麻黄碱作定性鉴别成分;定量检测,盐酸麻黄碱和盐酸伪麻黄碱的总含量不得少于0.80%。

2. **药理作用** 麻黄挥发油有发汗和解热作用。麻黄碱、伪麻黄碱及挥发油有平喘作用。伪麻黄碱有利尿作用。麻黄碱能使胃肠平滑肌松弛,并抑制其蠕动。麻黄煎剂及挥发油有抑菌和抗病毒作用。麻黄碱溶液可消除黏膜血管充血,对鼻黏膜血管的收缩作用比伪麻黄碱强。

3. **其他** 古方用麻黄常有"去节"的要求,现代研究认为其节与节间部分的化学成分作用均无质的差异,加之节所占比例甚小,故不再强调去节入药。

桂枝 Guìzhī 《神农本草经》

为樟科乔木植物肉桂 *Cinnamomum cassia* Presl 的干燥嫩枝。主产于广西、广东等地。3～7 月割下嫩枝。本品有特异香气,味辛辣、微甜。

【主要性能】 辛、甘,温。归肺、心、肾、肝经。

【功效】 发汗解表,温经脉,助阳气。

【应用】

1. **风寒表证** 本品开腠发汗之力较麻黄温和,且能宣阳气于卫分,畅营血于肌表,用治外感风寒,不论表实无汗,表虚有汗及阳虚受寒者,均宜使用。治风寒表实证,与麻黄相须为用,既助其发汗、散寒,又通阳气、畅血脉以缓和头身疼痛,如《伤寒论》麻黄汤。治风寒表虚证,营卫不和而自汗出,脉浮缓者,本品辛甘通阳,解肌表之风寒以调卫,配伍酸寒敛阴和营之品,以调和营卫,如《伤寒论》桂枝汤,其与白芍等同用。若治阳虚感寒,本品外散风寒,内温阳气,多与附子等温阳散寒之品同用,共收助阳解表之效。

2. **寒凝血瘀证,风湿寒痹证** 本品辛散温通,有温通经脉、散寒止痛之效,有利于寒凝血瘀证及风寒痹证等里寒证的治疗。治妇女寒凝血滞,月经不调,经闭痛经,产后腹痛,常配伍活血散寒、调经止痛之品,如《金匮要略》温经汤,其与当归、吴茱萸等同用。治风寒湿痹,肩臂疼痛,多与温经散寒、通痹止痛药配伍,如《伤寒论》桂枝附子汤,其与附子等同用。

3. **阳虚证** 本品甘温,可助心、肾、脾之阳气,常用于以上三脏的阳虚证。本品为温心通阳之要药,治胸阳不振,心脉瘀阻,气结痰阻之胸痹,常配伍破气化痰、通阳散结药,如《金匮要略》枳实薤白桂枝汤,其与枳实、薤白同用;治心失温养,心动悸、脉结代之证,每与益气复脉药配伍,如《伤寒论》炙甘草汤,其与炙甘草、人参、麦冬等同用。治脾阳不运,水湿内停之痰饮、眩晕,常与补脾、除湿、化痰药同用,如《金匮要略》苓桂术甘汤,其与茯苓、白术等药同用;治中焦虚寒,脘腹冷痛,每与补虚缓急止痛药配伍,如《金匮要略》小建中汤,其与白芍、饴糖等同用。治肾与膀胱阳虚寒凝,气化不行之小便不利、水肿,常与利尿消肿药配伍,共收温阳化气、行水利尿之效,如《伤寒论》五苓散,其与茯苓、猪苓等药同用。

【用法用量】 煎服,3～10 g。外用适量。

【使用注意】 本品易助热,伤阴,动血。温热病,阴虚火旺、血热妄行者忌用;孕妇慎用。

【参考资料】

1. **化学成分** 本品含挥发油 0.69%,其主要成分为桂皮醛,还有苯甲酸卞酯、乙酸肉桂酯等,另含酚类、有机酸、多糖、苷类、香豆精及鞣质等。

《中国药典》规定:以桂皮醛作定性鉴别成分;定量检测,桂皮醛的含量不得少于 1.0%。

2. **药理作用** 桂枝煎剂及桂皮醛有降温、解热作用。桂枝煎剂及乙醇浸液有抗病原微生物作用。桂皮油还有健胃、缓解胃肠道痉挛及利尿、强心、改善心肌缺血和供氧等作用。

紫苏叶 Zǐsūyè 《名医别录》

为唇形科一年生草本植物紫苏 *Perilla frutescens* (L.) Britt.的干燥叶(或嫩枝)。主产于江苏、浙江、河北等地。夏季枝叶茂盛花序刚长出时采收。本品气清香,味微辛。

【主要性能】 辛,温。归肺、脾、胃经。

【功效】 发散风寒,行气宽中。

【应用】

1. **风寒表证** 本品祛风散寒、发汗解表之力较为缓和,轻证可单用,重证须与其他发散风寒药合用。因其外能解表散寒,内能行气宽中,故风寒表证而兼气滞,胸脘满闷、恶心呕逆者,尤为适宜,常与理气宽中之品同用,如《和剂局方》香苏散,其与香附、陈皮等药同用。又因略兼化痰止咳之功,故对风寒表证,症见咳喘痰多者,亦可使用,常与化痰止咳药同用,如《温病条辨》杏苏散,其与杏仁、桔梗等药同用。

2. **脾胃气滞,呕吐** 本品能行气以宽中除胀,和胃止呕,且兼有一定的理气安胎之功,可用治中焦气机郁滞之胸脘胀满,恶心呕吐。偏寒者,常与温中止呕的砂仁、丁香等药同用;偏热者,常与清胃止呕的黄连、芦根等药同用;若胎气上逆,胸闷呕吐、胎动不安者,常与理气安胎的砂仁、陈皮等药配伍。本品的行气之功,还可用治七情郁结,痰凝气滞之梅核气,常与化痰、行气之品同用,如《金匮要略》半夏厚朴汤,其与半夏、厚朴等同用。

此外,本品还能解鱼蟹毒。用于食鱼蟹中毒而致腹痛吐泻者,可单用本品煎汤服;或配伍理气和中、解鱼蟹毒之品,如陈皮、大蒜、生姜等。

【用法用量】 煎服,5～10 g,不宜久煎。

【参考资料】

1. **化学成分** 本品含挥发油,其中主要为紫苏醛、左旋柠檬烯及少量 α-蒎烯等。

《中国药典》规定:以挥发油作定性鉴别成分;定量检测,挥发油的含量不得少于 0.40%。

2. **药理作用** 其煎剂有缓和的解热作用;能促进消化液分泌,增进胃肠蠕动;减少支气管分泌,缓解支气管痉挛。水煎剂对大肠杆菌、痢疾杆菌、葡萄球菌均有抑制作用。

附药:

紫苏梗 为植物紫苏的干燥茎。性能:辛、甘,微温;归肺、脾、胃经。功效:宽胸利膈,顺气安胎。主治:胸腹气滞、痞闷作胀,胎动不安,胸胁胀痛。用法用量:5～9 g。不宜久煎。

生姜 Shēngjiāng 《名医别录》

为姜科多年生草本植物姜 *Zingiber officinale* Rosc.的新鲜根茎。全国各地均产。秋、冬二季采挖。本品气芳香,味辛辣。

【主要性能】 辛,温。归肺、脾、胃经。

【功效】 发散风寒,温中止呕,温肺止咳。

【应用】

1. 风寒表证 本品发汗解表、祛风散寒作用温和,治风寒表证轻证,可单用,或辅以红糖、葱白煎服。风寒表证重者,则作为辅助品与桂枝、羌活等辛温解表药同用,以增强发汗解表之效。

2. 胃寒证,呕吐 本品辛散温通,入脾胃经,对寒犯中焦或脾胃虚寒之胃脘疼痛、食少、呕吐等症,可收祛寒开胃、止呕、止痛诸效。寒重者,可与高良姜、胡椒等温里药同用;脾胃气虚者,宜与人参、白术等补脾益气药同用。本品尤长于止呕,素有"呕家圣药"之称。因性温,对胃寒呕吐最为适合,可单用本品水煎温服,或配伍高良姜、白豆蔻等温胃止呕药以增效。若治胃热呕吐,则与黄连、竹茹等清胃止呕药配伍;若治痰饮呕吐,常与半夏同用,既可增强和中止呕之效,又可降低半夏的毒副作用,如《金匮要略》小半夏汤。

3. 肺寒咳嗽 本品能温肺散寒、止咳化痰,对于肺寒咳嗽者,不论有无外感风寒,或痰多痰少,皆可选用。风寒外犯而咳者,常与发散风寒药配伍,如《和剂局方》三拗汤,其与麻黄同用;外无表邪而痰多者,可与化痰止咳药同用,如《和剂局方》二陈汤,其与半夏、橘皮等药同用。

此外,本品对生半夏、生南星等药物之毒,以及鱼蟹等食物中毒,均有一定的解毒作用。姜汤或姜汁灌服,或姜汁滴鼻,还可急救猝然昏厥者。

【用法用量】 煎服,3～10 g;急救昏厥捣汁服,可用 10～20 g。生姜汁长于止呕和急救昏厥,宜于呕吐重证及昏厥者,冲服或鼻饲,每次 3～10 滴。煨姜专于温中止呕,呕吐而不宜辛散之证多用。

【使用注意】 本品助火伤阴,故热盛及阴虚内热者忌服。

【参考资料】

1. 化学成分 本品含挥发油,油中主要为姜醇、α-姜烯、β-水芹烯、柠檬醛、芳香醇、甲基庚烯酮、壬醛、α-龙脑等,尚含辣味成分姜辣素等。

《中国药典》规定:以 6-姜辣素作定性鉴别成分;定量检测,6-姜辣素的含量不得少于 0.050%。

2. 药理作用 生姜能促进消化液分泌,保护胃黏膜,具有抗溃疡、保肝、利胆、抗炎、解热、抗菌、镇痛、镇吐作用。其醇提物能兴奋血管运动中枢、呼吸中枢和心脏。正常人咀嚼生姜,可升高血压。生姜醇提取物能兴奋呼吸中枢,有祛痰、止咳作用。

香薷 Xiāngrú 《名医别录》

为唇形科多年生草本植物石香薷 *Mosla chinensis* Maxim. 及江香薷 *M. chinensis* Maxim. cv. *jiangxiangru* 的干燥地上部分。前者称青香薷,后者称江香薷。青香薷主产于广西、湖南、湖北等地,系野生,多自产自销;江香薷主产于江西,为栽培品,产量大而质量佳,行销全国。夏、秋二季茎叶茂盛、果实成熟时采割。本品气清香而浓,味凉而微辛。

【主要性能】 辛,微温。归肺、脾、胃、膀胱经。

【功效】 发散风寒,化湿和中,利水消肿。

【应用】

1. 风寒表证,湿阻中焦证 本品辛温发散,在外可发汗解表,在内可入脾胃以化湿和中。故多用于风寒感冒而兼脾胃湿困,症见恶寒,发热,头痛身重,无汗,脘满纳差,苔腻,或恶心呕吐,腹泻者,多与化湿药配伍,如《和剂局方》香薷散,其与厚朴、扁豆同用。此证多见于暑天贪凉饮冷之人,故前人称"香薷乃夏月解表之药"。若治暑温初起,复感于寒,发热恶寒,头痛无汗,口渴面赤,则须配伍祛暑解表、清热化湿之品,如《温病条辨》新加香薷饮,其与金银花、连翘、厚朴等同用。一般风寒感冒,本品可与防风、紫苏叶等其他发散风寒药同用;治湿阻中焦证,可为苍术、藿香等化湿药的辅助品。

2. **水肿** 本品的利水消肿作用与麻黄相似,既可发汗以散肌表水湿,又可宣肺气启上源以通畅水道,亦多用于水肿而有表证者。可单用,或配伍茯苓、猪苓、泽泻等利水消肿药以增效。

【用法用量】 煎服,6～15 g。用于发汗解表,量不宜过大,且不应久煎,并多热服,以利发汗解表;治水肿,量宜稍大,且须浓煎,并多冷服,以助利水消肿。

【使用注意】 本品辛温发汗之力较强,表虚有汗及暑热证慎用。

【参考资料】

1. **化学成分** 本品含挥发油,油中主要有苯甲醛、β-月桂烯、桉叶油素、香荆芥酚、百里香酚等多种成分,另含甾醇、黄酮苷及多种微量元素等。

《中国药典》规定:以挥发油作定性鉴别成分;定量检测,挥发油的含量不得少于0.60%,麝香草酚与香荆芥酚的总量不少于0.16%。

2. **药理作用** 香薷挥发油有发汗解热作用,能刺激消化腺分泌及胃肠蠕动,对金黄色葡萄球菌、伤寒杆菌、脑膜炎双球菌等有较强的抑制作用,尚有镇静、镇痛、解痉、抗炎、利尿作用。香薷酊剂能刺激肾血管而使肾小球充血,滤过性增大而有利尿作用。

细辛 Xìxīn 《神农本草经》

为马兜铃科植物北细辛 *Asarum heterotropoides* Fr. Schmidt var. *mandshuricum* (Maxim.) kitag.、汉城细辛 *A. sieboldii* Miq. var. *seoulense* Nakai 或华细辛 *A. sieboldii* Miq. 的干燥全草。前两种习称"辽细辛",主产于东北地区;华细辛主产于陕西、河南、山东等地。夏季果熟期或初秋采挖。本品气辛香,味辛辣、麻舌。

【主要性能】 辛,温。有小毒。归肺、肾、心经。

【功效】 发散风寒,止痛,通鼻窍,温肺止咳。

【应用】

1. **风寒表证** 本品辛温发散之力较强,长于解表散寒,祛风止痛,故宜用于外感风寒,头身疼痛较甚者,常与祛风止痛药配伍,如《此事难知》九味羌活汤,其与羌活、防风、白芷等药同用;因其既能散风寒,又能通鼻窍,故亦宜于风寒表证,症见鼻塞流涕者,常配伍白芷、苍耳子等通鼻窍药。本品既入肺经散在表风寒,又入肾经而除在里寒邪,故阳虚外感,表里俱寒,症见恶寒无汗、发热脉沉者,亦宜使用,可与温助阳气之品配伍,共收助阳解表之效。如《伤寒论》麻黄附子细辛汤,其与附子、麻黄同用。

2. **头痛,牙痛,风湿痹痛** 本品长于祛风散寒,且止痛之力颇强,故尤宜于风寒性头痛、牙痛、痹痛等多种寒痛证。治风寒头痛,常配伍独活、川芎、羌活等祛风散寒止痛药;治风冷牙痛,可单用,或与散寒止痛的白芷、荜茇同用煎汤含漱;因其止痛之力较强,胃火牙痛亦可使用,但须配伍生石膏、黄连、升麻等寒凉药,既清胃泻火,又制约本品的辛温之性;本品还可用治风寒湿痹,腰膝冷痛,常与祛风湿止痛之品配伍,如《千金方》独活寄生汤,其与独活、桑寄生、防风等药同用。

3. **鼻塞不通,鼻渊头痛** 本品辛散温通,芳香透达,既能散风邪,又能通鼻窍及止头痛,故为治鼻渊等鼻科疾病鼻塞不通及头痛之良药,常与白芷、苍耳子、辛夷等散风寒、通鼻窍药配伍。

4. **肺寒咳喘** 本品外能发散风寒以利肺气,内能温肺寒、降肺气而止咳平喘,故常用治风寒咳喘证,或寒饮咳喘证。治外感风寒,水饮内停,症见恶寒发热、无汗、喘咳、痰多清稀者,常与发散风寒、温肺止咳药配伍,如《伤寒论》小青龙汤,其与麻黄、桂枝、干姜等同用;若寒痰停饮犯肺,咳嗽胸满,气逆喘急者,则宜加入温化痰饮之品,如《金匮要略》苓甘五味姜辛汤,其与茯苓、干姜等药同用。

【用法用量】 煎服,1~3 g;散剂每次服0.5~1 g。

【使用注意】 阴虚阳亢头痛,肺燥伤阴干咳者忌用。不宜与藜芦同用。过量服用易致中毒。

【参考资料】

1. 化学成分 本品含挥发油,其主要成分为甲基丁香油酚、细辛醚、黄樟醚等,另含 N-异丁基十二碳四烯胺、消旋去甲乌药碱、谷甾醇、豆甾醇等。

《中国药典》规定:以细辛脂素作定性鉴别成分;定量检测,细辛脂素的含量不得少于0.050%。

2. 药理作用 其挥发油、水及醇提取物分别具有解热、抗炎、镇静、抗惊厥及局麻作用;大剂量挥发油可使中枢神经系统先兴奋后抑制,显示出一定的毒副作用。华细辛醇浸剂可对抗吗啡所致的呼吸抑制。所含黄樟醚毒性较强,系致癌物质,高温易破坏。

白芷 Báizhǐ 《神农本草经》

为伞形科多年生草本植物白芷 Angelica dahurica (Fisch. ex Hoffm.) Benth. et Hook. f.或杭白芷 A. dahuriea (Fisch. ex Hoffm.) Benth. et Hook. f. var. formosana (Boiss.) Shan et Yuan 的干燥根。白芷产于河南长葛、禹县者习称"禹白芷",产于河北安国者习称"祁白芷"。此外,陕西和东北亦产。杭白芷主产于浙江、福建、四川等地,习称"杭白芷"和"川白芷"。夏、秋间叶黄时采挖。本品气浓香,味辛、微苦。

【主要性能】 辛,温。归肺、胃、大肠经。

【功效】 祛风解表,止痛,通鼻窍,燥湿止带。

【应用】

1. 风寒表证 本品发散风寒之力较为温和,但兼有止痛和通鼻窍之功,故宜于外感风寒头痛或伴有鼻塞、流涕之证,常与发散风寒、善通鼻窍之品同用,如《此事难知》九味羌活汤,其与羌活、细辛、川芎等药配伍。

2. 头痛、牙痛、痹痛等 本品长于止痛,且善入足阳明胃经,故前额、眉棱间疼痛以及牙龈肿痛者多用。属风寒者,单用有效,如《百一选方》都梁丸;若与祛风止痛药同用,其效更佳,如《和剂局方》川芎茶调散,其与防风、川芎等药配伍。属风热者,须与薄荷、菊花等疏风清热药同用。治风寒湿痹,关节疼痛,屈伸不利,宜与祛风除湿、散寒止痛药同用,如独活、草乌等。

3. 鼻塞不通 本品既可祛风、散寒、燥湿,又可宣肺升阳,使阳明清气上养鼻窍以通鼻窍,止浊涕,止疼痛,故对风寒湿邪犯肺,症见鼻塞不通,浊涕不止,前额疼痛等,每为常用之品。可内服,亦可嗅鼻外用。或配伍散风寒、通鼻窍之品,如《济生方》苍耳子散,其与苍耳子、辛夷等同用。

4. 带下证 本品辛温香燥,善除阳明经湿邪而燥湿止带,可用治妇女带下量多。因其性温,而宜于寒湿带下,常与白术、山药、茯苓等健脾除湿药同用。若治湿热内盛、带下黄赤者,则须与黄柏、车前子等清热燥湿或清热利湿药同用,共收清热除湿止带之效。

此外,本品还能祛风止痒,可用于皮肤瘙痒。又因其有辛散邪毒和温通血脉之力,可以消肿排脓,对疮痈初起时可助清热解毒药以消疮肿;痈疡脓成后,可助补气养血药以托毒排脓,故为外科疮疡常用药。

【用法用量】 煎服,3~10 g。外用适量。

【使用注意】 本品辛香温燥,阴虚血热者忌服。

【参考资料】

1. **化学成分**　白芷与杭白芷的化学成分相似,主要含挥发油,油中主要为壬基环丙烷、α-蒎烯等,并含欧前胡素、白当归素等多种香豆精类化合物,另含白芷毒素、花椒毒素、甾醇、硬脂酸等。

《中国药典》规定:以欧前胡素作定性鉴别成分;定量检测,欧前胡素的含量不得少于0.080%。

2. **药理作用**　白芷有解热、抗炎、镇痛、解痉、抗癌作用。异欧前胡素等成分有降血压作用。呋喃香豆精类化合物为"光活性物质",可用以治疗白癜风及银屑病。所含香豆精类物质有降血糖、降血脂作用。

苍耳子 Cāng'ěrzǐ　《神农本草经》

为菊科一年生草本植物苍耳 *Xanthium sibiricum* Patr.的干燥成熟带总苞的果实。全国各地均产。秋季果实成熟时采收。本品气微,味微苦。

【**主要性能**】　辛、苦,温。有毒。归肺经。

【**功效**】　发散风寒,通鼻窍,止痛。

【**应用**】

1. **风寒表证**　本品发散风寒力弱,但长于通鼻窍,且兼能止痛,故外感风寒,症见鼻塞流涕、头身疼痛者,方用本品,常与羌活、白芷等发散风寒药同用。

2. **鼻塞不通**　本品善通鼻窍以除鼻塞,性温燥可止浊涕,并止痛以缓解前额及鼻内胀痛,对鼻塞不通、浊涕不止、难辨香臭、前额昏痛之证,一药数效,标本兼治,可内服亦宜外用,被古今视为治鼻塞不通之要药。无论是鼻渊及伤风鼻塞(急性鼻炎),还是鼻室(慢性鼻炎)、鼻鼽(过敏性鼻炎)等鼻病,皆可应用。尤宜于外感风寒,症见鼻塞不通者,且常与善通鼻窍、祛风止痛药同用,如《济生方》苍耳子散,其与辛夷、白芷等药同用。

此外,本品兼能祛风湿,止痹痛,用于风寒湿痹,关节疼痛,可辅助其他祛风湿药,以增强疗效。其发散风寒之力,还可用于皮肤瘙痒及风寒头痛。

【**用法用量**】　煎服,3～10 g。或入丸散。本品炒后碾去刺用,不仅便于配方,又利于有效成分煎出,并可降低毒性。

【**使用注意**】　血虚头痛不宜服用。过量服用易致中毒。

【参考资料】

1. **化学成分**　本品含挥发油,油中有壬醛、反式石竹烯等多种成分,并含苍耳苷、脂肪油、生物碱、苍耳醇、蛋白质、维生素C等。

《中国药典》规定:定量检测,绿原酸的含量不得少于0.25%。

2. **药理作用**　苍耳苷对正常大鼠、兔和犬有显著的降血糖作用。煎剂有镇咳作用。小剂量可使呼吸兴奋,大剂量则使其抑制。本品对心脏有抑制作用,可使心率减慢,收缩力减弱。对金黄色葡萄球菌、乙型链球菌、肺炎链球菌有一定抑制作用,并有抗真菌作用。

3. **其他**　苍耳全株均有毒,以果实毒性最强;中毒后可出现头晕、嗜睡、昏迷、痉挛,肝肿大、黄疸、肝功能障碍,蛋白尿,甚至呼吸、循环、肾功衰竭而死亡。其毒性成分为脂肪蛋白中的苍耳子苷,炒后可使其蛋白质变性,苍耳子苷凝固在细胞中不易溶出而降低其毒性。

辛夷 Xīnyí　《神农本草经》

为木兰科乔木植物望春花 *Magnolia biondii* Pamp.、玉兰 *M. denudata* Desr.或武当玉兰 *M. sprengeri* Pamp.的干燥花蕾。主产于河南、安徽、湖北等地。冬末春初花未开放时采收。本品气芳香,味辛凉而稍苦。

【**主要性能**】　辛,温。归肺经。

【功效】 发散风寒,通鼻窍。

【应用】

1. **风寒表证** 本品发散风寒之功用与苍耳子相似,其解表之力亦弱,外感而无鼻塞、流涕等症者实不多用。但亦长于宣通鼻窍。治外感风寒,肺窍郁闭,恶寒发热,鼻塞头痛,常与苍耳子、白芷等善通鼻窍、祛风解表药同用。风热感冒而鼻塞头痛者,亦可于薄荷、金银花等疏散风热药中,酌加本品,以增强通鼻窍及散表邪之力。

2. **鼻塞不通** 本品辛温发散,芳香通窍,其性上达,通鼻窍功用亦类似苍耳子,故亦为治多种鼻病鼻塞流涕、头痛的要药。偏风寒者,常与苍耳子、白芷等散风寒、通鼻窍之药相须为用。偏风热者,宜与薄荷、菊花、石膏、黄芩等疏风热、清肺热药配伍。

【用法用量】 煎服,3~10 g。本品有毛,易刺激咽喉,入汤剂宜用纱布包煎。外用适量。

【使用注意】 鼻病因于阴虚火旺者忌服。

【参考资料】

1. **化学成分** 各种辛夷均含挥发油,油中有 α-蒎烯、莰烯、香桧烯等多种成分。望春花花蕾还含木兰木脂体、辛夷木脂体、木兰碱等多种木脂素和生物碱,玉兰花蕾还含四氢呋喃型木脂素、桉叶素生物碱等,武当玉兰花蕾还含柳叶木兰碱、武当玉兰碱等成分。

《中国药典》规定:以挥发油作定性鉴别成分;定量检测,挥发油的含量不得少于 1.0%,木兰脂素的含量不得少于 0.40%。

2. **药理作用** 辛夷有收缩鼻黏膜血管的作用,能保护鼻黏膜,并促进黏膜分泌物的吸收,减轻炎症,乃至鼻腔通畅。对多种致病菌有抑制作用。挥发油有镇静、镇痛、抗过敏、降血压作用。

发散风寒药参考药

药 名	主要性能	功 效	主 治	用法用量	使用注意
葱白	辛,温。归肺、胃经	发散风寒,宣通阳气	风寒感冒;阴盛格阳;寒凝腹痛,小便不利	煎服,3~10 g	
胡荽	辛,温。归肺、胃经	发散风寒,透疹,开胃消食	风寒感冒;麻疹不透;饮食不消,纳食不佳	煎服,3~10 g	热毒壅盛而疹出不畅者忌服
西河柳	辛,平。归肺、胃、心经	发散风寒,透疹,祛风湿	麻疹不透,皮肤瘙痒;风湿痹痛	煎服,3~10 g	
鹅不食草	辛,温。归肺、肝经	发散风寒,通鼻窍,止咳,解毒	风寒感冒;鼻塞不通;寒痰咳喘;疮痈肿毒	煎服,6~10 g	
六月寒	辛、微苦,微温。归肺经	发散风寒,止咳	风寒感冒;百日咳	煎服,6~15 g	
零陵香	辛,平。归肺、胃经	解表,止痛,行气	感冒头痛,咽喉肿痛,牙痛;胸腹胀满	煎服,10~30 g	
黄荆子	辛、苦,温。归肺、胃经	祛风解表,止咳平喘,理气止痛	伤风感冒;咳嗽,哮喘;胃痛吞酸,消化不良	煎服,10~15 g	

第二节 发散风热药

以发散风热为主要功效,常用以治疗风热表证及温热病卫分证的药物,称为发散风热药,又称辛凉解表药。

发散风热药性偏寒凉,味辛而多苦。辛散以祛风,苦寒则清热;其作用趋向以升浮为主,但多兼沉降。其发散之力较辛温解表药缓和,一般无明显发汗作用。

本类药物的解表功效主治风热表证及温热病初起邪在卫分。其除发散风热之功,还有利咽喉、清头目及止痒等多方面的效果,故还常用于风热上犯清窍所致的咽喉痒痛、头痛头昏、目赤多泪或邪郁肌表引起的皮肤瘙痒。

大部分发散风热药还兼有透疹作用,适用于麻疹初起,因风热外束而疹出不畅之证。此类药物不仅可以直接促进疹点外透,其解表或清热解毒功效亦能通过祛邪而有利于透疹。多数发散风热药除解表外,又有清热之功效,同时具有清热药的性能特点,还可主治相应的里热证。

薄荷 Bòhé 《新修本草》

为唇形科多年生草本植物薄荷 *Mentha haplocalyx* Briq.的干燥地上部分。主产于江苏、浙江、湖南等地。夏、秋二季茎叶茂盛或花开至三轮时,选晴天,分次采割。本品揉搓后有特殊清凉香气,味辛凉。

【主要性能】 辛,凉。归肺、肝经。

【功效】 疏散风热,清利头目,利咽透疹,疏肝行气。

【应用】

1. 风热表证,温病卫分证 本品清轻凉散,辛散之性较强,为发散风热诸药中发汗作用较为明显者,故风热表证和温病卫分证十分常用。治风热表证或温病初起,邪在卫分,发热、微恶风寒、头痛等症,常与其他疏散风热药同用,如《温病条辨》银翘散,其与金银花、连翘、牛蒡子等配伍。本品重在辛散表邪,亦常与发散风寒药同用,以治疗风寒表证,如《和剂局方》川芎茶调散,其与羌活、防风等药配伍。

2. 风热头痛,目赤多泪,咽喉肿痛 本品芳香通窍,功善疏散上焦风热,且兼能清头目、利咽喉,故常用治风热上攻所致诸证。治风热上攻,头痛眩晕者,常与川芎、石膏、白芷等祛风、清热、止痛药配伍。治风热上攻,目赤多泪,则可与桑叶、菊花、蔓荆子等疏散风热、清利头目药同用;治风热壅盛,咽喉肿痛,常配伍牛蒡子、蝉蜕、桔梗等疏散风热、利咽开音药。

3. 麻疹不透,皮肤瘙痒 本品既能疏散风热,宣毒透疹,又能祛风止痒,尚可用治麻疹不透或皮肤瘙痒等。治风热束表,麻疹不透,常配伍蝉蜕、牛蒡子、荆芥等解表透疹药。治皮肤瘙痒,又可与荆芥、防风、僵蚕等祛风止痒药同用。

4. 肝郁气滞,胸闷胁痛 本品略能疏解肝经郁滞,治肝郁气滞,胸胁胀痛,月经不调,常配伍疏肝理气调经之品,如《和剂局方》逍遥散,其与柴胡、白芍、当归等药同用。

此外,本品芳香,兼能化湿和中,还可用治夏令感受暑湿秽浊之气,脘腹胀痛,呕吐泄泻,常与香薷、厚朴、金银花等祛湿解暑药同用。

【用法用量】 煎服,3~6 g。宜后下。薄荷叶长于发汗解表,薄荷梗偏于行气和中。

【使用注意】 本品芳香辛散,发汗耗气,故体虚多汗者不宜使用。

【参考资料】

1. 化学成分 本品主含挥发油,油中主要成分为薄荷醇、薄荷酮、异薄荷酮、薄荷脑、薄荷酯类等多种成分,另含异端叶灵、薄荷糖苷及多种游离氨基酸等。

《中国药典》规定:以挥发油作定性鉴别成分;定量检测,挥发油的含量不得少于 0.80%。

2. 药理作用 薄荷油有发汗解热作用;能抑制胃肠平滑肌收缩,对抗乙酰胆碱而呈现解痉作用。薄荷醇等多种成分有明显的利胆作用。薄荷脑有祛痰、止咳作用。

牛蒡子 Niúbàngzǐ 《名医别录》

为菊科二年生草本植物牛蒡 *Arctium lappa* L.的干燥成熟果实。主产于东北地区。秋季果实成熟时采收。本品无臭,味苦,后微辛而稍麻舌。

【主要性能】 辛、苦,寒。归肺、胃经。

【功效】 疏散风热,利咽透疹,解毒消肿。

【应用】

1. **风热表证,温病卫分证** 本品疏散风热,虽发散之力不及薄荷,但长于解毒利咽,又兼能宣肺祛痰,故风热表证,症见咽喉红肿疼痛,或咳嗽痰多不利者,较为常用。治风热表证,或温病初起,发热、咽喉肿痛等症,常与其他疏散风热药配伍,如《温病条辨》银翘散,其与银花、连翘、薄荷等同用。治风热咳嗽,痰多不畅者,常与桑叶、桔梗、前胡等疏散风热、宣肺化痰止咳药配伍。

2. **麻疹不透** 本品清泄透散,既能外散风热,又能内清热毒,促使疹子透发,故风热外束,热毒内盛而致麻疹不透或透而复隐者,尤为多用,常与薄荷、蝉蜕等解表透疹药同用。

3. **咽喉肿痛,疮痈肿毒,痄腮,丹毒** 本品疏散表邪而不辛燥,清热解毒而不凝滞,既能外散风热,又能内解热毒,且长于利咽,故用治咽喉肿痛,不论风热或热毒所致,皆较常用。前者常配伍薄荷、蝉蜕等发散风热、清利咽喉之品,后者常配伍板蓝根、山豆根、射干等清热解毒利咽之品。其清热解毒之功,亦常用治痈肿疮毒、丹毒、痄腮等热毒病证。因其性偏滑利,兼滑肠通便,故上述病证兼有大便热结不通者尤为适宜。治风热外袭,火毒内结,痈肿疮毒,兼有便秘者,常与连翘、大黄、芒硝等疏风清热、泻下通便药同用。治瘟毒发颐、痄腮丹毒,常与其他清热解毒药同用,如《东垣试效方》普济消毒饮,其与黄芩、黄连、板蓝根等同用。

【用法用量】 煎服,6~12 g。炒用可使其苦寒及滑肠之性略减。

【使用注意】 本品性寒,滑肠通便,气虚便溏者慎用。

【参考资料】

1. **化学成分** 本品含牛蒡子苷、脂肪油、拉帕酚、维生素 A、维生素 B_1 及生物碱等。《中国药典》规定:以牛蒡苷作定性鉴别成分;定量检测,牛蒡苷的含量不得少于 5.0%。

2. **药理作用** 牛蒡子煎剂对肺炎链球菌有显著拮抗作用。水浸剂对多种致病性皮肤真菌有不同程度的抑制作用。牛蒡子苷有抗肾病变作用,对实验性肾病大鼠可抑制尿蛋白排泄增加,并能改善血清生化指标。此外,牛蒡子尚有解热、利尿、降低血糖、抗肿瘤作用。

蝉蜕 Chántuì 《神农本草经》

为蝉科昆虫黑蚱 *Cryptotympana pustulata* Fabricius 若虫羽化时脱落的皮壳。主产于山东、河北、河南等地。夏、秋二季拾取。本品气微,味淡。

【主要性能】 甘,寒。归肺、肝经。

【功效】 疏散风热,利咽开音,透疹,明目退翳,息风止痉。

【应用】

1. **风热表证,温病卫分证初起,咽痛音哑** 本品能疏散风热以祛邪解表,故亦可用治外感风热表证及温病卫分证,宜与薄荷、牛蒡子等疏散风热药同用。因其长于疏散肺经风热以宣肺利咽、开音,故对以上病证而兼风热郁肺,声音嘶哑或咽喉痒痛、咳嗽者,尤为适宜。常与薄荷、牛蒡子、金银花等疏散风热、解毒利咽药同用。

2. 麻疹不透，皮肤瘙痒 本品宣散透发，疏散风热，透疹止痒，用治风热外束，麻疹不透，可与牛蒡子、升麻等散风透疹药同用；本品还能祛风止痒，亦可用于风邪外郁所致的多种皮肤瘙痒证。治风热束表之瘙痒，常与疏散风热之品同用，如《景岳全书》二味消风散，其与薄荷同用；若属风寒者，可与麻黄、防风、荆芥等药同用。治风湿浸淫肌肤血脉，皮肤瘙痒，又常配伍祛风除湿止痒药，如《外科正宗》消风散，其与荆芥、防风、苦参等药同用。

3. 目赤翳障 本品善能疏散肝经风热，又兼明目退翳之功，故可用治风热上攻或肝火上炎之目赤肿痛，翳膜遮睛，常与菊花、刺蒺藜、决明子、车前子等疏散风热、清肝明目药同用。

4. 肝风内动证 本品既能疏散肝经风热，又可凉肝息风止痉，故可用治小儿急慢惊风、破伤风等肝风内动证。治小儿急惊风，可与牛黄、钩藤、僵蚕等清热息风止痉药配伍。治小儿慢惊风，常与全蝎、蜈蚣等息风止痉药及人参、白术等补气健脾药同用。治破伤风，症见牙关紧闭、手足抽搐、角弓反张者，常与僵蚕、全蝎、天南星等祛风止痉、定惊止搐药同用。

此外，本品还常用治小儿夜啼不安。现代研究该药有镇静作用，故对该证用之有效。

【**用法用量**】 煎服，3～10 g，或单味研末冲服。一般病证用量宜小，止痉则需大量。

【**使用注意**】 《名医别录》有"主妇人生子不下"的记载，故孕妇当慎用。

【**参考资料**】

1. **化学成分** 本品含大量甲壳质，并含异黄质蝶呤、赤蝶呤、蛋白质、氨基酸、有机酸、酚类化合物等成分。

2. **药理作用** 蝉蜕有抗惊厥作用，其酒剂能使实验性破伤风家兔的平均存活期延长，可减轻家兔已形成的破伤风惊厥，且能对抗士的宁、可卡因等中枢兴奋药引起的小鼠惊厥死亡。尚有镇静、解热、抗过敏、抗肿瘤、抑制免疫等作用。

桑叶 Sāngyè 《神农本草经》

为桑科乔木植物桑 *Morus alba* L.的干燥叶。我国各地均有野生或栽培。以安徽、浙江、江苏等南方育蚕区产量较大。初霜后采收。本品气微，味淡，微苦涩。

【**主要性能**】 甘、苦，寒。归肺、肝经。

【**功效**】 疏散风热，清肺润燥，平抑肝阳，清肝明目。

【**应用**】

1. 风热表证，温病卫分证 本品味甘性寒，虽疏散风热作用较为缓和，但能清肺热、润肺燥，故风热表证，或温病初起，症见发热、咽痒、咳嗽等症，较为适合，常与其他疏散风热药配伍，如《温病条辨》桑菊饮，其与菊花、连翘、薄荷等药同用。

2. 肺热咳嗽，燥热咳嗽 本品既能清肺，又能润肺，故尤宜于肺热或燥热伤肺，咳嗽痰少，色黄而黏，或干咳少痰，咽痒等症。轻者可配伍养阴润肺、止咳之品，如《温病条辨》桑杏汤，其与杏仁、沙参、贝母等同用；重者可配伍清肺、润肺药，如《医门法律》清燥救肺汤，其与生石膏、麦冬、阿胶等同用。

3. 肝阳上亢证 本品有平抑肝阳之功，治肝阳上亢，头痛眩晕，头重脚轻，烦躁易怒者，常与菊花、石决明、白芍等平抑肝阳药同用。

4. 目赤涩痛，目暗不明 本品既能疏散风热，又能清泄肝热，且能甘润益阴以明目，故目疾之证，无论风热上攻、还是肝火上炎以及肝肾不足所致者，皆可用之。治风热上攻或肝火上炎之目赤、涩痛、多泪，可配伍菊花、蝉蜕、决明子等疏散风热、清肝明目之品。若治肝肾精血不足，目失所养，眼目昏花，视物不清，常配伍滋补精血之枸杞子、黑芝麻。若治肝热引起的头昏、头痛，亦可与菊花、石决明、夏枯草等清泄肝热药同用。

此外,本品尚能凉血止血,还可用治血热妄行之咳血、吐血、衄血,宜与其他凉血止血药同用。

【用法用量】 煎服,5～10 g,或入丸散。外用煎水洗眼。桑叶蜜制能增强润肺止咳的作用,故肺燥咳嗽多用蜜制桑叶。

【参考资料】

1. **化学成分** 本品含甾体及三萜类化合物、黄酮及其苷类、香豆精及其苷类、挥发油氨基酸及小肽、有机酸及其他化合物等化学成分。

《中国药典》规定:以芦丁作定性鉴别成分;定量检测,芦丁的含量不得少于 0.10%。

2. **药理作用** 鲜桑叶煎剂体外试验对多种致病菌有抑制作用,煎剂有抑制钩端螺旋体的作用。对多种原因引起的动物高血糖症均有降糖作用,所含脱皮固酮能促进葡萄糖转化为糖元,但不影响正常动物的血糖水平,脱皮激素还有降低血脂水平作用。

菊花 Júhuā 《神农本草经》

为菊科多年生草本植物菊 *Chrysanthemum morifolium* Ramat.的干燥头状花序。主产于浙江、安徽、河南等地。多栽培。9～11 月花盛开时分批采收。生用。药材按产地和加工方法的不同,分为亳菊、滁菊、贡菊、杭菊等,以亳菊和滁菊品质最优。由于花的颜色不同,又有黄菊花和白菊花之分。本品气清香,味甘、微苦。

【主要性能】 辛、甘、苦,微寒。归肺、肝经。

【功效】 疏散风热,平抑肝阳,清肝明目,清热解毒。

【应用】

1. **风热表证,温病卫分证** 本品性能功用与桑叶相似,既能外散风热,又能内清肺热,因发散表邪之力较为和缓,故宜与薄荷等辛散力强之药配伍以增强解表之力。治风热感冒或温热犯肺,发热、头痛而有咳嗽者,常与桑叶相须为用,并配伍其他宣散风热药。如《温病条辨》桑菊饮,其与桑叶、连翘、薄荷等同用。

2. **肝阳上亢证** 本品既能清肝热,又能平肝阳,治肝阳上亢,头痛眩晕,常与石决明、珍珠母、白芍等平肝潜阳药同用。若治肝火上攻,症见眩晕、头痛,以及肝经热盛、热极动风者,可与清肝热、息肝风药同用,如《通俗伤寒论》羚角钩藤汤,其与羚羊角、钩藤、桑叶等配伍。

3. **目赤肿痛,目暗不明** 本品既能疏散肝经风热,又能清泄肝经实热,且有一定的养肝明目之功,此功用与桑叶相似且强于桑叶,亦常用治目疾诸证。治肝经风热,目赤多泪,羞明畏光,常与疏散风热明目药配伍,如《和剂局方》菊花散,其与蝉蜕、木贼等药同用。治肝火上攻,目赤肿痛,可与石决明、决明子、夏枯草等清肝明目药同用。若肝肾精血不足,目失所养,视物昏花,目暗不明,又常配伍滋补肝肾、益阴明目药,如《医级》杞菊地黄丸,其与枸杞子、熟地黄、山茱萸等药同用。

4. **疮痈肿毒** 本品能清热解毒,用治疮痈肿毒,常与金银花、连翘、生甘草等清热解毒药同用。内服与外敷均宜。因其清热解毒、消散痈肿之力不及野菊花,故临床较野菊花少用。

【用法用量】 煎服,5～10 g。疏散风热宜用黄菊花,平肝、清肝明目宜用白菊花。

【参考资料】

1. **化学成分** 本品含挥发油,油中为龙脑、樟脑、菊油环酮等。此外,尚含有菊苷、腺嘌呤、胆碱、黄酮、水苏碱、微量维生素 A、维生素 B_1、维生素 E、氨基酸及刺槐素等。

《中国药典》规定:以绿原酸、木犀草苷、3,5-O-二咖啡酰基奎宁酸作定性鉴别成分;定量检测,绿原酸的含量不得少于 0.20%、木犀草苷的含量不得少于 0.080%、3,5-O-二咖啡酰基奎宁酸的含量不得少于 0.70%。

2. 药理作用 菊花水浸剂或煎剂,对金黄色葡萄球菌、多种致病性杆菌及皮肤真菌均有一定拮抗作用。对流感病毒PR₃和钩端螺旋体也有抑制作用。菊花制剂有扩张冠状动脉,增加冠脉血流量,提高心肌耗氧量的作用,并有降压、缩短凝血时间、解热、抗炎、镇静作用。

蔓荆子 Mànjīngzǐ 《神农本草经》

为马鞭草科灌木植物单叶蔓荆 *Vitex trifolia* L. var. *simplicifolia* Cham. 或蔓荆 *V. trifolia* L. 的干燥成熟果实。单叶蔓荆主产于山东、江西、浙江等地,蔓荆主产于广东、广西等地区。秋季果实成熟时采收。本品气特异而芳香,味淡、微辛。

【主要性能】 辛、苦,微寒。归膀胱、肝、胃经。

【功效】 疏散风热,清利头目,止痛。

【应用】

1. **风热表证,头昏头痛** 本品解表之力较弱,但能清利头目,兼能止痛。故风热表证,头昏头痛者,较为多用,常与疏散风热、清利头目药配伍,如《银海精微》菊花茶调散,其与薄荷、菊花等药同用。若治风邪上攻之偏头痛,又常与川芎、白芷、细辛等长于祛风止痛药配伍。

2. **目赤肿痛** 本品既能疏散风热,又能清利头目,故对风热上攻,目赤肿痛、目昏多泪者,亦较常用,常与菊花、蝉蜕、刺蒺藜等祛风明目药配伍。本品药性升发,清利头目,治中气不足,清阳不升,耳鸣耳聋,可与补气升阳药同用,如《证治准绳》益气聪明汤,其与黄芪、人参、升麻等药配伍。

此外,取本品祛风止痛之功,还可用治风湿痹痛,每与祛风湿止痛药配伍,如《内外伤辨惑论》羌活胜湿汤,其与羌活、独活、川芎等药同用。

【用法用量】 煎服,5~10 g。

【参考资料】

1. **化学成分** 本品含挥发油,主要成分为茨烯、蒎烯,并含蔓荆子黄素、脂肪油、生物碱和维生素 A 等。《中国药典》规定:以蔓荆子黄素作定性鉴别成分;定量检测,蔓荆子黄素的含量不得少于 0.030%。

2. **药理作用** 蔓荆子有镇静、止痛、退热作用。蔓荆子黄素有抗菌、抗病毒作用。蔓荆叶蒸馏提取物具有增进外周和内脏微循环的作用。

柴胡 Cháihú 《神农本草经》

为伞形科多年生草本植物柴胡 *Bupleurum chinensis* DC. 或狭叶柴胡 *B. scorzonerifolium* Willd. 的干燥根。分别习称"北柴胡"及"南柴胡"。北柴胡主产于河北、河南、辽宁等地,南柴胡主产于湖北、四川、安徽等地。一般认为北柴胡入药为佳。春、秋二季采挖。本品气微香,味微苦。

【主要性能】 苦、辛,微寒。归肝、胆经。

【功效】 疏散退热,疏肝解郁,升举阳气。

【应用】

1. **表证发热,少阳证** 本品善于祛邪解表和疏散少阳半表半里之邪,并长于退热。治外感表证发热,无论风热、风寒皆可使用。治风寒表证,恶寒发热,头身疼痛,常配伍发散风寒药,如《景岳全书》正柴胡饮,其与防风、生姜等药同用。治风热表证,发热、头痛等症,又可与菊花、薄荷、升麻等发散风热药配伍。现代用柴胡制成的单味或复方注射液,对于外感发热,均有较好的解表退热作用。治伤寒邪在少阳,寒热往来、胸胁苦满、口苦咽干、目眩,本品用之尤宜,历代作为少阳证之要药,可与清泄里热药配伍,以清半表半里之热,共收和解少阳之功,如《伤寒论》小柴胡汤,其与黄芩等药同用。

2. **肝郁气滞证** 本品善于疏解肝经之气机郁滞,历代作为治疗肝气郁滞证之要药。治肝失疏泄,气机郁阻,胸胁或少腹胀痛、情志抑郁、妇女月经失调、痛经等症,常配伍疏肝行气药,如《景岳全书》柴胡疏肝散,其与香附、白芍等药同用。若治肝郁血虚,脾失健运,妇女月经不调,乳房胀痛,胁肋作痛,神疲食少,脉弦而虚者,当配伍养血柔肝健脾药,如《和剂局方》逍遥散,其与当归、白芍、白术等药同用。

3. **中气下陷证** 本品能升举脾胃清阳之气,可用治中气不足,气虚下陷,症见脘腹重坠作胀,食少倦怠,久泻脱肛,胃下垂、子宫下垂、肾下垂等脏器脱垂,常与补气升阳药配伍,如《脾胃论》补中益气汤,其与人参、黄芪、升麻等药同用。

此外,本品还可退热截疟,治疗疟疾常与黄芩、常山、草果等清热、截疟药同用。

【**用法用量**】 煎服,3～10 g。解表退热宜生用,且用量宜稍重;疏肝解郁宜醋炙,升阳可生用或酒炙,其用量均宜稍轻。

【**使用注意**】 柴胡其性升散,故阴虚阳亢,肝风内动,阴虚火旺者慎用。

【**参考资料**】

1. **化学成分** 其根含α-菠菜甾醇、春福寿草醇及柴胡皂苷a、c、d,另含挥发油等。狭叶柴胡根含柴胡皂苷a、c、d及挥发油、柴胡醇、春福寿草醇、α-菠菜甾醇等。

《中国药典》规定:以柴胡皂苷作定性鉴别成分;定量检测,柴胡皂苷a和柴胡皂苷d的总含量不得少于0.30%。

2. **药理作用** 柴胡具有镇静、镇痛、解热、镇咳等广泛的中枢抑制作用,有抗脂肪肝、抗肝损伤、利胆、降低转氨酶、兴奋肠平滑肌、抑制胃酸分泌、抗溃疡、抑制胰蛋白酶等作用,有抗感冒病毒、增加蛋白质生物合成、抗肿瘤、抗辐射及增强免疫功能等作用。

升麻 Shēngmá 《神农本草经》

为毛茛科多年生草本植物大三叶升麻 *Cimicifuga heracleifolia* Kom.、兴安升麻 *C. dahurica* (Turcz.) Maxim.或升麻 *C. foetida* L.的干燥根茎。主产于辽宁、吉林、黑龙江等地。秋季采挖。本品气微,味微苦而涩。

【**主要性能**】 辛、微甘,微寒。归肺、脾、胃、大肠经。

【**功效**】 疏散退热,透疹,清热解毒,升举阳气。

【**应用**】

1. **外感表证** 本品辛散甘缓,性微寒不峻,有解表退热之功,对外感发热,不论风寒风热,均可使用。治风热表证,温病初起,发热、头痛等症,可与桑叶、菊花、薄荷等疏散风热药同用。治风寒表证,恶寒发热、无汗、头痛、咳嗽者,常配伍麻黄、紫苏、白芷等发散风寒药。

2. **麻疹不透** 本品辛散发表,既能透发麻疹,并可清热解毒,用治麻疹初起,外有风热,内有热毒,疹点透发不畅,常与其他解表透疹药配伍,如《阎氏小儿方论》升麻葛根汤,其与葛根相须为用。若麻疹欲出不透,身热无汗,咳嗽咽痛,烦渴尿赤者,则与薄荷、荆芥、牛蒡子等透疹解毒药同用。

3. **齿痛口疮,咽喉肿痛,温毒发斑** 本品有清热解毒之功,可用治热毒所致的多种病证。因其尤善清解阳明热毒,故胃火炽盛成毒,症见牙龈肿痛、口舌生疮、咽肿喉痛以及疮疡肿痛等尤为多用,常与清热泻火、凉血解毒药同用。治牙龈肿痛、口舌生疮,常与长于清胃热、解热毒药同用,如《兰室秘藏》清胃散,其与生石膏、黄连等同用。治风热疫毒上攻,大头瘟毒,头面红肿,咽喉肿痛,则与清热解毒、消肿利咽药同用,如《东垣试效方》普济消毒饮,其与黄芩、黄连、板蓝根等药配伍。治痄腮肿痛,常与黄连、连翘、牛蒡子等解毒消肿散结之品同用。治温毒发斑,常与生石膏、大青叶、紫草等清胃解毒、凉血消斑药同用。

4. **中气下陷证**　本品有与柴胡类似的升举阳气之功,并强于柴胡,能引脾胃清阳之气上升,而收升阳举陷之效,常与柴胡相须为用,用治中气不足,气虚下陷,症见脘腹重坠作胀,久泻脱肛、胃下垂、子宫下垂、肾下垂等脏器脱垂,多与补气升阳之品配伍,如《脾胃论》补中益气汤,其与黄芪、人参、柴胡等药同用。本品的升阳之功,还可用治气虚下陷,月经量多或崩漏者,常与益气健脾摄血药同用,如《景岳全书》举元煎,其与人参、黄芪等药配伍。

【**用法用量**】　煎服,3~10 g。发表透疹、清热解毒宜生用,升阳举陷宜炙用。

【**使用注意**】　麻疹已透,阴虚火旺,以及阴虚阳亢者,均当忌用。

【**参考资料**】

1. **化学成分**　本品含升麻碱、水杨酸、咖啡酸、阿魏酸、鞣质等,兴安升麻含升麻苦味素、升麻醇、升麻醇木糖苷、北升麻醇、异阿魏酸、齿阿米素、齿阿米醇、升麻素、皂苷等。

《中国药典》规定:以异阿魏酸作定性鉴别成分;定量检测,异阿魏酸的含量不得少于 0.10%。

2. **药理作用**　升麻对结核杆菌、金黄色葡萄球菌和卡他球菌有中度拮抗作用,还具有抑制心脏、减慢心率、降低血压、抑制肠管和妊娠子宫痉挛等作用。北升麻提取物具有解热、抗炎、镇痛、抗惊厥、升高白细胞、抑制血小板聚集及释放等作用。

葛根 Gěgēn　　《神农本草经》

为豆科多年生藤本植物野葛 *Pueraria lobata* (Willd.) Ohwi 的干燥根。主产于湖南、河南、广东等地。秋、冬二季采挖。本品无臭,味微甜。

【**主要性能**】　甘、辛,凉。归肺、脾、胃经。

【**功效**】　疏散退热,透疹,生津止渴,升阳止泻。

【**应用**】

1. **表证发热,项背强痛**　本品有与柴胡、升麻类似的解表退热之功,治外感表证发热,无论风寒风热,均可选用。治风热表证,发热、头痛等症,可与薄荷、菊花、蔓荆子等发散风热药同用。若治风寒表证,可与发散风寒药同用,如《和剂局方》十神汤,其与麻黄、紫苏等药配伍。本品既辛散在表之风,又清泄入内之热,前人称其为太阳、阳明"解肌"之药,故外感表证,邪郁化热初犯于里,发热重,恶寒轻,头痛无汗,目疼鼻干,口微渴,苔薄黄等症,尤为多用,常与解表、清热之品配伍,如《伤寒六书》柴葛解肌汤,其与柴胡、白芷、黄芩等药同用。本品既能辛散表邪以退热,又长于缓解外邪郁阻,经气不利,筋脉失养所致的项背强痛,故外感表证,症见项背强痛者,更为适宜。治风寒表证,恶寒发热、无汗、项背强痛者,常与发汗解表药配伍,如《伤寒论》葛根汤,其与麻黄、桂枝等药同用;若风寒表证,恶风汗出、项背强痛者,则常与调和营卫、发汗解表的方药合用,如《伤寒论》桂枝加葛根汤,其与桂枝、白芍等药配伍。

2. **麻疹不透**　本品辛凉透邪,既能解表退热,又能透发麻疹,故可用治麻疹初起,表邪外束,疹出不畅者,常与其他解表透疹药配伍,如《阎氏小儿方论》升麻葛根汤,其与升麻相须为用。亦常配伍牛蒡子、荆芥、蝉蜕等宣散风热、透疹药。

3. **热病口渴,消渴证**　本品甘凉,生用有生津止渴之功;煨用可鼓舞脾胃清阳之气上升而助津液的化生和输布,以达止渴之效。故不论热病口渴,还是阴液不足以及气阴两虚之口渴,均可使用。治热病津伤口渴,常与芦根、天花粉、知母等清热除烦、生津止渴药同用。治消渴证属阴津不足者,可与鲜地黄、麦冬等清热养阴生津药配伍;若内热消渴,口渴多饮、体瘦乏力,气阴不足者,又多配伍黄芪、麦冬、乌梅等益气养阴生津药。

4. **脾虚泄泻**　本品能升发清阳,鼓舞脾胃清阳之气上升而收止泻之效,故尤宜用治脾虚泄泻,常与补气健脾止泻药配伍,如《六科准绳》七味白术散,其与人参、白术、木香等同用。

此外,本品的透邪解热之功,还可用治痢疾初起而有发热者,但须与清热燥湿解毒药同用,如《伤寒论》葛根芩连汤,其与黄连、黄芩等同用。

【用法用量】 煎服,10～15 g。解肌退热、透疹、生津宜生用,升阳止泻宜煨用。

【参考资料】

1. **化学成分** 本品主含黄酮类物质,如大豆苷、大豆苷元、葛根素等,还含大豆素-4,7-二葡萄糖苷、葛根素-7-木糖苷、葛根醇、葛根藤素及异黄酮苷和淀粉。

《中国药典》规定:以葛根素作定性鉴别成分;定量检测,葛根素的含量不得少于2.4%。

2. **药理作用** 葛根煎剂、醇浸剂、总黄酮、大豆苷、葛根素均有抗急性心肌缺血作用。葛根总黄酮能扩张冠脉血管和脑血管,降低心肌耗氧量。葛根素能改善微循环,抑制血小板凝集。葛根有广泛的β-受体阻滞作用,还有明显的解热、降压作用、轻微降血糖作用。

淡豆豉 Dàndòuchǐ 《名医别录》

为豆科植物大豆 *Glycine max* (L.) Merr.成熟种子的发酵加工品。全国各地均产。本品气香,味微甘。

【主要性能】 辛、苦,凉。归肺、胃经。

【功效】 疏散表邪。

外感表证 本品疏散表邪作用平和,无论风寒、风热表证,皆可使用,但因其解表之力甚弱,故多用治表证之轻证,且多作为其他解表药之辅助药。治风热表证,或温病初起,发热、微恶风寒、头痛口渴、咽痛等症,常与疏散风热药配伍,如《温病条辨》银翘散,其与金银花、连翘、薄荷等药同用;若治风寒表证初起,恶寒发热、无汗、头痛、鼻塞等症,常配伍发散风寒药,如《肘后方》葱豉汤,其与葱白同用。

此外,本品有护胃和中之功,可防苦寒之品伤胃,如《伤寒论》栀子豉汤,与栀子同用,以防苦寒之栀子伤胃;又如《伤寒论》瓜蒂散、《普济本事方》紫金丹,本品与瓜蒂、砒石等毒烈药同用,能护胃和中,降低毒性,并可赋型,便于服用。

【用法用量】 煎服,6～12 g。

【参考资料】

1. **化学成分** 本品含脂肪、蛋白质和酶类等成分。
2. **药理作用** 淡豆豉有微弱的发汗作用,并有健胃、助消化作用。
3. **其他** 古代本草单称本品为豉,或称香豉,有咸、淡两种。自清代始,专以味淡无盐者入药,遂以淡豆豉为正名。淡豆豉的传统加工炮制方法有两种,其一用青蒿、桑叶等为辅料加工者,味苦辛性凉;其二用麻黄、紫苏叶等为辅料加工者,味辛苦性偏温。均归肺胃经,两者在功效上都能疏散表邪,宣发郁热。但因一性偏凉,一性偏温,故临床上使用又有所不同。前者宜用治风热感冒,热病烦闷;后者宜用治风寒感冒头痛。但在商品药材中,往往不明其加工时所用的辅料,因其药性的偏寒或偏温均不明显,且多为辅佐,故不必分别其实际药性。

发散风热药参考药

药名	主要性能	功效	主治	用法用量	使用注意
浮萍	辛,寒。归肺、膀胱经	疏散风热,透疹止痒,利尿消肿	风热感冒;麻疹不透;皮肤瘙痒;水肿尿少	煎服,3～10 g。外用适量,煎汤浸洗	表虚自汗者不宜使用

第八章 清 热 药

导学

通过概述内容的学习,要求掌握通过清热药等有关功效,确定其性能、主治和证候禁忌的分析方法;掌握清热药(包括清热泻火药、清热燥湿药、清热解毒药、清热凉血药、清虚热药)在功效(包括主要兼有功效)、主治、性能、配伍及使用注意方面的共性。熟悉清热药的分类。了解清热药、清热泻火药、清热燥湿药、清热解毒药、清热凉血药、清虚热药的含义。

通过各种清热药的学习,应当掌握具体药物的分类归属,以及石膏、知母、栀子、夏枯草、黄芩、黄连、黄柏、金银花、连翘、板蓝根、鱼腥草、蒲公英、射干、白头翁、地黄、玄参、牡丹皮、赤芍、青蒿、地骨皮的性能、功效、应用及以上药物在用法用量、使用注意和功用方面的特殊性。熟悉芦根、天花粉、淡竹叶、决明子、龙胆、穿心莲、苦参、大青叶、绵马贯众、土茯苓、大血藤、山豆根、水牛角、紫草、胡黄连的功效、主治以及以上药物在用法用量、使用注意和功用方面的特殊性。了解竹叶、谷精草、秦皮、白鲜皮、青黛、野菊花、重楼、熊胆、紫花地丁、白花蛇舌草、半边莲、败酱草、马勃、马齿苋、鸦胆子、银柴胡、白薇的功效以及特殊的用法用量和使用注意。参考药熊胆、鸦胆子、山慈姑、漏芦、青葙子、半枝莲、金荞麦、木蝴蝶、木贼、半边莲,其中熊胆、鸦胆子、山慈姑、漏芦执业医师考试有要求,熊胆、鸦胆子、青葙子、半枝莲、金荞麦、木蝴蝶、半边莲、木贼执业药师考试有要求。

一、含义

凡以清泄里热为主要功效,常用于治疗里热证的药物,称为清热药。

根据清热药在功效和主治病证方面的不同特点,一般将其分为清热泻火药、清热燥湿药、清热解毒药、清热凉血药和清虚热药五类。其中不少药物的清热功效较为广泛,同时具有泻火、解毒、凉血等作用,或既泻实火又退虚热。因此,以上分类是相对的,主要是为了便于学习。

二、功效主治

1. **共有功效主治** 本章内的所有药物都具有清泄里热的功效,可主治各种里热证,症见身热、面红、口渴饮冷、尿赤、舌红、苔黄、脉数等。

其中,清热泻火药以清热泻火(清气分实热、清脏腑实热)为共有功效,其清气分实热之功,主要用于温热病邪入气分证;清脏腑实热又包括清肺热、清胃热、清心热及清肝热等功效,可主治肺热、胃热、心热、肝热等不同的脏腑实热证。清热燥湿药以清热燥湿为共有功效,主要用于多种湿热病证。清热解毒药以清热解毒为共有功效,通过清解火热毒邪,可收退热、消痈、利咽、止痢等多种效果,主要适用于热毒所致的温热病、疮痈疔疖、痢疾、咽喉肿痛以及水火烫伤、虫蛇咬伤、癌肿等病证。清热凉血药以清热凉血为共有功效,主要用于温热病热入营血证以及内科杂病中的各种血热之证。清虚热药以清虚热为共有功效,主要用于肝肾阴虚,虚热内扰,以及温热病后期,邪热未尽,阴液耗伤,虚热内生等证。

2. **主要兼有功效主治** 部分清热泻火药分别兼有生津止渴、利尿等功效,宜于热病口渴及湿热淋证。大部分清热燥湿药分别兼有清热泻火和清热解毒等功效,还可用于温热病气分热证、脏腑气分实热证以及多种热毒证。部分清热解毒药分别兼有清热泻火和清热凉血之功,还可用于相应的热证。部分清热凉血药还分别兼有止血、养阴、解毒、活血等不同功效,还可用于其他热毒证、阴虚证或瘀血证。部分清虚热药还分别兼有清热泻火,或凉血、解毒功效,又可主治相应的实热病证。

所谓清热,就是指寒凉药物通过清除热邪,或抑制亢盛的阳气,以减轻或消除里热证的治疗作用,亦称清泄里热,或清解里热。其中,减轻或消除温病气分证或脏腑气分实热证的治疗作用,称为清热泻火。其味苦性寒而燥的清热药,减轻或消除湿热病证的治疗作用,称为清热燥湿,又称为苦寒燥湿。清热药减轻或消除热毒病证的治疗作用称为清热解毒。清热药减轻或消除温热病营血分热证或杂病血热证的治疗作用称为清热凉血。清热药减轻或消除阴虚内热证的各种虚热症状的治疗作用称为清虚热。

三、性能特点

1. **药性** 清热药是用以治疗热性疾病的药物,根据药物四气确定的原则,相对于病性来说,其药性皆为寒凉。

2. **药味** 按照苦能清泄的五味理论,清热药都可标以苦味;然部分药物兼能养阴生津、活血祛瘀,尚可标有甘或辛味。但历来在确定本类药物的药味时,常常兼顾其真实滋味,或将五味理论加以拓展,所以清热药除标有苦味外,习惯上将无苦味的药物标以甘味,有的凉血药增入咸味等。

3. **归经** 本类药物的归经规律性不强,其归经因主治病证不同,互不一致,至于各类清热药中的主要归经,将分述于各节之内。

此外,清热药的作用趋向均以沉降为主。根据狭义的毒性,本章中的绵马贯众、重楼、鸦胆子等药为有毒之药。

四、配伍应用

清热药主治各种热证,因热为阳邪,最易耗伤阴津;而有的清热药苦寒性燥又有伤阴之偏性;虚热证又多为阴虚所致,故使用清热药时,最宜与养阴、生津药同用。

温热之邪不仅易伤阴津,同时也易耗气,而出现口渴欲饮、气短乏力,此时,清热药常与益气生津药同用。

本类药物药性寒凉,易伤脾胃,对脾胃虚弱又须清泻者,可适当辅以健脾益胃的药物。

若里热兼有表邪者,清热药须与解表药同用,以表里双解,防止外邪内犯。

热邪易与积滞结聚于肠道,而症见大便秘结或火热上炎,出现头昏头痛、面红目赤、口舌生疮等,清热药又须与泻下药同用,以釜底抽薪、分消热势、引热下行、排除毒素。

阳热亢盛,易致热极生风或热陷心包,症见高热惊厥、痉挛抽搐;或烦躁,神昏谵语,故使用清热药时,又常与息风止痉药以及开窍药同用。

此外,还应依据其兼有症状,进行必要的配伍。如里热兼有痰湿、瘀滞、咳喘、失血、失眠等,则又可分别与化痰、除湿、活血、止咳平喘、凉血止血、宁心安神药物同用。

五、使用注意

1. **因证选药**　使用清热药,必须以《神农本草经》"疗热以寒药"的原则为指导,用于各种热证。其次,应注意辨清热邪所在病程的不同阶段、部位及虚实,选择相宜的药物。如热在气分者,宜用清热泻火药;热在营血分者,宜用清热凉血药。热邪犯胃者,宜用清泻胃火药;热邪壅肺者,宜用清泻肺火药;热邪扰心者,宜用清泻心热药;热邪犯肝者,宜用清泻肝热药。湿热证,宜用清热燥湿药;热毒证,宜用清热解毒药;阴虚内热证,宜用清虚热药等。

2. **证候禁忌**　本类药物药性寒凉,忌用于寒证,特别是虚寒证。对于阴盛格阳、真寒假热者,尤应辨清,切勿误用,以免雪上加霜。脾胃气虚、食少、便溏者,亦应慎用。

3. **中病即止**　对于宜用本类药物之证,在使用本类药时,亦须避免过用而导致不良反应,如寒凉伤阳、苦寒败胃、苦燥伤阴、甘寒助湿等。

第一节　清热泻火药

凡以清泄脏腑气分热邪为主要功效,常用于治疗温热病气分实热证以及各种内科杂证、脏腑实热证的药物,称为清热泻火药。

清热泻火,首先包括清气分实热,主要用于温热病邪入气分,症见高热、汗出、烦渴,甚至神昏谵语,脉象洪大有力等。对于脏腑而言,清热泻火药又包括清肺热、清胃热、清心热及清肝热等功效,还可主治不同的脏腑气分实热证。如结合其主要疗效,又有清心除烦、清肝明目等表述。

本类药物多为甘寒之品,其次为苦寒。主要归肺、胃二经,少数药因主治心、肝热证,而主归心经或肝经。

温热病卫气同病,或气血两燔,本类药常与疏散风热药或清热凉血药同用;配伍清热解毒药,对温热病的疗效更佳。使用清热泻火药治疗脏腑热证,还可针对主要的症状,辅以相应的药物。如肺热咳喘配伍止咳平喘药,肝热动风配伍息风止痉药等。如热盛而气伤津耗者,又常与益气养阴药同用。

石膏 Shígāo　《神农本草经》

主要为含水硫酸钙纤维状结晶聚合体的矿石。主产于湖北、甘肃、四川等地。随时可采挖。本品无臭,味淡。

【**主要性能**】　苦、辛、甘,大寒。归肺、胃经。

【**功效**】　清热泻火,除烦止渴。煅后外用收湿敛疮。

【**应用**】

1. **温病气分证**　本品性大寒,既能外解肌肤之热,又可内清肺胃之火,尤善于除烦、止渴,为温热病气分证,症见高热、汗出、心烦、口渴、脉洪大有力等症之要药。该证因温邪内传,里热壅盛而致壮热不退、心烦口渴,本品善能清泄内入气分的热邪,并抑制亢奋之阳气,可收退热、除烦、止渴之效,且常与知母相须为用,可明显增强清气分实热之作用,如《伤寒论》白虎汤。温热病因温热疫毒内犯所致,若与金银花、连翘等长于清解温热疫毒的清热解毒药同用,则效果更佳。热伤气津、烦渴不止者,又应与益气、养阴之药同用,以收清热养阴、益气生津之效,如《伤寒论》白虎加人参汤,其与人参等药同用。

2. **肺热喘咳证** 本品归肺经,能清肺热,对热邪壅肺之气急喘促者,尤为多用。因其不具平喘之功,故须配伍平喘之药,共收清肺平喘之效,如《伤寒论》麻杏石甘汤,其与麻黄、杏仁等药同用。治痰热咳嗽者,则应配伍浙贝母、瓜蒌、黄芩等清肺化痰止咳药。

3. **胃火上炎证** 本品归胃经,有清胃热之功,常用于胃火上炎所致的多种病证。治胃中积热,循经上犯,牙龈红肿疼痛,或牙周出血,甚至腐臭溃烂,或口疮、口臭,常与长于清阳明热毒之品同用,如《兰室秘藏》清胃散,其与黄连、升麻等药配伍。若胃火上攻,症见头痛者,又常与止痛之品同用,如《仁斋直指方》芎芷散,其与川芎、白芷等药配伍。若胃火上炎,症见咽肿或口渴等,又常分别与清胃解毒利咽、养阴生津药配伍,如《白喉全生集》清咽利膈汤,其与牛蒡子、薄荷等同用。

4. **疮疡不敛,或湿疹浸淫及水火烫伤等** 本品煅后研末外用,有收湿敛疮之功,既能收敛水湿,使创面分泌物减少,又可促进创面愈合,故多用于疮疡溃后不敛,或湿疹浸淫及水火烫伤等。既可单用,也多入复方使用,如与清热解毒药或其他收湿敛疮药同用,更为适宜。还常作为其他外用药的赋形剂或稀释剂,如《医宗金鉴》九一丹,其与升药同用。

【**用法用量**】 煎服,15～60 g,宜打碎先煎。内服宜生用,外用多火煅研末。

【**使用注意**】 虚寒证忌用。

【**参考资料**】

1. **化学成分** 本品主要成分为含水硫酸钙,并常含黏土、有机物、硫化物及钛、铜多种微量元素。《中国药典》规定:以含水硫酸钙作定性鉴别成分;定量检测,含水硫酸钙的含量不得少于95.0%。

2. **药理作用** 石膏浸剂小剂量可兴奋血管系统,使心率加快,冠状动脉血流量增加,血压升高,大剂量则抑制。石膏有抑制神经应激能力、减轻骨骼肌兴奋性、降低毛细血管通透性、抗病毒、抗炎、免疫促进及加强骨缺损愈合等作用。

知母 Zhīmǔ 《神农本草经》

为百合科多年生草本植物知母 *Anemarrhena asphodeloides* Bge.的干燥根茎。主产于河北、山西等地。春、秋二季采挖入药。本品味微甘、略苦,嚼之带黏性。

【**主要性能**】 苦、甘,寒。归肺、胃、肾经。

【**功效**】 清热泻火,滋阴润燥。

【**应用**】

1. **温病气分证** 本品苦寒清热,甘寒滋润,善入肺、胃二经以清热泻火。其清泄气分实热的功效与石膏相似,亦为治疗温热病气分热邪亢盛,高热不退、汗出、心烦、口渴、脉洪大有力等症之常用药,并常与石膏相须为用以增效,如《伤寒论》白虎汤。因其能滋胃阴而生津止渴,故更能缓解热邪伤津之口渴多饮。

2. **肺热咳嗽,阴虚燥咳** 本品既清肺热,又滋肺阴而除燥热。故肺热咳嗽及阴虚燥咳,皆可使用。治肺热咳嗽,痰黄黏稠;或肺有郁热,气逆不降而气急作喘者,常与清化热痰药和止咳平喘药配伍,如《症因脉治》知石泻白散,其与桑白皮、地骨皮等药同用。治肺阴不足,燥热内生,干咳少痰者,宜与养阴润燥和化痰止咳药配伍,如《症因脉治》二冬二母汤,其与贝母、麦冬等药配伍。

3. 胃热口渴,消渴证 本品既清胃火以存津液,又滋胃阴以生津止渴。故对津伤口渴之证,尤为常用。治胃热阴虚之烦热干渴,常与清胃、滋阴生津药同用,如《景岳全书》玉女煎,其与石膏、熟地黄、麦冬等药同用。其滋养胃阴作用,还可用于消渴病,常与益气、养阴生津药配伍,如《医学衷中参西录》玉液汤,其与山药、黄芪等药同用。胃热所致的头痛、咽肿、牙龈肿痛及肠燥便秘,亦可使用本品。

4. 肾阴不足,虚火亢旺证 本品既滋肾阴,又退虚热,泻相火,又常用于肾阴不足,虚火内生,症见骨蒸潮热、虚烦盗汗、遗精等,须与滋补肾阴、降火除热之品配伍,如《医宗金鉴》知柏地黄丸,其与熟地黄、黄柏等药同用。

【用法用量】 煎服,5～15 g。

【使用注意】 虚寒证不宜;因其性寒滋润,脾虚便溏者尤应忌用。

【参考资料】

1. 化学成分 本品主含知母皂苷等多种甾体皂苷,另含黄酮类、多糖类、生物碱类以及有机酸类物质。此外,还含铁、锌、锰、铬、铜等多种微量元素等成分。

《中国药典》规定:以芒果苷、知母皂苷 BⅡ作定性鉴别成分;定量检测,芒果苷、知母皂苷 BⅡ的含量分别不得少于0.70%和3.0%。

2. 药理作用 知母煎剂对多种致病菌均有较强抑制作用;知母水浸物能降低血糖;并有解热、抗炎、利胆、抗肝炎、促进消化、保护心肌、抑制血小板聚集、抗肿瘤、抑制 Na^+ - K^+ - ATP 酶活性及免疫抑制而不影响细胞活力,改善学习记忆等作用。

芦根 Lúgēn 《名医别录》

为禾本科多年生草本植物芦苇 *Phragmites communis* (L.) Trin.的干燥地下茎。全国各地均产。以春末、夏初及秋季采挖。本品无臭,味甘。

【主要性能】 甘,寒。归肺、胃经。

【功效】 清热生津,清胃止呕,清肺祛痰,排脓,利尿。

【应用】

1. 温热病气分热证,表热证烦渴 本品具清气分热邪之功,对热入气分,症见高热、汗出、烦渴者,亦有退热、除烦、止渴之效。然其作用缓和,只宜作石膏、知母等药的辅助药。因能清胃生津,对热伤津液之心烦口渴,较为常用,常与养阴生津药同用,如《温病条辨》五汁饮,其与麦冬汁、藕汁、梨汁等药配伍。本品生津止渴,而无恋邪之弊,故温病邪在卫分,或风热感冒而见烦渴者,亦常与疏散风热药同用,如《温病条辨》银翘散、桑菊饮,其与连翘、薄荷等配伍。

2. 胃热口渴、呕逆 本品既能清泄胃热,又可生津止渴、和胃止呕,对于胃热伤津之口渴多饮;或胃热上逆之呕逆,均可使用。治胃热口渴,常与清胃、生津药同用,如《圣惠方》泄热芦根散,其与天花粉、知母等药同用。治胃热呕逆,可单用本品,煎浓汁频服;如再与清热止呕药同用,其效更佳,如《千金方》芦根饮子,其与竹茹等药同用。

3. 肺热咳嗽痰多,肺痈咳吐脓痰 本品既清肺热,又有一定的祛痰、排脓之功。治肺热、痰热咳嗽,咯痰黄稠,多与黄芩、瓜蒌、浙贝母等清化热痰药同用;治肺痈咳吐脓痰,常与鱼腥草、薏苡仁、冬瓜仁等清肺、排脓药配伍。

4. 湿热淋证,湿热水肿 本品略有利尿作用,还可用于湿热淋证及湿热水肿,多与其他利尿通淋药或利水退肿药同用。

【用法用量】 煎服,15～30 g,鲜品 30～60 g;或捣烂取汁服。

【使用注意】　虚寒证忌用。

【参考资料】

1. **化学成分**　本品含薏苡素、多糖类、咖啡酸、龙胆酸、脂肪酸、甾醇、生育酚、多元酚、天门冬酰胺、纤维素等成分。

2. **药理作用**　具有解热、镇静、镇痛及轻度降压、降血糖、抗氧化和雌激素样作用，对 β-溶血链球菌有抑制作用。薏苡素对骨骼肌有抑制作用，所含苜蓿素对肠管有松弛作用，并能缩短血浆再钙化时间、心脏抑制及抗癌等作用。

3. **其他**　芦苇的嫩茎称为苇茎或芦茎，其性能、功用、用法用量均与芦根相同，然苇茎更长于清肺排脓，多用于肺痈。芦竹根为同科植物芦竹 *Arundo donax* L.的根茎。两者药材不同。

天花粉 Tiānhuāfěn　《神农本草经》

为葫芦科多年生宿根草本植物栝楼 *Trichosanthes kirilowii* Maxim 或日本栝楼 *T. japonica* Rege 的干燥块根。主产于河南、山东、江苏等地。秋、冬二季采挖。本品无臭，味微苦。

【主要性能】　甘、微苦，微寒。归肺、胃经。

【功效】　清热泻火，生津止渴，消肿排脓。

【应用】

1. **温病气分热证，表热证烦渴**　本品清泻气分实热之力较弱，但较长于生津止渴，故温热病气分热盛伤津口渴者，常与长于清泻气分实热药配伍，如《症因脉治》栝楼根汤，其与石膏、知母等药同用。治表热证而见口渴者，亦可于疏散风热剂中加入本品，以清热生津。

2. **胃热口渴，消渴**　本品既能生津止渴，又能清泄胃热，故亦常用于胃中积热而口渴者，可单用；若配清胃生津之药，则疗效更佳，如《千金方》以本品与麦冬、芦根、白茅根同用。治消渴病，尤为多用。该病以阴虚为本，燥热为标，多见气阴两伤之证，故又常与益气、养阴之药配伍，如《医学衷中参西录》玉液汤，其与黄芪、山药、五味子等药同用。

3. **肺热燥咳**　本品甘寒生津，归肺经。能清肺热，润肺燥，可用于肺热或燥热咳嗽。治疗燥热伤肺，干咳或痰少而黏，或痰中带血等症，常与清肺润燥养阴药配伍，如《温病条辨》沙参麦冬汤，其与沙参、麦冬等药同用。

4. **热毒疮痈**　本品有清热解毒、消肿排脓之功。治热毒炽盛，疮痈红肿热痛，内服、外敷均可，既可单用，亦常与大黄、紫花地丁等长于解毒消痈药同用。治疮痈脓成难溃者，可与黄芪、当归等益气、补血、活血药同用，以托毒排脓。

此外，本品尚有一定的活血之功，可用于跌打损伤肿痛，宜与桃仁、红花等活血化瘀药同用。

【用法用量】　煎服，10～15 g。外用适量。

【使用注意】　虚寒证忌用，孕妇慎用。

【参考资料】

1. **化学成分**　本品含较多的淀粉及皂苷、天花粉蛋白、多种氨基酸、天花粉多糖、植物凝集素、酶类、α-菠菜甾醇等成分。

2. **药理作用**　天花粉水煎液有抑菌作用。体外实验表明，天花粉蛋白可抑制乙型脑炎、麻疹、乙肝、单纯疱疹等多种病毒及艾滋病病毒在感染的免疫细胞内复制，并有致流产和抗早孕、抗肿瘤、免疫调节等作用，天花粉提取液有降血糖等作用。

3. **其他**　天花粉本名瓜蒌根(或栝楼根)，唐宋时期多加水捣磨过滤后澄粉入药，故改名天花粉。目前完全以块根直接使用，已无天花粉之实，应视为瓜蒌根的现代正名。

淡竹叶 Dànzhúyè　《本草纲目》

为禾本科多年生草本植物淡竹叶 *Lophatherum gracile* Brongn.的干燥茎叶。主产于浙江、江苏、湖北等地。夏末未抽花穗时割取。本品气微，味淡。

【主要性能】 苦、甘、淡，寒。归心、小肠、胃经。

【功效】 清热除烦，利尿。

【应用】

1. 温病气分热证，表热证烦渴 本品能清泻气分实热，并有一定的解热作用；其既入肺、胃，又尤泻心火，可除热病热扰心神之心胸烦热，故宜于温热邪气入于气分之高热、汗出、烦渴等症。但其作用缓和，轻证多用；若重证则功力不济，多入复方，作为石膏、知母等药之辅佐。因本品略有清泄胃热之功，对表证胃热津伤所致的口渴，亦可使用。

2. 心火亢盛证，心热下移小肠之热淋 本品上清心火，下利小便，可用于心火亢盛，症见心胸烦热，舌尖红赤，口舌生疮；或心热下移小肠，症见小便赤涩、尿道灼痛等。

【用法用量】 煎服，5～15 g。

【使用注意】 虚寒证忌用。

【参考资料】

1. 化学成分 本品含芦竹素、白茅素、蒲公英赛醇等三萜化合物，以及 β-谷甾醇、菜油甾醇、酚类、有机酸、氨基酸、糖类等成分。

2. 药理作用 其水浸膏对实验动物有退热作用。利尿作用虽弱，但能明显增加尿中氯化物的排出量。其水煎剂体外实验对金黄色葡萄球菌、溶血性链球菌有抑制作用。还有解热、升高血糖和抗肿瘤等作用。

3. 其他 本品出自明代《本草纲目》，此前的本草和方剂中所称的淡竹叶，均非本品，而是该书"苞木"类淡竹的叶。明清时期所称的竹叶、竹叶卷心等，亦非本品，当时所称的淡竹叶，或为本品，或为淡竹的叶，不能一概而论。目前所称的淡竹叶，俱是本品。古方之用竹叶者，现在已多用本品代替。两者功用相近，虽然一般认为竹叶长于清心，本品长于利尿。但两者的作用都不强，故实际差异不大。

附药：

竹叶 为禾本科多年生常绿灌木或乔木淡竹 *Phyllostachys nigra* (Lodd. ex Lindl) Munro var. *henonis* (Mitf.) Stapf ex Rendle 的干燥叶。性能：甘、淡，寒；归心、胃、小肠经。功效：清热除烦，生津，利尿。主治：热病烦渴，口舌生疮，尿赤涩痛。用法用量：煎服，6～15 g。使用注意：虚寒证忌用。

栀子 Zhīzǐ 《神农本草经》

为茜草科灌木植物栀子 *Gardenia jasminoides* Ellis 的干燥成熟果实。主产于长江以南各地。9～11 月采收成熟果实。本品气微，味微酸而苦。

【主要性能】 苦，寒。归心、肝、胃、肺经。

【功效】 泻火除烦，凉血止血，清热解毒，清利湿热。

【应用】

1. 温热病气分热盛烦躁不安 本品苦寒清降之性较强，能清泻气分实热，可用于温热病气分热盛，高热不退。因其尤长于清解心经之热毒而除烦，故对邪入心胸，心烦郁闷，躁扰不宁者，尤为多用。症轻者，可以本品为主而取效，如《伤寒论》栀子豉汤。症重者，可与清热泻火、清解热毒药配伍，如《疫疹一得》清瘟败毒饮，其与石膏、知母、黄连等药同用。

2. 心、肝、胃等脏腑实热证 本品能通泻三焦之火，尤以清泻心、肝、胃经热邪见长，故常用于心热、肝热、胃热诸证。治热郁心胸，心烦不安，甚至狂言乱语，常配伍清心泻火药，如《景岳全书》清心汤，其与黄连、连翘等药同用。治肝热目赤肿痛，烦躁易怒，或小儿肝热惊风，常配伍清肝泻火药，如《小儿药证直诀》泻青丸,其与龙胆草、大黄等药同用。治胃中积热,胃脘灼痛,可单用,如《丹溪纂要》用本品入生姜汁饮之;若胃火上炎致口疮,或咽喉、牙龈肿痛者,则可与黄连、石膏、知母等清泻胃火药同用。

3. **血热出血证**　本品既能清解血分之热,又有制止出血之功,故可用于血热妄行所致的多种出血证,如吐血、咯血、衄血、尿血等,常与凉血止血药同用,如《十药神书》十灰散,其与侧柏叶、茜草等药同用。

4. **热毒证**　本品长于清热解毒,可用于多种热毒病证。除用治温热病及热毒所致的咽喉肿痛外,还可主治热毒疮痛,症见红肿热痛者,内服、外用均可。如《梅师方》单用本品捣后,和水调敷,亦常与银花、连翘、蒲公英等解毒消痈药同用,以增其效。

5. **湿热黄疸,湿热淋证**　本品既有较强的清利肝胆湿热之功,又能利胆退黄,故宜用于肝胆湿热郁结所致的黄疸、小便短赤等症,常与利胆退黄之药同用,如《伤寒论》茵陈蒿汤,其与茵陈蒿、大黄等药配伍。本品亦可清利膀胱湿热,亦常用于湿热淋证,宜与利尿通淋药配伍,如《和剂局方》八正散,其与车前子、瞿麦等药同用。

此外,本品对外伤性肿痛可收消肿止痛之效。如用生栀子粉和面粉或鸡蛋清或韭菜捣烂,调敷局部,可用治跌打损伤。

【**用法用量**】　煎服,5~15 g。外用适量。焦栀子多用于止血。

【**使用注意**】　虚寒证不宜;因其苦寒性较强,易伤脾胃,脾虚便溏者尤应忌用。

【**参考资料**】

1. **化学成分**　本品主含栀子苷,另含藏红花素、藏红花酸、栀子素等色素及绿原酸等有机酸类、挥发性化合物、多糖类、胆碱、熊果酸等成分。

《中国药典》规定:以栀子苷作定性鉴别成分;定量检测,栀子苷的含量不得少于1.5%。

2. **药理作用**　本品的不同炮制品均有保肝利胆作用;其水煎液能降低胰淀粉酶,促进胰腺分泌,增强胰腺炎时胰腺腺细胞的抗病能力,显著地增加正常肝血流量,抑制胃酸分泌及胃肠运动;另有抗菌、解热、抗炎、镇静、镇痛、降血压等作用。

夏枯草 Xiàkūcǎo　《神农本草经》

为唇形科多年生草本植物夏枯草 *Prunella vulgaris* L.的干燥果穗。我国各地均产。夏季果穗半枯时采收。本品气微清香,味淡。

【**主要性能**】　苦、辛,寒。归肝经。

【**功效**】　清泻肝火,解毒散结。

【**应用**】

1. **肝火上炎证**　本品苦寒入肝,其性清降,长于清泻肝火,宜用于肝火上炎,目赤肿痛、头痛眩晕等症。治肝热目疾,症见目赤肿痛或目珠疼痛者,可单用。若与菊花、决明子、青葙子等清肝明目药配伍,则疗效更佳。治肝虚目珠疼痛,入夜加剧者,可与滋养肝阴(血)之品同用,如《张氏医通》夏枯草散,其与地黄、当归、白芍等药配伍。治肝火头痛、眩晕者,可与菊花、决明子等长于清肝、平肝之药同用。

现代研究,本品有一定的降血压作用,故常用于肝热型高血压病,症见头痛、眩晕、烦躁等;属阴虚阳亢者,亦可与滋阴潜阳药配伍。

2. **痰火郁结,热毒疮痛**　本品既能清肝泻火,又有解毒散结之功,还常用治肝郁化火,灼津为痰,痰火郁结而致的瘰疬、瘿瘤、乳癖等。多与消痰散结药配伍,如《疡医大全》内消瘰疬丸,其与海藻、贝母、玄参等药同用。取本品的解毒散结之功,还可用于热毒壅盛而致多种红肿疼痛者,如乳痈、疮肿、痄腮及咽喉红肿疼痛等,常与清热解毒药同用,以增清热解毒、散结消肿之力。

【用法用量】　煎服,10～15 g。

【使用注意】　虚寒证慎用。

【参考资料】

1. **化学成分**　花穗含夏枯草苷、齐墩果酸、熊果酸、胡萝卜素、乌索酸、矢车菊素、黄酮类、香豆素类、挥发油、花色苷、鞣质等,种子含脂肪油及解脂酶。

《中国药典》规定:以迷迭香酸作定性鉴别成分;定量检测,迷迭香酸的含量不得少于0.20%。

2. **药理作用**　本品的水浸液、乙醇浸液均有降压作用,且有免疫抑制作用;其煎剂体外对痢疾杆菌、伤寒杆菌、霍乱弧菌、大肠杆菌、人型结核杆菌、葡萄球菌均有一定的抑制作用;另有抗病毒、抗肿瘤及降血糖等作用。

决明子 Juémíngzǐ　《神农本草经》

为豆科一年生草本植物决明 *Cassia obtusifolia* L.、小决明 *C. tora* L.的干燥成熟种子。我国各地均有栽种。秋季果实成熟时采收。本品气微,味微苦。

【主要性能】　苦、甘,微寒。归肝、大肠经。

【功效】　清肝,明目,缓下通便。

【应用】

1. **肝热目疾**　本品苦寒入肝,能泻肝火以明目;因其苦寒之性不甚,兼甘润而无苦燥伤阴之弊,故为目疾诸证之常用药物。不论肝火目疾,还是风热目疾及肝虚目疾,均可使用。治肝火上攻、目赤肿痛、羞明多泪或目生翳膜等症,常与清肝明目药配伍,如《医宗金鉴》决明散,其与车前子、青葙子等同用。治风热目疾,常配伍疏风清热药,如《圣惠方》《银海精微》决明子散,其与菊花、蔓荆子等同用。治肝虚失养,视物昏暗等症,常配伍滋补肝肾之药,以助其明目之效,如《证治准绳》补肝丸,其与枸杞子、菟丝子、五味子等同用。

2. **肠燥便秘**　本品能缓下通便,多用于内热肠燥,大便秘结不通之症,常与火麻仁、瓜蒌仁等润下药同用。

此外,现代研究,本品有降血压、降血脂等药理作用,又常用以治疗高血压病、高脂血症等,均有一定疗效。

【用法用量】　煎服,10～15 g。入煎剂久煎可使结合型蒽醌类成分破坏而通便之力减弱,故治便秘证不宜久煎,并以生品为宜;入丸、散剂更佳。

【使用注意】　虚寒证,尤其是脾虚便溏者忌用。

【参考资料】

1. **化学成分**　本品含大黄酚、大黄素、大黄素甲醚、芦荟大黄素、大黄酸、决明素、美决明子素等蒽醌类化合物,并含决明苷、甾醇类及硬脂酸、棕榈酸、油酸、亚油酸和维生素A类物质,如 β-胡萝卜素等成分。

《中国药典》规定:以大黄酚和橙黄决明素作定性鉴别成分;定量检测,大黄酚和橙黄决明素的含量分别不得少于0.20%和0.080%。

2. **药理作用**　所含蒽醌类化合物有致泻作用,并有降血压、降血脂、抗血小板聚集、促进胃液分泌、抑菌、收缩子宫、催产、利尿及保肝、免疫调节等作用;尚有抗癌、明目、抗衰老等作用。

谷精草 Gújīngcǎo　《开宝本草》

为谷精草科一年生草本植物谷精草 *Eriocaulon buergerianum* Koern.干燥带花茎的头状花序。

主产于浙江、江苏、安徽等地。秋季采集。本品无臭,味淡。

【主要性能】　辛、微苦,凉。归肝、胃经。

【功效】　清肝热,疏风热,明目退翳。

【应用】

1. **肝热或风热目疾**　本品既能疏散头面风热,又可清降肝热。故以风热外袭或肝热上攻所致的目赤肿痛,流泪多眵,畏光羞明或目生翳障等症多用。治风热目疾,可与蝉蜕、木贼等祛风明目药同用;治肝热目疾,可与夏枯草、决明子等清肝明目药同用。

2. **风热头痛、牙痛、咽痛**　本品上行头目,有疏散风热之功,对风热引起的头痛、牙痛及咽痛均可用之,可与蔓荆子、牛蒡子、升麻等疏散风热药同用。

【用法用量】　煎服,5～15 g。

【参考资料】

1. **化学成分**　本品含谷精草素及槲皮万寿菊素、万寿菊素、槲皮素等黄酮类成分。

2. **药理作用**　谷精草水浸剂在试管内对奥杜盎氏小芽孢癣菌、铁锈色小芽孢癣菌有抑制作用,煎剂对铜绿假单胞菌、大肠杆菌、福氏痢疾杆菌、伤寒杆菌、肺炎球菌亦有抑制作用。

清热泻火药参考药

药名	主要性能	功　效	主　治	用法用量	使用注意
寒水石	咸,寒。归心、胃、肾经	清热泻火,解毒消肿	实热壅盛;痈肿;疮溃不敛,湿疮湿疹	煎服,10～15 g	脾胃虚寒者忌服
苇茎	甘,寒。归肺、胃经	清热泻火,清肺排脓,生津,止呕	与芦根同	煎服,15～30 g,鲜品加倍,或捣汁服	虚寒证忌用
竹叶卷心	苦、淡,寒。归心、小肠、胃经	清热生津,清心除烦,利尿	与竹叶同	煎服,5～15 g,鲜品加倍	虚寒证忌用
密蒙花	苦、甘,微寒。归肝经	清热养肝,明目退翳	肝热目疾;肝虚或肝虚有热之视物昏花	煎服,5～10 g	
青葙子	苦,微寒。归肝经	清肝,明目	肝热目赤;肝虚目暗	煎服,5～15 g	
木贼	辛、苦,微寒。归肺、肝经	清泄肝热,疏散风热,明目退翳	肝热或风热目疾;便血、痔血等	煎服,5～10 g	
夜明砂	辛,寒。归肝经	清热明目,散血消积	翳障青盲;瘰疬;痈疮肿痛;跌打损伤	煎服,5～10 g;外用适量	孕妇慎用
葛花	甘,凉。归胃经	解酒醒脾	醉酒;酒毒内蕴;酒毒伤正	煎服,5～10 g,或入丸、散剂	
鸭跖草	甘,寒。归肺、心、肝、肾经	清热,凉血,利尿	热毒痈疡;血热出血;湿热淋证、水肿、气分热证	煎服,10～15 g,鲜品60～90 g	
蕤仁	甘,寒。归肝、心经	清肝,养肝,明目	肝热目赤、翳障;肝虚目暗	煎服,5～10 g	

第二节　清热燥湿药

凡以清热燥湿为主要功效,常用于治疗湿热病证的药物,称为清热燥湿药,又称苦寒燥湿药。

清热燥湿药均有清热燥湿功效,主要用以治疗湿热病证。湿热病证的表现较为复杂,除见热象外还具有头身重痛、肢体困倦、口渴不欲饮、舌红苔黄腻等湿邪致病的重着、黏滞特点。如湿温或暑湿,湿热蕴结,气机不利,症见身热不扬、胸脘痞闷等;湿热困阻中焦,升降失常,症见脘腹胀满、恶心呕吐、纳食不佳;湿热下迫大肠,传导失司,症见泄泻不爽、痢疾腹痛;湿热郁阻肝胆,肝失疏泄,胆汁外溢,症见胁肋胀痛、黄疸尿赤;湿热下注,则为淋证、带下、阴痒;湿热流注关节,则见关节红肿热痛;湿热浸淫肌肤,则为湿疹、湿疮等。上述湿热病证,皆是本类药物的主治,俱可因证选用。

本类药物常兼有清热泻火和清热解毒功效,又可主治不同的脏腑气分实热和疮痈肿痛等热毒证。因此,又具有清热泻火药和清热解毒药的若干特点。

清热燥湿药性味苦寒而燥,性寒能清热,苦燥能除湿,可以同时祛除热邪和湿邪。其归经以各药主治的病证不同,而互有差异,但以脾、胃、肝、胆、大肠和膀胱为主。如主治痢疾者,归大肠经;主治黄疸者,归肝胆经;主治淋证者,归膀胱经等。

本类药物寒性较甚,易伤脾胃;其苦燥之性,又易伤阴。故对脾胃虚弱及阴津不足者,应当慎用或忌用,必要时应注意与健脾益气药或养阴生津药同用。对于湿浊较重之证,还常与利湿药和化湿药配伍,使湿热分消而邪气易解。湿热蕴结易致气机郁滞,故常辅以行气之药。此外,治湿温、暑湿,常与清热泻火药同用;治疮痈,常与清热解毒药同用;治湿痹,常与祛风湿药同用;治淋证,常与利尿通淋药同用;治黄疸,常与利胆退黄药同用。

黄芩 Huángqín 《神农本草经》

为唇形科多年生草本植物黄芩 *Scutellaria baicalensis* Georgi 的干燥根。主产于河北、山西、内蒙古等地。春、秋二季采挖。本品气微,味苦。

【主要性能】 苦,寒。归肺、胃、胆、大肠、膀胱经。

【功效】 清热燥湿,泻火解毒,凉血止血。

【应用】

1. **湿热病证** 本品苦寒而燥,有较强的清热燥湿作用,能清泄脾胃、肝胆、大肠及膀胱诸经的湿热,故广泛用于湿温、暑湿、淋证、泻痢、黄疸等多种湿热病证。因其既可清热燥湿,又善入肺、胃、胆经以清气分实热,并长于退壮热,故湿温及暑湿病,湿热郁阻气分,身热不扬、胸脘痞闷、恶心呕吐、舌苔黄腻等症,本品较其他清热燥湿药更为多用,且常与化湿、行气药及利水渗湿药配伍,清热与除湿并施,两解胶结之湿热邪气。如《温病条辨》黄芩滑石汤,治湿热蕴结中焦,其与猪苓、白豆蔻等同用;《重订通俗伤寒论》蒿芩清胆汤,治湿热郁阻少阳胆经,其与青蒿、枳壳、竹茹等同用。治湿热淋证,可与利尿通淋药同用,如《普济方》火府丹,其与地黄、木通同用。治湿热泻痢,可助黄连以增清热燥湿、解毒之效,如《伤寒论》葛根黄芩黄连汤。治湿热黄疸,可作茵陈、栀子等利湿退黄药的辅助药。

2. **肺热咳嗽,少阳证气分热证等** 本品能入肺、胃、胆诸经以清热泻火,可用治多种脏腑实热证。因其尤善清肺火,故常用于肺热壅遏,清肃失司,咳嗽痰黄等症。单用有效;若与清泻肺热药或止咳、化痰药配伍,则可增强其作用,如录自《医方考》的清气化痰丸,其与胆南星、瓜蒌仁、杏仁等药同用。本品亦长于清半表半里之热,常配伍柴胡以疏透外入少阳之邪,共收和解少阳之效,故亦为治伤寒邪入少阳,寒热往来之证之常用药,如《伤寒论》小柴胡汤。治温热病气分热盛,壮热不退,可与栀子、连翘、竹叶等清热泻火药同用。

3. **痈肿疮毒,咽喉肿痛等热毒证** 本品的清热解毒之功,除主治温热病及热毒痢等病证外,还常用于痈肿、咽痛等热毒证,且多与解毒消痈或解毒利咽药同用。如《万病回春》清凉散,其与山豆根、连翘、桔梗等配伍,主治热毒壅结所致的咽喉肿痛。

4. **血热出血证**　本品既能凉血,又能止血,为较常用的凉血止血药,可用治血热妄行所致吐血、衄血、便血、尿血及崩漏等。单用有效。若与相应的凉血止血药同用,则疗效更佳。本品的止血之功,还可与温经止血药同用,用治虚寒性便血、吐血、崩漏等,如《金匮要略》黄土汤,其与灶心土、附子、阿胶等同用。

此外,本品尚有一定的清热安胎之效,可用于妊娠热盛,下扰血海,迫血妄行,或热伤胎气而胎漏下血,胎动不安者,常与养阴清热药同用,如《揣摩有得集》安胎饮,其与白芍、沙参、地骨皮等同用;治血虚而有热者,又当与养血安胎药同用,如《寿世保元》安胎丸,其与当归、白芍、白术等配伍。

【**用法用量**】　煎服,5～15 g。生用清热燥湿力强,止血、安胎多炒用。

【**使用注意**】　虚寒证忌用。

【**参考资料**】

1. **化学成分**　本品主含黄酮类化合物,如黄芩素、汉黄芩素、汉黄芩苷等,并含苯乙醇糖苷、挥发油、苯甲酸、β-谷甾醇、氨基酸、糖类等。

《中国药典》规定:以黄芩苷作定性鉴别成分;定量检测,黄芩苷的含量不得少于 8.0%。

2. **药理作用**　其水煎剂在体外对多种致病菌、流感病毒、钩端螺旋体均有抑制作用,黄芩苷和黄芩素对实验性气喘有效,并有解热、抗炎、降血压、镇静、利胆、保肝、抗氧化、降低血清胆固醇、降低毛细血管通透性、抗血小板聚集、抗凝血、解痉、抗氧化、利尿等作用。

黄连 Huánglián　《神农本草经》

为毛茛科多年生草本植物黄连 *Coptis chinensis* Franch.、三角叶黄连 *C. deltoidea* C. Y. Cheng et Hsiao 或云连 *C. teeta* Wall. 的干燥根茎。黄连主产于重庆、四川、湖北,三角叶黄连主产于四川洪雅、峨眉,云连主产于云南等地。秋季采挖。本品气微,味极苦。

【**主要性能**】　苦,寒。归心、胃、大肠、肝经。

【**功效**】　清热燥湿,泻火解毒。

【**应用**】

1. **湿热病证**　本品寒清苦燥之性尤强,其清热燥湿之力胜于黄芩、黄柏等同类功效相近之药物,且尤长于入中焦、大肠,以清泻中焦、大肠的湿热,对湿热泻痢、呕吐之证,极为常用,且治痢之功尤为显著,古今临床均视为治痢要药。症轻者,单用即可;但更常与黄芩、黄柏、白头翁等药配伍,以增强燥湿解毒之效,如《伤寒论》葛根黄芩黄连汤、白头翁汤。痢疾便下脓血黏液,里急后重,多因湿热壅盛,气血阻滞所致,本品又多与枳壳、木香、槟榔等行气药,或当归、赤芍等活血药同用。如《兵部手集方》香连丸,其与木香配伍;《素问病机气宜保命集》导气汤,其与黄芩、槟榔、当归等同用。

治湿热蕴结脾胃,气机升降失常,脘腹痞闷,恶心呕吐,本品亦常配伍燥湿、化湿药和行气药,如《霍乱论》连朴饮、《湿热病篇》黄连苏叶汤,其与厚朴、紫苏叶、陈皮等同用。

本品对肝、胆、膀胱等湿热亦有效,还可用于湿热所致的黄疸、淋证及湿疹、湿疮等多种湿热病证。

2. **心、胃、肝热证**　本品清脏腑实热作用广泛,尤以清泻心、胃二经实热见长。治外感热病心经热盛,壮热、烦躁甚至神昏谵语,常配伍清心泻火药或清热解毒药,如《外台秘要》引崔氏方黄连解毒汤,其与连翘、牛黄等同用。治心火亢盛,心烦不眠,常配伍清心安神药,如《仁斋直指方》黄连安神丸,其与朱砂、生甘草同用。若心火亢盛,热盛耗伤阴血所致虚烦不眠、惊悸怔忡,本品又常配伍滋阴养血药,如《伤寒论》黄连阿胶汤,其与阿胶、白芍等配伍。治心火上炎,口舌生疮,或心热下移小肠之心烦、口疮、小便淋涩疼痛者,常与清心泻火、利尿通淋药配伍,如《医宗金鉴》清心导赤散,其与栀子、竹叶等同用。治心火亢奋,迫血妄行之吐血、衄血,又常配伍凉血止血药,如《金匮要略》泻心汤,其与黄芩、大黄等同用。

本品亦有较强的清胃热作用,可用于胃火炽盛所致的多种病证。治胃火牙痛,牙龈红肿、出血等,常配伍清胃之品,如《外科正宗》清胃散,其与石膏、升麻等同用;治胃热消渴,常配伍养胃阴之药,如《丹溪心法》消渴方,其与生地黄、天花粉等同用。

本品亦有清泻肝火作用,可用于肝热所致的多种病证。用治肝经火旺,肝火犯胃所致的胁肋胀痛、呕吐吞酸,常与止痛、止呕药配伍,如《丹溪心法》左金丸,其与吴茱萸同用;治肝热目赤疼痛,内服与外用均可。

3. **热毒痈疽疔疮**　本品亦具良好的清解热毒作用,其功力胜于黄芩、黄柏,为治皮肤疮痈等外科热毒证的常用之品,可内服,如《外科正宗》黄连救苦汤,其与金银花、黄芩、连翘等清热解毒药同用。亦多局部外用,如《医宗金鉴》黄连膏,其与当归、黄柏、姜黄等制为软膏,外涂患处。本品的清热解毒功效,还可用于烧伤烫伤,红肿灼痛者。

【**用法用量**】　煎服,2～10 g。生用清热力较强,炒用能降低其苦寒性,姜汁炙多用于清胃止呕,酒炙多用于上焦热证。外用适量。

【**使用注意**】　虚寒证忌用。本品苦燥性较强,过用久服易伤脾胃及阴津。

【**参考资料**】

1. **化学成分**　本品含生物碱,其中主要有小檗碱、黄连碱、甲基黄连碱、巴马汀、药根碱、表小檗碱等,并含阿魏酸、黄柏酮、黄柏内酯等成分。

《中国药典》规定:以小檗碱、表小檗碱、黄连碱、巴马汀作定性鉴别成分;定量检测,小檗碱、表小檗碱、黄连碱、巴马汀的含量分别不得少于 5.5%、0.80%、1.6%、1.5%。

2. **药理作用**　黄连煎剂、小檗碱、黄连素对多种致病病菌、流感病毒、钩端螺旋体、阿米巴原虫、滴虫等均有抑制作用,对痢疾杆菌的抑制作用尤强;并能抗炎、解热、镇静、抗腹泻、抗溃疡、健胃及增强白细胞的吞噬能力;还有利胆、降血糖、降血脂、抗氧化、抗肿瘤等作用。

黄柏 Huángbó　《神农本草经》

为芸香科乔木植物黄皮树 *P. chinense* Schneid.除去栓皮的干燥树皮。习称川黄柏,主产于四川、贵州等地。3～6 月间割取一部分生长 10 年左右的树皮入药。本品气微,味甚苦。

【**主要性能**】　苦,寒。归肝、胆、大肠、肾、膀胱经。

【**功效**】　清热燥湿,泻火解毒,退虚热。

【**应用**】

1. **湿热病证**　本品性味苦寒,与黄芩、黄连相似,亦有较强的清热燥湿作用,且常相须为用。但本品主入肝、胆、大肠、膀胱经,以清除下焦湿热见长,故较多用于黄疸、痢疾、淋证、带下等下焦湿热证,亦常用于湿疹、湿疮以及湿热下注,足膝红肿热痛、下肢痿弱,或阴痒、阴肿等。治湿热黄疸,常与清热、利湿、退黄之药配伍,如《伤寒论》栀子柏皮汤,其与栀子同用;治湿热痢疾,常与清热燥湿、解毒药配伍,如《伤寒论》白头翁汤,其与黄连、白头翁等药同用;治湿热淋证,常与利尿通淋药配伍,如《医学心悟》萆薢分清饮,其与车前子、萆薢等同用。治湿热下注所致的妇女带下黄浊臭秽,阴痒,阴肿;或下部湿疹、湿疮,或足膝红肿热痛、下肢痿弱等症,本品常与健脾燥湿的苍术同用,作为临床治疗多种湿热病证的基础方,以增除湿之效,如《丹溪心法》二妙散。治湿疹、湿疮、带下、阴痒、本品亦常外用,可研末撒敷,或作软膏外涂以及煎汤浸洗。

2. **疮痈等热毒证** 本品的清热解毒功效与黄芩、黄连相似,主要用于皮肤及五官的疮痈疔疖,红肿疼痛。治疗该证,本品单用亦有较好疗效,内服或外用均可,但更宜与黄连、金银花、连翘等解毒消痈药配伍,以增强作用。其清解疮毒之力相似于黄连而功力稍逊,故常与黄连同用,如前述的内服剂黄连解毒汤及外用的黄连膏。治疗烧烫伤,本品亦较常用。

3. **阴虚火旺证** 本品又长于入肾经退虚热,降火以坚阴,故尤宜用于肾阴不足,虚火上炎,五心烦热、潮热盗汗、遗精等症。且常与知母在退虚热、降火坚阴方面相须为用,然本品无知母甘润滋阴之功。阴虚火旺证乃肾中真阴不足,故尚须配以补阴药以治其本,如《丹溪心法》大补阴丸,其与熟地黄、龟板等同用。

此外,本品的清热泻火功效,还可清泻肝、胆、胃经实火,用治多种脏腑实热证。如《眼科龙木论》五行汤,单用本品治肝热目赤肿痛;《独行方》单用本品治胃热消渴;《千金方》单用本品治胃热口疮等。若配以相应的清热泻火药,则效更佳。

【**用法用量**】 煎服,6～10 g,外用适量。生用清热燥湿,解毒,泻火力强,治湿热、热毒及脏腑实热证多生用;盐水炙可降低苦燥之性,且更易入肾经,治阴虚火旺证多盐水炙用。

【**使用注意**】 虚寒证忌用,过用久服易伤脾胃。

【**参考资料**】

1. **化学成分** 本品含小檗碱、木兰花碱、黄柏碱等多种生物碱,黄柏并含药根碱及黄柏酮、黄柏内酯等成分,黄皮树并含内酯、甾醇、三萜化合物、黏液质等。

《中国药典》规定:以小檗碱作定性鉴别成分;定量检测,盐酸小檗碱的含量不得少于3.0%。

2. **药理作用** 对多种致病菌、流感病毒、钩端螺旋体、阿米巴原虫、阴道毛滴虫、乙肝表面抗原及多种致病性皮肤真菌均有抑制作用,其抗菌谱及抗菌效力与黄连相似;并有免疫抑制、解热、降血压、利胆、抗溃疡、利尿、健胃、促进胰腺分泌、降血糖等作用。

3. **其他** 《中国药典》2015版将关黄柏与黄柏分别作两味药收载,两者性能、功用一致。

穿心莲 Chuānxīnlián 《岭南采药录》

为爵床科植物穿心莲 *Andrographis paniculata* (Burm. f.) Nees 的干燥地上部分。原产于亚洲热带地区,现华南、华东及西南等地有栽培。秋初刚开花时采收地上部分。本品气微,味极苦。

【**主要性能**】 苦,寒。归肺、胃、大肠、肝、胆、膀胱经。

【**功效**】 清热燥湿,泻火解毒。

【**应用**】

1. **湿热病证** 本品性寒而味甚苦,能入大肠、肝、胆、膀胱等经以清热燥湿,可用治泻痢、黄疸、淋证、湿疹等多种湿热病证。治湿热所致的泄泻,痢疾,淋证小便灼热疼痛,黄疸尿赤短少,单用有效,如以本品的干浸膏制成的穿心莲片。治湿疹瘙痒,可用本品研末,局部外用。

2. **温热病卫分证、气分证,肺热咳嗽,肝热目疾** 本品有清热泻火之功,且长于清泻肺胃气分之热,尤善清泻肺热。治温热病邪入气分,发热不退,可与石膏、知母等清热泻火药同用。外感风热或温病初起而肺热内盛者,可与银花、连翘、薄荷等发散风热药同用。治肺热咳嗽,或肺痈咳吐脓痰,可与黄芩、鱼腥草等清肺、排脓消痈药同用。治肝热目赤肿痛,可与菊花、夏枯草等清肝明目药同用。

3. **痈肿疮疡、口舌生疮、咽喉肿痛** 本品有清热解毒作用,除用治温热病外,还可用治多种热毒证。治热毒疮疡,可单用穿心莲片,但更宜与长于清热解毒之品同用,如与金银花、连翘、蒲公英等解毒消痈药配伍;治热毒咽喉肿痛,可与山豆根、射干、牛蒡子等长于解毒利咽药配伍;亦可以鲜品捣烂敷于痈肿或伤口。

【用法用量】 煎服,3~6 g。因其味甚苦,入汤剂易致恶心呕吐,故多作丸、片剂服用。外用适量。

【使用注意】 虚寒证忌用。

【参考资料】

1. **化学成分** 其叶含穿心莲内酯等多种二萜内酯化合物,多种黄酮类化合物,另含穿心莲烷、穿心莲甾醇、穿心莲酮、甾醇皂苷、酚类、糖类等。

《中国药典》规定:以穿心莲内酯作定性鉴别成分;定量检测,穿心莲内酯和脱水穿心莲内酯的总量不得少于 0.80%。

2. **药理作用** 穿心莲煎剂对金黄色葡萄球菌、铜绿假单胞菌等有抑制作用,醇提取物对大肠杆菌毒素引起的腹泻有对抗作用,还能调整脂质代谢、调节血脂、降血压,并有解热、抗炎、镇静、增强机体免疫功能、保肝、利胆、抗蛇毒、抗肿瘤等作用。

龙胆 Lóngdǎn 《神农本草经》

为龙胆科多年生草本植物龙胆 *Gentiana scabra* Bge、三花龙胆 *G. triflora* pall.或条叶龙胆 *G. manshurica* Kitag.的干燥根及根茎。全国各地均产,以东北产量较大。秋季采挖。本品气微,味甚苦。

【主要性能】 苦,寒。归肝、胆、胃、膀胱经。

【功效】 清热燥湿,泻火解毒。

【应用】

1. **湿热病证** 本品亦有良好的清热燥湿之功,因长于清肝胆、膀胱湿热,故主要用于黄疸、带下、阴痒阴肿、淋证等肝胆或下焦湿热病证。治湿热黄疸,多与茵陈、栀子等清热利湿退黄药同用;治湿热下注,阴痒阴肿,妇女带下黄臭,男子阴囊湿痒肿痛及湿疹瘙痒,常与黄柏、苦参等清热燥湿药同用,并可煎汤外洗或撒敷。治湿热淋证,可与栀子、车前子等清热利尿通淋药同用,如《医方集解》龙胆泻肝汤,主治以上诸证及湿热所致的胁痛、耳肿流脓等。

2. **肝胆胃火热证** 本品既清肝胆湿热,又泻肝胆实火,可用治肝火上炎的头痛、头晕、目赤、耳肿,或肝火内盛的胁痛、口苦等症,如《医方集解》龙胆泻肝汤、《丹溪心法》当归龙荟丸,均常用治以上诸证。若治肝经热盛,热极生风所致的小儿惊风,手足抽搐,则与清泻肝火、息风止痉药同用,以共收清肝息风之效,如《小儿药证直诀》凉惊丸,其与牛黄、钩藤等配伍。

本品还能清泻胃火,亦可用于胃火壅盛所致的口疮及吐血、便血等证。宜与相应的泻火解毒药或凉血止血药配伍,如《证治准绳》龙胆丸,其与黄连同用。

3. **热毒痈肿,咽喉肿痛** 本品尚有一定的清热解毒功效,还能用于热毒痈肿,如《医宗金鉴》龙胆丸,其与黄连、升麻等清热解毒药同用,主治小儿疮肿。治热毒咽喉肿痛,可单用,亦可与解毒利咽药同用,如《本草汇言》单用捣汁,泔嗽服之。

【用法用量】 煎服,2~6 g。外用适量。

【使用注意】 虚寒证忌用。

【参考资料】

1. **化学成分** 本品含龙胆苦苷、当药苦苷、当药苷、三叶苷、龙胆碱、龙胆黄碱、龙胆三糖等成分。

《中国药典》规定:以龙胆苦苷作定性鉴别成分;定量检测,龙胆苦苷的含量不得少于 3.0%。

2. **药理作用** 龙胆煎剂对铜绿假单胞菌、变形杆菌、伤寒杆菌、金黄色葡萄球菌等有不同程度的抑制作用;能促进胃液分泌,使游离酸增加,还能明显促进胆汁分泌;并有抗炎、保肝、降低谷丙转氨酶、利尿、抑制抗体生成等作用。

苦参 Kǔshēn　《神农本草经》

为豆科亚灌木植物苦参 *Sophora flavescens* Ait.的干燥根。全国各地均产。春、秋二季采挖。本品气微,味极苦。

【主要性能】　苦,寒。归肝、胆、胃、大肠、膀胱经。

【功效】　清热燥湿,泻火解毒,杀虫,利尿。

【应用】

1. 湿热病证　本品苦寒之性较强,既能清热燥湿,又兼能利尿,可使湿热之邪外出,故对湿热病证较为有效,且应用较广。治湿热蕴结胃与大肠,下痢脓血,或泄泻腹痛,单用有效,但更宜与黄连等清热燥湿、解毒药,或木香等行气药同用,如《种福堂公选良方》香参丸。治湿热黄疸,可配伍其他清泻湿热、利胆退黄药,如《肘后方》用本品与龙胆、牛胆汁同用。治湿热带下,湿疹湿疮,可配伍黄柏、地肤子等清热除湿药,内服与外用皆宜。对湿热下注所致的痔疮疼痛,大便下血,小便不利,阴囊湿肿等,亦多选用,如《外科大成》苦参地黄丸,其与地黄同用,主治痔漏出血、肠风下血等。

2. 痈肿疮疡,咽喉肿痛,牙龈肿痛等热毒证　本品能清热解毒,可主治皮肤疮痈肿痛,如《证治准绳》苦参丸,其与黄连、大黄等清热解毒药同用。对心、胃火毒上攻的咽部、牙龈红肿疼痛,口舌生疮及水火烫伤,本品亦可选用。

3. 疥癣、皮肤瘙痒,滴虫性阴痒带下　本品局部外用有清热、除湿、杀虫止痒之功,用治皮肤瘙痒,常与解毒杀虫、祛风止痒药同用,以煎汤外洗,如《疡科心得集》苦参汤,其与蛇床子、地肤子、石菖蒲等同用。治滴虫性阴痒带下,多煎汤灌洗,或作栓剂外用,本品既能杀虫,又能清热燥湿,还能利尿除湿以收止痒止带之效。目前,将本品用治滴虫性肠炎、蛲虫等肠道寄生虫病,可单用,也可配伍百部等杀虫药,经口服或用煎液保留灌肠,均有一定疗效。

【用法用量】　煎服,3~6 g。外用适量。

【使用注意】　虚寒证忌用。本品苦寒易败胃伤津,不宜过用。不宜与藜芦配伍(十八反)。

【参考资料】

1. 化学成分　本品含苦参碱、槐定碱、白金雀花碱等多种生物碱,苦参醇、异苦参酮、苦参素等多种黄酮类化合物,并含苦参苯醌、皂苷、氨基酸、脂肪酸、挥发油、齐墩果烯糖苷等成分。

《中国药典》规定:以苦参碱、氧化苦参碱作定性鉴别成分;定量检测,苦参碱和氧化苦参碱的总量不得少于1.0%。

2. 药理作用　本品对多种细菌、滴虫均有一定的抑制作用。且具有抗炎、利尿、抗过敏、免疫抑制、镇痛、镇静、催眠、祛痰、平喘、升白细胞、抗肿瘤、抗溃疡等作用,其生物碱有扩张血管、降血压、保护急性心肌缺血、减慢心率、抗心律失常等作用。

秦皮 Qínpí　《神农本草经》

为木樨科乔木植物苦枥白蜡树 *Fraxinus rhynchophylla* Hance 或白蜡树 *F. chinensis* Roxb.的干燥枝皮或干皮。主产于吉林、辽宁、河北等地。春、秋二季采集。本品无臭,味苦。

【主要性能】　苦,寒。归大肠、肝、胆经。

【功效】　清热燥湿,清肝明目,清热解毒。

【应用】

1. 湿热痢疾,湿热带下　本品性味苦寒,主入大肠经以清热燥湿,并略有清解热毒之功,用治湿热、热毒壅阻大肠所致的痢疾,多作为作用较强的清热燥湿、解毒治痢药的辅助药。如《伤寒论》白头翁汤,其与白头翁、黄连、黄柏同用。治湿热带下,多与黄柏、苦参等其他除湿止带药同用,内服或外用均可。

2. **肝热目疾** 本品又能入肝清热,常用于肝火上炎,目赤红肿,目生翳膜等,常与清肝明目药同用。如治肝热兼风热所致眼目暴赤肿痛的《永类钤方》秦皮散,其与蔓荆子、赤芍等配伍。

此外,本品兼能清肺平喘,祛风湿。现代可用治肺热喘咳痰多;湿热下注,关节红肿热痛等。

【用法用量】 煎服,6~12 g。外用适量。

【使用注意】 虚寒证忌用。

【参考资料】

1. **化学成分** 本品含香豆素类,其主要成分为七叶素等。苦枥白蜡树含七叶苷、七叶素、甘露醇、秦皮乙素、七叶灵、七叶亭等成分,白蜡树含七叶苷、梣皮苷、七叶亭、莨菪亭等成分。

《中国药典》规定:以秦皮甲素、秦皮乙素作定性鉴别成分;定量检测,秦皮甲素、秦皮乙素的总量不得少于1.0%。

2. **药理作用** 本品煎剂对金黄色葡萄球菌、痢疾杆菌等有抑制作用,七叶亭和莨菪亭有抗炎作用,七叶亭和梣皮苷有祛痰、止咳、平喘作用,梣皮苷能促进尿酸排泄,本品并有镇痛、镇静、抗惊厥、保肝、利尿、解痉、抗肿瘤等作用。

白鲜皮 Báixiānpí 《神农本草经》

为芸香科多年生草本植物白鲜 *Dictamnus dasycarpus* Turcz. 的干燥根皮。主产于辽宁、河北、四川等地。春、秋季采挖。本品有羊膻气,味微苦。

【主要性能】 苦,寒。归脾、胃、膀胱经。

【功效】 清热燥湿,祛风,解毒。

【应用】

1. **湿热疮毒,湿疹,疥癣** 本品长于清热燥湿、泻火解毒、祛风止痒。治湿热疮毒,黄水淋漓,可单味研末外用;或与清热燥湿、泻火解毒之品苦参、连翘、煅石膏等同用。治湿疹,每与黄柏、黄连等清热燥湿药同用。若治疥癣,宜配伍苦参、蛇床子等燥湿杀虫止痒之品,煎汤外洗。

2. **湿热黄疸** 本品有清热燥湿之功。可用治湿热黄疸,常与清热利湿退黄之品配伍,如《沈氏尊生书》白鲜皮汤,其与茵陈、栀子等同用。

3. **风湿热痹** 本品能祛风除湿通痹,治风湿热痹,关节红肿热痛,宜与祛风清热、燥湿通痹之品如苍术、黄柏、防己等同用。

【用法用量】 煎服,5~10 g。外用适量。

【使用注意】 虚寒证忌用。

【参考资料】

1. **化学成分** 本品含白鲜碱、葫芦巴碱、胆碱、白鲜内酯、黄柏醇、黄柏酮酸,尚含脂肪酸及皂苷等成分。

《中国药典》规定:以梣酮、黄柏酮作定性鉴别成分;定量检测,梣酮、黄柏酮的含量分别不得少于0.050%、0.15%。

2. **药理作用** 本品煎剂在试管内对多种致病真菌有不同程度的抑制作用,还有抗炎、解热、抗癌、收缩子宫平滑肌等作用。

清热燥湿药参考药

药名	主要性能	功效	主治	用法用量	使用注意
小檗	苦,寒。归肺、肝、脾经	清热燥湿,泻火解毒	湿热痹痛,湿热痢疾,湿热黄疸;痈肿瘰疬,口疮	煎服,3~10 g	脾胃虚寒者慎用

第三节　清热解毒药

凡以清解热毒或火毒为主要功效,常用于治疗各种热毒证的药物称为清热解毒药。

本类药物在清热之中更长于解毒,通过清解火热毒邪,可收到退热、消痈、利咽、止痢等效果,主要适用于热毒所致的温热病、疮痈疔疖、咽喉肿痛、痢疾等病症;有的药物还可用治水火烫伤、虫蛇咬伤以及癌肿等病症。部分药物兼有泻火、凉血等功效,亦可用于其他相应的热证。

本类药物性味多为苦寒,其归经因主治病症的不同而有区别。如主治痢疾者,多归大肠经;主治咽喉肿痛者,多归肺、胃经。

临床应用时,应根据具体的热毒病症有针对性地选择药物,并结合兼证作适当的配伍。如用治疮疡初起,宜与活血散结之品同用;若脓成溃破,热毒未尽而气血不足者,宜与补气养血之品同用。若用治外感温热病,应根据温热病邪在不同阶段配伍相应的发散风热药、清热泻火药或清热凉血药。用治痢疾初起,因湿热与热毒俱盛,故选用解毒治痢药时常与清热燥湿药合用,并可辅以活血行气之品。用治咽喉肿痛,本类药物主要适用于热毒壅结所致者,如为风热内犯、虚火上炎所致,宜与发散风热药或滋阴降火药同用。

本类药物数量较多,主治证也不尽一致,使用时应根据不同的热毒病证正确选药,虽然本类药物一般均可用于疮痈疔疖,但因发病部位等有差异,仍应认真鉴别,择优而用。

金银花 Jīnyínhuā 《名医别录》

为忍冬科多年生半常绿木质藤本忍冬 *Lonicera japonica* Thunb.的干燥花蕾或带初开的花。主产于河南、山东等地。夏初花开放前采摘,阴干。本品气清香,味淡,微苦。

【**主要性能**】　微苦、辛、甘,寒。归肺、心、胃、大肠经。

【**功效**】　清热解毒,疏散风热。

【**应用**】

1. **疮痈疔肿**　本品辛散苦泄,有清热解毒、消散痈肿作用,为疮痈要药。治疮痈初起,红肿热痛,常与清热解毒、活血散结之品配伍,如《妇人良方》仙方活命饮,本品与天花粉、当归、穿山甲等同用;若治疔疮,坚硬根深,多与清热解毒药配伍,如《医宗金鉴》五味消毒饮,其与紫花地丁、野菊花、蒲公英等同用;治肠痈腹痛,常与清热消痈、活血止痛之败酱草、大黄、大血藤等同用;治肺痈咳吐脓血,常与清泄肺热、消痈排脓之鱼腥草、桔梗等同用。

2. **风热表证,温热病**　本品气味芳香,具轻宣疏散之性,既善清肺经之邪以疏风透热,又能泄心胃之热以清解热毒。本品是治疗外感风热表证的常用药,也可用于外感温热病的各个阶段。治风热表证或温病初起,常与连翘相须为用,并配伍发散风热之品,如《温病条辨》银翘散,即与薄荷、牛蒡子等同用;若治温热病热入气分,或深入营血,本品除清热解毒外,尚兼有清泻肺胃热和凉血之功。治气分热盛,常与清热泻火之品石膏、知母等同用;若热入营血,高热神昏,斑疹吐衄者,常与清热凉血之品配伍,如《温病条辨》清营汤、《温热经纬》神犀丹,即以其与地黄、玄参等同用。

3. **咽喉疼痛,热毒痢疾**　本品清热解毒之力较强,又有利咽、凉血止痢之效。治咽喉肿痛,不论热毒内盛或风热外袭者,均为适用。前者常与解毒利咽药射干、山豆根等同用,后者常与散风热、利咽喉药薄荷、牛蒡子等同用。治热毒痢疾,大便脓血者,可单用本品浓煎频服,或配伍清热燥湿药白头翁、秦皮等以增强作用。

此外,本品经蒸馏制成金银花露,有清解暑热作用,用于暑热烦渴,以及小儿热疖、痱子等病症。治暑热烦渴,常与清暑热药荷叶、西瓜翠衣、扁豆花等配伍使用。

【用法用量】 煎服,10~15 g。疏散风热以生品为佳,露剂多用于暑热烦渴。

【使用注意】 气虚疮疡脓清者忌用。

【参考资料】

1. **化学成分** 本品含挥发油、木犀草素、环己六醇、黄酮类、肌醇、皂苷、鞣质等,其中分离出的绿原酸和异绿原酸是抗菌的主要成分。

《中国药典》规定:以绿原酸、木犀草苷作定性鉴别成分;定量检测,绿原酸、木犀草苷的含量分别不得少于 1.5%、0.050%。

2. **药理作用** 本品具有广谱抗菌作用,对钩端螺旋体、流感病毒及致病霉菌等多种病原微生物亦有抑制作用。煎剂有明显抗炎和解热作用;还能促进白细胞吞噬能力,提高淋巴细胞转化率。水浸剂能抑制多种皮肤真菌。提取液有较强的抗内毒素作用。

附药:

忍冬藤 为忍冬科多年生半常绿木质藤本忍冬 *Lonicera japonica* Thunb.的干燥茎叶,又名银花藤。性能:甘、寒;归肺、胃经。功效:清热疏风,通络止痛。主治:风湿热痹,关节红肿热痛、屈伸不利。用法用量:煎服,5~9 g。

连翘 Liánqiào 《神农本草经》

为木犀科落叶灌木连翘 *Forsythia suspensa* (Thunb.) Vahl 的干燥果实。主产于东北、华北及长江流域等地。秋季果实初熟尚带绿色时采收,蒸熟,晒干,习称"青翘";果实熟透时采收,晒干,除去种子和杂质,习称"黄翘"或"老翘"。种子作"连翘心"用。本品气微香,微苦。

【主要性能】 苦、微辛,寒。归心、肺、小肠经。

【功效】 清热解毒,消痈散结,疏散风热。

【应用】

1. **痈肿疮毒,咽喉肿痛** "诸痛痒疮,皆属于心"。本品苦寒,主归心经,长于清心火、热解毒,并有消痈散结之效,故有"疮家圣药"之称。治疮痈初起,红肿热痛,常与清热解毒之品如蒲公英、金银花、野菊花等同用。治疮疡红肿溃烂,脓出不畅,则与清热排脓之品如天花粉、皂角刺等同用。治热毒所致的咽喉肿痛,可与清热解毒、利咽之品配伍,如《温病条辨》银翘马勃散,即与金银花、马勃等同用。

取本品解毒散结之功,亦可治瘰疬痰核、瘿瘤,多与软坚散结之品配伍,如《医宗金鉴》海藻玉壶汤,其与海藻、昆布、浙贝母等同用。

2. **风热表证,温热病** 本品此方面功用与金银花相似,亦为外散风热、内解热毒之药,故常用于风热表证以及温热病卫、气、营、血分的多种证候,且多与金银花相须为用。如《温病条辨》主治卫分证的银翘散、主治营分证的清营汤,《温热经纬》主治血分证的神犀丹等,均有此两者同用。其中银翘散亦为主治风热表证的主要代表方。本品轻宣疏散之力虽稍逊于金银花,但苦寒清降之性较强,尤长于清泻心火,治热邪内陷心包,高热、烦躁、神昏等症,较为多用,常与清心火之品配伍,如《温病条辨》清宫汤,其与玄参心、莲子心、竹叶卷心等同用。

此外,本品苦寒通降,善清泻心与小肠之火,兼有利尿作用,可治热淋涩痛。

【用法用量】　煎服,6～15 g。

【使用注意】　气虚疮疡脓清者不宜用。

【参考资料】

1. 化学成分　本品含连翘苷等木脂素类化合物、乙基环己醇类衍生物、三萜类化合物及呋喃单内酯化合物等。

《中国药典》规定:以连翘苷、连翘酯苷 A 作定性鉴别成分;定量检测,连翘苷、连翘酯苷 A 的含量分别不得少于 0.15%、0.25%。

2. 药理作用　本品有广谱抗菌作用,抗菌主要成分为连翘酚和挥发油。对流感病毒、白色念珠菌、钩端螺旋体等亦有抑制作用。所含维生素 P 等成分,可降低血管通透性及脆性,防止出血;并有扩张血管和收缩血管的双重作用。所含的齐墩果酸有强心、利尿、降压等作用。

大青叶 Dàqīngyè 《名医别录》

为十字花科二年生草本植物菘蓝 *Isatis indigotica* Fort.的干燥叶片。主产于河北、陕西、江苏等地。夏、秋二季分 2～3 次采收。本品气微,味微酸、苦、涩。

【主要性能】　苦,大寒。归心、肺、胃经。

【功效】　清热解毒,凉血消斑。

【应用】

1. 温热病,风热表证　本品味苦大寒,解热与凉血之力均强。入气分能清热泻火,入血分能凉血消斑,故常用于温热病的各个阶段及风热表证。治温病初起,邪在卫分或外感风热之发热头痛、口渴咽痛,因无解表之功,宜与发散风热药配伍,如《中国药典》2000 版清瘟解毒丸,其与葛根、牛蒡子、柴胡等同用。治温病热入营血,或气血两燔,高热、神昏、发斑发疹,常与清热凉血之品配伍,如《证治准绳》大青汤,其与玄参、地黄等同用。

2. 痄腮,丹毒,口疮,咽痛　本品既能清肺胃心经实火,又善解瘟疫时毒,有解毒利咽、凉血消肿之效。治瘟毒上攻,痄腮、喉痹,可与清热解毒之金银花、拳参、大黄等配伍。治丹毒,可以鲜品捣烂外敷,或配清热解毒药蒲公英、紫花地丁、野菊花等煎汤内服。治心胃火盛,咽喉肿痛,口舌生疮,常与清热凉血、泻火解毒之品配伍,如《圣济总录》大青汤,其与地黄、大黄、升麻等同用。治热盛咽喉肿痛,亦可用鲜品捣汁内服。

【用法用量】　煎服,10～15 g,鲜品 30～60 g。外用适量。

【参考资料】

1. 化学成分　本品含靛蓝、菘蓝苷、靛玉红、靛红烷 B、葡萄糖芸苔素和铁、锰、铜、锌等无机元素及挥发性成分等。

《中国药典》规定:以靛玉红作定性鉴别成分;定量检测,靛玉红的含量不得少于 0.020%。

2. 药理作用　本品煎剂对金黄色葡萄球菌、甲型链球菌、肺炎链球菌、痢疾杆菌、百日咳杆菌均有抑制作用,能抑制流感病毒、腮腺炎病毒等,能增强白细胞吞噬能力。靛玉红能抑制移植性肿瘤,有显著的抗白血病作用。还有保肝、抗炎、解热作用。

3. 其他　本品古称为“蓝”,并以多种植物入药。《中国药典》2010 年版将菘蓝叶定为大青叶的正品,将蓼科植物蓼蓝 *Polygonum tinctorium* Ait.的干燥叶定名为蓼大青叶。此外,爵床科多年生灌木状草本植物马蓝 *Baphicacanthus cusia* (Nees) Bremek、马鞭草科落叶灌木植物路边青 *Clerodendron cyrtophyllum* Turcz 等在不同地区也作大青叶使用,性能、功效及主治基本相同。

板蓝根 Bǎnlángēn 《本草纲目》

为十字花科二年生草本植物菘蓝 *Isatis indigotica* Fort.的干燥根。主产于河北、陕西、江苏等地。秋季采挖。本品气微,味微甜后苦涩。以根平直粗壮均匀、体实、粉性大者为佳。晒干,切厚片,生用。

【主要性能】 苦,寒。归肺、心、胃经。

【功效】 清热解毒,凉血,利咽。

【应用】

1. **温热病,风热表证** 本品性能、功用与大青叶相似,但大青叶长于凉血消斑,本品功善解毒利咽散结。随证配伍,亦可广泛用于温热病的各个阶段以及风热表证。以用治温病初起或外感风热,以发热、咽痛较甚者尤为适宜。若治温病气血两燔,或热入营血,高热、发斑等症,常与清热解毒、凉血消斑之品配伍,如《温热经纬》神犀丹,其与黄芩、紫草、生地黄等同用。

2. **咽喉肿痛,大头瘟疫,丹毒,痄腮** 本品善清肺胃之热而利咽喉,又有清热解毒、凉血消肿之效,适用于咽喉肿痛和多种瘟疫热毒之证。治大头瘟疫,头面红肿、咽喉不利,以及丹毒、痄腮,常与解毒消肿之品相配,如《东垣试效方》普济消毒饮,其与连翘、牛蒡子、玄参等同用。

【用法用量】 煎服,10～15 g。

【参考资料】

1. **化学成分** 本品含靛蓝,靛玉红、板蓝根乙素、丙素、丁素等,尚含 β-谷甾醇、γ-谷甾醇、植物性蛋白、树脂状物、芥子苷、糖类、多种氨基酸等。

《中国药典》规定:以(R,S)-告伊春作定性鉴别成分;定量检测,(R,S)-告伊春的含量不得少于 0.030%。

2. **药理作用** 本品对流感病毒、虫媒病毒、腮腺炎病毒及多种细菌等均有抑制作用,并有抗内毒素作用。对乙型肝炎表面抗原 HbsAg 有抑制作用,对流感病毒 PR_2 株亦有明显抑制作用,尚有增强免疫功能及抗肿瘤等作用。靛玉红有抗肿瘤、破坏白血病细胞等作用。

3. **其他** 《中国药典》2010 年版将十字花科植物菘蓝的根定为板蓝根正品,而爵床科植物马蓝 *Baphicacanthus cusia* (Nees) Bremek 的根茎及根定名为"南板蓝根",两者性能、功效及主治基本相同。

青黛 Qīngdài 《药性论》

为爵床科多年生草本植物马蓝 *Baphicacanthus cusia* (Nees) Bremek、蓼科一年生草本植物蓼蓝 *Polygonum tinctorium* Ait.或十字花科二年生草本植物菘蓝 *Isatis indigotica* Fort.的叶或茎叶经加工制得后的干燥粉末或团块。主产于福建、云南、江苏等地,以福建所产品质最优,称"建青黛"。夏、秋季采收茎叶,加水浸泡,至叶腐烂、茎脱皮时,将茎叶捞出,加入适量石灰乳充分搅拌,待浸液由乌绿色转为深红色时,捞出液面泡沫状物,晒干而成。本品微有草腥气,味淡。

【主要性能】 苦、咸,寒。归肝、肺经。

【功效】 清热解毒,凉血消斑,清肝泻火。

【应用】

1. **温毒发斑,血热出血证** 本品苦能清泄,咸入血分,其清热解毒、凉血消斑之功与大青叶、板蓝根相似,但解热作用较逊,多用治温热病温毒发斑,常与泻火、凉血之品配伍,如《通俗伤寒论》青黛石膏汤,其与生石膏、地黄、栀子等同用。治血热妄行之吐血、衄血等,轻者单用,水调服;重者与凉血止血药地黄、白茅根等配伍。

2. **痄腮,咽痛口疮,疮肿** 本品有清热解毒散肿之功。治痄腮肿痛,可单用以醋调涂患处;或与寒水石共研为末,外敷患处,如《普济方》青金散。治咽痛口疮,可与清热解毒之板蓝根、甘草同用,或配牛黄、冰片等吹撒患处。治热毒疮肿,多与解毒消疮之蒲公英、紫花地丁等同用。

3. **肺热咳嗽咯血** 本品主归肝经,长于泻肝火,兼泻肺热,又具凉血之功,故善治肝火犯肺,咳嗽胸痛,咯血或痰中带血等症,轻者与化痰止咳之品配伍,如《卫生鸿宝》黛蛤散,其与海蛤壳同用;重者与凉血清热化痰之丹皮、瓜蒌等同用。

4. **肝热惊痫**　取本品清肝火作用,亦治肝热生风,惊痫抽搐。如治小儿惊风抽搐,多与息风止痉之品配伍,如《小儿药证直诀》凉惊丸,其与钩藤、牛黄等同用。

【**用法用量**】　内服1.5～3 g。本品难溶于水,不宜入汤剂,一般作散剂冲服,或入丸剂服用。外用适量,干撒或调敷。

【**参考资料**】

1. **化学成分**　本品主要含靛蓝、靛玉红,尚含靛棕、靛黄、鞣酸、β-谷甾醇、蛋白质及大量无机盐。

《中国药典》规定:以靛玉红作定性鉴别成分;定量检测,靛玉红的含量不得少于0.13%。

2. **药理作用**　本品所含的靛玉红有抗癌作用,对动物移植性肿瘤有中等强度抑制作用。醇浸液及煎剂体外实验对炭疽杆菌、肺炎球菌、金黄色葡萄球菌、痢疾杆菌等均有抑制作用。此外,靛蓝尚有一定的保肝作用。

3. **其他**

(1) 不良反应:部分患者服用青黛后有腹痛、腹泻、恶心、呕吐、稀便等不良反应。本品所含靛玉红对消化道有刺激作用,停药或对症处理即可缓解。尚可出现骨髓抑制引起血小板下降。

(2) 大青叶为菘蓝叶,板蓝根为菘蓝或马蓝的根,青黛为马蓝、蓼蓝或菘蓝的茎叶经加工制成的粉末。三者大体同出一源,功效亦相近,皆有清热解毒、凉血消斑之功。相比较而言,大青叶凉血消斑力强,板蓝根解毒利咽效佳,青黛清肝泻火功著。

野菊花　Yějúhuā　《本草正》

为菊科多年生草本植物野菊 *Chrysanthemum indicum* L. 的干燥头状花序。我国大部分地区均产。秋、冬二季花初开时采摘,晒干或蒸后晒干。本品气芳香,味苦。

【**主要性能**】　苦、辛,微寒。归肝、肺经。

【**功效**】　清热解毒,清肝平肝。

【**应用**】

1. **疮痈疔肿,咽喉肿痛**　本品辛散苦泄,清热解毒之力强于菊花,为治热毒疮痈之良药。治热毒炽盛的疮痈疔肿,常与其他清热解毒之品配伍,如《医宗金鉴》五味消毒饮,其与蒲公英、紫花地丁、金银花等同用。治热盛咽喉肿痛,多与解毒利咽之板蓝根、山豆根、牛蒡子等同用。

2. **目赤肿痛,头痛眩晕**　本品苦寒泻热,主归肝经,能清泻肝火;辛寒凉散,兼散风热,故可用治风热上攻或肝火上炎之目赤肿痛,多与疏散风热、清肝明目之品如菊花、蝉蜕、密蒙花等配伍。也用治肝阳上亢之头痛眩晕,常与清肝、平肝之品如夏枯草、决明子、钩藤等同用。

【**用法用量**】　煎服,10～15 g。外用适量。

【**参考资料**】

1. **化学成分**　本品含野菊花内酯、野菊花醇、野菊花酮、矢车菊苷、苦味素、α-侧柏酮、挥发油,另含维生素 A 类物质和维生素 B₁等。

《中国药典》规定:以蒙花苷作定性鉴别成分;定量检测,蒙花苷的含量不得少于0.80%。

2. **药理作用**　本品有明显降压作用,并有抗病原微生物作用。煎剂对痢疾杆菌、金黄色葡萄球菌、白喉杆菌及流感病毒均有抑制作用。其挥发油成分对化学性致炎因子引起的炎症有较强的对抗作用,其水提物对异性蛋白致炎因子引起的炎症抗炎作用较好。

绵马贯众　Miánmǎguànzhòng　《神农本草经》

为鳞毛蕨科多年生草本植物粗茎鳞毛蕨 *Dryopteris crassirhizoma* Nakai 干燥的带叶柄基部

的根茎。习称"东北贯众"。主产于黑龙江、吉林、辽宁等地。秋季采挖。本品气特异，味初淡而微涩，后渐苦、辛。

【主要性能】 苦，微寒。有小毒。归肝、脾经。

【功效】 清热解毒，凉血止血。

【应用】

1. **风热感冒，温毒发斑，痄腮** 本品既能清气分之实热，又能解血分之热毒，凡温热毒邪所致之证皆可用之，并有一定的预防作用。治温毒发斑、痄腮，可与板蓝根、大青叶、紫草等同用，以增强清热解毒、凉血化斑之力。治风热感冒、温热病邪在卫分亦可选用，但宜与发散风热药牛蒡子、金银花等同用。

2. **血热出血** 本品苦寒，主归肝经，能凉血止血。善治血热之崩漏下血，可单味研末调服，或与其他止血药，如五灵脂、乌贼骨等配伍。亦治血热吐衄便血，常与凉血止血之侧柏叶、白茅根等同用。

此外，取本品清热解毒之功，还可用于热毒疮疡。本品尚有杀虫之功，可用于绦虫、蛔虫等肠道寄生虫病。

【用法用量】 煎服，5～10 g。清热解毒宜生用，止血宜炒炭用。

【使用注意】 本品有小毒，用量不宜过大。服用本品时忌油腻，孕妇慎用。

【参考资料】

1. **化学成分** 本品含间苯三酚衍生物，其主要成分为绵马酸类、黄绵马酸类，尚含微量白绵马素、绵马酚以及挥发油、鞣质、树脂等。

2. **药理作用** 本品对各型流感病毒有不同程度抑制作用，对乙脑病毒、腮腺炎病毒、脊髓灰质炎病毒亦有较强的抑制作用。能使绦虫麻痹，对整体猪蛔虫的活动有抑制作用。对家兔在体或离体子宫均有明显收缩作用。还有抗早孕、抗肿瘤、止血、保肝作用。

3. **其他**

(1) 本品所含间苯三酚衍生物有一定毒性。绵马酸主要作用于消化系统和中枢神经系统，大剂量时可损害视神经，引起失明，大脑皮质亦可受损。中毒症状主要有：轻者头痛、头晕、腹泻、腹痛、呼吸困难、黄视或短暂失明；重者谵妄、昏迷、黄疸、肾功能受损，甚至出现四肢强直、阵发性惊厥，呼吸衰竭，永久性失明等。绵马贯众有毒，一般在肠道不易吸收，但肠中有过多脂肪时，可促进吸收而致中毒，故服用本品时忌油腻。

(2) 贯众的品种复杂，毒性不一，《中国药典》2010 年版规定上述品种为正品。此外，紫萁科植物紫萁 *Osmunda japonica* Thunb.、球子蕨科植物荚果蕨 *Matteuccia struthiopteris* (L.) Todaro.、乌毛蕨科植物乌毛蕨 *Blechnum orientaie* L.、狗脊蕨 *Woodwardia japonica* (L.f.) Sm.等多种蕨类植物的带叶柄残基的根茎在不同地区亦作贯众入药。

(3) 贯众在本草古籍中记载有"杀虫"之功，但在能够发挥驱虫作用的用量下，极易造成人体中毒，故现已很少用于驱虫。

鱼腥草 Yúxīngcǎo 《名医别录》

为三白草科多年生草本植物蕺菜 *Houttuynia cordata* Thunb. 的干燥地上部分。主产于长江以南各省。夏季茎叶茂盛花穗多时采收。本品有鱼腥气，味微涩。

【主要性能】 辛，微寒。归肺经。

【功效】 清热解毒，消痈排脓，利尿通淋。

【应用】

1. **肺痈，肺热咳嗽** 本品辛散寒清，既清热解毒，又善消痈排脓，且专归肺经，长于清泻肺热，为治肺痈吐脓，肺热咳嗽之要药。治肺痈咳吐脓血，常与清热排脓药桔梗、芦根、薏苡仁等同用；治肺热咳嗽,痰黄黏稠,多与清热化痰药桑白皮、黄芩、瓜蒌等同用。

2. 热毒疮痈　本品既清热解毒,又有消痈散肿之功,亦为外痈常用之品。治热毒疮痈,红肿热痛或热盛脓成,可单用本品内服,或与清热解毒药蒲公英、野菊花、连翘等同用;亦可用鲜品捣烂外敷。

3. 湿热淋证　本品有清热除湿、利尿通淋之功。治热淋小便涩痛,常与利尿通淋药车前子、海金沙、金钱草等配伍。还可用治湿热所致的带下、泻痢、黄疸等多种病症。

【用法用量】　煎服,15～30 g,鲜品 60～100 g。外用适量。

【使用注意】　本品含挥发油,不宜久煎。

【参考资料】

1. 化学成分　本品主要含挥发油,其有效成分为癸酰乙醛、月桂醛、月桂烯、甲基正壬酮等,尚含蕺菜碱、槲皮素、槲皮苷、氯原酸、亚油酸、金丝桃苷、氯化钾等。

2. 药理作用　本品煎剂对多种革兰阳性和阴性细菌以及钩端螺旋体均有抑制作用。乙醚提取物对结核杆菌有较强抑制作用。槲皮苷有抗病毒作用。鱼腥草油有明显镇咳、平喘作用。

蒲公英 Púgōngyīng 《新修本草》

为菊科多年生草本植物蒲公英 *Taraxacum mongolicum* Hand.-Mazz.、碱地蒲公英 *T. sinicum* Kitag.或同属数种植物的干燥全草。全国各地均有分布。夏至秋季花初开时采收。本品气微,味微苦。

【主要性能】　苦、甘,寒。归肝、胃经。

【功效】　清热解毒,消痈散结,清利湿热。

【应用】

1. 热毒疮痈　本品苦甘性寒,功善清泄热毒、消散痈肿,凡热毒壅盛所致之疮痈肿毒,不论内痈外痈,均为常用药。因本品长于入肝、胃二经,兼能疏郁通乳,故尤为治乳痈要药。用时既可单用本品浓煎内服;或以鲜品捣汁内服,渣敷患处;也可与瓜蒌、金银花、牛蒡子等清热解毒、消痈散结之品配伍使用。治肠痈腹痛,常与活血化瘀之大黄、牡丹皮、桃仁等同用;治肺痈吐脓,常与清热排脓之鱼腥草、芦根、冬瓜仁等同用。治其他外痈,常与清热解毒药配伍,如《医宗金鉴》五味消毒饮,其与金银花、紫花地丁、野菊花等同用。

本品亦可用治咽喉肿痛,多与板蓝根、玄参等解毒利咽之品配伍。

2. 热淋,湿热黄疸　本品有清利湿热、利水通淋之功。治热淋涩痛,常与利水通淋药金钱草、车前子等同用。治湿热黄疸,常与利湿退黄药茵陈、栀子、大黄等同用。

此外,本品尚有清肝明目作用,可用治肝火上炎所致的目赤肿痛。

【用法用量】　煎服,10～30 g,鲜品加倍。外用鲜品适量捣敷或煎汤熏洗患处。

【使用注意】　大量可致缓泻。

【参考资料】

1. 化学成分　本品含蒲公英甾醇、蒲公英素、蒲公英苦素、胆碱、菊糖、果胶树脂等。《中国药典》规定:以咖啡酸作定性鉴别成分;定量检测,咖啡酸的含量不得少于 0.020%。

2. 药理作用　本品体外对金黄色葡萄球菌、溶血性链球菌、卡他双球菌等有较强的抑制作用,对肺炎链球菌、脑膜炎双球菌、白喉杆菌、变形杆菌、铜绿假单胞菌、痢疾杆菌亦有一定的抑制作用。尚有利胆、保肝、提高免疫力、利尿、健胃及轻泻作用。

紫花地丁 Zǐhuādìdīng 《本草纲目》

为堇菜科多年生草本植物紫花地丁 Viola yedoensis Makino 的干燥全草。产于长江下游至南部各地。春、秋二季采收。本品气微,味微苦而稍黏。

【主要性能】　苦、辛,寒。归心、肝经。

【功效】　清热解毒,散结消肿。

【应用】

热毒疮痈　本品苦泄辛散,寒能清热,入心肝血分,功善清解热毒、散结消痈,适用于热毒炽盛兼血热壅滞所致之内外诸痈肿,尤为治疗疮之要药。治疗疮初起肿痛,可单用鲜品捣汁内服,以渣外敷;也可与解毒消肿之连翘、栀子等同用。治热毒疮痈,常与清解热毒药配伍,如《医宗金鉴》五味消毒饮,其与金银花、蒲公英、野菊花等同用。治乳痈,常配伍解毒消痈之蒲公英等煎汤内服,并以药渣外敷,或熬膏贴患处。治肠痈,常与清解热毒、活血止痛之大黄、大血藤、白花蛇舌草等同用。

此外,取其清热解毒之功,还用于咽喉肿痛、痢疾、肝热目赤肿痛、毒蛇咬伤,以及外感热病等。

【用法用量】　煎服,15~30 g。外用鲜品适量,捣烂敷患处。

【参考资料】

1. 化学成分　本品含苷类、黄酮类,尚含棕榈酸、对羟基苯甲酸、反式对羟基桂皮酸、丁二醇、山柰酚-3-O-鼠李吡喃苷和蜡。

2. 药理作用　有明显抗菌作用,对结核杆菌、痢疾杆菌、金黄色葡萄球菌、肺炎球菌、皮肤真菌及钩端螺旋体均有抑制作用。还有抗病毒、解热、消炎、消肿等作用。提取液对内毒素有拮抗作用。

3. 其他　紫花地丁药材商品比较复杂,异物同名者甚多。《中国药典》2010 年版将本品定为紫花地丁的正品。但在部分地区还有将豆科植物米口袋 Gueldenstaedtia multiflora Bunge 和小米口袋 G. verna (Georgi) Boriss 的全草作为紫花地丁使用,又称甜地丁;另有罂粟科植物地丁紫堇 Corydalis bungeana Turcz.,称为苦地丁,应予鉴别。

败酱草 Bàijiàngcǎo 《神农本草经》

为败酱科多年生草本植物黄花败酱 Patrinia scabiosaefolia Fisch.、白花败酱 P. villosa Juss. 的干燥全草。黄花败酱全国大部分地区有分布,白花败酱主产于四川、江西、福建等地。夏、秋季采收。本品气特异,味微苦。

【主要性能】　苦、辛,微寒。归大肠、胃、肝经。

【功效】　清热解毒,消痈排脓,祛瘀止痛。

【应用】

1. 肠痈,肺痈,外痈　本品苦泄辛散,性寒清热,主入大肠经,功善清热解毒、消痈排脓,为治肠痈要药,兼治肺痈、皮肤疮痈。对肠痈脓已成者,尤为适宜。治肠痈初起,常配伍凉血活血之品如大血藤、牡丹皮等;若肠痈脓成,常与清热排脓之品同用,如《金匮要略》薏苡附子败酱散,其与薏苡仁、附子配伍。治肺痈吐脓,常与清肺排脓之鱼腥草、桔梗、冬瓜子等同用。治皮肤疮痈肿痛,既可单味煎汤顿服,也可配解毒消痈之品紫花地丁、连翘等同用;或用鲜品捣烂外敷。

2. 瘀阻腹痛　本品辛散行滞,有祛瘀通经止痛之功,可用于瘀血阻滞所致的妇女月经不调、痛经、产后腹痛等症,可单用本品煎服,或与活血止痛药红花、川芎、当归等同用。

【用法用量】　煎服,6~15 g。外用适量。

【参考资料】

1. 化学成分　黄花败酱根及根茎含挥发油,其主要成分为败酱烯、异败酱烯等,尚含多种皂苷、常春藤皂苷元、β-谷甾醇-β-D-葡萄糖苷、齐墩果酸等。白花败酱含挥发油,根及根茎含白花败酱苷、莫诺苷、马钱苷等。

2. **药理作用** 对金黄色葡萄球菌、痢疾杆菌、伤寒杆菌、铜绿假单胞菌、大肠杆菌有抑制作用,并有抗病毒作用,能抑制艾滋病病毒,尚有保肝、利胆、促进肝细胞再生、防止肝细胞变性等作用。其乙醇浸膏或挥发油有镇静作用。

大血藤 Dàxuèténg 《本草图经》

为木通科木质藤本植物大血藤 *Sargentodoxa cuneata* (Oliv.) Rehd. et Wils. 的干燥藤茎。主产于江西、湖北、江苏等地。秋、冬二秋季采收。本品气微,味微涩。

【主要性能】 苦、辛,微寒。归大肠、肝经。

【功效】 清热解毒,活血止痛。

【应用】

1. **肠痈,外痈** 本品苦降辛开,主入大肠经,善解肠中热毒,行肠中瘀滞,亦为治肠痈之要药。其清热解毒之力虽不及败酱草,但活血作用过之,故尤以肠痈初起,热毒瘀滞,腹痛胀满者为宜。治肠痈腹痛,常与清热解毒、活血凉血之败酱草、桃仁、牡丹皮等配伍。本品也可用治皮肤疮痈,多与清热解毒药蒲公英、野菊花等配伍。

2. **跌打损伤,经行腹痛,风湿痹痛** 本品有活血祛瘀、消肿止痛之功,可广泛用于瘀血阻滞所致的多种疼痛。治跌打损伤,瘀肿疼痛,常与活血药赤芍、牛膝、续断等同用。治瘀滞痛经,常与活血调经、理气止痛之香附、当归、丹参等配伍。

本品兼有祛风通络之功,可用治风湿痹痛,关节不利,可配祛风湿药独活、络石藤、威灵仙等同用。

【用法用量】 煎服,10~15 g,大剂量 15~30 g。

【参考资料】

1. **化学成分** 本品含大黄素、大黄素甲醚、大黄酚、β-谷甾醇、胡萝卜苷、硬脂酸、毛柳苷、右旋丁香酚二葡萄糖苷、右旋二氢愈创木脂酸、香草酸、鞣质等。

2. **药理作用** 煎剂对金黄色葡萄球菌、大肠杆菌、乙型链球菌、卡他球菌、铜绿假单胞菌等有抑制作用;能抑制血小板聚集,抑制血栓形成;还能增加冠脉流量,扩张冠脉,缩小心肌梗死范围。

3. **其他** 本品历来以"红藤"为正名。为了与其植物名相一致,《中国药典》2010 年版将其正名改称为"大血藤",本教材据此亦作相应改变。

土茯苓 Tǔfúlíng 《滇南本草》

为百合科多年生攀缘藤本植物光叶菝葜 *Smilax glabra* Roxb. 的干燥块茎。长江流域及南部各地均有分布。夏、二秋季采挖。本品无臭,味甘涩。

【主要性能】 甘、淡,微寒。归肝、胃经。

【功效】 清热解毒,利湿。

【应用】

1. **痈肿疮毒,梅毒** 本品有清热解毒之功,兼能消肿散结,可用于疮痈疔毒、咽痛等证。如治痈疮红肿溃烂,《滇南本草》以本品研细末,好醋调敷。本品甘淡渗利,善解毒利湿,又能通利关节、解汞毒,对梅毒或因梅毒服汞剂中毒而致肢体拘挛者,功效尤佳,故为治梅毒要药。可单味大剂量水煎服,也可配伍清热解毒药使用以增强疗效;若治梅毒伴有肢体拘挛者,常与舒筋通络药木瓜、薏苡仁等同用。

2. **热淋,带下,湿疹瘙痒** 本品能清利湿热,适用于湿热所致的淋证、妇人带下、湿疹等病症。

治热淋,常与利水通淋药木通、车前子、海金沙等配伍。治湿热带下、湿疹瘙痒,常与清热燥湿药黄柏、苦参等同用。

【用法用量】 煎服,15～30 g。外用适量。

【参考资料】

1. 化学成分 本品含落新妇苷、异黄杞苷、胡萝卜苷、生物碱、挥发油、鞣质、树脂、淀粉、甾醇等。《中国药典》规定:以落新妇苷作定性鉴别成分;定量检测,落新妇苷的含量不得少于0.45%。

2. 药理作用 本品有抑制金黄色葡萄球菌、溶血性链球菌、大肠杆菌、铜绿假单胞菌、痢疾杆菌等作用。所含落新妇苷有利尿、镇痛、抗肿瘤、抗棉酚毒性等作用。

白花蛇舌草 Báihuāshéshécǎo 　《广西中药志》

为茜草科一年生草本植物白花蛇舌草 *Oldenland diffusa* (Willd.) Roxb 的干燥全草。主产于长江以南各地。夏、秋二季采收。本品气微、味淡。

【主要性能】 微苦、甘,寒。归胃、大肠、小肠经。

【功效】 清热解毒消痈,利湿通淋。

【应用】

1. 疮痈肿毒,咽喉肿痛 本品功善清热解毒、消散痈肿,为治外痈、内痈之常用品。治热毒疮痈,可单用鲜品捣烂外敷,亦可与清热解毒药蒲公英、野菊花、紫花地丁等配合内服。治肠痈腹痛,常与活血止痛之红藤、败酱草、牡丹皮等配伍。治咽喉肿痛,多与清热利咽药牛蒡子、玄参、射干等同用。本品尚能解蛇毒,用治毒蛇咬伤,可单用鲜品捣烂绞汁内服或水煎服,渣敷伤口;亦可与半边莲、紫花地丁、重楼等同用。

2. 热淋 本品有清热除湿、利水通淋之效。可用于湿热淋证,小便淋沥涩痛,常与利水通淋药石韦、车前草等配伍。

此外,利用本品清热解毒消肿之功,目前亦用于癌症而见热毒内盛者。

【用法用量】 煎服,15～60 g。外用适量。

【参考资料】

1. 化学成分 本品含齐墩果酸、乌索酸等有机酸,还含臭蚁苷、黄酮苷、蒽醌类、三十一烷、甾醇及白花蛇舌草素、对位香豆苷等。

2. 药理作用 本品对兔实验性阑尾炎有显著治疗效果。粗制剂在体外高浓度时,有抑菌、抗肿瘤作用。能增强白细胞的吞噬能力,具有抗炎作用。尚有镇痛、镇静催眠、抑制生精、保肝、利胆等作用。

射干 Shègān 　《神农本草经》

为鸢尾科多年生草本植物射干 *Belamcanda chinensis* (L.) DC. 的干燥根茎。主产于湖北、河南、江苏等地。春初刚发芽或秋末茎叶枯萎时采挖。本品气微,味苦、微辛。

【主要性能】 苦,寒。归肺经。

【功效】 清热解毒,祛痰,利咽。

【应用】

1. 咽喉肿痛 本品苦寒泄降,主入肺经,既善清热解毒、利咽消肿,又有清肺祛痰之功,为治疗咽喉肿痛的常用药。尤宜于热毒或肺热兼见痰浊阻滞者。治热毒壅盛之咽喉肿痛,可单味应用,亦可与解毒利咽之品配伍,如《幼幼新书》射干汤,其与升麻、马勃等同用;或与黄芩、桔梗、甘草等同用。治外感风热,咽痛音哑,常与发散风热药牛蒡子、蝉蜕等同用。

2. **痰壅咳喘**　本品有清肺火、降气祛痰之功,常用于痰壅咳喘证。治肺热咳喘,痰稠色黄,常与清肺化痰之品配伍,如《痧胀玉衡》射干兜铃汤,其与桑白皮、马兜铃、桔梗等同用;若治寒痰咳喘,须与温肺祛痰、止咳平喘之品相配,如《金匮要略》射干麻黄汤,其与细辛、半夏、麻黄等同用。

【**用法用量**】　煎服,6～10 g。

【**使用注意**】　脾虚便溏者慎用。孕妇忌用。

【**参考资料**】

1. **化学成分**　本品含射干定、鸢尾苷、鸢尾黄酮、鸢尾黄酮苷、紫檀素、射干酮、草夹竹桃苷、多种二环三萜及其衍生物、苯酚类化合物等。

《中国药典》规定:以次野鸢尾黄素作定性鉴别成分;定量检测,次野鸢尾黄素的含量不得少于 0.10%。

2. **药理作用**　体外对外感及咽喉疾患中的某些病毒(腺病毒 3 型、ECHO$_{11}$)有抑制和延缓作用,煎剂或浸剂在试管中对常见的致病性皮肤癣菌有抑制作用,鸢尾黄酮和鸢尾黄酮苷有消炎作用。

山豆根 Shāndòugēn　《开宝本草》

为豆科小灌木植物越南槐 *Sophora tonkinensis* Gapnep. 的干燥根及根茎。本品又名广豆根。主产于广西、广东、贵州等地。秋季采挖。本品有豆腥气,味极苦。

【**主要性能**】　苦,寒。有毒。归肺、胃经。

【**功效**】　清热解毒,利咽消肿。

【**应用**】

1. **咽喉肿痛**　本品大苦大寒,功善清热解毒、利咽消肿,为治热毒蕴结、咽喉肿痛之要药。轻者可单味煎服或含漱,或磨醋含咽;重者可配伍解毒利咽之品,如《增补万病回春》清凉散,其与连翘、桔梗、黄芩等同用。如治风热犯肺之咽痛,可配发散风热之品薄荷、牛蒡子等。若治乳蛾喉痹,可与清热利咽之品配伍,如《慈幼新书》山豆根汤,其与射干、天花粉、麦冬等同用。

2. **牙龈肿痛**　本品归胃经,又能清肺胃热,用治胃火炽盛,牙龈肿痛,可单用煎汤漱口,或与善清胃泻火之黄连、生石膏、升麻等同用。

此外,本品还可用治湿热黄疸、肺热咳嗽、痈肿疮毒等。

【**用法用量**】　煎服,3～6 g。

【**使用注意**】　本品大苦大寒,且有毒,过量服用易致恶心、呕吐、腹泻、腹痛、心悸胸闷、乏力、头昏头痛等,甚至四肢厥冷、抽搐,故用量不宜过大。

【**参考资料**】

1. **化学成分**　本品含生物碱,其主要成分为苦参碱、氧化苦参碱、槐果碱、臭豆碱、金雀花碱、山豆根碱等,尚含柔枝槐酮、柔枝槐素、柔枝槐素色烯等黄酮类衍生物。

《中国药典》规定:以苦参碱和氧化苦参碱作定性鉴别成分;定量检测,苦参碱和氧化苦参碱的总含量不得少于 0.60%。

2. **药理作用**　本品对金黄色葡萄球菌、絮状表皮癣菌及白色念珠菌有抑制作用。苦参碱、氧化苦参碱有抗癌、升高外周白细胞作用。所含总碱能增加心肌收缩力,显著增加冠脉流量;对结核杆菌、霍乱弧菌、皮肤致病性真菌有抑制作用。尚有抗炎、保肝、抑制胃酸分泌等作用。

马勃 Mǎbó　《名医别录》

为灰包科真菌脱皮马勃 *Lasiosphaera fenzlii* Reich.、大马勃 *Calvatia gigantea* (Batsch ex Pers.) Lloyd 或紫色马勃 *C. lilacina* (Mont. et Berk.) Lloyd 的干燥子实体。脱皮马勃主产于辽宁、甘肃、江苏等地,大马勃主产于内蒙古、河北、青海等地,紫色马勃主产于广东、广西、江苏等地。

夏、秋二季子实体成熟时及时采收。本品臭似尘土,无味。

【主要性能】 辛,平。归肺经。

【功效】 清热解毒,利咽,止血。

【应用】

1. 咽喉肿痛,咳嗽失音 本品味辛质轻,专入肺经,能清肺热,又长于解毒利咽消肿。为治咽喉肿痛的常用药,因其性平,故不论热毒、风热或虚火上炎所致的咽痛都可选用。轻证可单味研末含咽,重者随证配伍。如治风热和肺火上攻引起的咽痛,可与发散风热、清热解毒之品配伍,如《东垣试效方》普济消毒饮,其与牛蒡子、板蓝根、黄芩等同用。本品尚有清肺止咳、利咽开音之功,用治肺热咳嗽失音,可与清肺利咽之蝉蜕、桔梗等配伍。

2. 吐血衄血,外伤出血 本品又有凉血止血作用,多用于血热妄行所致的吐血、衄血,可单用研末吞服,或与凉血止血药同用。亦治外伤出血及手术伤口出血,可研末敷压伤口。

【用法用量】 煎服,3~6 g。外用适量。

【参考资料】

1. 化学成分 本品含马勃素、紫颓马勃酸、马勃素葡萄糖苷、麦角甾醇、亮氨酸、酪氨酸、尿素、磷酸钠、砷及 α-直链淀粉酶等,尚含抗坏血酸成分。

2. 药理作用 脱皮马勃有止血作用,对口腔和鼻出血有明显的止血效果。煎剂对金黄色葡萄球菌、铜绿假单胞菌、肺炎链球菌有抑制作用,对少数致病真菌亦有抑制作用。

马齿苋 Mǎchǐxiàn 《本草经集注》

为马齿苋科一年生肉质草本植物马齿苋 *Portulaca oleracea* L. 的干燥地上部分。我国大部分地区均产。夏、秋二季采收。本品气微,味微酸。

【主要性能】 酸,寒。归肝、大肠经。

【功效】 清热解毒,凉血止痢。

【应用】

1. 热毒痢疾 本品入大肠经,有清热解毒、凉血止痢之效。为治热毒痢疾之常用药,单味水煎服即有效,亦可以鲜品捣汁加蜜调服,或与粳米煮粥服。若与清热燥湿药黄连、黄柏、白头翁等配伍,亦适用于湿热痢疾。

2. 疮痈肿毒 本品有清热解毒、凉血消肿之功,用治热盛疮痈肿痛,可取鲜品捣敷或捣汁外涂,或单味煎汤内服;亦可与其他的解毒消痈药同用。

3. 崩漏,便血 本品入肝经,有凉血止血之效,适用于血热妄行之出血证。治血热崩漏下血,可用鲜品捣汁内服;或与凉血止血药茜草炭、苎麻根等同用;治大肠湿热,便血痔血,可单用,亦可与凉血止血药地榆、槐花等同用。

【用法用量】 煎服,15~30 g,鲜品用量加倍。外用适量。

【使用注意】 脾胃虚寒者及孕妇慎用。

【参考资料】

1. 化学成分 本品含三萜醇类、黄酮类、氨基酸类、糖类、有机酸及其盐,钙、磷、铁、硒等微量元素及硝酸钾、硫酸钾等无机盐,尚含大量的去甲基肾上腺素和钾盐。

2. 药理作用 煎剂和醇提取物对痢疾杆菌、大肠杆菌、金黄色葡萄球菌等均有抑制作用,尤对痢疾杆菌作用显著。对子宫有明显兴奋作用。还有利尿、升高血钾、降血脂、抗衰老、润肤美容等作用。

白头翁 Báitóuwēng 《神农本草经》

为毛茛科多年生草本植物白头翁 *Pulsatilla chinensis* (Bge.) Regel 的干燥根。主产于东北、华北、华东等地。春、秋二季采挖。本品气微,味微苦、涩。

【**主要性能**】 苦,寒。归大肠经。

【**功效**】 清热解毒,凉血止痢。

【**应用**】

1. **热毒血痢** 本品苦寒降泄,专入大肠经。功擅清热解毒、凉血止痢,尤善清大肠湿热及血分热毒,对湿热痢疾和热毒血痢皆有较好疗效,故为治痢之良药。治热毒痢疾,常与清热燥湿止痢药配伍,如《伤寒论》白头翁汤,其与黄连、黄柏、秦皮同用。若治赤痢下血,日久不愈,腹中冷痛,可与温中散寒、收涩止痢之品配伍,如《千金方》白头翁汤,其与干姜、赤石脂等同用。

2. **疮痈肿毒** 取本品清热解毒之功,亦用于疮痈肿毒、痔疮肿痛等热毒证,内服或捣敷局部均有效;也可配清热解毒、消痈散结之品,常与蒲公英、连翘等同用。

【**用法用量**】 煎服,6~15 g。外用适量。

【**使用注意**】 虚寒泻痢者忌服。

【**参考资料**】

1. **化学成分** 本品主要含三萜皂苷,尚含白头翁素、原白头翁素、胡萝卜苷等。
《中国药典》规定:以白头翁皂苷作定性鉴别成分;定量检测,白头翁皂苷的含量不得少于 4.6%。

2. **药理作用** 煎剂及皂苷能显著抑制阿米巴原虫的生长。鲜汁、煎剂、乙醇提取物等对金黄色葡萄球菌、铜绿假单胞菌、痢疾杆菌、伤寒杆菌等均有抑制作用。流浸膏在试管内可杀死阴道滴虫。白头翁素有镇静、镇痛及抗惊厥作用。

3. **其他** 鲜白头翁全草捣烂后因原白头翁素逸出而有强烈的刺激性气味,对皮肤及黏膜具有强烈的刺激作用,可引起流泪、喷嚏、咳嗽、皮肤发泡等。内服过量可导致口腔灼热、肿胀、流涎、胃肠炎症、呕吐、腹痛、肾炎等,严重者可致呼吸衰竭。干燥久贮者局部刺激作用大大降低,故一般宜用干品或入煎剂使用。

重楼 Chónglóu 《神农本草经》

为百合科多年生草本植物云南重楼 *Paris polyphylla* Smith var. *yunnanensis* (Franch.) Hand.-Mazz. 或七叶一枝花 *P. polyphylla* Smith var. *chinensis* (Franch.) Hara 的干燥根茎。主产于广西、云南、广东等地。秋末冬初采挖。本品气微,味微苦、麻。

【**主要性能**】 苦,微寒。有小毒。归肝经。

【**功效**】 清热解毒,消肿止痛,息风定惊。

【**应用**】

1. **痈肿疮毒,毒蛇咬伤** 本品功擅清解热毒、解蛇毒、消肿止痛,为治疮痈肿痛、毒蛇咬伤之要药。治热毒疮痈,可单味研末醋调外敷,或与清热解毒、凉血散瘀之品配伍,如《外科全生集》夺命丹,其与黄连、金银花等同用。若治毒蛇咬伤,可用鲜品捣烂外敷;或与其他清热解毒、解蛇毒药如半边莲、半枝莲、白花蛇舌草等同用,水煎内服。

2. **跌打损伤** 本品具有化瘀消肿、止痛的功效。治跌打损伤、瘀肿疼痛,可单用研末冲服;或与活血疗伤药三七、自然铜、血竭等同用。

3. **小儿惊风** 本品苦泄清肝,专归肝经,有凉肝泻火、息风定惊之功。治小儿高热、惊风抽搐,常与息风止痉药钩藤、蝉蜕、菊花等同用。

【**用法用量**】 煎服,5~10 g。外用适量。

【使用注意】 本品有小毒,用量不宜过大。阴证疮疡忌用。

【参考资料】

1. **化学成分** 本品主要含皂苷,其主要成分为蚤休苷、薯蓣皂苷等,尚含黄酮、甾酮、肌酐酸及氨基酸。

《中国药典》规定:以重楼皂苷作定性鉴别成分;定量检测,重楼皂苷Ⅰ、重楼皂苷Ⅱ、重楼皂苷Ⅵ、重楼皂苷Ⅶ的总含量不得少于 0.60%。

2. **药理作用** 本品有广谱抗菌作用。对小鼠蝮蛇毒中毒有明显保护作用。能解除实验动物因组织胺引起的支气管痉挛。此外,有镇静、镇痛、镇咳、平喘、抗炎、抗癌、止血、收缩子宫、杀灭精子作用。

清热解毒药参考药

药名	主要性能	功效	主治	用法用量	使用注意
拳参	苦、涩、微寒。归肺、肝、大肠经	清热解毒,凉血止血,息风止痉	痈肿瘰疬;毒蛇咬伤;热病神昏、惊痫抽搐;热泻热痢;血热出血	煎服,5～9 g	无实火热毒者不宜使用。阴证疮疡患者忌服
青果	甘、酸,平。归肺、胃经	清热解毒,利咽,生津	咽喉肿痛;咳嗽烦渴	煎服,5～9 g,鲜品加倍	
藏青果	酸、苦,微凉。归肺、胃经	清热生津,解毒利咽	阴虚白喉;咽喉肿痛;声音嘶哑;泄泻痢疾	煎服,3～10 g	
余甘子	甘、酸、涩,凉。归脾、胃经	清热利咽,生津止渴	咽喉疼痛;口干烦渴	煎服,15～30 g,或鲜品取汁服用	
北豆根	苦,寒。有小毒。归肺、胃、大肠经	清热解毒,消肿利咽,祛风止痛	热毒壅盛,咽喉肿痛;泄泻痢疾;风湿痹痛	煎服,3～10 g	脾胃虚寒者忌服
木蝴蝶	苦、甘,凉。归肺、肝、胃经	清肺利咽,疏肝和胃	喉痹音哑;肺热咳嗽;肝胃气痛	煎服,1.5～3 g	
千里光	苦,寒。归肺、肝、大肠经	清热解毒,清肝明目	痈肿疮毒;目赤肿痛;湿热泻痢	煎服,9～15 g,鲜品 30 g	脾胃虚寒者慎服
半枝莲	辛、微苦,凉。归心、肝、肺、胃经	清热解毒,活血祛瘀,利水消肿	痈肿疮毒;咽喉肿痛;血热出血;肝炎,肾炎	煎服,10～30 g	血虚者及孕妇慎用
半边莲	辛,平。归心、小肠、肺经	清热解毒,利水消肿	疮痈肿毒;蛇虫咬伤;腹胀水肿;湿疮湿疹	煎服,干品 10～15 g,鲜品 30～60 g	虚证水肿忌用
山慈姑	甘、微辛,凉。归肝、脾经	清热解毒,消痈散结	痈疽疔毒;瘰疬痰核;癥瘕痞块及多种肿瘤	煎服,3～9 g	正虚体弱者慎用
漏芦	苦,寒。归胃经	清热解毒,消痈散结,通经下乳	乳痈肿痛;瘰疬疮毒;乳汁不下,乳房胀痛	煎服,5～9 g。外用,研末调敷或煎水洗	气虚、疮疡平塌者及孕妇忌服
白蔹	苦、辛,微寒。归心、胃经	清热解毒,消痈散结,敛疮生肌	疮痈肿毒;瘰疬痰核;水火烫伤;手足皲裂	煎服,5～9 g	脾胃虚寒者不宜服。反乌头
绿豆	甘,寒。归心、胃经	清热解毒,消暑,利水	痈肿疮毒;暑热烦渴;药食中毒;小便不利	煎服,15～30 g	脾胃虚寒,肠滑泄泻者忌服
蛇胆	甘、苦,微寒。有小毒。归肝、胆、心、肺经	清热解毒,泻火,燥湿	热毒疮疡;小儿惊风;痰热咳嗽;小儿疳疾	入丸散,0.1～0.2 g。外用适量	孕妇、体弱及过敏体质者慎用

续 表

药名	主要性能	功 效	主 治	用法用量	使用注意
熊胆	苦,寒。归肝、胆、心经	清热解毒,息风止痉,清肝明目	热毒疮疡;惊痫抽搐;目赤翳障	入丸散,0.25～0.5 g	虚寒证禁用
鸦胆子	苦,寒。有小毒。归大肠、肝经	清热解毒,止痢,截疟,腐蚀赘疣	热毒血痢;冷积久痢;各型疟疾;鸡眼赘疣	内服,0.5～2 g,以干龙眼肉包裹或装入胶囊吞服	
木芙蓉叶	辛,平。归心、肝、肺经	清热解毒,凉血消肿	痈肿疮毒;急热惊风;烧伤烫伤	外用适量,鲜品捣烂外敷或干品研末调涂患处	
金荞麦	苦、辛、涩,凉。归肺经	清热解毒,排脓祛瘀	肺痈,肺热咳嗽;咽喉肿痛;瘰疬疮疖	煎服,15～45 g	
天葵子	甘、苦,寒。归心、脾、肺、肝经	清热解毒,消肿止痛,化痰散结	痈肿疮毒;痰核瘰疬;急热惊风;痰热咳喘	煎服,3～10 g	
鬼臼	苦、辛,平。归心、肺、脾经	清热解毒,活血祛瘀,化痰散结	痈肿疮毒;毒蛇咬伤;瘰疬痰核;跌打损伤;瘀血阻滞	煎服,3～10 g	孕妇忌用
肿节风	辛、苦,平。归肝、大肠经	清热解毒,祛风除湿,活血止痛	咽喉肿痛;外感咳嗽;疮痈癌肿;风湿痹痛;跌打损伤	煎服,6～15 g	大剂量使用易引起中毒
锦灯笼	苦,寒。归肺经	清热解毒,利咽化痰,利尿通淋	咽喉音哑;痰热咳嗽;小便不利,热淋涩痛	煎服,5～9 g	
三白草	甘、辛,寒。归肺、膀胱经	清热解毒,利尿消肿	水肿;热淋;湿热带下;疖疮痈肿	煎服,9～15 g,鲜品加倍	
金果榄	苦,寒。归肺、大肠经	清热解毒,利咽止痛	咽喉肿痛;疔毒疮痈	煎服,3～9 g	
地锦草	辛,平。归肝、大肠经	清热解毒,凉血止血	热毒泻痢,血痢便血;血热出血;尿血、血淋	煎服,9～20 g	
委陵菜	苦,寒。归肝、大肠经	清热解毒,凉血,止痢	热毒泻痢;血热出血;痈肿疮毒;风湿痹证	煎服,9～15 g	
四季青	苦、涩,寒。归肺、心经	清热解毒,凉血止血,敛疮	水火烫伤;湿疹疮疡;肺热咳嗽;咽喉肿痛;热淋;泻痢;外伤出血	煎服,15～30 g	
三丫苦	苦,寒。归心经	清热解毒,祛风除湿,散瘀止痛	外感发热;咽喉肿痛;肺热咳嗽;痈肿疮毒;风湿痹证;湿疹湿疮	煎服,15～30 g	
朱砂莲	苦、辛,寒。归心、肺、肝、大肠经	清热解毒,消肿止痛	热泻热痢;咽喉肿痛;痈肿疮毒;毒蛇咬伤;胃脘热痛	煎服,3～6 g	用量不可过大
雪胆	苦,寒。有小毒。归肺、胃、大肠经	清热解毒,消肿止痛	热泻热痢;热毒疮痈;咽喉肿痛;牙龈肿痛;水火烫伤;胃脘热痛	煎服,3～9 g	
铁苋	微苦、涩,凉。归大肠、肝经	清热解毒,止血,消积	热泻热痢;血热出血;外伤出血;小儿疳积	煎服,15～30 g	

第四节 清热凉血药

凡以清热凉血为主要功效,常用于治疗营分、血分热证的药物,称为清热凉血药。

本类药物具有清解营分、血分热邪的功效,适用于外感温热病热入营血证。热在营分常见身热夜甚、心烦不寐、斑疹隐隐、舌红绛、脉细数等症,热在血分常见神昏谵语、吐衄便血、身发斑疹、躁扰不安甚则昏狂等症。同时,亦适用于内科杂病中的各种血热证。部分药物尚有养阴、止血、解毒、活血等功效,还可用于阴虚证、热毒证或血瘀证。

根据寒能清热、苦能清泄、咸能入血、甘能补益、辛能行血等性味理论,本类药物多为苦咸寒之品,其中兼有养阴生津作用者,多有甘味;兼能活血化瘀者,多有辛味。因心主血,肝藏血,故本类药物主归心、肝二经。

使用本类药物时,应注意根据所治病证的不同选择合适的药物配伍。如治疗温热病热在营分证,常配伍清热泻火药和清热解毒药;治热在血分证,常配伍止血、活血、养阴之品;若用于一般的血热证,则应根据所涉及的脏腑,配伍相应的清热药和凉血止血药。

本类药物中,兼有养阴作用的药物性偏滋腻,湿滞便溏、纳差者慎用;兼有活血作用的药物,妇女月经期及孕妇慎用。

地黄 dìhuáng 《神农本草经》

为玄参科多年生草本植物地黄 *Rehmannia glutinosa* Libosch. 的干燥块根。主产于河南、河北、内蒙古等地,以河南出产的品质最佳。秋季采收,鲜用者习称"鲜地黄"。其气香,味微甜、微苦。干燥生用习称"生地黄"或"干地黄"。无臭,味微甜。

【主要性能】 甘、苦,寒。归心、肝、胃、肾经。

【功效】 清热凉血,止血,养阴生津。

【应用】

1. 温热病热入营血证 本品甘润苦泄寒清,入心肝血分,为清热凉血要药。治温热病热入营分,身热夜甚,口干,舌红无苔,常与清营透热之品配伍,如《温病条辨》清营汤,其与玄参、金银花、竹叶等同用。如治温热病热入血分,神昏舌绛,吐衄便血,斑疹紫暗,常与清热凉血药及活血化瘀药配伍,如《千金方》犀角地黄汤(现更名为解毒地黄汤),其与水牛角、赤芍、牡丹皮等同用。若治热病后期,余热未清,阴分已伤,夜热早凉,则常与清虚热药及养阴药配伍,如《温病条辨》青蒿鳖甲汤,其与青蒿、知母、鳖甲等同用。

2. 血热出血证 本品既善清热凉血,又有良好的止血之效。治血热吐血衄血,便血崩漏,常与凉血止血药配伍,如《妇人良方》四生丸,其与鲜荷叶、生侧柏叶、生艾叶同用。

3. 阴虚证 本品甘寒质润,有养阴清热、生津止渴之功,尤长于养胃阴。可用于各脏腑的阴虚津亏证。治热病伤津,烦渴多饮,常与养阴生津之品配伍,如《温病条辨》益胃汤,其与沙参、麦冬、玉竹等同用。治内热消渴,多与益气清热生津之品配伍,如《杂病源流犀烛》玉泉丸,其与葛根、天花粉、黄芪等同用。若治热伤津液,大便秘结,常与滋阴增液之品配伍,如《温病条辨》增液汤,其与玄参、麦冬等同用。《医方集解》主治肺阴虚的百合固金汤、《摄生秘剖》主治心阴虚的天王补心丹、《续名医类案》主治肝肾阴虚的一贯煎等方中亦选同本品。

【用法用量】 煎服,10~30 g。鲜品用量加倍,可捣汁入药,清热凉血力更强。

【使用注意】 脾虚大便溏薄者不宜用。

【参考资料】

1. **化学成分** 本品主要含环烯醚萜、单萜及其苷类,尚含苯甲酸、苯乙酸等多种有机酸,以及多种糖类、甾醇、氨基酸等。鲜地黄含 20 多种氨基酸,其中精氨酸含量最高。生地黄含 15 种氨基酸,其中丙氨酸含量最高。

《中国药典》规定:以梓醇、毛蕊花糖苷作定性鉴别成分;定量检测,梓醇、毛蕊花糖苷的含量分别不得少于0.20%、0.020%。

2. **药理作用** 本品能对抗连续服用地塞米松后血浆皮质酮浓度的下降。水提取液有显著降压、调节免疫、抗炎、镇静、降血糖及保肝等作用。乙醇提取物能缩短凝血时间。流浸膏有强心、利尿作用。此外,还有抗癌、抗辐射、抑制真菌等作用。

玄参 Xuánshēn 《神农本草经》

为玄参科多年生草本植物玄参 *Scrophularia ningpoensis* Hemsl. 的干燥根。主产于我国长江流域及陕西、福建等地。冬季茎叶枯萎时采挖。本品气特异,似焦糖,味苦、微甘。

【主要性能】 甘、苦、咸,寒。归心、肺、胃、肾经。

【功效】 清热凉血,滋阴,解毒。

【应用】

1. **温热病热入营血证** 本品性味苦咸而寒,亦善清热凉血,并可泄热解毒。治温热病热入营血,身热口干,神昏舌绛,常与清营凉血之品配伍,如《温病条辨》清营汤,其与地黄、黄连、连翘等同用。若治热入心包,神昏谵语,常与清心泻火之品相配,如《温病条辨》清宫汤,其与莲子心、竹叶卷心等同用。治温热病气血两燔,身发斑疹,常配伍清气分热药以气血两清,如《温病条辨》化斑汤,其与石膏、知母等同用。

2. **咽喉肿痛,瘰疬,疮痈** 本品有清热解毒、养阴生津、利咽散结之效。用于咽喉肿痛,无论热毒壅盛,还是虚火上炎所致者,均可使用。治热毒壅盛,咽喉肿痛,常与清热解毒利咽之品配伍,如《东垣试效方》普济消毒饮,其与连翘、板蓝根、马勃等同用。治虚火上炎之咽喉疼痛,口干欲饮,常与清热凉血、养阴生津之品配伍,如《重楼玉钥》养阴清肺汤,其与地黄、麦冬、牡丹皮等同用。治瘰疬痰核,常配化痰软坚之品,如《医学心悟》消瘰丸,其与牡蛎、贝母等同用。若治痈疮肿毒,可与清热解毒药相配,常与金银花、连翘、蒲公英等同用。

3. **劳嗽咳血,阴虚发热,消渴便秘** 本品能滋阴降火、生津润燥。治阴虚劳嗽咳血,常配润肺止咳之品,如《医方集解》百合固金汤,其与百合、川贝母等同用。治阴虚发热,骨蒸劳热,多与清虚热、退骨蒸之品配伍,常与知母、地骨皮等同用。治内热消渴,可配伍养阴生津之品,多与麦冬、五味子等同用。治津伤便秘,常与增水行舟之品配伍,如《温病条辨》增液汤,其与地黄、麦冬同用。

【用法用量】 煎服,10~15 g。

【使用注意】 脾虚大便溏薄者不宜用。反藜芦。

【参考资料】

1. **化学成分** 本品主要含环烯醚萜类,其主要成分为哈巴苷、浙玄参苷甲等,尚含苯丙苷类化合物、挥发油、植物甾醇、生物碱、天门冬素、脂肪酸、胡萝卜素等。

《中国药典》规定:以哈巴苷和哈巴俄苷作定性鉴别成分;定量检测,哈巴苷和哈巴俄苷的总量不得少于0.45%。

2. **药理作用** 本品对金黄色葡萄球菌、白喉杆菌、铜绿假单胞菌、伤寒杆菌、乙型溶血性链球菌、福氏痢疾杆菌、大肠杆菌等多种细菌有抑制作用。水浸剂、乙醇-水浸液及煎剂有降压作用。流浸膏能使血糖轻微降低,醇浸膏水溶液能明显增加冠脉血流量。

牡丹皮 Mǔdānpí 《神农本草经》

为毛茛科落叶小灌木植物牡丹 Paeonia suffruticosa Andr.的干燥根皮。主产于安徽、河南、山东等地。秋季采挖。本品气芳香,味微苦而涩。

【主要性能】 苦、辛,微寒。归心、肝、肾经。

【功效】 清热凉血,活血散瘀,清虚热。

【应用】

1. **温热病热入血分,血热吐衄证** 本品苦泄清热,辛散透发,入心、肝、肾经。既能清热凉血,又善活血散瘀,有凉血而不留瘀、活血而不妄行之特点,为治温热病热入血分证的常用药。治热入血分,斑疹吐衄,常与清热凉血药配伍,如《千金方》解毒地黄汤,其与水牛角、地黄、赤芍等同用。治温毒发斑,常与泻火解毒之品配伍,如《圣济总录》牡丹汤,其与栀子、大黄、黄芩等同用。若治血热妄行之吐血、衄血等症,则与凉血止血药配伍,如《十药神书》十灰散,其与侧柏叶、茜草、白茅根等同用。

2. **瘀血证** 本品有活血散瘀通经之功,适用于瘀滞经闭、痛经,月经不调,癥瘕积聚,跌打损伤等多种瘀血证,因性寒,故对血瘀有热者最为适宜。治月经不调兼有肝郁化火者,常与清肝泻火、疏肝柔肝之品配伍,如《妇人良方》丹栀逍遥散,其与栀子、白芍、柴胡等同用。治癥瘕积聚,常与活血消癥之品配伍,如《金匮要略》桂枝茯苓丸,其与桂枝、桃仁等同用。若治跌打损伤,可配活血止痛之品,常与乳香、没药等同用。

3. **虚热证** 本品清中有透,能入阴分而清虚热。治温热病后期,余热未尽,阴液已伤,夜热早凉,骨蒸无汗,或低热不退等,常配滋阴清热之品,如《温病条辨》青蒿鳖甲汤,其与青蒿、鳖甲等同用。若治阴虚内热,骨蒸潮热,盗汗等证,则与滋阴清热之品知母、黄柏等配伍。

此外,本品既能清热凉血,又有散瘀消痈之功。治疮疡,多与清热解毒药金银花、蒲公英等同用。治肠痈腹痛,常与活血化瘀药配伍,如《金匮要略》大黄牡丹皮汤,其与大黄、桃仁等同用。

【用法用量】 煎服,6～12 g。清热凉血宜生用,活血散瘀宜酒炙用。

【使用注意】 孕妇及月经过多者不宜用。

【参考资料】

1. **化学成分** 本品主要含酚类,其主要成分为丹皮酚、丹皮酚苷、牡丹酚原苷、牡丹酚新苷等,尚含芍药苷、氧化芍药苷、苯甲酰芍药苷、苯甲酰氧化芍药苷、没食子酸及挥发油、植物甾醇等。

《中国药典》规定:以丹皮酚作定性鉴别成分;定量检测,丹皮酚的含量不得少于1.2%。

2. **药理作用** 本品煎剂对枯草杆菌、大肠杆菌、伤寒杆菌、铜绿假单胞菌、溶血性链球菌、肺炎球菌等有抑制作用,并有降压作用。牡丹酚及芍药苷有抗血小板聚集作用,牡丹酚有抑制动脉粥样硬化斑块形成、抗变态反应、抗炎、镇痛、镇静、解热、抗惊厥、抗过敏等作用。

赤芍 Chìsháo 《神农本草经》

为毛茛科多年生草本植物芍药 Paeonia lactiflora Pall. 或川赤芍 P. veitchii Lynch 的干燥根。芍药主产于内蒙古、河北、东北等地,川赤芍主产于四川、甘肃、陕西等地。春、秋二季采挖。本品气微香,味微苦、酸、涩。

【主要性能】 苦,微寒。归肝经。

【功效】 清热凉血,祛瘀止痛,清泻肝火。

【应用】

1. 温热病热入血分,血热吐衄证 本品味苦微寒,专入肝经,善走血分,其清热凉血、活血化瘀之功与牡丹皮相似,常相须为用治温热病热入血分证和气血两燔证,如《千金方》犀角地黄汤、《疫疹一得》清瘟败毒饮。若治血热所致吐衄,多与凉血止血药地黄、白茅根等配伍。

2. 经闭痛经,癥瘕腹痛,跌打损伤,疮痈肿痛 本品亦与牡丹皮相似,有活血通经、祛瘀止痛之效,且长于散瘀止痛,凡血瘀所致诸证,均可使用。治经闭痛经,癥瘕腹痛,多与活血调经、行气止痛之品配伍,如《医林改错》少腹逐瘀汤,其与当归、川芎、延胡索等同用。治跌打损伤,瘀滞肿痛,常与活血止痛药乳香、没药等同用。治热毒疮痈,则多与清热解毒药配伍,如《妇人校注良方》仙方活命饮,其与金银花、天花粉等同用。

3. 目赤肿痛 本品苦寒入肝经而泻肝火。治肝热目赤肿痛,羞明多眵,或目生翳障,常与清肝明目药菊花、夏枯草等同用。

【用法用量】 煎服,6～15 g。

【使用注意】 反藜芦。

【参考资料】

1. 化学成分 本品主要含芍药苷、芍药内酯苷、氧化芍药苷、芍药吉酮、苯甲酰芍药苷、芍药新苷等,尚含有没食子酸、鞣质、挥发油、糖类、β-谷甾醇等。

《中国药典》规定:以芍药苷作定性鉴别成分;定量检测,芍药苷的含量不得少于 1.8%。

2. 药理作用 本品能直接扩张冠状动脉,增加冠状动脉血流量,对心肌缺血有保护作用;并有增加心肌营养血流量,降低冠脉阻力及心肌耗氧量,升高血小板 cAMP,抑制血小板聚集作用;尚有解痉、镇痛、镇静、抗惊厥、抗溃疡、抗菌、解热等作用。

水牛角 Shuǐniújiǎo 《名医别录》

为牛科动物水牛 *Bubalus bubalis* Linnaeus 的角。我国大部分地区均产,主产于华南、华东地区。本品气微腥,味微咸。

【主要性能】 苦、咸,寒。归心、肝、胃经。

【功效】 清热凉血,泻火解毒,定惊。

【应用】

1. 温热病热入营血证 本品入心肝血分,既善清营凉血,又长于泻火解毒、定惊,是治疗温热病热入营血证的常用药。治温热病热入血分,内陷心包,高热烦躁,神昏谵语,或惊风抽搐,常与清心开窍、息风止痉之品配伍,如《温病条辨》安宫牛黄丸,《外台秘要》紫雪,其与牛黄、麝香、羚羊角等同用。本品亦常用于中风,神志不清,常与醒神开窍或镇心安神之品配伍,如《卫生部药品标准·中药成方制剂》清开灵注射液,即与牛黄、珍珠母等同用。

2. 血热吐衄证 本品有清热凉血之效。治血热之吐衄等出血证,常与清热凉血、止血药生地黄、牡丹皮等配伍。

3. 疮痈,咽喉肿痛 取本品清热泻火解毒之功,可用于热毒壅盛之疮痈肿毒,咽喉肿痛。治疮痈红肿,多与清热消痈药连翘、蒲公英等配伍;治热毒喉痹咽痛,常与散结利咽之玄参、桔梗等同用。

【用法用量】 镑片或粗粉煎服,15～30 g,宜先煎 3 小时以上。水牛角浓缩粉冲服,每次 1.5～3 g,每日 2 次。

【使用注意】 内服剂量过大易致胃脘不适、恶心等副作用,故脾胃虚寒者不宜用。

【参考资料】

1. **化学成分** 本品含胆甾醇、强心成分、肽类、氨基酸、胍基衍生物以及蛋白质等。

2. **药理作用** 本品煎剂及提取物有强心作用。提取物注射后,能使淋巴小结、脾脏小结增生活跃。煎剂能缩短凝血时间,增加血小板数量。还有明显的镇静作用。

3. **其他** 目前水牛角已作为犀角的代用品广泛用于临床。犀角是清热凉血的传统代表药,因犀牛为世界保护的稀有珍贵动物,故犀角现已明令禁用。水牛角和犀角在化学成分、药理作用以及功效、主治等方面均相似,唯前者药力较弱,故用量宜大。以水牛角浓缩粉配制的安宫牛黄丸、紫雪、清开灵注射液等成药,其退热息风和醒脑作用与犀角配制品的疗效无显著差异。

紫草 Zǐcǎo 《神农本草经》

为紫草科多年生草本植物新疆紫草 *Arnebia euchroma* (Royle) Johnst.或内蒙紫草 *A. guttata* Bunge 的干燥根。分别称"软紫草""内蒙紫草"。软紫草主产于新疆、西藏、甘肃,内蒙紫草主产于内蒙古、甘肃。春、秋二季采挖。软紫草气特异,味微苦、涩。内蒙紫草气特异,味涩。

【主要性能】 甘、咸,寒。归心、肝经。

【功效】 清热凉血,活血,解毒,透疹。

【应用】

1. **温热病血热毒盛,麻疹不透** 本品既能凉血活血,又善解毒透疹,为治热毒血滞之斑疹、麻疹的要药。治温热病血热毒盛,身发斑疹、色紫黑而不红活,常与凉血消斑之品配伍,如《张氏医通》紫草快斑汤,其与赤芍、蝉蜕等同用。若治麻疹疹出不畅,疹色紫暗,咽喉肿痛者,常配解毒透疹之品,如《张氏医通》紫草消毒饮,其与牛蒡子、连翘、山豆根等同用。本品配甘草水煎服,对麻疹有一定的预防作用。

2. **疮疡,湿疹,水火烫伤** 本品有凉血解毒、活血消痈之效,可用于疮疡、湿疹、水火烫伤等,多作外用。治疮痈久溃不收口,常与活血生肌敛疮之品配伍,如《外科正宗》生肌玉红膏,其与当归、血竭、白芷等同用。治湿疹瘙痒,可与清热燥湿药相配,如《仁斋直指方》紫草膏,其与黄连、黄柏等同用。若治水火烫伤,可将本品用植物油浸泡,滤取油液,涂患处;或与泻火解毒、活血化瘀之大黄、牡丹皮等配伍,麻油熬膏外搽。

【用法用量】 煎服,3～10 g。外用适量,熬膏或油浸外涂。

【使用注意】 本品有缓下通便作用,脾虚便溏者忌服。

【参考资料】

1. **化学成分** 本品主要含蒽醌类,其主要成分为紫草素、乙酰紫草素、去氧紫草素、异丁酰紫草素、异戊酰紫草素、紫草烷、β-二甲基丙烯酰阿卡宁、β-羟基-异戊酰紫草素、α-甲基-正-异戊酰紫草素等,尚含生物碱、酯类、多糖类等成分。

《中国药典》规定:以左旋紫草素和 β,β'-二甲基丙烯酰阿卡宁作定性鉴别成分;定量检测,左旋紫草素和 β,β'-二甲基丙烯酰阿卡宁的含量分别不得少于 0.80%、0.30%。

2. **药理作用** 煎剂和紫草素对金黄色葡萄球菌、大肠杆菌、枯草杆菌等有抑制作用,能抗单纯疱疹病毒Ⅰ型。水或乙醚提取物有一定的抗炎作用。新疆紫草对家兔在体及蟾蜍离体心脏有明显的兴奋作用。尚有抗癌、降血糖、解热、抗生育等作用。

清热凉血药参考药

药名	主要性能	功效	主治	用法用量	使用注意
紫草茸	甘、咸,平。归心、肝、肺经	清热,凉血,解毒	麻疹、血热斑疹不透;月经过多,崩漏;疮痈;湿疹	煎服,3～10 g;研末,每次1.5～3 g	孕妇慎服

第五节 | 清 虚 热 药

凡以清虚热、退骨蒸为主要功效,常用于治疗阴虚内热证的药物,称为清虚热药,又称退虚热药。

本类药物具有清退虚热的功效。由于此类虚热证以骨蒸潮热为主要临床表现,因此有时将退虚热的功效称为退骨蒸。主要适用于肝肾阴虚所致的虚热证。症见骨蒸潮热、手足心热、虚烦不眠、遗精盗汗、舌红少苔、脉细数等。亦可用于热病后期,余热未清,伤阴劫液而致虚热内生,夜热早凉、热退无汗、舌质红绛等症。部分药物既能清虚热,又能清实热,故在用治虚热证的同时,还可用于各种实热证。

本类药物多为苦寒或甘寒之品,主要归肝、肾二经。

使用本类药物时,常与滋阴药配伍,以求标本兼治。若治热病后期的阴虚内热证,还应配伍清热凉血、解毒之品,以清除余邪。

青蒿 Qīnghāo 《神农本草经》

为菊科一年生草本植物黄花蒿 *Artemisia annua* L.的干燥地上部分。全国大部分地区有产。夏、秋季花将开时采割。本品气香特异,味微苦。

【主要性能】 苦、辛,寒。归肝、胆、肾经。

【功效】 清虚热,凉血,解暑热,截疟。

【应用】

1. **虚热证** 本品辛香透散,苦寒清热,有清虚热、退骨蒸之功,为治肝肾阴虚,虚火内扰所致的骨蒸潮热、五心烦热、盗汗等症的常用品,多与滋阴降火之品配伍,如《证治准绳》清骨散,其与鳖甲、知母、地骨皮等同用。本品还长于清透阴分伏热,并有凉血之功,故亦适用于热病后期,余热未清,邪伏阴分所致的夜热早凉,热退无汗或低热不退等,常与养阴透热之品配伍,如《温病条辨》青蒿鳖甲汤,其与鳖甲、生地黄、牡丹皮等同用。

2. **暑热外感** 本品辛香而散,苦寒清热,可解暑热。治暑天外感,发热烦渴,头痛头昏,常与辛凉解表药和清解暑热药配伍,如《时病论》清凉涤暑汤,其与连翘、西瓜翠衣、滑石等同用。

3. **疟疾寒热** 本品又入肝胆经,截疟之功良好,并善解热而缓解疟疾发作时的寒战壮热,故为治疟疾寒热的要药。临证时,可用大量鲜青蒿绞汁服用,或与草果、柴胡等截疟药同用。

因本品芳香透散,长于清解肝胆之热邪,故亦用于湿热郁遏少阳三焦,气机不利,寒热如疟,胸痞作呕之证,可配伍清热祛湿、降逆止呕之品,如《通俗伤寒论》蒿芩清胆汤,即与黄芩、滑石、半夏等同用。

【用法用量】 煎服,6~12 g。不宜久煎;鲜品加倍,可绞汁服。用于截疟,可用至 60 g。

【使用注意】 脾胃虚弱、肠滑者忌服。

【参考资料】

1. **化学成分** 本品含倍半萜类成分,其主要成分为青蒿素、青蒿酸、青蒿内酯、青蒿醇等,尚含黄酮类、香豆素类、东莨菪内酯及挥发油等。

2. 药理作用　本品醇提物、醚提物对金黄色葡萄球菌的抑制作用最强。乙醚提取物和稀醇浸膏有显著抗疟作用。抗疟成分是青蒿素。青蒿素及衍生物还能抗动物血吸虫、华支睾吸虫,促进机体细胞免疫,抗流感病毒。挥发油有祛痰、镇咳、平喘作用。

3. 其他

(1) 低毒性是青蒿的主要特点之一。青蒿浸膏片治疗疟疾,仅少数病例(3.4%)出现恶心、呕吐、腹痛与腹泻;青蒿素注射液偶可引起过敏反应。

(2) 同属植物牡蒿 *A. japonica* Thunb.在我国部分地区也作青蒿用,与黄花蒿某些功效相似,但无截疟作用,应予鉴别。

地骨皮 Dìgǔpí　《神农本草经》

为茄科灌木植物枸杞 *Lycium chinense* Mill.或宁夏枸杞 *L. barbarum* L.的干燥根皮。南北各地均产。春初或秋后采挖。本品气微,味微甘而后苦。

【主要性能】　甘、微苦,寒。归肺、肝、肾经。

【功效】　清虚热,凉血除蒸,清肺降火。

【应用】

1. 阴虚发热,骨蒸盗汗　本品甘寒清润,善清肝肾虚热,除有汗之骨蒸,为退虚热、疗骨蒸之佳品。治阴虚内热,骨蒸潮热,心烦盗汗,常与滋阴清热之品配伍,如《证治准绳》清骨散,其与银柴胡、鳖甲、知母等同用。

2. 血热出血证　本品尚能泄实热,有清热凉血之效。治血热妄行的吐血、衄血、尿血诸证,可单味煎服,或配伍相应的凉血止血药使用。

3. 肺热咳嗽　本品又清泄肺热,除肺中伏火。治肺火郁结,气逆不降,咳嗽气喘,皮肤蒸热等症,常配清泻肺热之品,如《小儿药证直诀》泻白散,其与桑白皮等同用。

此外,本品还能泄热而生津止渴,治内热消渴;又可泻肾经浮火,治虚火牙痛。

【用法用量】　煎服,6~15 g。

【使用注意】　外感风寒发热或脾虚便溏者不宜用。

【参考资料】

1. 化学成分　本品含桂皮酸和多量酚类物质、甜菜碱,并分离得 β-谷甾醇、亚油酸、亚麻酸、卅一酸等。

2. 药理作用　本品煎剂对伤寒杆菌、甲型副伤寒杆菌、弗氏痢疾杆菌有抑制作用。水提物、乙醇提取物有较强的解热作用。煎剂、浸膏、酊剂、注射液均有降压作用。煎剂、浸膏有降血糖、降血脂及兴奋子宫等作用。

白薇 Báiwēi　《神农本草经》

为萝藦科多年生草本植物白薇 *Cynanchum atratum* Bge. 或蔓生白薇 *C. versicolor* Bge.的干燥根及根茎。南北各地均有分布。春、秋二季采挖。本品气微,味微苦。

【主要性能】　苦、咸,寒。归胃、肝经。

【功效】　清虚热,清热凉血,利尿通淋,解毒疗疮。

【应用】

1. 阴虚发热,产后虚热　本品善入血分,有退热除蒸、凉血清热之效。治阴虚发热,骨蒸潮热,多与滋阴清热药知母、地骨皮等配伍。若治产后血虚,低热不退,常与益气养血之品配伍,如《全生指迷方》白薇汤,其与当归、人参等同用。

2. 温病热入营血证　本品既退虚热,又能清血中实热,有清营血邪热之效。治热入营血之高热烦躁、舌红绛者,常配伍清热凉血药地黄、水牛角等同用。

3. 热淋,血淋　本品既清热凉血,又利尿通淋。适用于膀胱湿热所致的热淋、血淋,常与利水通淋之品配伍,多与车前草、木通等同用。

4. 疮痈肿毒,咽喉肿痛　本品有清热解毒疗疮之效。治热毒疮痈,可单味捣烂外敷,亦可配伍清热解毒药蒲公英、连翘等内服。治热盛咽喉肿痛,多与清热利咽药射干、山豆根等配伍。

此外,本品还能清泄肺热而透邪,清退虚热而护阴,可治阴虚外感,常与滋阴润燥、发散风热之品配伍,如《通俗伤寒论》加减葳蕤汤,其与玉竹、薄荷等同用。

【用量用法】　煎服,6～12 g。外用适量。

【参考资料】

1. **化学成分**　本品含强心苷,如白薇苷、白薇苷元、白前苷、白前苷元、日本白薇素甲等。挥发油中主要为白薇素。

2. **药理作用**　白薇对肺炎球菌有抑制作用,并有解热、利尿作用。所含白薇苷能增强心肌收缩力,使心率减慢。

胡黄连 Húhuánglián 《新修本草》

为玄参科多年生草本植物胡黄连 *Picrorhiza scrophulariiflora* Pennell 的干燥根茎。主产于西藏、云南。秋季采挖。本品气微,味极苦。

【主要性能】　苦,寒。归心、肝、胃、大肠经。

【功效】　清虚热,除疳热,清湿热。

【应用】

1. 骨蒸潮热　本品苦寒,入心、肝二经血分,有退虚热、除骨蒸之效。用治阴虚内热,骨蒸潮热,常与清虚热药配伍,如《证治准绳》清骨散,其与银柴胡、地骨皮等同用。

2. 疳积发热　本品既清虚热,又除疳热,治小儿疳积,消瘦腹胀,低热不退,常与健脾消食之品配伍,如《万病回春》肥儿丸,其与党参、白术、山楂等同用。

3. 湿热泻痢,痔疮肿痛　本品苦寒沉降,能清热燥湿。尤善除胃肠湿热,故亦为治湿热泻痢之药,常与清热燥湿止痢之黄连、黄芩、白头翁等配伍使用。本品又能清大肠湿火蕴结,适用于痔疮肿痛,可研末,以鹅胆汁调涂局部;或与活血止痛之品配伍内服,如《外科正宗》胡连追毒丸,其与刺猬皮、麝香同用。

【用法用量】　煎服,3～10 g。

【参考资料】

1. **化学成分**　含梓醇、胡黄连苷、胡黄连素、桃叶珊瑚苷等环烯醚萜苷,以及少量生物碱、酚酸、糖苷、甾醇等。《中国药典》规定:以胡黄连苷Ⅰ和胡黄连苷Ⅱ作定性鉴别成分;定量检测,胡黄连苷Ⅰ和胡黄连苷Ⅱ的总含量不得少于9.0%。

2. **药理作用**　本品提取物有利胆、抗菌作用。水浸剂在试管内对堇色毛癣菌等皮肤真菌有抑制作用。

银柴胡 Yíncháihú 《本草纲目》

为石竹科多年生草本植物银柴胡 *Stellaria dichotoma* L. var. *lanceolata* Bge.的干燥根。主产于我国西北部及内蒙古等地。春、夏间植株萌发或秋后枝叶枯萎时采挖。本品气微,微甘。

【主要性能】　甘、微苦,微寒。归肝、胃经。

【功效】　清虚热,除疳热。

【应用】

1. 阴虚发热　本品性味甘寒,有退热除蒸之效。治肝肾阴虚,骨蒸劳热,潮热盗汗,常与清虚热药配伍,如《证治准绳》清骨散,其与胡黄连、地骨皮、青蒿等同用。

2. **疳积发热**　本品有清虚热、除疳热之效,治小儿疳积发热,腹大消瘦,毛发焦枯,常与健脾消食药及驱虫药配伍,多与党参、鸡内金、使君子等同用。

【**用法用量**】　煎服,3~10 g。

【**参考资料**】

1. **化学成分**　本品含豆甾醇、α-菠甾醇等甾醇类、汉黄芩素等黄酮类、邻-二苯甲酸异丁双酯等挥发油及银柴胡环肽等。

2. **药理作用**　本品水煎醇沉液有解热作用。尚能降低血清胆固醇浓度,使主动脉类脂质含量降低,呈现抗动脉粥样硬化作用。此外,还有杀精子作用。

清虚热药参考药

药　名	主要性能	功　　效	主　　治	用法用量	使用注意
枸骨叶	苦,凉。归肺、肝、肾经	清虚热,生津	阴虚咳嗽,热病口渴	煎服,9~15 g	
十大功劳叶	苦,寒。归肺、肝、肾经	清虚热,燥湿,解毒	劳嗽咯血;骨蒸潮热;湿热黄疸;痈肿疮毒;目赤肿痛	煎服,5~10 g	脾胃虚寒者慎用

第九章 泻下药

导学

通过本章及各节概述内容的学习,要求掌握泻下药及各类泻下药在功效、主治、性能特点、配伍应用与使用注意方面的共性,以及通过泻下药有关功效确定其性能、主治和证候禁忌的分析方法。熟悉泻下药的分类以及泻下、攻下、润下、峻下、逐水等功效术语的含义。了解泻下药、攻下药、润下药和峻下药的含义。

通过本章具体药物的学习,掌握大黄、芒硝的性能、功效、应用、特殊的用法用量及特殊的使用注意。熟悉芦荟、甘遂、巴豆、牵牛子的功效、主治病证、特殊的用法及特殊的使用注意。了解番泻叶、火麻仁、郁李仁、京大戟、芫花、商陆的功效、特殊用法用量及特殊的使用注意。参考药松子仁、红大戟、千金子,其中松子仁执业医师考试有要求,红大戟、千金子执业药师考试有要求。

一、含义

以泻下通便为主要功效,常用以治疗便秘及其他胃肠积滞、水饮内停等里实证的药物,称为泻下药。

根据泻下药的作用强弱和适应范围不同,一般将其分为攻下药、润下药和峻下药三类。

二、功效主治

1. **共有功效主治** 泻下药都具有泻下通便功效,主要用治便秘及其他胃肠积滞或水饮内停等里实证。

其中,攻下药以攻下导滞为共有功效,主要用于各型便秘及多种胃肠积滞之证。润下药以润肠通便为共有功效,主要用于肠燥便秘。峻下药以峻下逐水为共有功效,主要用于水饮内停,形证俱实者。

2. **主要兼有功效主治** 攻下药还兼能清热泻火,可用于多种里热证,无论有无便秘皆宜;部分峻下药分别兼有利尿、消肿散结等功效,宜于水肿、小便不利、疮痈肿毒等。

所谓泻下,是指能引起腹泻,或滑利大肠,以促使排便,治疗便秘及其他胃肠积滞或水饮内停等里实证的作用。其中泻下力强,治疗胃肠积滞、大便秘结的作用称为攻下,又称攻下导滞或泻下攻积。泻下力缓,治疗肠燥津亏、大便秘结的作用称为润下,又称缓下通便或润肠通便。泻下作用峻猛,服药后能引起剧烈腹泻,治疗水饮内停等病证的作用称为峻下,又称峻下逐水、攻逐水饮或泻水逐饮。若泻下力猛,仅用于水肿、臌胀者,称逐水或逐水退肿。

三、性能特点

1. **药性** 攻下药主要用于实热积滞及多种里热证,均为寒性;润下药作用缓和,寒热偏性不明显,多为平性;峻下药多为寒性,少数药物为温性或热性。

2. **药味** 本章药物的主要作用在于泻下,根据五味中"苦能泄"的理论,故一般为苦味。其中,润下药略兼有滋养濡润的作用,故多为甘味。

3. **归经** 大肠为"传导之官,变化出焉"。因排泄大便,功在大肠。而本章药物主要能促进排便,故泻下药的泻下功效主要归大肠经。其中,峻下药主要用于水饮内停之证,因水液的运行与肺、脾、肾三脏的关系密切,其中以肾为本,以肺为标,故峻下药又归肺、肾经。

4. **升降浮沉** 本类药物以泻下通便为主要功效,能使体内有形的实邪或无形的热邪从大便排除,故其作用趋向以沉降为主。

5. **毒性** 根据狭义的毒性,本章中峻下逐水类药,如甘遂、京大戟、芫花、牵牛子、商陆、巴豆等均为有毒之品。

四、配伍应用

泻下药主要治疗里实积滞证,因积滞内停,容易壅塞气机而出现腹胀腹痛。行气药既能行气消胀止痛,又有助于泻下药的通便作用,故泻下药常配伍行气药同用。

根据饮食、痰湿、瘀血、肠道寄生虫等不同积滞,可有针对性地选用消食、化痰、祛湿(燥湿、化湿、利水渗湿)、活血、驱虫药同用。

此外,还应注意因证配伍。热积便秘,应配伍清热药;寒积便秘,应配伍温里药。里实兼表邪者,当先解表后攻里,必要时可与解表药同用,表里双解,以免表邪内陷;里实而正虚者,应与补虚药同用,攻补兼施,使攻邪而不伤正。

五、使用注意

1. **因证选药** 使用泻下药,应区分里实证的类型、患者体质的强弱,选用适宜的泻下药。如积滞便秘者宜选用攻下导滞药,肠燥便秘者宜选用润下药,水饮内停而形证俱实者宜选用峻下药。

2. **证候禁忌** 攻下导滞药与峻下药作用较强,易伤正气和脾胃,故小儿、老人、体虚或脾胃虚弱者慎用,妇女妊娠期忌用,月经期、哺乳期慎用。

3. **中病即止** 使用泻下药,尤其是攻下导滞药与峻下药,以"得泻"为原则,切忌过剂,徒伤正气,甚则造成虚脱。

第一节 | 攻 下 药

凡泻下作用较强,能攻下通便,荡涤积滞,以治疗便秘及胃肠积滞证为主的药物,称为攻下导滞药,又称泻下攻积药,简称攻下药。

本类药物具有较强的攻下导滞作用,适用于各种便秘及湿积、食积、虫积等多种胃肠积滞证,还有较强的清热泻火作用,尤其适用于热结便秘、湿热积滞之证。又能通过泻下,釜底抽薪,导热下行,达到清泄的目的。适用于温热病,高热神昏,谵语发狂;火热上炎所致的头痛、目赤、咽喉肿痛、牙龈肿痛,及吐血、衄血、咯血等上部血热妄行之出血证。上述里热证,无论有无便秘,均可应用本类药物。

本类药物既能通泄,又能清泄,故药性多为苦寒,主入大肠、胃经。

使用攻下导滞药,常与行气药同用,以消除胀满,有助排便。还应根据胃肠积滞的不同类型,分别配伍相应的药物,以提高疗效。

孕妇及体虚而无积滞者忌用。

大黄 Dàhuáng 《神农本草经》

为蓼科多年生草本植物掌叶大黄 *Rheum palmatum* L.、唐古特大黄 *R. tanguticum* Maxim. ex. Balf. 或药用大黄 *R. officinale* Baill. 的干燥根及根茎。主产于青海、甘肃、四川等地。秋末或次春采挖。本品气清香,味苦而微涩,嚼之粘牙,有沙粒感。

【主要性能】 苦,寒。归大肠、脾、胃、肝、心包经。

【功效】 泻下攻积,清热泻火,凉血解毒,逐瘀通经,利湿退黄。

【应用】

1. **胃肠积滞,大便秘结** 本品苦寒,善能荡涤肠胃,推陈致新,为泻下攻积之要药。凡胃肠积滞,大便秘结皆宜。因其苦寒沉降,善能泄热,故尤善治实热积滞便秘。可单味应用,或配其他泻下药同用,如《伤寒论》大承气汤,本品与芒硝相须为用。本品泻下攻积力强,通过配伍可用于多种便秘。治寒积便秘,可配温里祛寒之品,如《千金方》温脾汤,本品与附子、干姜等同用;治热结便秘兼气血亏虚者,宜配益气养血之品,如《伤寒六书》黄龙汤,本品与人参、当归等同用;治肠燥津亏的便秘,应配润肠通便之品,如《伤寒论》麻子仁丸,本品与麻子仁、杏仁等同用。

本品攻下导滞,还可用于多种胃肠积滞之证。与消食药配伍,可用于饮食积滞;与清热燥湿药配伍,可用于肠道湿积不化,大便泻而不畅,或里急后重者;与驱虫药配伍,有助于虫体的排出,可用于肠道寄生虫病。

2. **热毒证** 本品苦寒沉降,能直折上炎之火,导热下行,有釜底抽薪之妙;又善解疮疡热毒。大凡热毒病症,无论有无便秘皆宜,内服外用均可。如治温热病邪热亢盛,高热神昏、烦躁,既可单用,也可配石膏、大青叶、黄连等清热药用。治脏腑火热上炎所致的目赤、咽喉肿痛、牙龈肿痛等症,常与栀子、连翘等清热泻火药同用。治热毒疮痈,无论外痈、内痈均可运用。治热毒痈肿疔疮,常与金银花、连翘等清热解毒药同用;治肠痈腹痛,常配清热解毒、活血消痈之品,如《金匮要略》大黄牡丹汤,本品与牡丹皮、桃仁等同用。此外,本品单用,或配地榆研粉,以麻油调敷患处,可治烧烫伤。

3. **血证** 本品凉血止血,兼能活血,"止血而不留瘀,尤为妙药",尤善治血热妄行之吐血、衄血、咯血等上部出血病症,可单用,或配清热凉血之品以增强疗效,如《金匮要略》泻心汤,本品与黄芩、黄连等同用。

4. **瘀血证** 本品入血分,具有较好的活血祛瘀作用,为治疗瘀血证的常用药物,可用治瘀血阻滞所致的多种病症。如《金匮要略》下瘀血汤,与桃仁、土鳖虫等同用,治妇女产后瘀阻腹痛、恶露不尽者;《伤寒论》桃核承气汤,与桃仁、桂枝等配伍,治疗下焦蓄血及血瘀经闭、痛经等;《医学发明》复元活血汤,与当归、红花、穿山甲等配伍,治疗跌打损伤、胸胁瘀肿疼痛等。

5. **湿热黄疸、淋证** 本品苦寒,可从小便以导湿热,有清热利湿之功,可用于下焦湿热蕴结诸证。治湿热黄疸,常配清热利湿退黄之品,如《伤寒论》茵陈蒿汤,本品配茵陈、栀子同用;治湿热淋证,常配清热利尿通淋之品,如《和剂局方》八正散,本品与木通、车前子、栀子等同用。

【用法用量】 煎服,3~15 g。用于泻下不宜久煎,外用适量,研末敷于患处。生大黄泻下力强,欲攻下者宜生用,入汤剂应后下,或用开水泡服。酒大黄善清上焦血分热毒,多用于头昏目赤、咽喉及牙龈肿痛等。熟大黄泻下力缓,泻火解毒,用于火毒疮疡。大黄炭凉血化瘀止血,用于血热有瘀出血证。

【使用注意】 本品苦寒,易伤胃气,脾胃虚弱者慎用;其性沉降,又善活血祛瘀,且泻下成分易从乳汁排泄,故孕妇、月经期、哺乳期应慎用。

【参考资料】

1. **化学成分** 本品主含大黄酚、大黄素、大黄酸、芦荟大黄素等蒽醌类衍生物,尚含掌叶大黄素、大黄素甲醚-8-葡萄糖苷、鞣质及挥发油等。

《中国药典》规定:以大黄酸作定性鉴别成分;定量检测,芦荟大黄素、大黄酸、大黄素、大黄酚和大黄素甲醚的总量不得少于1.5%。

2. **药理作用** 本品具有显著致腹泻作用,尚有抗病原微生物、抗急性胰腺炎、保护肾功能、止血、利尿、保肝、利胆、抗溃疡、抗纤维化、抗动脉硬化、降压、降血脂、抗炎、抗肿瘤等多种作用。因鞣质具收敛作用,大量服用致泻,常出现便秘;小剂量服用可促进胃液分泌而有健胃助消化作用。

3. **其他** 根据"六腑以通为用""不通则痛,通则不痛"的理论,现常以大黄为主,配伍清热解毒药、活血化瘀药等,用于治疗急性胆囊炎、胰腺炎、胆石症、胆道蛔虫症、肠梗阻等急腹症,取得了较好的效果。归纳起来,大黄治疗急腹症不外乎5个方面的作用:一是调整胃肠功能;二是改善血液循环;三是清洁肠道,减少毒素吸收;四是保护肠屏障;五是调整免疫,保护器官。

芒硝 Mángxiāo 《名医别录》

为硫酸盐类矿物芒硝族芒硝经加工精制而成的结晶体。全国大部分地区均有生产,多产于海边碱地、矿泉、盐场附近及潮湿的山洞中。全年均可采集提炼,以秋、冬二季为佳。本品味咸、微苦而有清凉感。

【主要性能】 咸、苦,寒。归胃、大肠经。

【功效】 软坚泻下,清热消肿。

【应用】

1. **实热积滞,大便燥秘** 本品苦寒能泻热通便,味咸能润燥软坚,能使坚硬燥结之大便软化,有利排出。故为"咸能软能下"的代表性药物,亦为治里热燥结之要药。主治胃肠实热积滞,大便燥结之症,常配泻下热结之品以增强疗效,如《伤寒论》大承气汤,本品与大黄相须为用。常用于腹部X线检查、肠镜检查及肠道手术前清洁肠道用。

2. **咽痛、口疮、目赤及疮疡肿痛** 本品外用有清热消肿作用,用治多种热毒病症,可单用,也可配伍其他清热解毒药用。如《外科正宗》冰硼散,本品与硼砂、冰片等共研末吹患处,治咽喉肿痛、口舌生疮;用芒硝置豆腐上化水或用玄明粉配制眼药水,外用滴眼,治目赤肿痛;用本品化水或用纱布包裹外敷,治乳痈初起;与大黄、大蒜同用,捣烂外敷治肠痈初起;单用本品煎汤外洗,还可治痔疮肿痛。

【用法用量】 6~12 g,冲入药汁内或用开水溶化后服,不入煎剂。外用适量。

【使用注意】 孕妇慎用,不宜与硫黄、三棱同用。

【参考资料】

1. **化学成分** 主含含水硫酸钠($Na_2SO_4 \cdot 10H_2O$),另含少量氯化钠、硫酸镁等。

《中国药典》规定：以钠盐与硫酸盐作定性鉴别成分；定量检测，硫酸钠的含量不得少于 99.0%。

2. 药理作用　本品口服后其硫酸根离子不易被肠黏膜吸收，在肠腔内形成高渗状态，吸收肠壁内水分，可引起容积性泄泻；同时盐类对肠具有化学刺激，使肠内容积增大，可引起刺激性泄泻。一般服药后 4～6 小时发生泻下作用，排出流体粪便。此外，本品尚有抗炎、消肿、溶石、利尿等作用。

3. 其他

(1) 将天然矿物芒硝溶于热水中，滤液冷后析出的结晶，通称皮硝。用皮硝与萝卜片共煮，取上层液冷后析出的结晶，称芒硝；下层的结晶称朴硝。芒硝风化失去结晶水而成白色粉末称玄明粉（元明粉）。三者功效基本相同，但朴硝杂质较多，质地不纯，临床多作外用，治疗疮痈肿毒、乳痈初起等症；芒硝质地较纯，主要用于实热积滞、大便燥结之症；玄明粉质地最纯，临床多用治口腔、眼部疾患。

(2) "十九畏"规定，朴硝不宜与硫黄同用，牙硝不宜与三棱同用。因朴硝、牙硝与芒硝三者同源，仅炮制后质地纯度不同而已。故《中国药典》亦规定，芒硝不宜与硫黄、三棱同用。

(3) 芒硝，原作"芒消"，首载于《名医别录》，是朴消的炼制品。消石（硝石）始载于《神农本草经》，"一名芒消"，是硝石的异名。两者同名异物，不可混淆。

番泻叶 Fānxièyè　《饮片新参》

为豆科草本状小灌木植物狭叶番泻 *Cassia angustifolia* Vahl 或尖叶番泻 *C. acutifolia* Delile 的干燥小叶。前者主产于印度、埃及和苏丹，后者主产于埃及，我国广东、广西及云南亦有栽培。通常于 9 月采收。本品气微弱而特异，味微苦，稍有黏性。

【**主要性能**】　苦，寒。归大肠经。

【**功效**】　泻热通便。

【**应用**】

热结便秘　本品苦寒，能泻热通便，是一味使用方便、疗效可靠的泻下药。主要适用于实热积滞，大便秘结之症，可单味泡服，也可与枳实、厚朴等配伍，以增强泻下导滞作用。

此外，本品尚能利水，可用治腹水肿胀之症。

【**用法用量**】　煎服，2～6 g，后下，或开水泡服。小剂量可起缓泻作用，大剂量则可攻下。

【**使用注意**】　妇女哺乳期、月经期及孕妇忌用。剂量过大易导致恶心、呕吐、腹痛等副反应。

【**参考资料**】

1. 化学成分　主含番泻苷 A 和 B，还含少量番泻苷 C、大黄酚、大黄素、芦荟大黄素等。

《中国药典》规定：定量检测，番泻苷 A 和番泻苷 B 的总量不得少于 1.1%。

2. 药理作用　本品浸剂在胃、肠吸收后，在体内转变成有效活性成分，经血液循环达大肠，引起大肠推进性运动而致泻。对大肠杆菌、痢疾杆菌等多种细菌有抑制作用。番泻叶粉口服可增加血小板和纤维蛋白原，能缩短凝血时间、复钙时间及血块收缩时间，有助止血。

3. 其他

(1) 利用本品的泻下作用，现常用于 X 线腹部摄片，或腹部、肛肠手术前服用，目的在于清洁肠道，有利于摄片清晰和手术操作，也有用于腹部手术后作保留灌肠，能促进术后肠蠕动的恢复。

(2) 本品的主要有效成分为番泻苷，易溶于水，溶出的最适宜水温为 95～100℃。若水温低于 95℃，泻下作用减弱；低于 70℃，几乎不导泻。一般用沸水浸泡 25 分钟有效成分的浸出率最高，提示本品的使用，当用沸水浸泡 25 分钟后服用为宜。

芦荟 Lúhuì　《药性论》

为百合科多年生常绿植物库拉索芦荟 *Aloe barbadensis* Miller. 叶的液汁浓缩干燥物。习称"老芦荟"。原产于非洲北部地区，我国云南、广东、广西等地有栽培。全年可采，割取叶片，收集流出的液汁，置锅内熬成稠膏，倾入容器，冷却凝固后即得。本品有特殊臭气，味极苦。

【**主要性能**】　苦，寒。归大肠、肝、胃经。

【功效】 泻热通便,清肝热,驱蛔虫。

1. 热结便秘 本品苦寒,能泻热通便,功似大黄,宜于实热积滞,大便秘结之症。因其"味极苦,气极寒,诸苦寒药无出其右者"(《本草汇言》),故一般较少作为攻下导滞药使用。

2. 肝经实热证 本品有较好的清肝热作用,"凡属肝脏为病有热者,用之必无疑"(《本草汇言》)。治肝经火盛之便秘尿赤、头晕头痛、烦躁易怒、惊痫抽搐者,常配清泻肝火之品,如《医学六书》当归龙荟丸,本品与龙胆草、栀子、青黛等同用;治小儿肝热惊风,症见高热、痉挛抽搐等,常与钩藤、蝉蜕等息风止痉药同用。

3. 小儿疳积 本品既泻下导滞,又能驱蛔虫,以排除胃肠积滞,恢复脾胃健运功能而疗疳积。用治消化不良、面色萎黄、形瘦体弱,以及虫积腹痛的小儿疳积,常与神曲、使君子等消食、驱虫药同用。

此外,本品外用有杀虫止痒之效,可用于皮肤瘙痒之症。

【用法用量】 入丸剂服,每次2~5 g。本品有特殊臭气,味极苦,不宜入煎剂。

【使用注意】 脾胃虚弱、食少便溏及孕妇慎用。在攻下导滞药中,芦荟的刺激性最强,用量过大可引起腹痛、盆腔充血,甚至引起肾炎。

【参考资料】

1. **化学成分** 主含芦荟苷、芦荟大黄素苷、异芦荟大黄素苷等,尚含甾醇及脂肪酸等。
《中国药典》规定:以芦荟苷作定性鉴别成分;定量检测,芦荟苷的含量不得少于18.0%。

2. **药理作用** 本品具有泻下、抑菌、抗炎、抗氧化、延缓衰老、保肝、抗辐射损伤、抗肿瘤、增强免疫、促进伤口愈合、护肤、美白等作用。

第二节 润 下 药

凡泻下作用缓和,或能润滑大肠,促进排便,以治疗肠燥便秘为主的药物,称润肠通便药,简称润下药。

本类药物多为植物种子或果仁,质地滋润,能润滑大肠,促进排便而不致腹泻。适用于年老津枯、产后血虚、热病伤津及失血等所致的肠燥便秘。

本类药物因能滋润肠燥,药性和缓,故药性多为甘平,主入大肠经。

使用时应根据不同病情,配伍其他药物。若热盛津伤而便秘者,配清热养阴药;因血虚引起便秘者,可配伍补血药;兼气滞者,配伍行气药。

火麻仁 Huǒmárén 《神农本草经》

为桑科一年生草本植物大麻 *Cannabis sativa* L.的干燥果实。全国各地均有栽培。秋季果实成熟时采收。本品气微,味淡。

【主要性能】 甘,平。归大肠、脾、胃经。

【功效】 润肠通便。

【应用】

肠燥便秘 本品甘平,质润多脂,能润肠通便,且略有滋养补虚作用。适用于老人、产妇及体弱津血不足的肠燥便秘证,单用有效,或配地黄、玄参、麦冬等生津润燥之品。若兼有燥热而便秘较甚者,可配泻热通便、行气之品,如《伤寒论》麻子仁丸,本品与大黄、厚朴等同用。

【用法用量】 煎服,10～15 g。

【参考资料】

1. **化学成分** 主含葫芦巴碱、甜菜碱、胆碱、木犀草素、牡荆素等,尚含酚类及多种脂肪酸等。

2. **药理作用** 本品具有缓泻作用,并能降脂、抗动脉粥样硬化、抗氧化、延缓衰老、增强免疫、抗炎、镇痛等作用。

郁李仁 Yùlǐrén 《神农本草经》

为蔷薇科落叶灌木欧李 *Prunus humilis* Bge.、郁李 *P. japonica* Thunb. 或长柄扁桃 *P. pedunculata* Maxim. 的干燥成熟种子。前二种习称"小李仁",后一种习称"大李仁"。主产于内蒙古、河北、辽宁等地。夏、秋二季采收。本品气微,味微苦。

【主要性能】 甘、苦,平。归脾、大肠、小肠经。

【功效】 润肠通便,利水消肿。

【应用】

1. **肠燥便秘** 本品润肠通便,功同火麻仁而力量较强,适用于肠燥便秘,常配其他润肠通便之品,如《世医得效方》五仁丸,本品与火麻仁、柏子仁、杏仁等同用。

2. **水肿** 本品能利水消肿,治疗水肿、小便不利,常配其他利水消肿之品,如《圣济总录》郁李仁汤,本品与桑白皮、赤小豆等同用。

【用法用量】 煎服,6～10 g。

【使用注意】 孕妇慎用。

【参考资料】

1. **化学成分** 主含郁李仁苷、山柰苷、香草酸、熊果酸、苦杏仁苷等,尚含脂肪油、皂苷、纤维素等。《中国药典》规定:以苦杏仁苷作定性鉴别成分;定量检测,苦杏仁苷的含量不得少于 2.0%。

2. **药理作用** 本品具润滑性缓泻作用,并有抗炎、镇痛、镇咳祛痰及降压等作用。

润下药参考药

药 名	主要性能	功 效	主 治	用法用量	使用注意
松子仁	甘、温。归大肠、肺经	润肠通便,润肺止咳	肠燥便秘,肺燥干咳	煎服,5～10 g,或入膏、丸	脾虚便溏、湿痰者禁服
亚麻仁	甘、平。归大肠、胃经	润肠通便,祛风止痒	肠燥便秘,皮肤瘙痒	煎服,10～15 g;外用捣敷	胃弱、大便滑泻、孕妇忌服

第三节 峻 下 药

凡泻下作用峻猛,能引起剧烈腹泻,以排除体内水湿,治疗水肿、臌胀、饮证等形证俱实之证为主的药物,称为泻水逐饮药、攻逐水饮药,简称峻下药。

本类药物功能峻下逐水,部分药物还兼能利尿,能使体内留滞的水湿从大便或从二便排出。

适用于水肿、臌胀、饮证等正气未衰,邪盛证急,且用一般利水消肿药难以见效者。

本类药物多为苦、寒,有的辛、温。主入大肠及肺、肾经。均有毒性。

本类药物有毒,攻伐力强,易伤正气,临床应用当"中病即止",不可久服,同时要注意顾护正气,尤其要注意照顾脾胃。体虚者慎用,孕妇忌用。还要注意本类药物的炮制、剂量、用法及禁忌等,以确保用药安全、有效。

甘遂 Gānsuí 《神农本草经》

为大戟科多年生草本植物甘遂 *Euphorbia kansui* T. N. Liou ex T. P. Wang 的干燥块根。主产于河北、山西、陕西等地。春季开花前或秋末茎叶枯萎后采挖,以秋季采者为佳。本品气微、味微甘而辣。

【主要性能】 苦、辛,寒。有毒。归大肠、肺、肾经。

【功效】 泻水逐饮,消肿散结。

【应用】

1. 水肿、臌胀、饮证 本品苦寒性降,泻下逐饮力猛,药后可致峻泻,使体内潴留的水饮得以迅速排泄体外。凡全身水肿、胸腹积水等水饮内停之证而正气未衰者,均可用之。可单用研末服,或配伍其他泻水逐饮之品,如《伤寒论》十枣汤,本品之与大戟、芫花同用。

2. 疮痈肿毒 本品外用能消肿散结,治疮痈肿毒,可用甘遂末水调外敷,也可配其他清热解毒、消痈散结药同用。

【用法用量】 入丸散,每次 0.5～1.5 g。本品有效成分难溶于水,故不入煎剂。内服宜醋制,以减低其毒性。

【使用注意】 虚弱者及孕妇忌用。不宜与甘草同用。

【参考资料】

1. 化学成分 主含大戟二烯醇、甘遂醇、α-大戟醇、巨大戟萜醇、甘遂萜醇 A 和 B,尚含棕榈酸、柠檬酸、草酸、鞣质、树脂等。

《中国药典》规定:以大戟二烯醇作定性鉴别成分;定量检测,大戟二烯醇的含量不得少于 0.12%。

2. 药理作用 本品能刺激肠管,促进肠蠕动,增加肠道内肠液,加速肠内容物的推动,产生泻下作用,并有利尿、中止妊娠、免疫抑制等多种药理作用。

京大戟 Jīngdàjǐ 《神农本草经》

为大戟科多年生草本植物大戟 *Euphorbia pekinensis* Rupr.的干燥根。主产于江苏、四川、广西等地。秋、冬二季采挖。本品气微,味微苦、涩。

【主要性能】 苦、辛,寒。有毒。归大肠、肺、肾经。

【功效】 泻水逐饮,消肿散结。

【应用】

1. 水肿、臌胀、饮证 本品泻水逐饮作用与甘遂相似而力稍逊,适宜于全身水肿、胸腹积水等水饮内停之证而正气未衰者,可单用,或与甘遂、芫花等泻水逐饮药同用。

2. 痈肿疮毒,瘰疬痰核 本品能消肿散结,内服、外用均可。治热毒疮肿,可鲜用捣烂外敷,或配解毒消痈散结药同用;治痰火凝聚的瘰疬痰核,可用本品与鸡蛋同煮,食鸡蛋。

【用法用量】 煎服,1.5～3 g;入丸散服,每次 1 g。内服宜醋制,以减低其毒性。

【使用注意】 虚弱者及孕妇忌用。不宜与甘草同用。

【参考资料】

1. 化学成分 主含大戟苷、京大戟素、大戟醇、大戟酸,尚含生物碱、有机酸、鞣质、树脂胶、多糖等。

2. 药理作用 本品能刺激肠管,引起肠蠕动增加而产生泻下的作用;对妊娠离体子宫有兴奋作用;此外,尚有一定的镇痛、镇痉及抗肿瘤等作用。

3. 其他 红大戟为茜草科多年生草本植物红大戟 Knoxia valerianoides Thorelet Pitard 的干燥根,其主要性能、功效应用、用法用量、使用注意均与京大戟相似,但京大戟泻水逐饮力强,红大戟消肿散结力胜。过去均作大戟药用,现分作两个品种单列。

芫花 Yuánhuā 《神农本草经》

为瑞香科落叶灌木植物芫花 Daphne genkwa Sieb.et Zucc.的干燥花蕾。主产于安徽、江苏、浙江等地。春季花未开放前采收。本品气微,味甘、微辛。

【主要性能】 苦、辛,温。有毒。归大肠、肺、肾经。

【功效】 泻水逐饮,祛痰止咳,杀虫疗疮。

【应用】

1. 水肿、臌胀、饮证 本品泻水逐饮,功用与甘遂、京大戟相似而力稍逊,治全身水肿、胸腹积水等水饮内停之证而正气未衰者,三者常配伍使用,如《伤寒论》十枣汤。因其以泻胸胁水饮见长,兼能祛痰止咳,故以治胸胁停饮所致的喘咳痰多,胸胁引痛之证最为适宜。

2. 咳嗽痰喘 本品能祛痰止咳,用于咳嗽痰喘证。可单用或与大枣煎服。因其泻下峻猛,毒性较大,故一般咳嗽咯痰鲜有用者。

3. 头疮、顽癣及痈肿 本品外用能杀虫疗疮,适用于头疮、顽癣及痈肿。可单用研末,或配雄黄用猪脂调敷。

【用法用量】 煎服,1.5~3 g;入丸散服,每次0.6 g。内服宜醋制,以减低其毒性。

【使用注意】 虚弱者及孕妇忌用。不宜与甘草同用。

【参考资料】

1. 化学成分 主含芫花素,芹菜素,芫花苷,芫花酯甲、乙、丙、丁、戊,尚含挥发油、脂肪酸等。《中国药典》规定:以芫花素作定性鉴别成分;定量检测,芫花素的含量不得少于0.20%。

2. 药理作用 本品能刺激肠黏膜引起剧烈的水泻和腹痛。口服芫花煎剂可引起尿量增加,排钠量亦有增加。尚有抗炎、镇咳、祛痰、镇痛、抗肿瘤、抗生育等作用。

牵牛子 Qiānniúzǐ 《名医别录》

为旋花科一年生攀缘草本植物裂叶牵牛 Pharbitis nil (L.)Choisy 或圆叶牵牛 P. purpurea (L.) Voigt 的干燥成熟种子。全国大部分地区均产。秋末果实成熟,果壳未开裂时采收。本品气微,味辛、苦,有麻感。

【主要性能】 苦,寒。有毒。归大肠、胃、肺、肾、膀胱经。

【功效】 逐水退肿,利尿,去积。

【应用】

1. 水肿、臌胀 本品既能泻下,又能利水,使水湿之邪从二便排除,其毒性和逐水之力虽不及甘遂、京大戟和芫花,但仍属峻下逐水之品,故以治水肿、臌胀,二便不利等水湿内停之实证为宜,可单用研末服,或配辛温行气之品,如《儒门事亲》禹功散,本品与小茴香同用。

2. **胃肠积滞证** 本品小剂量服用,能通大便,去积滞。治肠胃湿热积滞,大便秘结,或泻痢里急后重者,可配攻下导滞及行气之品,如《儒门事亲》木香槟榔丸,本品与大黄、木香、槟榔等同用。治饮食积滞,可与莱菔子、青皮等消食行气药同用。

此外,本品能驱蛔虫,又可泻下排虫,治蛔虫腹痛,常与槟榔、使君子等驱虫药同用。本品尚能泻肺气,逐痰饮,治疗肺气壅滞,痰饮喘咳,常与葶苈子、桑白皮等泻肺平喘药同用。

【用法用量】 煎服,3~6 g;入丸散服,每次 1.5~3 g。本品炒用药性减缓。

【使用注意】 孕妇忌用。不宜与巴豆、巴豆霜同用。

【参考资料】

1. **化学成分** 主含牵牛子苷、生物碱、咖啡酸、绿原酸、阿魏酸等,尚含脂肪油及其他糖类。

2. **药理作用** 本品能刺激肠道,增进蠕动,导致泻下,并有利尿作用。多东莨菪碱所致记忆获得性障碍有改善作用,对猪蛔虫有一定驱虫效果。

商陆 Shānglù 《神农本草经》

为商陆科多年生草本植物商陆 *Phytolacca acinosa* Roxb. 或垂序商陆 *P. americana* L. 的干燥根。我国大部分地区均产。秋季至次春采挖。本品气微,味稍甜,久嚼麻舌。

【主要性能】 苦,寒。有毒。归大肠、肺、肾、膀胱经。

【功效】 逐水退肿,利尿,消肿散结。

【应用】

1. **水肿、臌胀** 本品能通利二便而排除水湿,功用与牵牛子相似,其泻下与利尿作用均较明显。治疗水肿、臌胀,二便不利者,单用有效,或以本品煮粥食,或与鲤鱼、赤小豆煮食,或配其他利水消肿之品,如《济生方》疏凿饮子,本品与泽泻、茯苓皮等同用。若用本品捣烂,入麝香少许,贴于脐上,治疗水肿、小便不利,可收利水消肿之效。

2. **疮痈肿毒** 本品外用能消肿散结,用治疮痈初起,红肿疼痛者,可用鲜商陆根,酌加食盐,捣烂外敷。

【用法用量】 煎服,5~10 g。醋制以降低毒性。

【使用注意】 孕妇忌用。

【参考资料】

1. **化学成分** 主含商陆皂苷甲、商陆苷 A~N、商陆苷元等,尚含甾醇、萜类及多糖。

《中国药典》规定:定量检测,商陆皂苷甲的含量不得少于 0.15%,醋商陆皂苷甲的含量不得少于 0.20%。

2. **药理作用** 本品能促进胃肠蠕动,并刺激肠黏膜,引起腹痛、腹泻,并具有利尿、抗肾损伤、抗炎、祛痰镇咳、抗肿瘤、抗生育、免疫调节及促进造血等作用。

巴豆 Bādòu 《神农本草经》

为大戟科乔木植物巴豆 *Croton tiglium* L. 的干燥成熟果实。主产于四川、广西、云南等省。秋季果实成熟时采收。本品气微,味辛辣。

【主要性能】 辛,热。有大毒。归大肠、胃、肺、肾经。

【功效】 攻下冷积,逐水退肿,祛痰利咽。

【应用】

1. **寒积便秘** 本品辛热,能荡涤肠胃,温通寒积,推陈致新,作用峻猛,有"斩关夺门"之功。适用于寒邪食积阻滞肠胃,猝然腹满胀痛,大便不通,甚至气急口噤者,可单用巴豆霜内服;或配其他泻下、温里药同用,如《金匮要略》三物备急丸,本品与大黄、干姜为伍,组成温下之峻剂。

2. **臌胀腹水** 本品有较强的逐水退肿作用,治臌胀腹水难消者,有泻水治标之效,如《肘后方》用本品与杏仁炙黄为丸服。

3. **喉痹痰阻** 本品能祛痰涎,利咽喉以使呼吸通畅。适宜于喉痹痰涎壅塞气道,呼吸困难,甚则窒息欲死者,可用巴豆去皮,线穿纳入喉中,或将巴豆霜少许吹入喉部,通过吐泻排除痰涎,使阻塞的病症得以缓解。

此外,本品局部外用蚀腐肉,疗疮毒,治疗疮痈脓成未溃者,可配乳香、没药等药同用,以促使破溃,有利排脓;若疮痈溃后腐肉不去,可与雄黄、轻粉等同用,以蚀疮去腐,有利愈合。

【用法用量】 入丸散服,每次 0.1～0.3 g。大多数制成巴豆霜用,以减低毒性。

【使用注意】 孕妇及体弱者忌用。不宜与牵牛子同用。

【参考资料】

1. **化学成分** 主含巴豆油酸、巴豆酸、棕榈酸、月桂酸、巴豆醇等脂肪酸类成分,尚含巴豆毒素及巴豆苷、巴豆异鸟嘌呤等。

《中国药典》规定:定量检测,脂肪油的含量不得少于 22.0%,巴豆苷的含量不得少于 0.80%。

2. **药理作用** 本品具有泻下、促进平滑肌运动、抗肿瘤、抗菌、抗炎等作用。

3. **其他**

(1) 巴豆为大毒之品,主要的有毒成分为巴豆油。口服巴豆油 1/4 滴即会猛烈腹泻,服至 1 滴便有严重症状,服至 20 滴可以致死,故临床多将本品压去油制成巴豆霜使用。

(2) 巴豆有"得热则助泻,得冷则缓泻"的特点,故服用本品时,不宜食热粥,饮开水等热物,以免加剧泻下。若服药后欲泻不能者,可食热粥或饮开水以助药力;若服药后泄泻不止者,可进冷粥或饮凉水以解药力。

峻下药参考药

药 名	主要性能	功 效	主 治	用法用量	使用注意
红大戟	苦,寒。有毒。归肺、肾、大肠经	泻水逐饮,消肿散结	水肿,臌胀,饮证,痈肿疮毒,瘰疬痰核	煎服,1.5～5 g;入丸散,1 g	虚弱及孕妇忌服。反甘草
千金子	辛,温。有毒。归肝、肾、大肠经	逐水退肿,破血消癥	水肿,臌胀,癥瘕,经闭	制霜,入丸散,0.5～1 g	虚弱及孕妇忌服

第十章 祛风湿药

导学

通过本章概述内容的学习，要求掌握祛风湿药及各类祛风湿药在功效、主治、性能特点、配伍应用与使用注意方面的共性，以及通过祛风湿药有关功效确定其性能、主治和证候禁忌的分析方法。熟悉祛风湿药的分类以及祛风湿、舒筋、活络等有关功效术语的含义。了解祛风湿药的含义。

通过本章具体药物的学习，应掌握独活、木瓜、防己、秦艽、桑寄生、五加皮的性能、功效、应用、特殊用法及特殊使用注意。熟悉威灵仙、川乌、蕲蛇、豨莶草的功效、主治病证、特殊用法和特殊使用注意。了解臭梧桐、乌梢蛇、络石藤、狗脊的功效、特殊用法和特殊使用注意。参考药徐长卿、雷公藤、海风藤、路路通、丝瓜络、香加皮、千年健、鹿衔草、穿山龙、青风藤、伸筋草、桑枝，其中青风藤、桑枝执业医师考试有要求，徐长卿、雷公藤、海风藤、路路通、丝瓜络、香加皮、千年健、鹿衔草、穿山龙、青风藤、伸筋草、桑枝执业药师考试有要求。

一、含义

以祛风湿为主要功效，常用以治疗痹证的药物，称为祛风湿药。

根据祛风湿药的兼有功效不同，可将其分为祛风湿止痛药、祛风湿舒筋活络药和祛风湿强筋骨药三类。

二、功效主治

1. **共有功效主治**　本章药物都具有祛风湿功效，主要用治痹证，症见肢体、关节疼痛、酸楚、麻木、重着、屈伸不利，甚至关节肿大灼热等表现者。

其中，祛风湿止痛药以祛风湿、止痛为共有功效，主要用于痹证肢体或关节疼痛较剧者。祛风湿舒筋活络药以祛风湿、舒筋、活络为共有功效，主要用于痹证筋脉拘挛，或中风不遂等。祛风湿强筋骨药以祛风湿、补肝肾、强筋骨为共有功效，主要用于痹证日久累及肝肾，症见腰膝酸软、脚弱无力等。

2. **主要兼有功效主治**　部分药物分别兼有活血、清热解毒、利水、祛风止痒、止痉等功效，又可用于瘀血证，热毒疮疡，水肿、小便不利，皮肤瘙痒，小儿急慢惊风、破伤风等。

所谓祛风湿，即祛除留滞于经络、肌肉、筋骨及关节的风寒湿邪或风湿热邪，减轻或消除痹证的治疗作用。舒筋，即舒缓筋急以解除关节拘急、屈伸不利的治疗作用。活络，即通利脉络以缓解肌肤麻木或偏瘫的治疗作用。

三、性能特点

1. **药性**　本章药物主要针对痹证发挥治疗作用。痹证有寒、热之分,一般而言,长于治寒痹者为温性或热性,长于治热痹者为凉性或寒性。本章药物多为温性。

2. **药味**　本章药物的主要功效是祛风湿。根据五味中"辛能散""苦能燥"的理论,故祛风湿药多为辛、苦味;其中,具有补肝肾、强筋骨作用的药物,根据五味中"甘能补"的理论,故多兼有甘味。

3. **归经**　因肝主筋,肾主骨,脾主肌肉,而痹证的病变部位主要在筋骨、关节和肌肉,故祛风湿药物主要归肝、肾或脾经。

4. **升降浮沉**　祛风湿药的作用趋向不明显,略偏于升浮。

5. **毒性**　根据狭义的毒性,本章中川乌、草乌、香加皮为有毒之品。

四、配伍应用

痹证有偏风、偏寒、偏湿、偏热的不同,故使用祛风湿药时,除了针对性选择用药外,还应根据致病邪气的偏盛不同作相应的配伍。如风邪偏盛者,配活血养营之品;湿邪偏盛者,配健脾渗湿之品;寒邪偏盛者,配温经散寒之品;热邪偏盛者,配清热之品。

痹证日久,气血亏虚,筋骨失养者,或肝肾虚损,筋骨不健者,当配益气养血或补益肝肾之品。

久病入络,经络气血为外邪壅滞,运行不利而变生瘀血,以致痹证迁延难愈者,当配活血行滞之品,也可加入全蝎、蜈蚣等虫类通经络的药物。

五、使用注意

1. **因证选药**　风邪偏盛的行痹,应选用以祛风为主或性善走窜的祛风湿药;湿邪偏盛的着痹,应选用以祛湿为主的祛风湿药;寒邪偏盛的痛痹,当选用温性较强的祛风湿药;热邪偏盛的热痹,当选用寒凉性质的祛风湿药。

2. **证候禁忌**　辛温性燥的祛风湿药,易伤阴耗血,阴血亏虚者应慎用。

3. **中病即止**　使用祛风湿药,尤其是毒性较大的祛风湿药,切忌过量或久服,谨防中毒。

此外,痹证多属慢性疾病,日久难愈,使用汤剂长期服用多有不便,一般多制成丸剂或酒剂。丸者缓也,用丸剂符合慢病缓治的需要。酒能温通血脉和助溶,可增强祛风湿药的功效。用丸剂或酒剂更有利于患者长期服用。少数有毒的祛风湿药,还要注意其炮制、配伍、剂量、剂型、煎法及给药途径等,确保用药的安全。

第一节　祛风湿止痛药

既能祛风湿,又兼有止痛功效,以治疗痹证肢体或关节疼痛为主的药物,称为祛风湿止痛药。

本类药物除祛风湿外,还具有良好的止痛功效,主要适用于各类痹证,尤以肢体或关节疼痛较剧者为宜。有些药物也可用于牙痛、脘腹疼痛、跌打损伤、瘀肿疼痛等多种疼痛病症。

本类药物味多辛苦,性多偏温,少数偏寒,多入肝、肾经。部分药物有毒。

使用本类药物时,应结合疾病的性质,或配散寒药,或配清热药,并适当增入活血、通经之品,以期获得更好的疗效。

独活 Dúhuó 《神农本草经》

为伞形科多年生草本植物重齿毛当归 *Angelica pubescens* Maxim. f. *biserrata* Shan et Yuan 的干燥根。主产于四川、湖北。春初或秋末采挖。本品具特异香气,味苦、辛,微麻舌。

【主要性能】 辛、苦,微温。归肝、肾、肺经。

【功效】 祛风湿,止痛,解表。

【应用】

1. 痹证 本品辛散苦燥,气香温通,功善祛风湿,止痹痛,为治风湿痹痛之要药,凡风寒湿痹,无论新久,均可应用。因其性善下行,主入肝肾经,"专理下焦风湿",故对于下部之风湿痹痛尤为适宜,常与威灵仙、徐长卿等祛风湿、止痹痛药同用。若痹证日久,肝肾亏损,气血不足,腰膝酸软,筋骨无力者,常与补肝肾、益气血药配伍,如《千金方》独活寄生汤,本品与桑寄生、人参、当归等同用。

2. 风寒夹湿表证 本品辛能发散,苦能燥湿,温能祛寒,主入足太阳膀胱经,能祛除肌表的风寒湿邪,有解表之功,适用于外感风寒夹湿之表证,症见恶寒发热,头重身痛,或腰脊疼痛,难以转侧者,常配伍其他祛风胜湿止痛之品,如《内外伤辨惑论》羌活胜湿汤,本品与羌活、防风等同用。

此外,本品止痛之功,亦可用于头风痛、牙痛等症。兼有祛风止痒之功,可用治皮肤瘙痒,内服或外洗皆可。

【用法用量】 煎服,6～12 g。

【使用注意】 本品药性温燥,易耗伤阴液,故阴血亏虚燥者慎用。

【参考资料】

1. 化学成分 主含蛇床子素、东莨菪内酯、伞花内酯、东莨菪素、异欧前胡素、佛手柑内酯、二氢山芹醇、二氢欧山芹醇当归酸酯、当归醇等。

《中国药典》规定:以二氢欧山芹醇当归酸酯作定性鉴别成分;定量检测,蛇床子素的含量不得少于0.50%,二氢欧山芹醇当归酸酯的含量不得少于 0.080%。

2. 药理作用 本品有抗炎、镇痛、镇静、抗心律失常、降血压、抑制血小板聚集及抗血栓形成、抗肿瘤及延缓衰老等作用。

3. 其他 独活与羌活,《神农本草经》不分,谓独活"一名羌活"。明代《本草品汇精要》明确指出:"旧本羌独不分,混而为一,然其形色功用不同,表里行径亦异,故分为二,则各适其用也。"现将两者分开使用。

威灵仙 Wēilíngxiān 《新修本草》

为毛茛科攀缘性灌木植物威灵仙 *Clematis chinensis* Osbeck、棉团铁线莲 *C. hexapetala* Pall. 或东北铁线莲 *C. manshurica* Rupr. 的干燥根及根茎。前一种主产于江苏、安徽、浙江等地,应用较广;后两种部分地区应用。秋季采挖。威灵仙气微,味淡;棉团铁线莲味咸;东北铁线莲味辛辣。

【主要性能】 辛、苦,微温。归肝、肾经。

【功效】 祛风湿,舒筋活络,止痛。

【应用】

痹证 本品辛散温通,既能祛风湿,又能舒筋活络,止痛。大凡痹证,肢体麻木疼痛、筋脉拘挛、屈伸不利者皆宜,为治风湿痹痛之要药。因其性善走窜,故尤宜于风邪偏盛之行痹,症见肢体、关节疼痛游走不定,拘挛掣痛者。可单用为末服,如《圣惠方》威灵仙散;或配伍独活、羌活等祛风湿药同用。

此外,本品单用或与砂糖同用,以醋煎后慢慢咽下,还可用于诸骨刺鲠咽之轻症。

【用法用量】　煎服,6~10 g。

【参考资料】

1. **化学成分**　主含白头翁素、白头翁内脂、甾醇、糖类、皂苷、内酯、酚类、氨基酸等。

《中国药典》规定:以齐墩果酸作定性鉴别成分;定量检测,齐墩果酸和常春藤皂苷元的含量分别不得少于0.30%。

2. **药理作用**　本品有抗炎、镇痛、保肝利胆、提高免疫、促进尿酸排泄、松弛平滑肌等作用,对革兰阳性及阴性菌和真菌都有较强的抑制作用。

川乌 Chuānwū　《神农本草经》

为毛茛科多年生草本植物乌头 *Aconitum carmichaeli* Debx.的干燥母根。主产于四川、云南、陕西等地。6 月下旬至 8 月上旬采挖。本品气微,味辛辣、麻舌。

【主要性能】　辛、苦,热。有大毒。归心、肝、肾、脾经。

【功效】　祛风湿,散寒,止痛。

【应用】

1. **痹证**　本品辛热,药性强悍,开通关腠,驱逐寒湿之力甚捷,为治风寒湿痹之佳品。因其性热,散寒止痛力优,故寒邪偏盛之痛痹尤为适宜,常与其他散寒止痛药同用,如《千金方》乌头汤,本品与附子、肉桂、细辛等配伍。

2. **寒凝诸痛**　本品辛散温通,功能温煦脏腑,以止痛见长,可用于寒邪凝滞所致多种痛证。治阴寒内盛,心痛彻背、背痛彻心者,常配温里祛寒止痛之品,如《金匮要略》乌头赤石脂丸,本品与附子、干姜、蜀椒等同用。治寒疝,绕脐腹痛、手足厥冷者,常与蜂蜜同煎服之,如《金匮要略》大乌头煎。

此外,本品止痛,还可用治跌打损伤,瘀肿疼痛。古方也常外用作麻醉止痛药。

【用法用量】　煎服,1.5~3 g;宜先煎 30 分钟至 1 小时(或以口尝无麻辣感为度),以减低其毒性。一般制后用,生品内服宜慎。

【使用注意】　孕妇忌用,不宜与半夏、瓜蒌、瓜蒌子、瓜蒌皮、天花粉、川贝母、浙贝母、平贝母、伊贝母、湖北贝母、白蔹、白及同用。

【参考资料】

1. **化学成分**　主含乌头碱、次乌头碱、中乌头碱等多种生物碱及乌头多糖。

《中国药典》规定:以乌头碱、次乌头碱、新乌头碱作定性鉴别成分;定量检测,乌头碱、次乌头碱、新乌头碱的总量应为0.050%~0.17%。

2. **药理作用**　本品有抗炎、镇痛、抑制免疫、降血压及强心等作用。

附药:

草乌　为毛茛科野生植物北乌头 *Aconitum kusnezoffii* Reichb.的干燥块根。其性能、功效、主治、用量用法及使用注意与川乌相似,但毒烈之性更甚。生川乌、生草乌均为国家规定的毒性中药管理品种,为了确保用药的安全,内服宜炮制后用。同时,要严格控制剂量,正确掌握使用方法。

防己 Fángjǐ　《神农本草经》

为防己科多年生木质藤本植物粉防己 *Stephania tetrandra* S.Moore 的干燥根。主产于安徽、浙江、湖北等地。秋季采挖。本品气微,味苦。

【主要性能】 苦、辛,寒。归肝、肾、膀胱经。

【功效】 祛风湿,止痛,清热利水。

【应用】

1. 痹证　本品善祛风除湿、通络止痛,为治风湿痹痛之常用药。因其性寒清热,故对风湿热邪壅滞经络,关节红肿热痛之热痹尤宜。常配其他清热祛湿之品,如《温病条辨》宣痹汤,本品与滑石、薏苡仁、赤小豆等同用。因其祛风湿、止痹痛力强,若配伍温性祛风湿药或温经散寒药,也可治疗风湿寒痹,如《千金方》防己汤,本品与乌头、肉桂等同用。

2. 水肿　本品苦寒清泄,其性下行,长于泄膀胱湿热而利水退肿,主要用于下焦湿热壅盛所致的水肿胀满、小便不利,常与其他利水消肿药配伍,如《金匮要略》己椒苈黄丸,本品与椒目、葶苈子等同用。因其利水之力较强,配伍桂枝、黄芪等温阳益气之品,也可用于虚寒性水肿。

【用法用量】 煎服,5～10 g。

【使用注意】 本品为大苦大寒之品,易伤胃气,胃纳不佳及阴虚体弱者慎服。

【参考资料】

1. **化学成分**　主含粉防己碱、防己诺林碱、轮环藤酚碱、氧防己碱、防己斯任碱等。

《中国药典》规定:以粉防己碱、防己诺林碱作定性鉴别成分;定量检测,粉防己碱和防己诺林碱的总量不得少于1.6%,饮片含粉防己碱和防己诺林碱的总量不得少于1.4%。

2. **药理作用**　本品有抗炎、免疫抑制、抗心肌缺血、抗心律失常、增加排尿量、降血压、抗肿瘤等作用。

3. **其他**　另有广防己,为马兜铃科多年生草本植物广防己 *Aristolochia fangchi* Y.C.Wu ex L.D.Chou et S.M.Hwang 的干燥根,过去亦作防己使用。因其含有马兜铃酸,使用不当易致肾功能损害。国家食品药品监督管理局[2004]379号公告指出,取消广防己药用标准,凡国家药品标准处方中含有广防己的中成药品种应替换为《中国药典》2000年版一部收载的防己(即粉防己)。

祛风湿止痛药参考药

药名	主要性能	功效	主治	用法用量	使用注意
徐长卿	辛,温。归肝、肾、胃经	祛风湿,止痛,止痒	痹证,胃痛,牙痛,腰痛,跌扑损伤疼痛,皮肤瘙痒	煎服,3～12 g,不宜久煎	
雷公藤	苦、辛,寒。有大毒。归心、肝、肾经	祛风湿,止痛,清热解毒	顽痹,关节红肿热痛、肿胀难消、晨僵、功能受限,甚至关节变形,热毒疮疡,皮肤瘙痒	煎服,1～5 g,宜久煎,或制成酊剂、片剂	内脏有器质性病变及白细胞减少者慎服,孕妇忌用
寻骨风	辛、苦,平。归肝、肾经	祛风湿,舒筋活络,止痛	痹证,筋脉拘挛,肢体麻木,跌打损伤疼痛,胃痛,牙痛	煎服,10～15 g	
松节	苦、辛,温。归肝、肾经	祛风湿,止痛	痹证,跌打损伤疼痛	煎服,10～15 g	
海桐皮	苦、辛,平。归肝、肾经	祛风湿,舒筋止痛,杀虫止痒	痹证,四肢拘挛,皮肤瘙痒	煎服,5～15 g;或酒浸服	
木防己	苦、辛,寒。肝、肾、膀胱经	祛风湿,止痛,清热利水	痹证,水肿,小便不利	煎服,5～10 g	脾胃虚寒者慎服
海风藤	辛、苦,微温。归肝、肾经	祛风湿,舒筋止痛	痹证,筋脉拘挛,跌打损伤疼痛	煎服,6～12 g	

续 表

药 名	主要性能	功 效	主 治	用法用量	使用注意
丁公藤	辛,温。有小毒。归肝、脾、胃经	祛风湿,消肿止痛	痹证,跌打损伤疼痛	煎服,3～6 g;或配制酒剂,内服或外搽	本品有强烈的发汗作用,虚弱者慎用,孕妇忌服
两面针	苦、辛,平。有小毒。归肝、胃经	祛风湿,行气活血,止痛,解毒消肿	痹证,跌打损伤疼痛,牙痛,脘腹疼痛;毒蛇咬伤,烫火伤,喉痹,痈疮肿毒	煎服,5～10 g	不可过量,孕妇忌服。忌与酸味食物同服
八角枫	辛、苦,温。有毒。归肝、肾经	祛风湿,活络,散瘀镇痛	痹证,麻木瘫痪;跌打损伤疼痛	煎服,须根 1.5～3 g,根3～6 g	孕妇、小儿及老年体弱患者忌服
昆明山海棠	苦、辛,温。有大毒。归肝、脾、肾经	祛风湿,祛瘀止痛,续筋接骨	痹证,跌打损伤,骨折筋伤,瘀肿疼痛	煎服,根 6～15 g,茎枝 20～30 g,宜先煎,或酒浸服	孕妇及体弱者忌服
雪上一枝蒿	苦、辛,温。有大毒。归肝经	祛风湿,活血止痛	痹证,跌打损伤疼痛,疮疡肿毒,虫蛇咬伤	研末服,0.02～0.05 g	孕妇、老弱、小儿及心脏病、溃疡病患者忌服
独一味	辛、苦,微寒。有小毒。归肝、肾经	祛风湿,活血止痛,止血	痹证,跌打损伤疼痛,崩漏,月经过多	浸酒或入丸散,3～6 g	孕妇忌服
祖师麻	辛、苦,温。有小毒。归肝、胃经	祛风湿,温中散寒,散瘀止痛	痹证;胃脘痛,跌打损伤疼痛	煎服,3～6 g	用量不宜过大

第二节 | 祛风湿舒筋活络药

　　既能祛风湿,又具有舒筋、活络功效,以治疗痹证关节挛急、屈伸不利或中风不遂为主的药物,称为祛风湿舒筋活络药。

　　本类药物除具有祛风湿的作用外,还具有良好的舒筋、活络的作用,可用于各型痹证,尤宜于痹证日久而筋脉不舒,络脉不利,症见关节挛急、屈伸不利等。也常用于中风不遂及气血不足、经络瘀阻而致肌肤麻木、偏瘫不遂、口眼㖞斜,或肝肾亏虚,阴血不足,筋脉失养之肢体僵硬拘挛等。

　　本类药物味多辛、苦,性或温或寒,主入肝经。

　　使用本类药物时,对于因瘀血或顽痰阻滞而致肢体麻木、关节拘挛之证,又当与活血化瘀药或化痰药同用。若气血虚衰,或肝肾亏虚、阴血不足,筋脉失养而致拘挛麻木者,则应着重补益气血、滋养肝肾,本类药物只作辅助之用。

秦艽 Qínjiāo 《神农本草经》

　　为龙胆科多年生草本植物秦艽 *Gentiana macrophylla* Pall.、麻花秦艽 *G.straminea* Maxim.、粗茎秦艽 *G.crassicaulis* Duthie ex Burk.或小秦艽 *G.dahurica* Fisch.的干燥根。前三种按性状不同分别习称"秦艽"和"麻花艽",后一种习称"小秦艽"。主产于甘肃、陕西、山西等地。春、秋二季采挖。

本品气特异,味苦、微涩。

【主要性能】 辛、苦,微寒。归肝、肾、胃、胆经。

【功效】 祛风湿,舒筋活络,退虚热,清湿热。

【应用】

1. 痹证 本品既能祛风湿,又能舒筋活络,药性平和,素有"风药中之润剂"之称。对于痹证疼痛,筋脉拘挛,无问新久,或偏寒偏热,均可应用。因其性偏寒,故尤宜于痹证见发热,关节红肿热痛等热象明显者,常与防己、络石藤、忍冬藤等祛风湿、清热药同用。若与羌活、附子等祛风湿、温经散寒药同用,也可用治风湿寒痹。

2. 中风不遂 本品活络之功,可用于中风而致的肌肤麻木、口眼㖞斜、手足不遂等,常与养血活血药配伍,如《不知医必要》秦艽汤,本品与当归、熟地、白芍等同用。

3. 骨蒸潮热,疳积发热 本品退虚热,除骨蒸,为治虚热之要药,可用于多种虚热证。治阴虚内热,骨蒸潮热者,宜与补阴药配伍,如《卫生宝鉴》秦艽鳖甲散,本品与鳖甲、生地等同用。治小儿疳积发热,宜配使君子、胡黄连等消积除热药同用。

4. 湿热黄疸 本品能清泄肝胆湿热而退黄,主要用于湿热黄疸。可单用为末服,也可配茵陈蒿、栀子、大黄等清热利湿退黄药同用。

【用法用量】 煎服,5～10 g。

【参考资料】

1. **化学成分** 主含龙胆苦苷、马钱苷、秦艽苷、当药苷、龙胆碱等,尚含糖及挥发油等。
《中国药典》规定:以龙胆苦苷作定性鉴别成分;定量检测,龙胆苦苷和马钱苷的总量不得少于2.5%。

2. **药理作用** 本品有镇静、镇痛、解热、抗炎、免疫调节、低血压、保肝等作用,能减慢心率,升高血糖,抑制反射性肠液的分泌,具有抗过敏性休克和抗组织胺作用。对细菌、真菌皆有一定的抑制作用。

豨莶草 Xīxiāncǎo 《新修本草》

为菊科一年生草本植物豨莶 *Siegesbeckia orientalis* L.、腺梗豨莶 *S. pubescens* Makino 或毛梗豨莶 *S. glabrescens* Makino 的干燥地上部分。我国大部分地区均产。夏、秋二季花开前或花期采割。本品气微,味微苦。

【主要性能】 辛、苦,寒。归肝、心经。

【功效】 祛风湿,舒筋活络,清热解毒。

【应用】

1. 痹证 本品辛散苦燥,入肝肾经。能祛筋骨间风湿,通经络,利关节。生用性寒,宜于风湿热痹;酒制后药性偏温并寓补肝肾之功,常用于风湿痹痛,筋骨无力,腰膝酸软,四肢麻痹,可单用,或配伍其他祛风湿、舒筋活络之品,如《济世养生经验集》豨桐丸,本品与臭梧桐合用。因其作用缓和,需长期服用,方能有效。

2. 热毒疮痈 本品生用能清热解毒,治疮痈肿毒红肿热痛者,可配蒲公英、野菊花等清热解毒药同用。

此外,本品活络,还可用于中风半身不遂;内服外用,用治湿疹瘙痒。

【用法用量】 煎服,10～12 g。

【参考资料】

1. **化学成分** 主含奇壬醇、豨莶精醇、豨莶酸、豨莶糖苷等,尚含内酯类、甾醇类等。
《中国药典》规定:以奇壬醇作定性鉴别成分;定量检测,奇壬醇的含量不得少于0.050%。

2. **药理作用** 本品有抗炎、镇痛、免疫调节、抗血栓等作用。对金黄色葡萄球菌、大肠杆菌、铜绿假单胞菌、伤寒杆菌等多种病原微生物有一定的抑制作用。

臭梧桐 Chòuwútóng 《本草图经》

为马鞭草科落叶灌木或小乔木植物海州常山 *Clerodendron trichotomum* Thunb.的干燥叶。主产于江苏、江西、浙江等地。夏季结果前采收。本品气异臭,味苦、涩。

【**主要性能**】 辛、苦,凉。归肝经。

【**功效**】 祛风湿,舒筋活络,清热解毒。

【**应用**】

1. **痹证** 本品与豨莶草功用相似,治痹证,关节疼痛拘挛,肢体麻木,两者常相须为用,如《济世养生经验集》豨桐丸,本品与豨莶草为伍。

2. **热毒疮痛** 本品清热解毒,功同豨莶草。治疮痈肿毒红肿热痛者,可配连翘、紫花地丁等清热解毒药同用。

此外,本品亦有活络之功,可用于中风不遂;能凉肝平肝,用于肝阳上亢之头痛眩晕。

【**用法用量**】 煎服,5～15 g。用于高血压病不宜久煎。

【**参考资料**】

1. **化学成分** 主含臭梧桐糖苷,海常山苦素 A、B,刺槐素-α-二葡萄糖醛酸苷等。

2. **药理作用** 本品有镇痛、镇静、降压、抑制肿瘤细胞增殖、抗疟原虫等作用。

络石藤 Luòshíténg 《神农本草经》

为夹竹桃科攀缘木质藤本植物络石 *Trachelospermum jasminoides* (Lindl.) Lem.的干燥带叶藤茎。主产于江苏、湖北、山东等地。冬季至次春采割。本品气微,味微苦。

【**主要性能**】 辛、苦,微寒。归肝、肾、心经。

【**功效**】 祛风湿,舒筋,清热解毒。

【**应用**】

1. **痹证** 本品祛风湿,舒筋,可用于风湿痹痛,筋脉拘挛,关节屈伸不利等。因其性微寒,故以治热痹为宜,可单用酒浸服,或与忍冬藤、秦艽等祛风湿清热药配伍。

2. **热毒疮痛,咽喉肿痛** 本品能清热解毒,利咽消肿,可用于热毒壅盛之疮痈及咽喉红肿疼痛。治热毒疮痈,常配解毒消痈、活血消肿之品,如《外科精要》止痛灵宝散,本品与连翘、乳香、没药等同用。治热毒咽喉肿痛,痹塞不通,可单用水煎,慢慢含咽;或配升麻、射干等清热解毒利咽药同用。

此外,本品能通经络,消肿止痛。可用于跌扑损伤,瘀滞肿痛。

【**用法用量**】 煎服,6～12 g。

【**参考资料**】

1. **化学成分** 主含络石苷、牛蒡苷等,尚含二苯丁酸内酯类木质素、三萜与紫罗兰酮衍生物等。《中国药典》规定:以络石苷作定性鉴别成分;定量检测,络石苷的含量不得少于 0.45%,饮片不得少于 0.40%。

2. **药理作用** 本品有抗炎、镇痛、抗肿瘤等作用,对尿酸合成酶黄嘌呤氧化酶有显著抑制作用而能抗痛风,对金黄色葡萄球菌、福氏痢疾杆菌及伤寒杆菌有抑制作用,还能引起血管扩张、血压下降。

木瓜 Mùguā 《名医别录》

为蔷薇科灌木植物贴梗海棠 *Chaenomeles speciosa* (Sweet) Nakai 的干燥近成熟果实。主产于安徽宣城,称"宣木瓜"。夏、秋二季果实绿黄时采收。本品气微清香,味酸。

【主要性能】 辛、酸,温。归肝、脾、胃经。

【功效】 祛风湿,舒筋,化湿。

【应用】

1. 痹证 本品祛风湿,药力和缓,为治疗痹证的常用药物,可用于各型痹证。因其长于舒筋,故为治痹证,筋脉拘挛,关节屈伸不利之要药。治风湿寒痹,可与独活、防风、川乌等祛风湿散寒药同用。治风湿热痹,可与秦艽、防己等祛风湿清热药同用。

2. 脚气肿痛 本品舒筋、除湿,可用治湿邪下注,壅滞脚踝的脚气,足胫肿痛,常配温中、祛湿、行气之品,如《类编朱氏集验方》鸡鸣散,本品与吴茱萸、槟榔、紫苏叶等同用。

3. 吐泻转筋 本品既化湿以和脾胃,又舒筋以除脚腓挛急,为治湿阻中焦,吐泻不止,脚腓转筋,挛急疼痛之要药。无论属寒属热,皆可用为主药。偏寒者,本品常与吴茱萸、小茴香等温中燥湿药同用;偏热者,本品常与黄连、薏苡仁等清热除湿药同用。

此外,本品尚有消食作用,用于消化不良;并能生津止渴,可治津伤口渴。

【用法用量】 煎服,10～15 g。

【使用注意】 胃酸过多者不宜用。

【参考资料】

1. 化学成分 主含齐墩果酸、熊果酸、白桦子酸、苹果酸、酒石酸、苯甲酸等。《中国药典》规定:以熊果酸作定性鉴别成分;定量检测,齐墩果酸和熊果酸的总量不得少于 0.50%。

2. 药理作用 本品有消炎、镇痛、保肝、松弛胃肠平滑肌、抑菌及抗癌等作用。

乌梢蛇 Wūshāoshé 《药性论》

为游蛇科动物乌梢蛇 *Zaocys dhumnades* (Cantor)的干燥体。全国大部分地区有分布。多于夏、秋二季捕捉。本品气腥,味淡。

【主要性能】 辛、甘,平。归肝经。

【功效】 祛风,通络,止痉。

【应用】

1. 痹证,中风半身不遂 本品性善走窜,能搜风邪,透关节,通经络,为祛风通络之常用药物。适用于风邪偏盛之行痹及日久难愈之顽痹,中风之口眼㖞斜、半身不遂,手足麻木等。常与其他祛风通络药为伍,如《圣惠方》乌蛇丸,以本品与全蝎、白僵蚕等同用。

2. 小儿惊风,破伤风 本品主入肝经,功善祛风止痉。治小儿惊痫,可与白僵蚕、天南星等祛风涤痰止痉药同用。治破伤风,项颈紧硬,身体强直,每与蕲蛇、蜈蚣同用,以加强祛风止痉作用,如《圣济总录》定命散。

此外,本品兼能走肌表而祛风,尚可用于麻风、风疹疥癣等皮肤病。

【用法用量】 煎汤,6～12 g。

【使用注意】 血虚生风者慎服。

【参考资料】

1. 化学成分 主含赖氨酸、亮氨酸、谷氨酸、丙氨酸、胱氨酸等 17 种氨基酸,并含果糖-1,6-二磷酸酶、原肌球蛋白等。

2. 药理作用 本品有抗炎、镇痛、抗惊厥、免疫抑制、抗蛇毒等作用。

附药:

1. 蕲蛇 为蝰科动物五步蛇 *Agkistrodon acutus* (Güenther)的干燥体。本品性能、功效、主治、用法用量、使用注意与乌梢蛇相似，但作用较强。

2. **金钱白花蛇** 为眼镜蛇科动物银环蛇 *Bungarus muiicinctus* Blyth 的干燥体。本品性能、功效、应用与蕲蛇相似。用法用量：煎服，3～4.5 g；研末吞服，1～1.5 g。

祛风湿舒筋活络药参考药

药名	主要性能	功效	主治	用法用量	使用注意
蚕沙	甘、辛，温。归肝、脾、胃经	祛风湿，舒筋活络，化湿	痹证，筋脉拘挛，中风不遂，口眼㖞斜，吐泻转筋，皮肤瘙痒	煎服，5～15 g；宜布包入煎	
老鹳草	辛、苦，平。归肝、肾、大肠经	祛风湿，舒筋活络，清热解毒	痹证，筋脉拘挛，肢体麻木，热毒疮疡，湿热泻痢	煎服，10～15 g；或熬膏、酒浸服	
伸筋草	微苦、辛，温。归肝、肾经	祛风湿，舒筋活络	痹证，关节疼痛，屈伸不利，肌肤麻木，跌打损伤	煎服，3～15 g	孕妇慎用
舒筋草	辛、微甘，温。归肝、肾经	祛风湿，舒筋，活血，养肝止汗	痹证，筋脉拘挛，跌打损伤，夜盲症，盗汗	煎服，9～30 g	
青风藤	苦、辛，平。归肝、脾经	祛风湿，舒筋，利小便	痹证，筋脉拘挛，水肿	煎服，6～12 g	
路路通	辛、苦，平。归肝、肾经	祛风湿，活络，利水，通乳，祛风止痒	痹证，半身不遂，水肿，乳少，乳汁不通；皮肤瘙痒	煎服，5～10 g	月经过多及孕妇忌服
桑枝	辛、微苦，平。归肝经	祛风湿，舒筋活络	痹证，关节拘挛，肢体麻木	煎服，15～30 g	
丝瓜络	甘，平。归肺、胃、肝经	祛风湿，舒筋活络，活血	痹证，筋脉拘挛，肢体麻木，跌打损伤	煎服，5～12 g	
穿山龙	甘、苦，温。归肝、肾、肺经	祛风除湿，舒筋通络，活血止痛，止咳平喘	风湿痹病，关节肿胀，疼痛麻木，跌扑损伤，闪腰岔气，咳嗽气喘	煎服，9～15 g，也可制成酒剂用	

第三节 祛风湿强筋骨药

既能祛风湿，又具有补肝肾、强筋骨功效，以治疗痹证兼有肝肾虚损，筋骨不健为主的药物，称为祛风湿药强筋骨药。

本类药物除祛风湿外，又有补肝肾、强筋骨的作用，为强壮性祛风湿药。既可用于各型痹证，又可用于肝肾虚损之腰膝酸软，脚弱无力等。对于风湿日久，兼有肝肾虚损，筋骨不健者尤为适宜。

本类药物味多辛、甘、苦，性温或平，主入肝、肾经。

五加皮 Wǔjiāpí 《神农本草经》

为五加科落叶小灌木细柱五加 *Acanthopanax gracilistylus* W.W.Smith 的干燥根皮。习称"南五加皮"。主产于湖北、河南、安徽等地。夏、秋二季采收。本品气微香，味微辣而苦。

【**主要性能**】 辛、苦、甘,温。归肝、肾经。

【**功效**】 祛风湿,补肝肾,强筋骨,利水。

【**应用**】

1. 痹证,筋骨痿软,小儿行迟 本品既能祛风湿,又能补肝肾,强筋骨,对于痹证日久,肝肾不足,筋骨不健者尤其适宜。可单用浸酒服,如《本草纲目》五加皮酒。也可配独活、牛膝等祛风湿、补肝肾、强筋骨药用。用于肝肾不足,筋骨痿软、行走无力及小儿行迟等诸病症,常与熟地黄、龟甲、牛膝等补肝肾、益精血之品同用。

2. 水肿 本品能利水消肿,治疗水湿内停之水肿,小便不利,每与其他利水消肿药同用,如《和剂局方》五皮散,本品与茯苓皮、大腹皮、生姜皮、地骨皮为伍。

【**用法用量**】 煎服,5～10 g;或酒浸、入丸散服。

【**参考资料**】

1. 化学成分 主含丁香苷,刺五加苷 B_1,无梗五加苷 A、B、C、D、K_2、K_3 等,尚含脂肪油及挥发油等。

2. 药理作用 本品有抗炎、镇痛、免疫调节、抗疲劳、抗缺氧、抗肿瘤、抗诱变、抗溃疡等作用,且有一定的抗排异作用。

附药:

香加皮 为萝摩科植物杠柳 *Periploca sepium* Bge.的干燥根皮。习称"北五加皮"。性能:辛、苦,温;有毒;归肝、肾、心经。功效:祛风湿,强筋骨,利水消肿。主治:痹证,腰膝酸软,水肿。用法用量:煎服,3～6 g。

香加皮过去亦作五加皮药用。两者药材来源不同,功效有相似之处,但临床运用差异较大,不可混淆。《中国药典》已将其作为两个药物单列。五加皮无毒,以补肝肾、强筋骨见长;香加皮有毒,以强心利尿为优,不宜多用。

桑寄生 Sāngjìshēng 《神农本草经》

为桑寄生科常绿小灌木植物桑寄生 *Taxillus chinensis* (DC.) Danser 的干燥带叶茎枝。主产于福建、广东、广西等地。冬季至次春采割。本品气微,味涩。

【**主要性能**】 辛、苦、甘,平。归肝、肾经。

【**功效**】 祛风湿,补肝肾,强筋骨,安胎。

【**应用**】

1. 痹证,腰膝酸软,筋骨无力 本品功用与五加皮相似,但祛风湿之力稍逊,长于补肝肾以强筋腱骨,故对于痹证日久,伤及肝肾,腰膝酸软,筋骨无力者尤宜,常与祛风湿、益气血药配伍,如《千金方》独活寄生汤,本品与独活、人参、当归等同用。

2. 胎漏下血,胎动不安 本品补肝肾,可收固冲任以安胎之效。适用于肝肾亏虚,冲任不固之胎漏、胎动不安,每与补肝肾、养血安胎药为伍,如《医学衷中参西录》寿胎丸,本品与续断、菟丝子、阿胶等同用。

【**用法用量**】 煎服,9～15 g。

【**参考资料**】

1. 化学成分 主含广寄生苷、槲皮素等,叶含金丝桃苷、槲皮苷、苯甲酰、苯二烯等。《中国药典》规定:以槲皮素作定性鉴别成分。

2. 药理作用 本品有抗炎、镇痛、降压、利尿、降血脂、抗肿瘤等作用。能舒张冠脉血管,增加冠脉血流量,减慢心率。能抗病原微生物,抑制乙型肝炎病毒表面抗原活性。

3. 其他 桑寄生科植物槲寄生 *Viscum coloratum* (Komar.) Nakai 的带叶茎枝,名槲寄生。其性能、功效与应用均与桑寄生相似,过去亦作桑寄生药用,《中国药典》已将其作为两个药物单列。

狗脊 Gǒujǐ 《神农本草经》

为蚌壳蕨科多年生草本植物金毛狗脊 *Cibotium barometz* (L.) J. Sm.的干燥根茎。主产于福建、四川等地。秋、冬二季采挖。本品气无,味微涩。

【主要性能】　辛、苦、甘、涩,温。归肝、肾经。

【功效】　祛风湿,补肝肾,强筋骨,收敛固涩。

【应用】

1. 痹证,腰痛脊强,足膝痿弱　本品既善祛脊背之风湿,又能补肝肾而强腰脊,对肝肾不足,兼有风寒湿邪引起的腰痛脊强,不能俯仰,或足膝痿弱,关节不利者最为适宜。常与杜仲、续断、海风藤等补肝肾、强腰膝、祛风湿药同用。

2. 遗尿,遗精,白带过多　本品既能补肾,又有收敛固涩,主要用于肾气不固之尿频、遗尿、遗精及白带过多,每与益智仁、补骨脂、杜仲等益肾固涩药同用。

此外,狗脊的绒毛有止血作用,外敷可用于外伤出血。

【用法用量】　煎服,6~12 g。

【参考资料】

1. 化学成分　主含十六酸、十八碳二烯酸、金粉蕨素、金粉蕨素-2'-*O*-葡萄糖苷、金粉蕨素-2'-*O*-阿洛糖苷、欧蕨伊鲁苷、原儿茶酸等,尚含大量淀粉与绵马酚等。

《中国药典》规定:以原儿茶醛、原儿茶酸作定性鉴别成分;定量检测,原儿茶酸的含量不得少于0.020%。

2. 药理作用　本品有抗炎、镇痛、止血、抗癌及增加心肌血流量等作用。

祛风湿强筋骨药参考药

药名	主要性能	功效	主治	用法用量	使用注意
千年健	苦、辛,温。归肝、肾经	祛风湿,强筋骨	痹证,腰膝冷痛,下肢拘挛麻木	煎服,5~10 g;或酒浸服	
鹿衔草	甘、苦,温。归肝、肾经	祛风湿,强筋骨,止血	痹证,筋骨痿软,吐血、咯血、崩漏及外伤出血,久咳虚喘	煎服,10~30 g	
石楠叶	辛、苦,平。有小毒。归肾、肝经	祛风湿,强筋骨,止痛	痹证,脚膝软弱挛痛,头痛	煎服,10~15 g	
狗骨	辛、咸,温。归肾、脾经	祛风湿,强筋骨	痹证,腰膝无力	入丸散服,3~9 g;浸酒,60~120 g	
雪莲花	辛、甘、微苦,温。有小毒。归肝、肾经	祛风湿,强筋骨,补肾阳,调经止血	痹证,腰膝软弱,阳痿,月经不调,经闭痛经,崩漏	煎服,6~12 g	孕妇忌服

第十一章 化 湿 药

导学

通过本章概述内容的学习,要求掌握化湿药在功效、主治、性能特点、配伍应用及使用注意方面的共性,以及通过化湿药有关功效确定其性能、主治和证候禁忌的分析方法。熟悉化湿、燥湿等功效术语的含义。了解化湿药的含义。

通过本章各种化湿药的学习,掌握广藿香、苍术、厚朴、豆蔻的功效、性能、应用、特殊用法和使用注意。熟悉佩兰、砂仁的功效、主治及用法。了解草豆蔻、草果的功效。

一、含义

以化湿运脾为主要功效,常用以治疗湿阻中焦证的药物,称化湿药。由于本类药物大多气味芳香,故又常称芳香化湿药。

二、功效主治

1. **共有功效主治** 本章药物都有化湿运脾的功效,主治湿浊内阻,脾为湿困,运化失常所致的湿阻中焦证。

脾喜燥而恶湿,"土爱暖而喜芳香"。若脾为湿邪所困,运化功能失常,即出现脘腹痞满、呕吐泛酸、大便溏薄、食少体倦、口甘多涎、舌苔白腻等症。本类药物气味芳香,能化湿浊,促脾运,皆治湿阻中焦证。

2. **主要兼有功效主治** 化湿药除具有以上主要功效主治外,部分药物兼有行气、温中、解表功效,可用于湿滞脘腹胀满,脘腹冷痛、吐泻,暑湿或湿温证,以及外感风寒表证等。

所谓化湿,主要是指气味芳香的药物能减轻或消除中焦湿浊以治疗湿邪困脾证的作用。其中,温燥之性较强,或以苦味为主者,又称为燥湿。

三、性能特点

1. **药性** 化湿药主治湿阻中焦证。因湿邪为阴邪,当以温药除之;且湿阻中焦证又以寒湿多见,故本类药物多为温性。

2. **药味** 化湿药多属气味芳香之品,多数药物兼能发表或行气,故药味多辛;部分药物能燥湿,故兼有苦味。

3. **归经** 化湿药主要针对湿阻中焦证发挥治疗作用,故主归脾胃经。

4. **升降浮沉** 化湿药所治病证位居中焦,无明显的病势趋向,故化湿药的作用趋向不明显。

部分药物兼能解表者,具升浮之性;能止呕者,具沉降之性。

四、配伍应用

使用化湿药应根据不同证候进行适当的配伍。若湿阻气滞明显者,可与行气药物配伍,以行散滞气;寒湿甚而脘腹冷痛者,当配伍温中祛寒之品,以温散寒邪;属脾虚湿阻者,宜与补气健脾药配伍,以补脾气、健脾运;对于湿温、暑湿等证,应适当配合清热利湿解暑之品,以清解暑热。此外,化湿药常与淡渗利湿药配伍同用,所谓"治湿不利小便,非其治也",使邪有去路,可增强化湿药的治疗效果。

五、使用注意

1. **证候禁忌**　本类药物大多辛温香燥,易伤阴耗气,故阴虚血燥及气虚者慎用。

2. **其他**　本类药大多气味芳香,入汤剂应后下,或不宜久煎,以免挥发性有效成分逸失而降低疗效。

广藿香 Guǎnghuòxiāng 《中国药典》

为唇形科多年生草本植物广藿香 *Pogostemon cablin* (Blanco) Benth.的干燥地上部分。主产于广东。夏、秋季枝叶茂盛时采割。本品气香特异,味微苦。

【**主要性能**】　辛,微温。归脾、胃、肺经。

【**功效**】　芳香化湿,和中止呕,发表解暑。

【**应用**】

1. **湿阻中焦证**　本品气味芳香,能化湿浊,运脾胃,为芳香化湿之要药。因其性微温,故多用于寒湿困脾所致脘腹痞闷、少食作呕、神疲体倦等症,常与燥湿、行气药配伍,如《和剂局方》不换金正气散,以本品与苍术、厚朴、陈皮等同用。

2. **呕吐**　本品既芳香化湿,又和中止呕,治"脾胃吐逆为最要之药"(《图经本草》),可用于多种呕吐,尤以治湿浊中阻之呕吐最宜,单用有效。若寒湿困脾,胃失和降之呕吐,常与温中散寒、温胃止呕药物配伍,如《和剂局方》藿香半夏汤,以本品与半夏、丁香等同用;若属湿热呕吐者,常与清胃降逆止呕之黄连、竹茹等药物同用;若妊娠呕吐属气滞湿阻者,当配伍行气安胎的砂仁、紫苏等药;至于湿阻气滞而脾胃虚弱者,宜与补脾健胃之品同用,如党参、白术等。

3. **暑湿、湿温初起**　本品辛温芳香,外能发表散邪,内能化湿祛浊,具有辛散而不峻烈、微温而不燥热之特点,为治暑月外感风寒,内伤生冷,症见恶寒发热、头痛胸闷、呕恶吐泻者所常用,并多与化湿、解表之品配伍,如《和剂局方》藿香正气散,以本品与紫苏、厚朴、半夏等同用;若湿温初起,湿热并重者,常与清热利湿药配伍,如《温热经纬》甘露消毒丹,以本品与黄芩、滑石、茵陈等同用。

【**用量用法**】　煎服,5~10 g。

【**使用注意**】　本品辛香发散,故阴虚血燥者不宜用。

【**参考资料**】

1. **化学成分**　主含挥发油,油中主要成分为百秋李醇、广藿香醇、α-广藿香烯、β-广藿香烯等,尚含藿香黄酮、芹菜素、鼠李素等。

《中国药典》规定:以百秋李醇作定性鉴别成分;定量检测,百秋李醇的含量不得少于0.10%。

2. **药理作用**　本品能调节胃肠功能,具有止泻、促进排便、促进消化、保护胃黏膜等作用,尚有止咳、祛痰、平喘、抗炎、镇痛、抗病原微生物等作用。

3. **其他**　广藿香与藿香过去均作"藿香"药用。据考,明代以前所称"藿香"即今之"广藿香"。《滇南本草》所载之"土藿香"即今之"藿香"。两者药材来源不同,故《中华本草》则将广藿香与藿香分作两个药物单列。2010 年版《中国药典》仅收载了广藿香。

附药:

藿香　为唇形科植物藿香 *Agastache rugosa* (Fisch et Mey.) O. Kuntze 的干燥地上部分。性能、功效、主治、用量用法及使用注意均与广藿香相似。

佩兰 Pèilán　《神农本草经》

为菊科多年生草本植物佩兰 *Eupatorium fortunei* Turcz.的干燥地上部分。主产于江苏、浙江、河北等地。夏、秋二季采割。本品气芳香,味微苦。

【**主要性能**】　辛,平。归脾、胃、肺经。

【**功效**】　芳香化湿,发表解暑。

【**应用**】

1. **湿阻中焦证**　本品气味芳香,化湿和中之功与广藿香相似,治湿阻中焦之证,常相须为用。因其性平而不温燥,又善治脾经湿热,秽浊上犯之脾瘴证,症见口中甜腻、多涎、口臭等,可单用煎汤服,或配伍清热除湿之品同用。

2. **暑湿、湿温初起**　本品气香辛散,既化湿,又解表,功似广藿香而发表之力不及。治外感暑湿证,常与化湿或燥湿药配伍,如《时病论》之芳香化浊法,即以本品配藿香、陈皮、厚朴等同用。治湿温初起,常与化湿清热药配伍,如《重订广温热论》五叶芦根汤,以本品与藿香叶、薄荷叶、芦根等同用。

【**用量用法**】　煎服,5~10 g。

【**参考资料**】

1. **化学成分**　主含挥发油,油中含对-聚伞花素、乙酸橙醇酯、百里香酚甲醚等,尚含生物碱类、甾醇及脂类、有机酸类等成分。

《中国药典》规定:定量检测,挥发油的含量不得少于 0.30%,饮片不得少于 0.25%。

2. **药理作用**　本品能增强人唾液淀粉酶活性,具有促进消化作用。另有抗炎、抗病原微生物、抗癌,抑制排卵,促进子宫复位,增加乳汁分泌等作用。

苍术 Cāngzhú　《神农本草经》

为菊科多年生草本植物茅苍术 *Atractylodes lancea* (Thunb.) DC.或北苍术 *A. chinensis* (DC) Koidz.的干燥根茎。主产于江苏、湖北、内蒙古等地。春、秋二季采挖。茅苍术香气特异,味微甘、辛、苦;北苍术香气较淡,味辛、苦。

【**主要性能**】　辛、苦,温。归脾、胃、肝经。

【**功效**】　燥湿健脾,祛风湿,解表。

【**应用**】

1. **湿阻中焦证**　本品辛香苦温,能燥湿浊,健脾胃,促脾运,为苦温燥湿的代表性药物。主治湿阻中焦,脾失健运而致脘腹胀满、呕恶食少、吐泻乏力、舌苔白腻等,常与燥湿和中行气之品配伍,如《和剂局方》平胃散,以本品配伍厚朴、陈皮等同用。若脾虚湿聚,水湿内停的痰饮或外溢肌肤之水肿,则配伍利水渗湿药之品,如《证治准绳》胃苓汤,以本品与茯苓、泽泻、猪苓等同用。

2. **痹证** 本品辛散祛风,苦温燥湿,治风湿痹痛,以湿胜者尤宜,多与祛风湿药配伍,如《类证治裁》薏苡仁汤,以本品与薏苡仁、独活等同用。若治湿热痹痛,则配清热泻火之品,如《普济本事方》白虎加苍术汤,以本品与石膏、知母等配伍。治湿热下注之痿证,常配合清热燥湿之品,如《丹溪心法》二妙散,以本品与黄柏同用。

3. **风寒表证** 本品辛散温燥,长于胜湿,又兼发汗解表,以风寒表证夹湿者最为适宜。常与发散风寒之品配伍,如《和剂局方》神术散,以本品与羌活、白芷、防风等同用。

此外,本品功能明目,治夜盲症,可单用,或与羊肝、猪肝同食。

【用量用法】 煎服,5～10 g。

【使用注意】 阴虚内热,气虚多汗者忌用。

【参考资料】

1. **化学成分** 主含挥发油,油中含苍术素、苍术酮、β-橄榄烯、丁香烯、榄香烯等,尚含维生素 A 样物质、白术内酯、苍术烯内酯 B 等。

《中国药典》规定:以苍术素作定性鉴别成分;定量检测,苍术素的含量不得少于 0.30％,饮片不得少于 0.20％。

2. **药理作用** 本品能促进肠胃运动,对中枢神经系统呈双向调节作用。此外,有降血糖、排钠、排钾作用,其维生素 A 样物质可治疗夜盲及角膜软化症。

厚朴 Hòupò 《神农本草经》

为木兰科落叶乔木厚朴 *Magnolia officinalis* Rehd. et Wils. 或凹叶厚朴 *M. officinalis* Rehd. et Wils. var. *biloba* Rehd. et Wils. 的干燥干皮、根皮及枝皮。主产于四川、湖北、浙江。4～6 月剥取。本品气香,味辛辣、微苦。

【主要性能】 苦、辛,温。归脾、胃、肺、大肠经。

【功效】 燥湿,行气,平喘。

【应用】

1. **湿阻气滞证** 本品苦燥辛散,功能燥湿浊,更能行气除满。治湿阻中焦,气机失畅,脘腹痞满、不思饮食等症,常与其他燥湿行气药配伍,如《和剂局方》平胃散,以本品与苍术、陈皮等同用。

2. **胃肠积滞胀满** 本品为行气消胀要药,可用于多种气滞腹胀之证。如治胃肠积滞之便秘腹满,常与泻下攻积之品配伍,以消积导滞,行气除满,如《金匮要略》厚朴三物汤,以本品与大黄、枳实同用。若热结便秘者,每以苦寒攻下药为主,辅以本品,共奏攻下热结、消积导滞之效,如《伤寒论》大承气汤,以本品与大黄、芒硝、枳实配伍同用。

3. **痰饮喘咳** 本品既燥湿而化痰,又下气而平喘。治痰浊阻肺、咳喘胸闷者,多与化痰降气药配伍,如《和剂局方》苏子降气汤,以本品与紫苏子、陈皮、半夏等同用。若寒饮化热,胸闷气喘、喉间痰声辘辘、烦躁不安者,宜与清肺化痰、下气平喘之品配伍,如《金匮要略》厚朴麻黄汤,以本品与麻黄、石膏、杏仁等同用。若宿有喘病,又外感风寒者,则配伍发散解表之品,如《伤寒论》桂枝加厚朴杏子汤,以本品则与桂枝、杏仁等同用。

此外,本品燥痰湿、散气结,还可用治痰气互结之梅核气,与化痰行气药物配伍,如《金匮要略》半夏厚朴汤,以本品与半夏、茯苓、苏叶、生姜等同用。

【用量用法】 煎服,3～10 g。

【使用注意】 气虚津亏者及孕妇慎用。

【参考资料】

1. **化学成分** 主含厚朴酚、和厚朴酚、木兰醇等,尚含挥发油、生物碱等。

《中国药典》规定：以厚朴酚作定性鉴别成分；定量检测，厚朴酚与和厚朴酚的总量不得少于 2.0%，饮片不得少于 1.6%。

2. **药理作用** 本品能调节胃肠运动功能，促进消化，保护胃黏膜，煎剂对葡萄球菌、肺炎球菌伤寒杆菌、铜绿假单胞菌、乙型链球菌等均有明显抑制作用。尚有抗炎、镇痛、抗抑郁、抗乙酰胆碱等作用。

豆蔻 Dòukòu 《名医别录》

为姜科多年生草本植物白豆蔻 *Amomum kravanh* Pierre ex Gagnep. 或爪哇白豆蔻 *A. compactum* Soland ex Maton 的干燥成熟果实。前者习称"原豆蔻"，主产于泰国、柬埔寨、越南，我国云南、广东、广西等地亦有栽培。后者习称"印尼白蔻"，原产于印度尼西亚，我国海南、云南有栽培。秋季果实由绿色转成黄绿色时采收。原豆蔻气芳香，味辛凉略似樟脑；印尼白蔻气味较弱。

【**主要性能**】 辛，温。归脾、胃、肺经。

【**功效**】 化湿行气，温中止呕。

【**应用**】

1. **湿阻气滞证** 本品气香性温，善化湿浊，行滞气，暖脾胃。治湿阻中焦证，常与藿香、陈皮、砂仁等化湿行气之品配伍。若脾胃气滞，宿食不消，则与行气开胃药同用，如《和剂局方》匀气散，以本品与砂仁、木香、丁香配伍。若寒湿偏盛，气机不畅之腹满胀痛者，需与温胃燥湿药同用，如配伍干姜、厚朴、苍术等。若脾虚湿阻气滞之胸腹虚胀、食少乏力者，宜配合健脾益气之品，如《圣惠方》白豆蔻丸，以本品与黄芪、白术、人参等同用。

2. **湿温证** 本品辛散化浊，入肺、脾经而善除上、中焦之湿浊，常用治湿温初起，胸闷不饥。若湿邪偏重者，每与宣肺利湿药配伍，如《温病条辨》三仁汤，以本品与杏仁、薏苡仁等同用；若热重于湿者，宜与清热利湿药配伍，如《温病条辨》黄芩滑石汤，以本品配伍黄芩、滑石等同用。

3. **呕吐** 本品功善行气宽中、温胃止呕，尤适用于胃寒湿阻气滞之呕吐。可单用为末服，或配伍化湿温中止呕药同用，如《沈氏尊生书》白豆蔻汤，以本品与藿香、半夏等同用。治小儿胃寒吐乳不食者，《世医得效方》用本品与砂仁、甘草等研末服之。

【**用量用法**】 煎服，3～6 g，或入丸、散。

【**使用注意**】 阴虚血燥者慎用。

【**参考资料**】

1. **化学成分** 主含挥发油：桉油精、α-蒎烯、β-蒎烯、丁香烯、龙脑乙酸酯等。

《中国药典》规定：以桉油精作定性鉴别成分；定量检测，原豆蔻仁挥发油的含量不得少于 5.0%，印尼白蔻仁的含量不得少于 4.0%，豆蔻仁桉油精的含量不得少于 3.0%。

2. **药理作用** 本品能促进胃液分泌，增进胃肠蠕动，制止肠内异常发酵，祛除胃肠积气，并能止呕。

附药：

草豆蔻 为姜科多年生草本植物草豆蔻 *Alpinia katsumadai* Hayata 的近成熟种子。性能：辛，温；归脾、胃经。功效：燥湿行气，温中止呕。主治：寒湿中阻，脘腹胀满冷痛，嗳气呕逆，不思饮食。用量用法：煎服，3～6 g。

砂仁 Shārén 《药性论》

为姜科多年生草本植物阳春砂 *Amomum villosum* Lour.、绿壳砂 *A. villosum* Lour. var. *xanthioides* T. L. Wu et Senjen 或海南砂 *A. longiligulare* T. L. Wu 的干燥成熟果实。主产于广东、广西、海南等地。夏、秋间果实成熟时采收。阳春砂、绿壳砂气芳香而浓烈，味辛凉、微苦；海南砂气味稍淡。

【主要性能】　辛,温。归脾、胃、肾经。

【功效】　化湿开胃,温中止泻,行气安胎。

【应用】

1. 湿阻气滞证　本品辛散温通,气味芳香,既芳香化湿醒脾,又温中行气散滞,为之湿阻中焦、脾胃气滞证之要药,尤宜于寒湿气滞者。若湿阻脾胃者,多与燥湿行气药配伍,如厚朴、陈皮、苍术等;若脾胃气滞明显者,则与行气止痛药同用,如《景岳全书》香砂枳术丸,以本品配伍木香、枳实等。

2. 脾胃虚寒吐泻　本品气香开胃止呕,性温暖脾止泻。治脾胃虚寒之呕吐、泄泻,可单用研末吞服,如《小儿卫生总微论方》之缩砂散。或与干姜、附子、炒白术等温中止呕止泻之品同用。

3. 妊娠恶阻,胎动不安　本品功能行气安胎。治妊娠气滞恶阻,呕恶不能食,或气滞胎动不安者,可单用,或配伍苏梗、白术等同用。若兼气血不足者,配伍益气养血药,如《古今医统》泰山磐石散,以本品与人参、白术、熟地等同用。

此外,本品常与补气药同用,可使之补而不滞。

【用量用法】　煎服,3～6 g,或入丸、散。

【使用注意】　阴虚血燥者慎用。

【参考资料】

1. 化学成分　主含挥发油:乙酰龙脑酯、樟脑、樟烯、柠檬烯等。尚含黄酮类等。
《中国药典》规定:以乙酰龙脑酯作定性鉴别成分;定量检测,乙酰龙脑酯的含量不得少于0.90%。

2. 药理作用　本品能促进消化液的分泌,增进肠道运动,排出消化管内的积气,并有抗溃疡、止泻、利胆、抗炎、镇痛、降糖等作用。

草果 cǎoguǒ　《饮膳正要》

为姜科多年生草本植物草果 *Amomum tsao-ko* Crevost et Lemaire 的干燥成熟果实。主产于云南、广西、贵州等地。秋季果实成熟时采收。本品有特异香气,味辛,微苦。

【主要性能】　辛,温。归脾、胃经。

【功效】　燥湿温中,除痰截疟。

【应用】

1. 寒湿中阻证　本品辛散温燥,气香浓烈,长于燥湿温中散寒。治寒湿中阻之脘腹冷痛、呕吐呃逆、舌苔浊腻者,常与吴茱萸、干姜、半夏等温中散寒、降逆止呕之品同用。治寒湿泄泻或肠胃冷热不和之下痢赤白,《传信适用方》草果饮,以本品与地榆、枳壳等同用。

2. 疟疾　本品有芳香辟浊、温脾燥湿、除痰截疟之功,以疟疾证属寒湿偏盛者最为适宜。治疟疾寒战高热,休作有时者,常与其他截疟药为伍,如《慈幼新书》草果饮,以本品配伍常山、槟榔等同用。若疟疾但热不寒,或热多寒少者,常配伍和解退热药,如《济生方》清脾饮,以本品与柴胡、黄芩等同用。

【用量用法】　煎服,3～6 g。

【使用注意】　阴虚血燥者慎用。

【参考资料】

1. 化学成分　主含挥发油:1,8-桉油素、2-癸烯醛、香叶醛、2-异丙基苯甲醛、柠檬醛等。
《中国药典》规定:以桉油精作定性鉴别成分;定量检测,种子团挥发油的含量不得少于1.4%,药材不得少于0.7%。

2. 药理作用　本品能抗溃疡、调节肠道运动功能,另有抗炎、镇痛、解热、镇咳、祛痰、平喘、抗霉菌、抗乙肝病毒等作用。

化湿药参考药

药 名	主要性能	功 效	主 治	用法用量	使用注意
厚朴花	辛,微苦,微温。归脾、胃经	化湿,行气	湿阻气滞,脘腹胀满,纳少,苔腻	煎服,3～9 g	
砂仁壳	辛,微温。归脾、胃经	化湿,温中,行气	脾胃气滞,脘腹胀痛,呕恶食少	煎服,3～5 g	
豆蔻壳	辛,微温。归脾、胃经	化湿,行气,温中止呕	湿阻气滞,脘腹痞闷,食欲不振,呕吐	煎服,3～5 g	
扁豆花	甘,平。归脾、胃经	化湿,和中	暑湿,泄泻,赤白带下	煎服,5～10 g	
草木樨	辛、苦,凉。归脾、胃、大肠经	化湿解表,清热解毒,截疟	暑湿外感,痢疾,疮肿,疟疾	煎服,9～15 g	

第十二章 利湿药

导学

通过本章及章内各节概述部分的学习,要求掌握利湿药在功效、主治、性能特点、配伍应用以及使用注意等方面的共性,以及通过对利湿药中各类药物的有关功效等,确定其性能、主治和证候禁忌的分析方法。熟悉利湿药中具体药物的分类归属,熟悉利水渗湿、利尿通淋、利湿退黄等功效术语的含义。了解利湿药、利水消肿药、利尿通淋药、利湿退黄药的含义及其不同称谓。

通过利湿药各类药物的学习,掌握茯苓、薏苡仁、泽泻、车前子、川木通、茵陈、金钱草、虎杖的性能、功效、应用、特殊用法用量和使用注意。熟悉猪苓、滑石、石韦、瞿麦的功效、主治病证、特殊的用法用量及使用注意。了解草薢、海金沙、萹蓄、地肤子的功效、特殊的使用注意。参考药冬瓜皮、木通、通草、灯心草、冬葵子、广金钱草、连钱草、垂盆草,其中冬瓜皮、木通、通草执业医师考试有要求,木通、通草、灯心草、冬葵子、广金钱草、连钱草、垂盆草执业药师考试有要求。

一、含义

以通利水道、渗泄水湿为主要功效,常用以治疗水湿内停病证的药物,称利湿药或利水渗湿药。服用本类药物后,大多能使小便畅通,尿量增多,又称利尿药。

根据利湿药性能和功效主治的差异,常将利湿药分为利水消肿药、利尿通淋药、利湿退黄药三类。

二、功效主治

1. **共有功效主治** 本章药物均有利湿作用,主治水湿内停的病证。

其中,利水消肿药以渗泄水湿、利尿退肿为共有功效,主要用于水湿泛于肌肤间的水肿、小便不利;其他水湿病证亦常选用。利尿通淋药以清下焦湿热、利尿通淋为共有功效,主要用于湿热蕴结于膀胱的淋证,症见小便淋沥、短赤涩痛。利湿退黄药以清利肝胆湿热为共有功效,主要用于肝胆湿热黄疸,症见目黄、身黄、尿黄等。

2. **主要兼有功效主治** 本章药物除上述主要功效与主治外,其中利水消肿药中的部分药物兼有健脾作用,可用治脾虚水湿内停之痰饮、泄泻等证。利水通淋药和利湿退黄药中的部分药物兼有清热泻火或清热解毒之功,可用于脏腑热证或疮痈肿毒。利尿通淋药中的部分药物兼祛风湿,亦用治风湿痹痛;有些药物兼祛风止痒,还用治湿疮、湿疹等。

所谓利湿,即用淡味的渗湿利水药使湿邪从小便排出的治疗方法。

三、性能特点

1. **药性** 利湿药以通利水道、渗除水湿为主要作用,部分药物兼有清热之功,故其药性以平或寒凉为主。利尿通淋药与利湿退黄药均主治湿热证,一般为寒性。

2. **药味** 结合五味理论,淡味能渗利水湿;且淡为甘之余味,常附于甘,故利湿药大多具有甘淡之味。部分药物具有苦味,苦能清泄,兼有清热功效。

3. **归经** 因膀胱为"州都之官",功能为贮存、排泄水液;肾主水,水液下行于肾;脾主运化水湿。本类药的主要功效为利湿,故大多归膀胱、肾、脾经。

本类药作用趋于下行,其升降浮沉药性多主沉降。

四、配伍应用

中医认为,气行则水行,气滞则水停,故利湿药治疗水湿内停病证常与行气药配伍,以提高疗效。针对兼有他证者,当选用相应的治疗药物配伍,如水肿骤起兼表证者,配伍宣肺解表药;水肿日久见脾肾阳虚者,配伍温补脾肾药;热伤血络见尿血者,配伍凉血止血药。针对其他兼有病邪如湿热合邪者,配伍清热药;寒湿相并者,配伍温里散寒药。此外,针对其他湿证,如湿热黄疸者,配伍清热燥湿药;脾失运化致泄泻、痰饮者,配伍健脾化湿药;暑湿、湿温者,配伍芳香化湿药。

五、使用注意

1. **因证选药** 使用利湿药,应根据不同水湿病证,选择适宜的药物。如水肿、小便不利选用利水消肿药,淋证选择利尿通淋药,湿热黄疸选择利湿退黄药。

2. **证候禁忌** 利湿药易耗伤津液,阴虚津亏者应慎用或忌用。

第一节 利水消肿药

本节药物大多味甘淡、性平或微寒,以利水消肿为主要功效。适用于水湿内停之水肿、小便不利。因其又能利小便、实大便,以及消痰饮,故用治泄泻、痰饮等证。部分药物兼有健脾作用,尤宜于脾虚生湿之证,有标本兼顾之功。

茯苓 Fúlíng 《神农本草经》

为多孔菌科真菌茯苓 Poria cocos (Schw.) Wolf 的干燥菌核。多寄生于松科植物赤松或马尾松的根部。野生或栽培,主产于云南、安徽、湖北等地。产云南者称"云苓",质较优。多于7~9月采挖,去泥沙,堆置"发汗",摊开晾干再"发汗",反复至内部水分大部分散失后,阴干。本品气微,味淡,嚼之粘牙。生用。

【**主要性能**】 甘、淡,平。归脾、肾、心经。

【**功效**】 利水渗湿,健脾,宁心安神。

【应用】

1. 水肿、小便不利　本品甘淡渗利,药性平和,无寒热偏胜。既渗利水湿以祛邪,又健脾助运以扶正,为利水消肿之要药,适用于寒热虚实各种水肿,其他水湿病证亦常选用。治水湿内停之水肿、小便不利,常与利水消肿药配伍,以增利水之力,如《伤寒论》五苓散,以本品与猪苓、泽泻、桂枝同用。若治脾肾阳虚水肿,宜与温阳利水药配伍,如《伤寒论》真武汤,以本品配伍附子、生姜等同用。若治水热互结,热伤阴津致小便不利者,须配伍泄热、滋阴之品,如《伤寒论》猪苓汤,以本品与滑石、猪苓、阿胶同用。

2. 痰饮证　脾失健运致水湿内停,积聚而成痰饮。本品既利水,又健脾。治痰饮停于胸胁,症见胸胁胀满,目眩心悸,短气,常配伍温阳化饮、健脾燥湿之品,如《金匮要略》苓桂术甘汤,以本品与桂枝、白术、甘草同用。若治痰饮停胃而呕吐者,多与降逆止呕药配伍,如《金匮要略》小半夏加茯苓汤,以本品与半夏、生姜配伍同用。

3. 脾虚证　本品健脾之功,可治脾虚诸证。然药性平和,作用和缓,多与补气健脾之品同用。治脾胃虚弱,食少纳呆,常与补气药配伍,如《和剂局方》四君子汤,以本品与人参、白术、甘草同用。若治脾虚湿盛泄泻,常与补气健脾、除湿、止泻之品同用,如《和剂局方》参苓白术散,以本品与人参、白术、薏苡仁等配伍。

4. 心神不安证　本品入心经,功能益心脾、宁心神。治疗心脾两虚,气血不足之心悸、失眠、健忘,多与补气养血安神药配伍,如《济生方》归脾汤,以本品与人参、黄芪、当归、远志等同用。若治心气亏虚,惊恐不眠者,则与益心气、安心神之品同用,如《医学心悟》安神定志丸,以本品与人参、远志等同用。

【用法用量】　煎服,10~15 g;或入丸散,兼为药膳之用。

【参考资料】

1. 化学成分　本品主要成分为茯苓多糖,含β-茯苓聚糖、果糖及蔗糖、纤维素等,另含有乙酰茯苓酸、茯苓酸、3β-羟基羊毛甾三烯酸,以及树胶、甲壳质、蛋白质、脂肪、卵磷脂、胆碱、组氨酸、麦角甾醇、腺嘌呤、锂盐等。

《中国药典》规定:醇溶性浸出物测定法检测其中多糖成分,干燥药材中水溶性浸出物的含量不得少于 2.5%。

2. 药理作用　本品醇浸液有显著利尿消肿作用。茯苓多糖能增强免疫、抗肿瘤、抗肝硬变、抑制草酸钙结晶的形成和沉积。煎剂有镇静、清除自由基、增白、减轻卡那霉素中毒性耳损害以及对金黄色葡萄球菌、大肠杆菌、变形杆菌抑制等作用,还有抗炎、抗病毒、抗衰老和降血糖等作用。

附药:

1. 茯苓皮　为多孔菌科真菌茯苓 *Poria cocos* (Schw.) Wolf 的干燥菌核的黑色外皮。性能:甘、淡,平;归肾、膀胱经。功效:利水消肿。主治:水肿,小便不利。用法用量:煎服,15~30 g。

2. 茯神　为多孔菌科真菌茯苓 *Poria cocos* (Schw.) Wolf 的菌核抱有松根的部分。性能:甘、淡,平;归肾、心经。功效:宁心安神。主治:心神不安,惊悸,健忘。用法用量:煎服,10~15 g。

薏苡仁 Yìyǐrén　《神农本草经》

为禾本科多年生草本植物薏苡 *Coix lacryma-jobi* L. var. *ma-yuen* (Roman.) Srapf 的干燥成熟种仁。主产于福建、河北、辽宁等地。秋季果实成熟时采收。本品气微,味微甜。生用或炒用。

【主要性能】　甘、淡,微寒。归脾、胃、肺、大肠经。

【功效】　利水渗湿,健脾止泻,除痹,清热排脓。

【应用】

1. 水肿、小便不利、脚气　薏苡仁甘淡渗利,既利水又健脾,功似茯苓。治水肿、小便不利,常与利水消肿之品同用,如猪苓、泽泻、冬瓜皮等。本品尤宜于脾虚湿盛之水肿、小便不利,多与茯苓、白术、黄芪等同用,以增强其健脾利水消肿之功。本品"去干湿脚气大验",治脚气,常与燥湿、利水之品同用,如吴茱萸、槟榔、木瓜等。

2. **脾虚泄泻** 本品功能渗除脾湿、促进脾运、制止泄泻,用治脾虚湿盛之泄泻,常与补气健脾之品同用,如《和剂局方》参苓白术散,以本品与人参、茯苓、白术等同用。

3. **痹证** 本品具有渗湿与除痹之功,善疗湿痹筋脉拘急,常与祛风湿、通经络之品同用,如《类证治裁》薏苡仁汤,以本品与独活、防风、桂枝等配伍。因其性凉除痹兼清热,尤宜于风湿热痹,可与清热除湿之防己、蚕沙、滑石同用,如《温病条辨》宣痹汤。若治风湿身痛发热,以本品与麻黄、杏仁、甘草等宣散之品配伍,如《金匮要略》麻黄杏仁薏苡甘草汤。

4. **肺痈,肠痈** 本品性凉,上清肺金之热;味淡渗利,下利肠胃之湿兼清热排脓。治肺痈胸痛,咳吐腥臭脓痰,常与清肺消痈排脓之品同用,如《千金方》苇茎汤,以本品与芦根、冬瓜仁、桃仁等配伍。治肠痈腹痛,常与活血止痛、消痈排脓药物配伍,如《金匮要略》薏苡附子败酱散,以本品与附子、败酱草等同用。

【**用法用量**】 煎服,9~30 g。生用利水清热,炒用健脾止泻。本品力缓,用量宜大。亦可作粥食用,为食疗佳品。

【**使用注意**】 性寒滑利,孕妇慎用。

【**参考资料**】

1. **化学成分** 本品含薏苡内酯、粗蛋白及脂类,另含有甘油三油酸酯、三酰甘油、二酰甘油、一酰甘油、甾醇类化合物、三萜类化合物、生物碱、挥发油等,还含有丰富的精氨酸、赖氨酸、缬氨酸和亮氨酸等,薏苡仁多糖,铁、磷、锌和多种 B 族维生素。

《中国药典》规定:定量检测,甘油三油酸酯($C_{57}H_{104}O_6$)的含量不得少于 0.50%。

2. **药理作用** 本品有抗肿瘤、提高机体免疫力、降血糖、抗炎镇痛、抑制骨质疏松等作用。另有抗血栓形成,抗实验动物的应激性、盐酸性消化道溃疡形成,兴奋离体小肠,缓解骨骼肌挛缩,收缩离体子宫,镇静和解热等作用。

3. **其他** 《卫生家宝产科备要》"产前忌药歌"中,薏苡仁被列为妊娠禁忌之品,近代医药书籍多无此禁忌之说。现代药理研究发现,薏苡仁油能增加实验动物离体子宫的紧张度与收缩幅度,是否印证古籍中妊娠禁忌的说法,有待进一步探讨。此外,薏苡仁内服(水煎、研粉或作粥)治扁平疣有效。

猪苓 Zhūlíng 《神农本草经》

为多孔菌科真菌猪苓 *Polyporus umbellatus* (Pers.) Fries 的干燥菌核。寄生于桦树、枫树、柞树的根上。主产于陕西、山西、云南等地。春、秋采挖,除去泥沙,干燥。本品气微,味淡。切片,生用。

【**主要性能**】 甘、淡,平。归肾、膀胱经。

【**功效**】 利水渗湿。

【**应用**】

1. **水肿,小便不利** 本品甘淡性平,利水渗湿胜于茯苓。治水湿停滞的各种水肿,单味应用有效。如《子母秘录》治妊娠从脚至腹肿,小便不利,《杨氏产乳方》治通身肿满,小便不利,皆以猪苓一味为末,热水调服;或配伍其他渗湿利水同用,如《伤寒论》五苓散,以本品与茯苓、泽泻、白术等同用。治阴虚有热之小便不利,与清热利水、益阴之品配伍,如《伤寒论》猪苓汤,以本品与茯苓、阿胶、泽泻等同用。

2. **泄泻** 本品渗湿止泻,尤宜于水湿泄泻。治水湿内停之泄泻,常与利水之品配伍,如《明医指掌》四苓散,以本品与茯苓、泽泻、白术同用。治夏秋之间,脾胃伤冷,泄泻不止,与利水燥湿之品同用,如《丹溪心法》胃苓汤,以本品与茯苓、泽泻、苍术等同用。治肠胃寒湿,濡泻无度者,《圣济总录》猪苓丸,以本品与肉豆蔻等同用。

3. **热淋,带下**　本品渗利下行之功,治膀胱湿热之小便淋痛,常与清热通淋药配伍,如《医宗金鉴》十味导赤汤,以本品与生地、滑石、木通等同用。治湿热带下,常与茯苓、车前子、黄柏等清热利湿药配伍。

【用法用量】　煎服,6～12 g。

【使用注意】　无水湿者忌用。

【参考资料】

1. **化学成分**　本品含麦角甾醇、猪苓多糖、猪苓聚糖、猪苓菌丝多糖、猪苓菌核多糖、猪苓酸以及粗纤维、氨基酸和钙、镁、铁等。

《中国药典》规定:以麦角甾醇作定性鉴别成分;定量检测,麦角甾醇($C_{28}H_{44}O$)的含量不得少于0.070%。

2. **药理作用**　本品煎剂有明显利尿、抑制尿路结石形成和肾功能保护的作用。水、醇提取物及猪苓多种多糖有增强机体免疫及抗肿瘤作用。猪苓多糖还能抗辐射损伤,减轻四氯化碳对小鼠肝脏损伤,改善肝功能,有稳定和促进 DNA 修复、抗诱变和抗衰老等作用。此外,猪苓醇提液对金黄色葡萄球菌、大肠杆菌有抑制作用。

泽泻 Zéxiè　《神农本草经》

为泽泻科多年生沼生草本植物泽泻 *Alisma orientalis* (Sam.) Juzep. 的干燥块茎。主产于福建、四川、江西等地,以福建、江西产者称为“建泽泻”,质较优。冬季茎叶枯萎时采挖。本品气微,味微苦。生用或炒用。

【主要性能】　甘、淡,寒。归肾、膀胱经。

【功效】　利水渗湿,泄热。

【应用】

1. **水肿、小便不利**　本品甘淡渗利,利水作用较强。治水湿内停,水肿、小便不利,常与其他利水药物相须为用,如《伤寒论》五苓散,以本品与茯苓、猪苓、白术等配伍。若治妊娠浮肿,喘息气促,与桑白皮、槟榔、赤茯苓等配伍同用。

2. **淋证、泄泻**　本品性寒,渗湿下行,善清下焦、膀胱之湿热。治湿热蕴结膀胱之热淋,小便短赤,淋沥涩痛,常与木通、车前子等同用,以增强清热通淋之功。治湿热带下,常与龙胆草、苦参、黄柏等清热药同用。

3. **遗精**　本品能泄下焦之火。治相火偏亢之遗精,常配滋阴降火药物,如《小儿药证直诀》六味地黄丸,以本品与熟地黄、山茱萸、山药等同用。

此外,本品渗水湿、消痰饮,治痰饮停聚,清阳不升之头目眩晕,如《金匮要略》泽泻汤,以本品与燥湿的白术配伍同用。又可化浊降脂,治疗高脂血症。

【用法用量】　煎服,6～10 g。麸炒减其寒性,生用泄热力强,盐水炒用专于泄下焦之火。

【使用注意】　性寒通利之品,肾虚滑精及无湿热者忌用。

【参考资料】

1. **化学成分**　本品含萜类化合物、23-乙酰泽泻醇 B、24-乙酰泽泻醇 A,还含有挥发油、生物碱、黄酮、磷脂、天门冬素、甾醇苷以及蛋白质、淀粉和氨基酸等。

《中国药典》规定:以23-乙酰泽泻醇 B 作定性鉴别成分;定量检测,23-乙酰泽泻醇 B($C_{32}H_{50}O_5$)的含量不得少于0.050%。

2. **药理作用** 本品水提物、醇提物、24-乙酰泽泻醇A均有利尿作用。还能降低血清总胆固醇,抗动脉粥样硬化,显著增加离体兔心冠脉流量,抗血小板聚集,抗血栓和抗脂肪肝。浸膏有较弱降压、降血糖作用,煎剂有抗炎、抑菌作用。目前研究发现对正常大鼠肾脏无明显毒性反应。

3. **其他** 据报道,服用泽泻片治疗高脂血症,少数患者可出现轻微消化道反应。泽泻经盐炒、麸炒、土炒等不同的方法炮制后,其水溶性煎出物较生品均有不同程度的增加,尤以盐制品为高。现代药理研究表明,生品、麸炒、土炒泽泻均有一定的利尿作用,盐炒者几乎无利尿作用,提示炮制方法对药物作用的影响有待进一步研究。

利水退肿药参考药

药名	主要性能	功效	主治	用法用量	使用注意
玉米须	甘,平。归膀胱、肝、胆经	利水消肿,利湿退黄	水肿,淋证,黄疸	煎服,15~30 g	
葫芦	甘,平。归肺、肾经	利水消肿	面目浮肿,大腹水肿,淋证	煎服,15~30 g	
枳椇子	甘,酸,平。归脾经	利水消肿,解酒毒	水肿,醉酒	煎服,10~15 g	
泽漆	辛、苦,微寒。有毒。归小肠、肺经	利水消肿,化痰止咳,散结	水肿,咳喘,瘰疬,癣疮	煎服,5~10 g	不宜过量,孕妇及体虚者慎用
蝼蛄	咸,寒。归膀胱、胃经	利水消肿	头面、大腹水肿,淋证	煎服,6~9 g;研末服,每次3~5 g	气虚体弱者及孕妇忌用
荠菜	甘,凉。归肝、胃经	利水消肿,明目,止血	水肿,泄泻,痢疾;暴眼翳障;血热出血	煎服,15~30 g	
赤小豆	甘,平。归心、小肠经	利水消肿,解毒,排脓,利湿退黄	水肿;疮痈,肠痈;黄疸;风湿热痹	煎服,9~30 g;外用适量,研末调敷	
梓白皮	苦,寒。归胆、胃经	清热解毒,利湿,杀虫	水肿;温热病;疮痈,湿疹,皮肤瘙痒	煎服,5~10 g	
冬瓜皮	甘,凉。归脾、小肠经	利尿消肿,清热解暑	水肿,暑热口渴,小便短赤	煎服,9~30 g	
生姜皮	辛,凉。归脾、肺经	利水消肿	水肿初起,小便不利	煎服,3~6 g	
椒目	苦,寒。归膀胱、脾、肺经	利水消肿,降气定喘	水肿;咳喘	煎服,5~12 g	
大豆黄卷	甘,平。归脾、胃经	利水消肿,清热利湿	水肿;暑湿,湿温	煎服,6~15 g	

第二节 | 利尿通淋药

本节药物大多味甘淡或苦,药性寒凉,能清利下焦湿热,以利水通淋为主要功效。适用于小便短赤、淋沥涩痛之热淋,以及血淋、石淋、膏淋等证。临证应用时,应针对病情正确选药,并作适当配伍。

车前子 Chēqiánzǐ　《神农本草经》

为车前科多年生草本植物车前 *Plantago asiatica* L.或平车前 *P. depressa* Willd.的干燥成熟种子。前者分布全国,后者主要分布北方各地。夏、秋种子成熟时采收。本品气微,味淡。生用或盐水炙用。

【主要性能】　甘,微寒。归肾、膀胱、肝、肺经。

【功效】　利尿通淋,渗湿止泻,清肝明目,清肺祛痰。

【应用】

1. 淋证,水肿　本品甘寒滑利,性专降泄,善清膀胱蕴热,利尿通淋,为治湿热淋证,小便淋沥涩痛之要药。常与清热利水通淋之品配伍,如《和剂局方》八正散,本品与木通、滑石、瞿麦等同用。治水湿停滞之水肿、小便不利,可与猪苓、茯苓、泽泻等利水消肿药配伍。若治脾肾亏虚之水肿,宜与补益脾肾之品配伍,如《济生方》肾气丸,以本品与熟地黄、山茱萸、肉桂等同用。

2. 泄泻　本品具渗利水湿之功,能分清浊而止泻,擅治湿盛之水泻,可单用本品研末,米饮送服,或配伍其他健脾、除湿、止泻药物。治脾虚湿盛泄泻,与白术、茯苓等健脾药同用。若治夏季暑湿泄泻,应与化湿、利湿药配伍,如《杨氏家藏方》车前子散,以本品与香薷、茯苓、猪苓等同用。

3. 目赤肿痛,目暗昏花　本品有清肝明目之效。治肝热目赤涩痛,多与菊花、决明子等清肝明目药同用。其功重在清利,若治肝肾亏虚之眼目昏花,则应配合补益肝肾、养肝明目之品,如《圣惠方》驻景丸,以本品与熟地黄、菟丝子等同用。治久患内障,《圣惠方》以本品配伍生地黄、麦冬等,制蜜丸内服。

4. 痰热咳嗽　本品性寒入肺,功能清泄肺热、化痰止咳。治肺热咳嗽,痰多黄稠者,常与瓜蒌、浙贝母、枇杷叶等清肺化痰药同用。

【用法用量】　煎服,9～15 g。包煎。生用利尿通淋,清热力强;盐水炙用润下,以增明目之功。

【使用注意】　肾虚滑精无湿热者忌用。

【参考资料】

1. 化学成分　本品含有大车前苷、异大车前苷、类叶升麻苷、异类叶升麻苷、毛蕊花糖苷、地黄苷、京尼平苷酸、京尼平苷、桃叶珊瑚苷、D-葡萄糖基桃叶珊瑚苷、栀子苷、高车前宁、芹菜素、车前苷、车前黏液质或车前子胶、车前子酸、琥珀酸、腺嘌呤、挥发油、黄酮类、树脂、胆碱、脂肪油、β-谷甾醇、维生素 A 和 B 等。

《中国药典》规定:以京尼平苷酸、毛蕊花糖苷作定性鉴别成分;定量检测,京尼平苷酸($C_{16}H_{22}O_{10}$)的含量不得少于 0.50%,毛蕊花糖苷($C_{29}H_{36}O_{15}$)的含量不得少于 0.40%。

2. 药理作用　本品中环烯醚萜苷类有利尿作用,黄酮苷类有祛痰、镇咳作用。另有明显提高小鼠超氧化物歧化酶活性,降低过氧化脂质含量,延长游泳时间,增强耐缺氧能力等作用;还有降血压、降血糖、促进胃肠蠕动、抗肿瘤、调节阴道菌群失调以及对多种杆菌和葡萄球菌抑制等作用。

附药:

车前草　为车前科多年生草本植物车前 *Plantago asiatica* L.或平车前 *P. depressa* Willd.的全草。性能:甘,寒;归肾、肝、肺、小肠经。功效:利尿通淋,祛湿止泻,祛痰,凉血解毒。主治:热淋涩痛,水肿尿少,暑湿泄泻,痰热咳嗽,热毒痈肿,吐血衄血。用法用量:煎服,9～30 g。

滑石 Huáshí　《神农本草经》

为硅酸盐类矿物滑石族滑石,主含含水硅酸镁[$Mg_3(Si_4O_{10})(OH)_2$]。主产于山东、江西、山西、辽宁等地。全年可采。本品气微,味淡。研粉或水飞用。

【主要性能】　甘、淡,寒。归膀胱、肺、胃经。

【功效】　利尿通淋,清热解暑,外用祛湿敛疮。

【应用】

1. 淋证　本品性寒清热,甘淡滑利,渗湿利窍,为湿热淋证常用品。治湿热下注,热结膀胱的小便淋沥、尿热涩痛,常与清热利尿通淋药同用,如《和剂局方》八正散,本品配木通、车前子、瞿麦等。治石淋,多与海金沙、金钱草、石韦等配伍,以增强利尿通淋排石之功。

2. 暑湿,湿温　本品淡利水湿,寒解暑热,为治暑湿、湿温常用药。治暑热烦渴,小便不利,《伤寒标本》中六一散以本品与甘草同用。治湿温初起,头痛恶寒,身重胸闷,常与宣肺、化湿之品配伍,如《温病条辨》三仁汤,以本品与薏苡仁、白蔻仁、杏仁等同用。

3. 泄泻　本品既清热解暑除湿,又利水分清泌浊,能"分水道,实大府"。尤宜治暑湿或湿热泄泻,可配甘草或猪苓、车前子、薏苡仁等同用。若治伏暑泄泻,《普济方》中玉液散,以本品配藿香、丁香为末服用。

4. 湿疮,湿疹,痱子　本品外用清热祛湿,敛疮止痒。治湿疮、湿疹,可单用或与枯矾、黄柏等为末,撒布患处。治痱子,用本品与薄荷、甘草等配伍,制成痱子粉外用。

【用法用量】　煎服,10～20 g。包煎。外用适量。

【参考资料】

1. 化学成分　本品主要含含水硅酸镁,还含有氧化铝、氧化镍等。

《中国药典》规定:滑石粉滤液遇中性石蕊试纸显中性反应,含重金属不得过百万分之四十。

2. 药理作用　本品所含硅酸镁有吸附和收敛作用。外用撒布创面形成有效保护作用,吸附分泌物,促进结痂;内服能保护胃肠道黏膜,并能止泻,长期使用有可能促进肉芽增生。体外实验发现,10% 滑石粉对伤寒杆菌、甲型副伤寒杆菌有抑制作用。

3. 其他　直肠、阴道等黏膜长期接触滑石粉,局部易引起肉芽肿,故滑石不宜久用。

川木通 Chuānmùtōng　《天宝本草》

为毛茛科多年生攀缘灌木植物小木通 *Clematis armandii* Franch. 或绣球藤 *C.montana* Buch.-Ham.的干燥藤茎。春、秋采收。本品气微,味淡。切薄片,晒干,生用。

【主要性能】　淡、苦,寒。归心、小肠、膀胱经。

【功效】　利尿通淋,清心除烦,通经下乳。

【应用】

1. 淋证,水肿　本品苦寒清热降泄,淡味渗湿利水,善清膀胱湿热。治湿热下注,热结膀胱,症见小便淋沥、涩痛短赤,常与车前子、滑石等清热利尿通淋药同用。治水肿,多配伍利水渗湿之茯苓、猪苓等利水消肿药同用。

2. 口疮　本品上清心火,下利湿热,能导心火、湿热从小便而出,常与生地、淡竹叶、甘草等配伍,治心火上炎之口舌生疮,或心火下移小肠之心烦、尿赤。

3. 经闭,乳少　本品功能通经脉,下乳。治血瘀经闭,可与红花、桃仁、牛膝等活血通经药同用。治产后乳少或乳汁不通,可与猪蹄炖服,或配伍王不留行、穿山甲等通经下乳药同用。

4. 湿热痹证　本品苦寒清湿热,通经脉以除痹痛。尤宜治湿热痹证见关节红肿热痛者,可与防己、桑枝、络石藤等祛风除湿、清热通络之品配伍同用。

【用法用量】　煎服,3～6 g。

【使用注意】　滑利下泄通经之品,孕妇忌用。

【参考资料】

1. **化学成分**　本品含三萜皂苷类、黄酮类和木脂素等成分。小木通中含有齐墩果酸、5,4′-二羟基-3′-甲氧基-黄酮-7-O-(1″,6″-O-β-L-吡喃鼠李)-β-吡喃葡萄糖苷、胡萝卜苷、七叶内酯二甲醚、勾儿茶素等;绣球藤中含有绣球藤皂苷A、B、C、α-香树脂醇、β-香树脂醇、β-谷甾醇以及β-谷甾醇葡萄糖苷等。

2. **药理作用**　本品水煎剂及水提醇沉剂灌胃或静脉注射,有显著利尿作用,在尿量增加的同时,K^+、Na^+、Cl^-的排出量也显著增加。对金黄色葡萄球菌、大肠杆菌、铜绿假单胞菌、变形杆菌等有杀灭作用。目前在安全性实验中未发现对肝肾功能及主要脏器损害。

3. **其他**　除本品外,曾经作为木通的药材有马兜铃科多年生木质藤本植物东北马兜铃 *Aristolochia manshuriensis* Kom.的干燥藤茎,称关木通,在实验和临床应用中被证实有明显肾毒性,2000年版《中国药典》不再收载,临床应忌用。

附药:

1. **木通**　为多年生缠绕藤本植物木通 *Akebia quinata*（Thunb.）Decne.、三叶木通 *Akebia trifoliata*（Thunb.）Koidz.或白木通 *Akebia trifoliata*（Thunb.）Koidz. var *australis*（Diels）Rehd.等的干燥藤茎。《中国药典》规定:以木通苯乙醇苷B作定性鉴别成分;定量检测,木通苯乙醇苷B（$C_{23}H_{26}O_{11}$）的含量不得少于0.15%。性能:苦,寒;归心、小肠、膀胱经。功效:利尿通淋,清心除烦,活血通脉。主治:淋证,水肿,心烦尿赤,口舌生疮,经闭乳少,湿热痹痛。用法用量:煎服,3~6 g。

2. **通草**　为五加科多年生草本植物通脱木 *Tetrapanax papyriferus*（Hook.）K.Koch 的干燥茎髓。性能:甘、淡,微寒;归肾、肺、胃经。功效:清热利尿,通气下乳。主治:湿热淋证,水肿尿少,产后乳汁不下。用法用量:煎服,3~5 g。孕妇慎用。

石韦 Shíwéi 《神农本草经》

为水龙骨科多年生常绿植物庐山石韦 *Pyrrosia sheareri*（Bak.）Ching 和石韦 *P. lingua*（Thunb.）Falwell 或有柄石韦 *P. petiolosa*（Christ）Ching 的干燥叶。前两种称大叶石韦,后一种称小叶石韦。各地普遍野生,主产于浙江、湖北、河北等地。全年均可采收。庐山石韦气微,味微苦涩;石韦气微、味淡。切段,生用。

【**主要性能**】　甘、苦,微寒。归肺、膀胱经。

【**功效**】　利尿通淋,清肺止咳,凉血止血。

【**应用**】

1. **淋证,水肿**　本品甘寒之性,能清利膀胱湿热而利尿通淋,为湿热淋证常用。治热淋涩痛,常与滑石、木通、车前子等配伍,以增清热通淋之效;如《全生指迷方》石韦汤,以本品与车前子煮浓汁服用。因本品通淋又凉血止血,故常治血淋,如《千金方》石韦散,以本品与当归、蒲黄、芍药同用。若治石淋,《和剂局方》引《古今录验》方,以本品与滑石、木通、瞿麦等共为末;或以本品配伍海金沙、金钱草等水煎服,以增强通淋排石之功。治水肿实证,常配猪苓、泽泻、薏苡仁等同用。

2. **肺热咳喘**　本品入肺经,性凉清热,能清肺热、止咳喘,适用于肺热咳喘痰多,可与鱼腥草、黄芩、瓜蒌等同用。若治痰中带血者,可配凉血止血之侧柏叶、白茅根等。

3. **血热出血**　本品功能清热凉血以止血,适用于血热妄行之吐血、衄血、尿血、崩漏等证,单用或随证配伍侧柏叶、槐花、栀子等,以加强泻火凉血止血之功。

【**用法用量**】　煎服,6~12 g。

【参考资料】

1. **化学成分**　本品含杧果苷、异杧果苷、槲皮素、异槲皮素、绿原酸、原儿茶酸、延胡索酸、咖啡酸、里白烯、β-谷甾醇、山奈酚和蔗糖等。

《中国药典》规定：定量检测，绿原酸（C₁₆H₁₈O₉）的含量不得少于 0.20%。

2. **药理作用**　本品有镇咳、祛痰、平喘作用,抗泌尿系统结石作用。对金黄色葡萄球菌、大肠杆菌、单纯疱疹病毒等有一定的抑制作用,能抗甲型流感病毒、钩端螺旋体。煎剂能提高小鼠腹腔吞噬细胞的吞噬能力,对放疗或化疗引起的白细胞下降有升高作用。

萆薢 Bìxiè　《神农本草经》

为薯蓣科多年生蔓生草本植物绵萆薢 *Dioscorea spongiosa* J. Q. Xi, M. Mizuno et W. L. Zhao、福州薯蓣 *D. futschauensis* Uline ex R.Kunth 或粉背薯蓣 *D . hypoglauca* Palibin 的干燥根茎。前两种称"绵萆薢",主产于浙江、福建等地;后一种称"粉萆薢",主产于浙江、安徽、江西等地。秋、冬采挖。绵萆薢气微,味微苦;粉萆薢气微,味辛、微苦。生用。

【**主要性能**】　苦,平。归肾、胃经。

【**功效**】　利湿去浊,祛风除痹。

【**应用**】

1. **膏淋,带下**　本品能"除阳明之湿而固下焦,故能去浊分清",为主治膏淋要药。治下焦湿浊所致的膏淋,症见小便混浊如米泔水者,常与温肾散寒化浊之乌药、益智仁、石菖蒲等同用,如《丹溪心法》萆薢分清饮。治湿浊下注之带下,配伍猪苓、白术、泽泻等同用。

2. **风湿痹证**　本品能祛风除湿、舒筋通络,常治腰膝痹痛,关节屈伸不利;其药性平和,故通过配伍,可用于寒湿或湿热痹痛。如治寒湿痹痛者,可配散寒除湿之品,如《圣济总录》萆薢丸,以本品与附子、牛膝同用。治湿热痹痛者,则配清热燥湿、通络止痛之黄柏、忍冬藤、防己等。

【**用法用量**】　煎服,9～15 g。

【**参考资料**】

1. **化学成分**　绵萆薢含薯蓣皂苷元、鲁斯皂苷元、β-谷甾醇等多种皂苷元,还含有螺甾烷皂苷类、呋甾烷皂苷类、孕甾烷苷类以及绵萆薢苷 A、绵萆薢苷 B、绵萆薢素 A～C、棕榈酸、鞣质、淀粉、蛋白质和多糖等。

《中国药典》规定：绵萆薢用醇溶性浸出物测定法中热浸法测定,用稀乙醇作溶剂,干燥药材中水溶性浸出物的含量不得少于 15.0%。粉萆薢用同样方法,干燥药材中水溶性浸出物的含量不得少于 20.0%。

2. **药理作用**　本品有抗心肌缺血、预防动脉粥样硬化、抗骨质疏松、抗肿瘤等作用。薯蓣皂苷元对毛发癣菌、梨形孢子菌等真菌有抑制作用。本品含多糖成分有降血糖作用。

海金沙 Hǎijīnshā　《嘉祐本草》

为海金沙科多年生缠绕草质藤本植物海金沙 *Lygodium japonicum* (Thunb.) Sw. 的干燥成熟孢子。主产于广东、浙江等地。秋季孢子成熟尚未脱落时采集,除去杂质。本品气微,味淡。除去杂质,生用。

【**主要性能**】　甘、淡,寒。归膀胱、小肠经。

【**功效**】　清利湿热,通淋止痛。

【**应用**】

淋证,水肿　本品性寒味淡,专清膀胱湿热,通利水道而止痛,为治诸淋证小便涩痛之要药。治血淋,可单用为末服,亦可配伍清热通淋、凉血止血药同用,如白茅根、小蓟等。治石淋,常与鸡内金、金钱草、牛膝等配伍,共奏通淋排石之功。治热淋涩痛,可以本品为末,甘草汤送服;或配伍车前子、木通等利尿通淋药,以增清热通淋之功。治膏淋,《世医得效方》海金沙散,以本品配滑石、麦冬、甘草等同用。治疗水肿,多与泽泻、猪苓、防己等配伍,共奏利尿消肿之功。

【用法用量】　煎服，6～15 g。本品轻浮，粒小，故宜包煎。

【使用注意】　肾阴亏虚者慎用。

【参考资料】

1. 化学成分　本品含田蓟苷等黄酮类，对香豆酸等酚酸及糖苷类、三萜类、胡萝卜苷和油酸甲酯等，还含有海金沙素、棕榈酸、硬脂酸、油酸、亚油酸、正三十一烷醇、丁二酸以及海金沙多糖等。

2. 药理作用　本品有抑制草酸钙结石形成达到防治尿路结石的作用，还有降血糖、抗氧化作用。海金沙提取物对藤黄球菌、金黄色葡萄球菌、枯草芽孢杆菌、福氏痢疾杆菌、乙型溶血性链球菌等均有抑制作用。所含对香豆酸有利胆作用。

瞿麦 qúmài 《神农本草经》

为石竹科多年生草本植物瞿麦 *Dianthus superbus* L. 和石竹 *D.chinensis* L. 的干燥地上部分。主产于河北、辽宁、江苏等地。夏、秋花果期采割。本品气微，味淡。切段，生用。

【主要性能】　苦，寒。归心、小肠、膀胱经。

【功效】　利尿通淋，活血通经。

【应用】

1. 淋证　瞿麦苦寒降泄，既清湿热通利水道，又泻心火导热下行，为治淋证常用。尤治热淋小便淋沥涩痛者为宜，常配伍清热通淋药同用，如《和剂局方》八正散，以本品与萹蓄、木通、车前子等同用。治下焦热结，灼伤脉络，以致小便淋沥，尿中带血，宜配伍凉血止血、清热通淋药同用，如《和剂局方》立效散，以本品与栀子、甘草等同用。治石淋，常配伍利尿通淋排石之石韦、滑石、冬葵果等，如《证治汇补》中石韦散。

2. 闭经，月经不调　本品有活血通经之功，治血热瘀阻之闭经或月经不调，可配桃仁、红花、丹参等同用。

【用法用量】　煎服，9～15 g。

【使用注意】　孕妇慎用。

【参考资料】

1. 化学成分　本品含多种黄酮类化合物，水解后得到异荭草素、石竹皂苷元等；还含有花色苷、挥发油类，生物碱，磷酸和维生素 A 等。

2. 药理作用　本品煎剂有利尿作用，能增加尿中氯化物的排出，兴奋肠平滑肌，抑制心脏，降血压，兴奋子宫，抑菌等；花色苷有一定的抗癌活性。

萹蓄 Biānxù 《神农本草经》

为蓼科一年生草本植物萹蓄 *Polygonum aviculare* L.的干燥地上部分。全国各地均产，主产于河南、四川、浙江等地。夏季茎叶茂盛时采收。本品气微，味微苦。生用。

【主要性能】　苦，微寒。归膀胱、肝经。

【功效】　利尿通淋，杀虫止痒。

【应用】

1. 淋证　萹蓄苦而微寒，能清利下焦湿热以通小便淋涩。治膀胱湿热致小便短赤、淋涩疼痛，常与利尿、清热、通淋之品配伍，如《和剂局方》八正散，以本品与木通、瞿麦、车前子等同用。治血淋，与大蓟、小蓟、白茅根等凉血止血、清热利尿药配伍。

2. 湿疹阴痒　本品苦寒降泄，清利湿热能止痒。治湿热下注致外阴瘙痒，或湿疹、湿疮等，可单用鲜品，捣烂外敷或绞汁涂搽；或配地肤子、蛇床子、荆芥等煎水外洗。

此外,其清热利湿之功,亦治湿热黄疸,可配茵陈蒿、栀子等同用。

【用法用量】 煎服,9~15 g,鲜品加倍。外用适量,局部浸洗或捣敷。

【使用注意】 脾胃虚寒者慎用。

【参考资料】

1. **化学成分** 本品含槲皮素、萹蓄苷、槲皮苷、杨梅苷、萹蓄黄酮苷等多种黄酮类,还含有香豆精类、阿魏酸、绿原酸以及葡萄糖、果糖、水溶性多糖、钾盐等。

《中国药典》规定:以杨梅苷作定性鉴别成分;定量检测,杨梅苷($C_{21}H_{20}O_{12}$)的含量不得少于 0.030%。

2. **药理作用** 本品煎剂有显著利尿作用,有驱蛔虫、蛲虫及缓下作用。萹蓄苷能利胆。本品水及乙醇提取物能加速血液凝固,增强子宫张力。本品静脉注射液试验中有降压作用。煎剂对痢疾杆菌、铜绿假单胞菌、葡萄球菌等均有抑制作用。

地肤子 Dìfūzǐ 《神农本草经》

为藜科一年生草本植物地肤 *Kochia scoparia* (L.) Schrad.的干燥成熟果实。全国大部分地区有产。秋季果实成熟时采收。本品气微,味微苦。生用。

【主要性能】 辛、苦,寒。归肾、膀胱经。

【功效】 清热利湿,祛风止痒。

【应用】

1. **淋证,湿热带下** 地肤子苦寒清热降泄,能利湿热、通水道。治膀胱湿热,小便淋沥涩痛之证,可配伍清热通淋药,如《济生方》地肤子汤,以本品与木通、瞿麦、冬葵子等同用。湿热下注之带下,常与黄柏、苦参、车前子等同用,以增清热除湿止带之功。

2. **湿疹,湿疮,风疹瘙痒** 本品既清热除湿,又祛风止痒,为治皮肤湿热瘙痒之常用药。治湿热蕴结皮肤或风湿浸淫肌肤所致的湿疹、湿疮、皮肤瘙痒,常与白鲜皮、蛇床子、蝉蜕等燥湿、祛风药同用,以增祛湿止痒作用。若治下焦湿热,外阴湿痒者,可配苦参、龙胆草、白矾等,煎汤外洗。

【用法用量】 煎服,9~15 g,鲜品加倍。外用适量,煎汤熏洗。

【使用注意】 脾胃虚寒者慎用。

【参考资料】

1. **化学成分** 本品主要含地肤子苷等三萜皂苷类成分,齐墩果酸等黄酮类成分,脂肪油,维生素 A 类物质及镁、钙、锌、铁等微量元素。

《中国药典》规定:以地肤子皂苷作定性鉴别成分;定量检测,地肤子皂苷 Ic($C_{41}H_{64}O_{13}$)的含量不得少于 1.8%。

2. **药理作用** 本品含地肤子总皂苷有降糖作用,水浸液体外对奥杜盎芽孢癣菌、许兰毛癣菌等多种真菌及阴道滴虫有抑制作用。水提物能抑制单核细胞吞噬系统,抑制迟发型超敏反应。所含齐墩果酸有抗辐射、升白细胞、增强巨噬细胞的吞噬功能等作用;地肤子提取物有很好的杀螨作用。

利尿通淋药参考药

药 名	主要性能	功 效	主 治	用法用量	使用注意
灯心草	甘、淡,微寒。归心、肺、小肠经	利尿通淋,清心降火	淋证,水肿;心烦失眠,口舌生疮	煎服,1~3 g	
海金沙藤	甘,寒。归膀胱、小肠、肝经	利尿通淋,清热解毒,活血通络	淋浊,水肿;泻痢;黄疸;咽痛,口疮;目赤肿痛;痈肿疮毒;跌打伤痛	煎服,15~30 g	孕妇慎服
冬葵果	甘、涩,凉。归大肠、小肠、膀胱经	清热利尿,下乳,润肠	淋证,水肿;乳汁不通或乳少,乳房胀痛;便秘	煎服,3~9 g	脾虚便溏者及孕妇慎用

第三节 利 湿 退 黄 药

本节药物性味大多甘淡寒或苦寒,主入肝胆经,以清热利湿、利胆退黄为主要功效。适用于湿热黄疸,亦可用治湿疮、湿疹及淋证、疮肿等。

茵陈 Yīnchén 《神农本草经》

为菊科多年生草本植物滨蒿 *Artemisia scoparia* Waldst.et Kit 或茵陈蒿 *A. capillaris* Thunb. 的干燥地上部分。主产于陕西、山西、安徽等地。春季幼苗高6～10 cm时采收,或秋季花蕾长成时采割。春季采收的习称"绵茵陈",秋季采割的称"茵陈蒿"或"花茵陈"。绵茵陈气清香,味微苦;茵陈蒿气芳香,味微苦。生用。

【主要性能】 苦、辛,微寒。归肝、胆、脾经。

【功效】 利湿退黄,清热解毒。

【应用】

1. 黄疸 本品苦以降泄,寒能清热,专入肝、胆,尤善清利肝胆湿热,利胆退黄,故为治黄疸要药。治湿热蕴结肝胆之黄疸,症见目黄身黄,黄色鲜明,小便短赤,常与清热利湿退黄药配伍同用,如《伤寒论》茵陈蒿汤,以本品与栀子、大黄同用。若属寒湿黄疸,症见黄色晦暗、手足不温等,则配温里散寒药附子、干姜等同用,如《卫生宝鉴》茵陈四逆汤。若治黄疸湿重热少,症见小便不利者,以本品配伍利水消肿的茯苓、猪苓、泽泻等,如《金匮要略》茵陈五苓散。

2. 湿疮,湿疹 本品功能清热利湿,又治湿热蕴结于肌肤的湿疮、湿疹,与清热燥湿、祛风止痒药同用。治风痒疥疮,《千金方》以本品与黄柏、苦参、地肤子等同用。治风瘙瘾疹,皮肤肿痒,《圣济总录》茵陈蒿散,以本品配伍荷叶同用。

此外,本品与滑石、黄芩、藿香等清热利湿或化湿之品配伍,可治湿温证,症见发热胸闷、小便短赤等。

【用法用量】 煎服,6～15 g。外用适量,煎汤熏洗。

【参考资料】

1. 化学成分 本品含挥发油,主要成分有茵陈二炔酮、茵陈二烯酮、β-蒎烯、百里酚等,并含滨蒿内酯、茵陈炔内酯等香豆素类,茵陈黄酮、异茵陈黄酮、蓟黄素等黄酮类,茵陈香豆酸A和B,绿原酸,茵陈素,钙、磷、铁及蛋白质、维生素等。

《中国药典》规定:绵茵陈以绿原酸作定性鉴别成分;定量检测,绿原酸($C_{16}H_{18}O_9$)的含量不得少于0.50%。花茵陈以滨蒿内酯作定性鉴别成分;定量检测,滨蒿内酯($C_{11}H_{10}O_4$)的含量不得少于0.20%。

2. 药理作用 本品有利胆、保肝的作用,有降血脂、降血压、增加冠脉流量、选择性扩张脑血管等作用,另有提高机体免疫功能、利尿、抗病原微生物、解热、镇痛、抗炎、抗肿瘤、平喘、利尿、兴奋豚鼠产后离体子宫等作用。

金钱草 Jīnqiáncǎo 《本草纲目拾遗》

为报春花科多年生草本植物过路黄 *Lysimachia chrisinae* Hance 的干燥全草。习称大金钱草。江南各省均有分布,主产四川。夏、秋采收。本品气微,味淡。切段,生用。

【主要性能】 甘、淡,微寒。归肝、胆、肾、膀胱经。

【功效】　利湿退黄,利尿通淋,解毒消肿。

【应用】

1. 湿热黄疸　本品药性微寒以清泄肝胆之热,药味甘淡渗利以除湿利胆退黄。治湿热蕴结肝胆之黄疸、胆胀胁痛,常与茵陈蒿、栀子等同用,以增清利肝胆湿热之力。

2. 石淋,热淋　本品功擅清热利水,通淋排石,为治石淋、热淋、小便涩痛之要药。治石淋,可单用本品大剂量煎汤服用或煎汤代茶饮,或配海金沙、鸡内金、滑石等通淋排石药同用。治热淋,常与车前子、瞿麦、萹蓄等清热利尿药配伍。

3. 痈肿疔疮,虫蛇咬伤　本品能解毒消肿,治热毒所致疔疮痈肿以及虫蛇咬伤等,可用鲜品捣烂取汁内服、药渣外敷;或配以清热解毒的蒲公英、野菊花、紫花地丁等同用。

本品还用治肝胆结石,常配伍清热疏肝、利胆退黄之品,如《中国药典》利胆排石片,以本品配茵陈蒿、大黄、郁金等同用。

【用法用量】　煎服,15～30 g,大剂量 30～60 g。外用适量,鲜品捣敷。

【参考资料】

1. 化学成分　本品含槲皮素、异槲皮素、山柰素、表儿茶素等黄酮类成分,还含苯甲酸、尿嘧啶、氯化钠、亚硝酸盐、环腺苷酸(cAMP)、环鸟苷酸(cGMP)样物质,并含多糖及多种微量元素。

《中国药典》规定:以槲皮素、山柰素作定性鉴别成分;定量检测,槲皮素($C_{15}H_{10}O_7$)和山柰素($C_{15}H_{10}O_6$)的总量不得少于 0.10%。

2. 药理作用　本品有利胆排石、利尿排石的作用,能预防及治疗肾结石,还有镇痛、抑菌、显著抗炎、抑制血小板聚集等作用。金钱草提取物对自由基引起的细胞膜脂质过氧化损伤有保护作用,金钱草总黄酮提取物可明显降低血小板聚集,对抗血栓形成。

虎杖 Hǔzhàng　《名医别录》

为蓼科多年生草本植物虎杖 *Polygonum cuspidatum* Sieb.et Zucc.的干燥根茎和根。主产于江苏、江西、山东等地。春、秋采收。本品气微,味微苦、涩。生用或鲜用。

【主要性能】　微苦,微寒。归肝、胆、肺经。

【功效】　利湿退黄,清热解毒,活血祛瘀,化痰止咳。

【应用】

1. 湿热黄疸,淋浊,带下　虎杖苦寒之性,既清泄肝胆之热,又利尿除湿退黄,常用治湿热黄疸。单味水煎,或配伍茵陈、黄柏、栀子等,以增清热利湿退黄之效。治湿热蕴结膀胱之淋证小便涩痛,单用有效,如《姚僧坦集验方》治五淋,以本品为末,米饮送下;或配伍木通、车前子、瞿麦等利尿通淋药同用。本品清下焦湿热有止带之功,治湿热带下,可配黄柏、芡实、薏苡仁等同用。

2. 水火烫伤,痈肿疮伤,虫蛇咬伤　本品清解热毒,兼活血止痛。治水火烫伤,可单用为末,与麻油调敷;或与地榆、冰片等配伍研末外敷。若治湿毒蕴结肌肤所致痈肿疮毒,本品能“攻诸毒肿”,既可配伍清热解毒之金银花、连翘、蒲公英等水煎内服,又可单用鲜品捣烂外敷,或煎汤外洗。治虫蛇咬伤,多取鲜品捣烂外敷患处。

3. 瘀血证　本品入血分,既活血祛瘀、通经消癥,又能消肿、利痹、止痛。治血瘀经闭、痛经,常与川芎、红花、益母草等活血通经药配伍同用。治癥瘕积聚,可与活血消癥药配伍,如《千金方》以本品与牛膝等药配伍;或与三棱、莪术等同用。治跌打损伤,瘀肿疼痛,常配伍乳香、没药等活血消肿药同用。治风寒湿痹,血络阻滞,关节不利,《圣惠方》虎杖散,以本品配伍乌头、羌活、防风等同用。若治风寒湿痹,手足麻木,《滇南本草》以本品配伍川牛膝、防风、桂枝等浸酒服用。本品所具苦寒清热之性,治痹证尤宜于湿热痹证,常配秦艽、防己等清热祛风通络之品。

4. **肺热咳嗽** 本品能上清肺热,又化痰止咳。治肺热咳嗽,可单味煎服,亦可配伍黄芩、瓜蒌、枇杷叶等同用。

此外,本品还能泻热通便、凉血止血,用治热结便秘,以及血热吐血、便血、痔疮出血等。

【用法用量】 煎服,9~15 g。外用适量,煎水外洗,研末外敷,或制成油膏外涂。

【使用注意】 孕妇慎用。

【参考资料】

1. **化学成分** 本品含蒽醌类化合物,如大黄素、大黄酚、大黄酸、大黄素甲醚等,还含有大黄素-8-单甲醚、6-羟基芦荟-大黄素等酚性成分,以及白藜芦醇、虎杖苷、β-谷甾醇、槲皮素、木犀草素-7-葡萄糖苷、水溶性多糖、鞣质、氨基酸、维生素和微量元素等。

《中国药典》规定:以大黄素、大黄素甲醚作定性鉴别成分;定量检测,大黄素($C_{15}H_{10}O_5$)的含量不得少于0.60%,虎杖苷($C_{20}H_{22}O_8$)的含量不得少于0.15%。

2. **药理作用** 本品能显著增强心脏收缩,增加心肌血流量,另有降血脂、保肝利胆、抑制血小板聚集、抗血栓、抗休克、降血糖、抗肿瘤、解热镇痛、镇咳、平喘、抗菌、抗病毒、抗氧化、止血消炎、修复损伤DNA及保护大脑皮层神经元等作用。

利湿退黄药参考药

药 名	主要性能	功 效	主 治	用法用量	使用注意
垂盆草	甘、淡,凉。归心、肝、胆经	利湿退黄,清热解毒	湿热黄疸;疮痈肿痛;水火烫伤	煎服,15~30 g;或鲜品捣敷患处	
地耳草	苦、甘,凉。归肝、胆经	利湿退黄,清热解毒,活血消肿	黄疸;肺痈、乳痈、肠痈、疮痈;跌打损伤	煎服,15~30 g	
溪黄草	甘、苦,凉。归肝、胆、大肠、膀胱经	清热利湿退黄,凉血散瘀	黄疸;癃闭;湿热痢疾;跌打损伤	煎服,15~30 g	
广金钱草	甘、淡,凉。归肝、肾、膀胱经	利湿退黄,利尿通淋	热淋,石淋,小便涩痛;水肿尿少;黄疸尿赤	煎服,15~30 g	
天胡荽	苦、辛,寒。归心、肾经	利湿退黄,清热解毒	黄疸;下痢;咽喉肿痛;痈疽疔疮;跌打损伤	煎服,10~15 g;或捣汁服	
马蹄金	苦、辛,凉。归肺、肝、胆经	清热利湿,活血解毒	黄疸;淋证;水肿;下痢;疔疮肿毒;跌打损伤	煎服,10~30 g	
獐芽菜	苦,寒。归胃经	清热利湿,泻火健胃	黄疸;下痢腹痛;牙痛,口疮;消化不良	煎服,6~10 g	
连钱草	辛、微苦,微寒。归肝、肾、膀胱经	利湿通淋,清热解毒,散瘀消肿	热淋、石淋;湿热黄疸;疮痈肿痛;跌打损伤	煎服,15~30 g	

第十三章　温　里　药

一、含义

以温散里寒为主要功效,常用以治疗里寒证的药物,称温里药,又称为祛寒药。

二、功效主治

1. 共有功效主治　温里药都具有温里祛寒的功效,主治外寒内入脏腑经络,或阳气不足、阴寒内生所致里寒证。里寒证有虚实之殊,本类药尤宜于里寒实证,虚寒证宜用补阳药。即《内经》所谓"寒者热之"之意。寒邪凝滞,收引而主痛,故温里药多能温里散寒而止痛。

由于温里药涉及的章节较多,主治肺、心、肝、肾四脏里寒证的药物,更集中在化痰、止咳、平喘、活血、行气等各类药物中的温性药,所以,本章收载的所有药物,均具有温中散寒止痛作用,能主治外寒内犯脾胃,或脾胃虚寒所致的中焦寒证,症见脘腹冷痛、呕吐、泄泻、脘满、纳差、舌淡苔白等。有的药物兼能暖肝温经、散寒止痛,能治寒滞肝经证,症见少腹冷痛、寒疝腹痛或厥阴头痛等。有的药物能温肺化饮,能治肺寒痰饮证,症见痰鸣咳喘、痰白清稀、舌淡苔白滑等。

部分药物又是补阳药,能温肾补火,用治肾阳亏虚,症见阳痿宫冷、腰膝冷痛、夜尿频多、滑精遗尿等;亦可用治心、脾阳虚证,症见心悸怔忡、畏寒肢冷、小便不利、肢体浮肿及食少、便溏、脘腹冷痛等。少数药物能回阳救逆,用治亡阳证,症见畏寒蜷卧、汗出神疲、四肢厥逆、脉微欲绝等。

所谓温里,是指温热药物祛除寒邪,以减轻或消除里寒证的治疗作用。其中能减轻或消除中焦(脾、胃)、肺、肝、肾、心寒证和亡阳证的治疗作用,则分别称为温中(温脾、胃)、温肺、暖肝(温经)、温肾、温心和回阳救逆。

2. 主要兼有功效主治　本章药物除具有上述主要功效主治外,有的还兼行气除胀、降逆止呕的功效,又可主治中焦气滞或胃气上逆之胁腹胀痛、呕吐,而以寒证最宜。

三、性能特点

1. **药性**　温里药能针对寒邪所致之证,寒邪当以温药治之,即《神农本草经》所说"疗寒以热药",故本章药物均为温热之性,且为各类药中最典型的温热药。

2. **药味**　寒邪凝滞、收引,应温而散之、行之。五味中辛能散、能行,本章药物既能祛散寒邪以治寒证,而且多有芳香、辛辣气味,故各药皆有辛味。虚者当补,甘能补虚,故本类药中兼有补阳功效的药物,同时又具甘味。又因寒凝易致湿阻,故兼能燥湿者还兼有苦味。

3. **归经**　里寒证的病位,可涉及机体的各脏腑及经络,故温里药归经广泛。由于本章药均可主治中焦寒证,故都归脾、胃经;并因所兼有的温经、温肾、回阳功效,又兼入肝、肾、心等经。

本章药物以其温散之性,消除凝滞、收引的寒邪;并补火助阳,故其作用趋势偏于升浮。

其中,附子及吴茱萸、花椒,为有毒之品。

四、配伍应用

临床除选择类似温里药协同增效外,若素体有寒,再感风寒,或外寒入里,而表寒未解者,本类药当与发散风寒药配伍,以表里双解;寒凝气滞者,常与行气药配伍,以温通气机;寒凝血瘀者,宜与活血化瘀药配伍,以温通血脉;寒湿内阻者,宜与芳香化湿或温燥祛湿药配伍,以温散寒湿。

虚寒证宜温而兼补,若脾肾阳虚者,温里药宜与温补脾肾药配伍,以温阳散寒;亡阳气脱者,宜与大补元气药配伍,以补气回阳固脱。

五、使用注意

1. **因证选药**　里寒证有虚实之分,脏腑之异,主要症状也各有不同,应用时注意精选。如虚寒证选用兼可补阳的温里药,胃寒证选用温中止痛、止呕药,肝经受寒选用温经止痛药等。

2. **证候禁忌**　本类药物性多辛热而燥,易助火伤阴,故实热内盛、阴虚火旺、津血亏虚者忌用;因温里药性多峻烈,加之产前多热,故孕妇慎用。

3. **中病即止**　温里药药性温热,有寒之证亦不可过用,否则会助火伤阴;部分药物有毒,应注意炮制、用量及用法,确保用药安全,避免中毒。

附子 Fùzǐ 《神农本草经》

为毛茛科多年生草本植物乌头 *Aconitum carmichaeli* Debx 子根的加工品。以四川为著名道地产区。6 月下旬到 8 月上旬采挖,加工炮制为盐附子、黑附片(黑顺片)、白附片等。本品气微,味麻,刺舌。

【**主要性能**】　辛、甘,大热。有毒。归心、肾、脾经。

【**功效**】　回阳救逆,补火助阳,散寒止痛。

【**应用**】

1. **亡阳证**　本品性味辛甘大热,秉性纯阳,药力颇强,能上助心阳以通脉,下补肾阳以益火,既可扶助散失之元阳,挽救虚脱,又能消散凝结之阴寒,以利阳气恢复,故被古人称为"回阳救逆第一品药"。治寒邪内犯,久病不已,元阳渐耗;或大汗、大吐、大泻所致元阳暴伤之亡阳证,症见大汗淋漓,四肢厥冷,脉微欲绝,常与其他回阳之药配伍,以增强疗效,如《伤寒论》四逆汤,以本品与干姜、甘草同用。若治亡阳兼气脱者,需与大补元气之药配伍,共奏回阳救逆、补气固脱之效,如《正体类要》参附汤,以本品与人参同用。

2. **阳虚诸证**　本品补火助阳,归心、脾、肾经,除有峻补元阳、益火消阴之效以外,还能助心阳、温脾阳。凡肾、脾、心诸脏阳气衰弱者均可选用。治肾阳不足、命门火衰所致阳痿滑精、宫寒不孕、腰膝冷痛、夜尿频多者,须配温肾助阳之品,如《景岳全书》右归丸,以其与肉桂、鹿角胶、杜仲等同用。治脾肾阳虚、寒湿内盛所致脘腹冷痛、大便溏泻,需配补脾益气、温中散寒之品,如《和剂局方》附子理中汤,以其与人参、白术、干姜等同用;脾肾阳虚而水气内停,小便不利、肢体浮肿,宜配健脾益气、利水消肿之品,如《伤寒论》真武汤,以其与茯苓、白术等同用。治心阳衰弱,心悸气短、胸痹心痛,须配伍人参、桂枝、三七等温阳益气、活血止痛之品。治阳虚外感风寒者,常配细辛、麻黄同用,如《伤寒论》麻黄附子细辛汤。

3. **寒凝诸痛**　本品既温经止痛,又祛风寒湿邪,且止痛力强。对于有寒之证,不论在表在里、属虚属实,均可选用,故为治寒凝诸痛之要药。对风湿寒痹,周身骨节疼痛,常与桂枝、羌活、白术等祛风、除湿、散寒药配伍;治虚寒头痛,常与吴茱萸、川芎、白芷等散寒止痛药配伍;治寒凝气滞之脘腹胀痛,常与延胡索、木香等行气止痛药同用。

【**用法用量**】　煎服,3～15 g。本品有毒,宜先煎0.5～1小时,至口尝无麻辣感为度。

【**使用注意**】　本品辛热燥烈,易伤阴动火,热证、阴虚阳亢及孕妇忌用。反半夏、瓜蒌、贝母、白蔹、白及。内服须炮制。若内服过量、药不对证,或炮制、煎煮方法不当,可引起中毒。

【**参考资料**】

1. **化学成分**　本品含乌头碱、中乌头碱、次马头碱、异飞燕草碱、新乌宁碱、乌胺及棍掌碱氯化物等。

《中国药典》规定:盐附子以新乌头碱、次乌头碱,黑顺片或白附片以苯甲酰新乌头原碱、苯甲酰乌头原碱、苯甲酰次乌头原碱作定性鉴别成分;定量检测,药材双酯型生物碱的总量不得超过0.020%,饮片不得超过0.010%。

2. **药理作用**　本品能强心、抗休克,增强心肌收缩力、增加心输出量;抗心律失常,对缓慢型心律失常尤为显著;此外,还具有抗心肌缺血、抗缺氧、抗寒冷、抗炎、抗血栓形成、调节免疫功能、调节神经-内分泌功能、抑制脂质过氧化反应、延缓衰老及镇痛、镇静、局麻作用。

3. **其他**　生附子具有剧烈的毒性,所含双酯键乌头碱类化合物,主要表现为心脏毒性。但经煎煮水解后形成的乌头次、原碱,毒性则大大降低。乌头碱中毒可引起心律紊乱、血压下降、体温降低、呼吸抑制、肌肉麻痹和中枢神经功能紊乱等。附子中毒原因主要是误食或用药不慎(如剂量过大,煎煮不当,配伍失宜)或个体差异等。

干姜 Gānjiāng　《神农本草经》

为姜科多年生草本植物姜 *Zingiber officinale* Rose 的干燥根茎。主产于四川、广东、湖北等地。均系栽培,冬季采收。本品气香特异,味辛辣。

【**主要性能**】　辛,热。归脾、胃、心、肺经。

【**功效**】　温中散寒,回阳通脉,温肺化饮。

【**应用**】

1. **脾胃寒证**　本品味辛性热,主入脾胃经,功善温中散寒。凡脾胃寒证,无论外寒内侵的实寒证,还是阳虚生寒的虚寒证,均可使用。治寒邪直中,脘腹疼痛,轻者单用,重者常配伍其他温中散寒止痛之品,如《和剂局方》二姜丸,以其与高良姜同用。治胃寒呕吐,常配伍温中降逆止呕之品,如《金匮要略》半夏干姜散,以其与半夏同用。治脾胃虚寒,脘腹冷痛、食欲不振或呕吐泄泻,常配伍补脾益气之品,如《伤寒论》理中丸,以其与人参、白术等同用。

2. **亡阳证**　本品入心经,能通心脉、助心阳、祛寒邪。治心肾阳虚、阴寒内盛之亡阳厥逆、脉微欲绝,每与附子配伍同用,既能助附子回阳救逆,又能减附子之毒性,如《伤寒论》四逆汤,以其与附子、炙甘草同用。

3. 寒饮喘咳　本品上能温肺散寒以化饮,中能温脾运水以绝痰。治寒饮喘咳,形寒背冷、痰多清稀,常配伍温肺化饮、止咳平喘之品,如《伤寒论》小青龙汤,以其与细辛、五味子、麻黄等同用。

【用法用量】　煎服,3～10 g。

【使用注意】　本品辛热燥烈,故阴虚内热、血热妄行者忌用。

【参考资料】

1. 化学成分　本品含挥发油,油中主要成分是姜烯、水芹烯、莰烯、姜烯酮、姜辣素、姜酮、龙脑、姜醇、柠檬醛等。尚含树脂、淀粉,以及多种氨基酸。

《中国药典》规定:以6-姜辣素作定性鉴别成分;定量检测,药材干燥品中6-姜辣素的含量不得少于0.60%,饮片不得少于0.050%。

2. 药理作用　本品有显著止呕作用;能保护胃黏膜,抑制动物实验性胃溃疡;能抗炎,止泻;对消化道具有轻度刺激作用,促进胃肠消化功能。能增强心肌收缩力而具强心、升压作用。此外,还有镇痛、抗血栓形成、降血脂、保肝利胆、抗缺氧、镇静、催眠、抑菌等作用。

肉桂 Ròuguì 《神农本草经》

为樟科常绿乔木肉桂 *Cinnamomum cassia* Presl 的干燥树皮。中国主产于广西、广东、海南等地。多于秋季剥取树皮,刮去栓皮,阴干。本品香气浓烈,味甜、辣。

【主要性能】　辛、甘,热。归肾、脾、心、肝经。

【功效】　补火助阳,散寒止痛,温经通脉。

【应用】

1. 阳虚诸证　本品辛甘性热,能补火助阳、益阳消阴,虽能扶助诸脏阳气,然尤善补命门之火。治肾阳不足、命门火衰,症见畏寒肢冷、腰膝冷痛、夜尿频多、阳痿、宫寒、滑精早泄等,常配温肾补阳之品,如《景岳全书》右归丸,以其与鹿角胶、附子等同用。治下元虚冷,虚阳上浮,面赤、虚喘、心悸、汗出者,常与山茱萸、五味子、牡蛎等同用,以补火消阴、引火归元。治脾肾阳虚,肢冷神疲、食少便溏,常与温补脾肾之品同用,如《三因方》桂附理中丸,以其与附子、人参、白术等同用。治心阳不足,心悸气短、胸闷不舒,常配人参、黄芪等温阳补气药同用。

2. 寒凝诸痛证　本品辛热温散,具散寒止痛之功,善去痼冷沉寒,无论脏腑、经络有寒者皆宜。治脾胃有寒,脘腹冷痛,轻者单用;重者常配伍温里散寒之品,如《和剂局方》大已寒丸,以其与干姜、高良姜、荜茇等同用。治寒邪内侵、胸阳不振所致的胸痹心痛,常配伍温通散寒止痛之品,如《寿世保元》桂附丸,以其与附子、干姜、川椒等同用。治寒疝腹痛,常与暖肝散寒、行气止痛同用,如《景岳全书》暖肝煎,以其与小茴香、沉香、乌药等同用。治风寒湿痹,肝肾亏虚,常配伍祛风湿、补肝肾之品,如《千金方》独活寄生汤,以其与独活、桑寄生、杜仲等同用。

3. 寒凝血瘀证　本品辛散温通,入血分能温经通脉,促进血行,消散瘀滞,为寒凝血瘀诸证之要药。治寒凝血滞,月经不调、痛经或闭经,常与活血调经之品同用,如《医林改错》少腹逐瘀汤,以其与川芎、当归、赤芍等配伍。治妇人产后瘀滞,恶露不尽、腹痛不止,可配益母草、当归、川芎等活血祛瘀之品。

此外,本品还可用于阳虚寒凝、血滞痰阻的阴疽、流注等,可配伍温经通阳、散寒行滞之药,如《外科全生集》阳和汤,以其与鹿角胶、白芥子、麻黄等同用。对于久病体虚气血不足者,在补气益血方中加入少量肉桂,能鼓舞气血生长。

【用法用量】　煎服,1～5 g,宜后下;或焗服;研末冲服,每次 1～2 g。

【使用注意】 本品辛甘而热,阴虚火旺不宜单用;实热郁火、血热出血者及孕妇忌用。十九畏中有官桂畏赤石脂,故不宜与赤石脂同用。

【参考资料】

1. **化学成分** 本品含挥发油,主要成分为桂皮醛。其他尚含有肉桂醇、肉桂醇醋酸酯、肉桂酸、醋酸苯丙脂、香豆素、黏液、鞣质等。

《中国药典》规定:以桂皮醛作定性鉴别成分;定量检测,桂皮醛的含量不得少于1.5%。

2. **药理作用** 本品具有增强心脏收缩力、扩张外周血管、增加冠脉及脑血流量、降血压等作用。能抗血小板聚集,抗凝血。能促进胃肠运动,排除肠道气体,缓解胃肠痉挛,能抑制动物实验性胃溃疡的形成。能改善性功能,延缓衰老,抗炎,镇痛,镇静,解热,抗惊厥。此外,对革兰阳性菌及多种致病性皮肤真菌均有明显抑制作用,还能降血糖、促进胆汁分泌。

吴茱萸 Wúzhūyú 《神农本草经》

为芸香科落叶灌木或乔木吴茱萸 *Evodia rutaecarpa* (Juss.) Benth.、石虎 *E. rutaecarpa* (Juss.) Benth. var. *offcinalis* (Dode) Huang 或疏毛吴茱萸 *E. rutaecarpa* (Juss.) Benth. var. *bodinieri* (Dode) Huang 的干燥近成熟果实。主产于贵州、广西、湖南等地。8~11 月果实尚未开裂时采集。本品芳香气浓郁,味辛辣而苦。

【主要性能】 辛、苦,热。有小毒。归肝、脾、胃经。

【功效】 散寒止痛,疏肝下气,燥湿。

【应用】

1. **寒凝诸痛证** 本品味辛性热,主入肝经,兼入脾胃,既温散肝经寒凝,又温中祛寒止痛,且解肝气郁滞。治寒滞肝脉,寒疝腹痛,常配伍温经散寒、行气止痛之药,如《医方简义》导气汤,以其与小茴香、炒川楝子、木香等同用。治中焦虚寒,肝气上逆所致的厥阴头痛、干呕、吐涎沫,常配补中、温中、降逆之品,如《伤寒论》吴茱萸汤,以其与人参、生姜等同用。治冲任虚寒,瘀血阻滞的痛经,常配伍温经散寒、活血养血之品,如《金匮要略》温经汤,以其与桂枝、当归、川芎等同用。

2. **呕吐吞酸** 本品既疏肝下气降逆,又温中散寒止呕。治肝郁化火、横逆犯胃所致的呕吐吞酸,常配伍清胃泄热之品,如《丹溪心法》左金丸,以其与黄连同用。治胃寒呕吐,可与生姜、半夏等温中散寒止呕之品同用。

3. **寒虚泄泻** 本品苦燥性热,功能燥湿散寒止泻。用治脾肾阳虚之五更泄泻,多配伍温补脾肾、涩肠止泻之品,如《妇人良方》四神丸,以其与补骨脂、肉豆蔻、五味子等同用。

4. **寒湿脚气** 本品既燥湿散寒,又下降逆气。治寒湿脚气肿痛,或上冲入腹,常配伍祛湿宣通之药,如《朱氏集验方》鸡鸣散,以其与木瓜、苏叶、槟榔等同用。

此外,本品外用能燥湿止痒,治湿疹、湿疮,可单用,或配收湿止痒药同用,煎汤洗或干粉撒布患处。以本品研末,用米醋调敷足心涌泉穴,能引火下行,治口舌生疮。

【用法用量】 煎服,1~5 g。外用适量,煎汤洗,研末干掺或调敷。生用性燥有毒,制用毒减,燥性得缓。

【使用注意】 本品辛热燥烈,易耗气动火,阴虚有热者忌用。

【参考资料】

1. **化学成分** 含挥发油,油中主要为吴茱萸烯、罗勒烯、月桂烯、吴茱萸内酯等。还含吴茱萸碱、吴茱萸次碱等生物碱,尚含吴茱萸酸、吴茱萸苦素、芳香胺等。

《中国药典》规定:以吴茱萸次碱、吴茱萸碱作定性鉴别成分;定量检测,药材吴茱萸次碱、吴茱萸碱的总量不得少于0.15%,柠檬苦素不得少于0.2%,饮片生用者含量要求同药材。

2. **药理作用**　本品具有抗溃疡、抗幽门螺旋杆菌活性、止呕、止泻、抗胃肠痉挛的作用。能增加心肌收缩而具强心、升压作用;能抗心肌缺血。能增加组织器官的血流量。能明显延长血凝时间和血栓形成。具有镇痛、抗炎、升高体温作用。此外,对实验动物的子宫有兴奋作用。还有抗菌、抗病毒、镇静、抗氧化、利尿、促进胆汁分泌等作用。

3. **其他**　本品有小毒,用量过大可引起腹痛、腹泻,乃至视力障碍及错觉等,故不宜过量或久服。

小茴香 Xiǎohuíxiāng　《药性本草》

为伞形科多年生草本植物茴香 *Foeniculum vulgare* Mill.的干燥成熟果实。全国各地均有栽培。秋季果实初熟时采集。本品有特异香气,味微甜、辛。

【**主要性能**】　辛,温。归肝、肾、脾、胃经。

【**功效**】　散寒止痛,理气和胃。

【**应用**】

1. **寒疝腹痛,痛经**　本品性温散寒,入肝肾经,既散寒温肾暖肝,又行气止痛。治寒滞肝脉,疝气疼痛,可单用本品炒热,布裹温熨腹部;也可配伍行气散寒止痛之药,如《医学发明》天台乌药散,以其与乌药、青皮、木香、高良姜等同用。治肝郁气滞,睾丸偏坠胀痛,可配行气散结之品,如《张氏医通》香橘散,以其与橘核等同用。治肝经寒凝,少腹冷痛,或冲任虚寒的痛经,常配伍当归、川芎、肉桂、延胡索等温经活血、行气止痛之品同用。

2. **中寒气滞证**　本品入脾胃经,具有温中散寒止痛、理气开胃止呕之功。治胃寒气滞,脘腹胀痛,可与高良姜、香附、乌药等温中行气止痛之品同用;治脾胃虚寒,脘腹胀痛、呕吐食少,可与白术、陈皮、生姜等补脾开胃止呕之品同用。

【**用法用量**】　煎服,3～6 g。外用适量。

【**使用注意**】　本品辛香温燥,能伤阴助火,故阴虚火旺者慎用。

【**参考资料**】

1. **化学成分**　本品含挥发油,油中主要为反式茴香脑、柠檬烯、茴酮、爱草脑、γ-松油烯、α-蒎烯、月桂烯等,还含油酸、亚油酸、棕榈酸、花生酸等。

《中国药典》规定:以茴香醛作定性鉴别成分;定量检测,药材反式茴香脑的总量不得少于 1.4%,饮片不得少于 1.3%。

2. **药理作用**　本品能促进在体肠的蠕动,能抗溃疡,促进胆汁分泌。对真菌、孢子菌、鸟型结核菌、金黄色葡萄球菌等有杀灭作用。还有抗癌、松弛气管平滑肌、促进肝组织再生、镇痛等作用。

附药:

八角茴香　为木兰科常绿小乔木八角茴香 *Illicium verum* Hook.f.的干燥成熟果实。性能:辛,温;归肝、肾、脾、胃经。功效:温阳散寒,理气止痛。主治:寒疝腹痛,肾虚腰痛,胃寒呕吐,脘腹冷痛。用法用量:煎服,3～6 g。

丁香 Dīngxiāng　《雷公炮炙论》

为桃金娘科常绿乔木丁香 *Eugenia caryophyllata* Thunb.的干燥花蕾,习称公丁香。主产于坦桑尼亚、马来西亚、印度尼西亚,中国主产于广东、海南等地。通常于 9 月至次年 3 月,花蕾由绿转红时采收。本品气芳香浓烈,味辛辣,有麻舌感。

【**主要性能**】　辛,温。归脾、胃、肺、肾经。

【**功效**】　温中降逆,散寒止痛,温肾助阳。

【**应用**】

1. **胃寒呕吐、呃逆**　本品辛香性温,主入脾胃经,功善温中散寒、降逆止呕、止呃,为治胃寒呕逆之要药,无论虚实皆宜。治虚寒呃逆,常配伍温中补气、降逆止呃之品,如《症因脉治》丁香柿蒂汤,以其与柿蒂、人参、生姜同用。治胃寒呕吐,常以本品与半夏、生姜等温中散寒、降逆止呕之品同用。治脾胃虚寒之吐泻食少,常以本品配伍党参、炒白术、砂仁等补气健脾、止泻止呕药同用。

2. 脘腹冷痛 本品能散寒温中止痛,治中寒脘腹冷痛,常与延胡索、高良姜、香附等温中止痛之品同用。

3. 阳痿 本品味辛性温,入肾经,有温肾助阳起痿之功,单用力弱,常与附子、肉桂、淫羊藿等补肾壮阳药同用,以助药力。

【用法用量】 煎服,1~3 g。外用适量。

【使用注意】 辛香温散,能伤阴助火,故热证及阴虚内热者忌用。十九畏中有丁香畏郁金,故不宜与郁金同用。

【参考资料】

1. 化学成分 主含挥发油,油中主要成分是丁香油酚、乙酰丁香油酚、丁香烯、庚酮、水杨酸甲脂、α-丁香烯、胡椒酚、苯甲醇、苯甲醛等。

《中国药典》规定:以丁香酚作定性鉴别成分;定量检测,药材及饮片的丁香酚的含量不得少于11%。

2. 药理作用 本品能促进胃液分泌、增强消化力,减轻恶心呕吐,缓解腹部气胀;能止泻、抗溃疡。还能镇痛、抗炎、抗惊厥。此外,尚有抗菌杀虫,抗血小板聚集、抗凝血、抗血栓形成,以及利胆、抗缺氧等作用。

附药:

母丁香 为桃金娘科常绿乔木丁香 *Eugenia caryophyllata* Thunb.的干燥近成熟果实,又名鸡舌香。性能:辛,温;归脾、胃、肺、肾经。功效:温中降逆,补肾助阳。主治:脾胃虚寒,呕吐呃逆,食少吐泻,心腹冷痛,肾虚阳痿。用法用量:煎服,1~3 g,外用适量。不宜与郁金同用。

高良姜 Gāoliángjiāng 《名医别录》

为姜科多年生草本植物高良姜 *Alpinia officinarum* Hance 的干燥根茎。主产于广东、广西、海南等地。夏末秋初采挖。本品气香,味辛辣。

【主要性能】 辛,热。归脾、胃经。

【功效】 温中止痛,止呕。

【应用】

1. 脘腹冷痛 本品辛热,专入脾、胃二经,善温中散寒止痛。治脘腹冷痛,每与炮姜同用,以增强药力,如《和剂局方》二姜丸。治胃有寒凝、肝郁气滞所致脘腹胀痛,每与疏肝解郁之品同用,以散寒、疏肝、止痛,如《良方集腋》良附丸,以本品与香附同用。

2. 胃寒呕吐 本品能温散寒邪、和胃止呕。治胃寒呕吐,每与半夏、生姜等温中降逆止呕之品同用;治虚寒呕吐,常与党参、茯苓、白术等补气健脾药同用。

【用法用量】 煎服,3~6 g;研末服,每次3 g。

【使用注意】 本品辛热,能助火伤阴,故热证及阴虚火旺者忌服,孕妇慎服。

【参考资料】

1. 化学成分 本品主含挥发油,油中主要成分为1,8-桉叶素、桂皮酸甲酯、丁香油酚、蒎烯、荜澄茄烯,以及辛辣成分高良姜酚等。尚含高良姜素、山柰素、山柰酚、槲皮素、异鼠李素等黄酮类成分。

《中国药典》规定:以高良姜素作定性鉴别成分;定量检测,药材高良姜素的含量不得少于0.70%,饮片同药材。

2. 药理作用 本品能抗胃溃疡的形成,能止泻、镇痛、抗炎,能兴奋肠管运动。还能抗血栓、抗凝血、抗血小板聚集、抗缺氧、抗菌等作用。

花椒　Huājiāo　《神农本草经》

为芸香科落叶灌木或小乔木青椒 *Zanthoxylum schinifolium* Sieb. et Zucc. 或花椒 *Z. bungeanum* Maxin. 的干燥成熟果皮。青椒主产于东北、江苏、广东等地；花椒以四川为著名道地产区，故又名川椒、蜀椒。秋季采收。青椒气香，味微甜而辛；花椒香气浓，味麻辣而持久。

【主要性能】　辛，热。有小毒。归脾、胃、肾经。

【功效】　温中止痛，杀虫止痒。

【应用】

1. 脘腹冷痛　本品辛热，入脾胃经，善温中散寒止痛，治脾胃有寒，无论虚实皆可应用。治外寒内侵所致脘腹冷痛、呕吐，可与生姜、白豆蔻等温中散寒止呕之品同用。治脾胃虚寒的脘腹冷痛、呕吐、不思饮食，常配伍温中健脾之药，如《金匮要略》大建中汤，以其与干姜、人参等同用。治寒湿困脾，腹痛吐泻，并常配伍苍术、砂仁、草豆蔻等温燥寒湿、止泻止呕药同用。

2. 湿疹，阴痒　本品外用能燥湿杀虫而止痒。治湿疹瘙痒，可单用或与苦参、蛇床子、地肤子、黄柏等，煎汤外洗。治妇人阴痒难忍，非以热汤泡洗不能已者，可与吴茱萸、蛇床子、藜芦、陈茶、烧盐同用，水煎熏洗，如《医级》椒茱汤。

此外，本品治蛔厥腹痛所致的手足厥逆，烦闷吐蛔，常配伍味酸辛苦之品，如《伤寒论》乌梅丸，以本品与乌梅、干姜、黄柏等同用。单用煎液，作保留灌肠，治小儿蛲虫病之肛周瘙痒。

【用法用量】　煎服，3～6 g。外用适量，煎汤熏洗，或研末调敷。

【使用注意】　本品辛热有小毒，能助火伤阴，故热证及阴虚火旺者忌服，孕妇慎服。

【参考资料】

1. 化学成分　主要含挥发油，油中的主要成分为柠檬烯、1,8-桉叶素、月桂烯等，并含 α-蒎烯和 β-蒎烯、α-水芹烯和 β-水芹烯、香桧烯、紫苏烯、芳樟醇等。另含生物碱、木脂素、香豆素和脂肪酸等。

《中国药典》规定：以花椒对照药材作定性鉴别；定量检测，药材挥发油的含量不得少于 1.5%(ml / g)。

2. 药理作用　本品能抗溃疡、保肝、止泻，有兴奋和抑制肠平滑肌的双向作用，还能镇痛、抗炎。对多种细菌、皮肤癣菌有抑制作用，能杀疥、螨等。此外，尚有局麻作用，能抗血栓形成。

胡椒　Hújiāo　《新修本草》

为胡椒科常绿攀缘状藤本植物胡椒 *Piper nigrum* L. 的干燥近成熟或成熟果实。中国主产于海南、广东、云南等地。秋末至次春果实呈暗绿色时采收，晒干，为黑胡椒；果实变红时采收，用水浸渍数日，擦去果皮，晒干，为白胡椒。本品气芳香，味辛辣。

【主要性能】　辛，热。归胃、大肠经。

【功效】　温中散寒。

【应用】

胃寒腹痛，呕吐泄泻　本品味辛性热，能温中散寒止痛，用治胃寒脘腹冷痛、呕吐，可单用研末入猪肚中炖服，或与温中止痛的高良姜、荜茇等同用。若治反胃及不欲饮食，可与降逆、开胃的药物配伍，如《百一选方》以本品与半夏、姜汁为丸服。若治脾胃虚寒之泄泻，可与吴茱萸、白术等燥湿散寒、健脾止泻药同用。

此外，作调味品，有开胃进食的作用。

【用法用量】　煎服，1～3 g；研末服，每次 0.6～1.5 g。外用适量，研末调敷，或置膏药内外贴。

【使用注意】 本品辛热,能助火伤阴,故热病及阴虚火旺者忌服,孕妇慎服。

【参考资料】

1. **化学成分** 含多种酰胺类化合物,如胡椒碱、胡椒酰胺、类阿魏酰哌啶等。还含挥发油,油中主要成分为胡椒醛、二氢香芹醇、氧化石竹烯等。

《中国药典》规定:以胡椒碱作定性鉴别成分;定量检测,胡椒碱的含量不得少于 3.3%。

2. **药理作用** 本品有健胃作用,能促进胆汁分泌。能扩张皮肤血管而产生温热感。尚能抗惊厥、镇静、抗炎。

附药:

1. **荜茇** 为胡椒科多年生草质藤本植物荜茇 *Piper longum* L.的干燥近成熟或成熟果穗。性能:甘,苦,平;归肝、肺经。功效:行气通络,化痰止咳。主治:痰滞经络之胸痛、咳嗽、痰多。用法用量:煎服,1~3 g。外用适量,研末干掺,或调敷。本品辛热,能助火伤阴,故热病及阴虚火旺者忌服,孕妇慎服。

2. **澄茄子** 为樟科落叶乔木或灌木山鸡椒 *Litsea cubeba* (Lour.) Pers.的干燥成熟果实。性能:辛,温;归脾、胃、肾、膀胱经。功效:温中止痛,行气活血,平喘,利尿。主治:脾胃寒证,脘腹疼痛、呕吐呃逆、腹痛冷泻;食积气胀,寒湿痹痛,跌打损伤,寒疝腹痛,寒哮,寒湿水臌,小便不利,小便混浊。用法用量:煎服,3~10 g;研末,1~2 g。

温里药参考药

药 名	主要性能	功 效	主 治	用法用量	使用注意
红豆蔻	辛,温。归脾、胃经	温中散寒,行气止痛	脘腹冷痛、呕吐、泄泻;风寒牙痛	煎服,3~6 g;外用适量	阴虚有热者忌用
荜澄茄	辛,温。归脾、胃、肾、膀胱经	温中,止痛	脾胃寒证;寒疝腹痛;寒证小便不利	煎服,1.5~3 g	
山柰	辛,温。归胃经	行气温中,消食止痛	胸膈胀满,脘腹冷;饮食不消	煎服,6~10 g	
生姜汁	辛,温。归肺、脾、胃经	化痰止呕,发散风寒,温肺止咳	昏厥,呕吐;风寒表证;肺寒咳嗽	冲服或鼻饲,3~10滴	热盛及阴虚者忌用

第十四章 行气药

导学

通过概述内容的学习,要求掌握行气药在功效、主治、性能特点、配伍应用及使用注意等方面的共性,以及通过行气药的有关功效,确定其性能、主治和证候禁忌的分析方法。熟悉有关行气功效术语的含义。了解行气药的含义。

通过具体药物的学习,要求掌握陈皮、枳实、木香、香附、川楝子的性能、功效、应用、特殊用法及特殊使用注意。熟悉青皮、乌药、沉香、薤白的功效、主治及特殊用法。了解佛手、青木香、荔枝核、柿蒂的功效及特殊使用注意。参考药玫瑰花、绿萼梅、甘松、大腹皮、化橘红、橘红、枳壳、香橼、檀香,其中大腹皮、檀香执业医师考试有要求,玫瑰花、绿萼梅、甘松、化橘红、橘红、枳壳、香橼执业药师考试有要求。

一、含义

以疏畅气机、消散气滞为主要功效,常用以治疗气滞诸证的药物,称为行气药。行气力强者,又称为破气药。

二、功效主治

1. 共有功效主治 行气药均具有行气功效,能主治气滞证,症见胀满、痞闷、疼痛等。

因其作用部位不同,本类药的具体功能又有行气宽中、行气疏肝、行气宽胸之分;因其疗效特点不同,又有行气消胀、行气止痛、行气除痞之异;因其作用的强弱,又有行气调中、破气散结等不同。

从脏腑而言,本章药物除柿蒂以外,均可行气宽中(或调中),能主治脾胃气滞之脘腹胀满、痞闷、疼痛、纳差、大便失调等;个别药还能行气导滞,主治大肠气滞之泻痢不爽、后重坠胀。大部分行气药还能疏肝,主治肝郁气滞之情志不畅、抑郁不舒、胁肋胀满疼痛,或见乳房胀痛、疝气疼痛、行经小腹胀痛及癥瘕积聚等。有的还能行气宽胸,主治胸中气滞之胸闷不舒等。

所谓行气,是指对于脾、胃、肝、肺气机阻滞,脘、腹、胸中胀满、疼痛、痞闷不舒的治疗功效。其作用较峻者,称为破气。其治疗脾胃气滞者,称为行气宽中或行气调中;治疗肝郁气滞者,称为行气疏肝或疏肝解郁。其长于治疗胀满者,称为行气消胀;长于止痛者,称为行气止痛;长于除痞者,称为行气消痞。

以上不同表述是相对而言的,在于强调各药的主要作用部位和疗效特点。言其宽中者,对肝郁亦有一定作用;言其疏肝者,对脾胃气滞亦可使用;言其行气消胀者,亦有止痛之效;言其行气止痛者,大多亦可除胀,只是较为次,不应将其绝对化。

2. **主要兼有功效主治**　行气药除能行气外,部分药物同时又能降泄上逆之胃气而具有止呕逆之功效,主治气逆证,症见呕吐、嗳气、呃逆等。有的兼能消食积,治食积气滞之脘腹胀满;或兼燥湿,治湿滞中焦之脘腹痞满;或兼化痰,治痰浊壅肺之咳喘胸闷。

三、性能特点

1. **药性**　气滞多与寒凝有关,温能通散,故行气药多数性温,少数性平,个别寒凉。

2. **药味**　辛,具有能行能散的作用特点,又因行气药大多为芳香之品,故本类药物多具有辛味;其中兼可降气、燥湿者,还兼苦味。

3. **归经**　行气药皆能行气宽中,主治中焦气滞证,故都归脾、胃(或胃、肠)经;兼能疏肝者,又能归肝经;兼能宽胸者,又可归于肺(心)经。

气滞的病理特点为阻结不散,治宜宣通行散。就本类药物行气功效而言,能使郁结之气消散,故其作用趋势偏于升浮;少数兼有降气功效的药物,其作用趋向则于升浮之中又有沉降之性。

川楝子(青木香)为有毒之品。

四、配伍应用

使用行气药,除首先优选相须、相使的配伍外,气滞兼寒湿者,当配散寒除湿药;兼郁火者,当配清热泻火药;兼湿热者,当配清热除湿药;兼食积者,当伍消积导滞药;因于痰热阻肺者,当配伍清热化痰药;因于寒饮阻肺者,当配伍温肺化饮药;兼血瘀者,当配活血化瘀药;有虫积者,当以驱虫药为主;兼便秘者,当以泻下药为主;因于外邪客肺者,当以宣肺解表药为主。

气滞兼气虚、阳虚者,本类药常与补脾气、温脾阳药配伍使用;气滞兼血虚、阴虚者,本类药常与补肝血、养胃阴药配伍使用。共收补而不滞、不碍脾胃、不伤阴血之效。

五、使用注意

1. **因证选药**　使用行气药时,应根据病位、症状特点与病情的轻重,选择适宜的药物。如脾胃气滞宜选用长于行气调中之药,肝郁气滞宜选用长于行气疏肝之药,气滞胀满宜选用长于行气消胀之药,气滞疼痛宜选用长于行气止痛之药,等等。

2. **证候禁忌**　本类药物大多辛温香燥,易耗气伤阴,故气阴不足者慎用,气虚而无气滞者忌用。

3. **中病即止**　气滞证当用行气药,但不可过剂,以免耗气、伤津。

此外,本类药中的芳香之品,故入汤剂一般不宜煎煮过久。

陈皮 Chénpí　《神农本草经》

为芸香科常绿小乔木橘 *Citrus reticulata* Blanco 及其栽培变种的干燥成熟果皮。主产于广东、福建、四川等地。秋末冬初果实成熟时采收。本品有浓郁香气,味辛而微苦。

【**主要性能**】　辛、苦,温。归脾、胃、肺经。

【**功效**】　行气调中,燥湿,化痰。

【**应用**】

1. **脾胃气滞证**　本品辛苦性温,既能行气除胀,又能降气止呕,善调脾胃之气而和中,还可燥湿而利脾气健运,且作用较温和,故为治脾胃气滞之要药,寒热虚实皆用,以兼湿兼寒者尤宜。治脾胃气滞之脘腹胀满或疼痛,轻者可单用,重者常配其他行气药,以增强理气宽中止痛之功,如《鸡峰普济方》宽中丸,以其与木香等同用。治食积气滞之脘腹胀痛、食欲不振者,常配伍消食药,如《丹溪心法》保和丸,以其与山楂、神曲等药同用。治脾虚气滞之脘腹胀满、腹痛喜按、饮食减少,或食后腹胀、大便溏薄,常配伍补气健脾药,以健脾行气,如《小儿药证直诀》异功散,以其与人参、白术、茯苓等同用。治肝气乘脾之腹痛泄泻,常配伍白术、白芍、防风等药,以共奏补脾泻肝之功,如《景岳全书》引刘草窗的痛泻要方。治中焦气滞、胃失和降之恶心呕吐,常配伍和胃止呕之药,如《金匮要略》橘皮汤,以其与生姜同用;兼热者,可再加黄连、竹茹等清胃止呕之品。

2. **湿阻中焦** 湿浊中阻,往往气机不畅,本品既能燥湿运脾,又可行气调中,为寒湿困脾证所常用。治湿阻气滞之脘腹胀满、泄泻,常配伍化湿、行气药,如《和剂局方》平胃散,以其与苍术、厚朴等同用。

3. **湿痰、寒痰咳嗽** 本品既能燥湿化痰,又能宣降肺气,亦常用于湿痰、寒痰咳嗽证。治湿痰壅滞之咳嗽痰多、胸闷呕恶,常配其他燥湿化痰之药,如《和剂局方》二陈汤,以其与半夏等同用;寒痰咳嗽,痰多清稀、胸闷喜唾者,宜再配伍干姜等温肺化饮药。

【用法用量】 煎服,3～10 g。

【使用注意】 本品辛苦温燥,能伤阴助热,故阴虚舌红少津及内有实火者慎用。

【参考资料】

1. **化学成分** 本品含挥发油、黄酮苷(橙皮苷、新橙皮苷等)及维生素、胡萝卜素等。《中国药典》规定:以橙皮苷作定性鉴别成分;定量检测,橙皮苷的含量不得少于 3.5%。

2. **药理作用** 本品对胃肠平滑肌具有双向作用而以松弛为主,能促进消化液分泌、抗溃疡、利胆、保肝;对支气管平滑肌收缩有明显保护作用而能平喘,并可祛痰。此外,还有抑制子宫平滑肌痉挛、兴奋心脏、扩张血管、双向调节血压、降低毛细血管的通透性、拮抗组织胺、降低血清胆固醇、抗氧化、抗过敏、抗菌、抗炎、抗病毒等作用。

3. **其他** 本品原名橘皮,因沿于古人"六陈"之说,习惯认为新鲜橘皮味较辛辣,气较燥烈,而经放置陈久后,气味缓和,行而不峻,温而不燥,质量为优,故名为陈橘皮,简称陈皮。又因广东新会产者为佳,故又将其称为广陈皮或新会皮。

附药:

1. **橘络** 为芸香科常绿小乔木橘 *Citrus reticulata* Blanco 及其栽培变种干燥的中果皮及内果皮之间的纤维束群。性能:甘、苦,平;归肝、肺经。功效:行气通络,化痰止咳。主治:痰滞经络之胸痛、咳嗽、痰多。用法用量:煎服,3～5 g。

2. **橘核** 为芸香科常绿小乔木橘 *Citrus reticulata* Blanco 及其栽培变种的干燥成熟种子。性能:苦,平;归肝、肾经。功效:理气,散结,止痛。主治:疝气疼痛、睾丸肿痛,乳房肿痛及乳房结块等。用法用量:煎服,3～10 g。

3. **橘叶** 为芸香科常绿小乔木橘 *Citrus reticulata* Blanco 及其栽培变种的干燥叶。性能:辛、苦,平;归肝经。功效:疏肝理气,化痰散结。主治:肝郁气滞胸胁痛,疝气,乳房结块,乳痈肿痛等。用法用量:煎服,6～10 g。

4. **化橘红** 为芸香科常绿乔木植物化州柚 *Citrus grandis* Tomentosa 或柚 *C. grandis* (L.) Osbeck 的未成熟或近成熟的干燥外层果皮。性能:辛、苦,温;归肺、脾经。功效:散寒,燥湿,利气,消痰。主治:风寒、寒痰或湿痰咳嗽,喉痒痰多,食积伤酒,呕恶痞闷。用法用量:煎服,3～10 g。

青皮 Qīngpí 《本草图经》

为芸香科常绿小乔木橘 *Citrus reticulata* Blanco 及其栽培变种的干燥幼果或未成熟果实的干燥果皮。主产于广东、福建、四川等地。5～6 月间收集自落的幼果,晒干,称为"个青皮";7～8 月间采收未成熟果实的果皮,在果皮上纵剖成四瓣至基部,晒干,习称"四花青皮"。个青皮气清香,味酸苦辛;四花青皮气芳香,味苦辛。

【主要性能】 苦、辛,温。归肝、胆、脾、胃经。

【功效】 疏肝破气,散结消积。

【应用】

1. **肝郁气滞证** 本品辛散温通,苦泄下行,入肝、胆经,较之陈皮,药性峻烈,功善疏肝破气散结,为治肝气郁结之要药。治肝气郁结,胁肋胀痛,常与柴胡、香附、郁金等疏肝行气之品同用;治肝郁气结,乳房肿硬胀痛,常与柴胡、橘叶、丝瓜络等行气疏肝、化痰散结之品配伍。治肝郁胃热所致的乳痈肿痛,常配伍蒲公英、瓜蒌、牛蒡子等清热解毒、行气散结之品。治寒凝气滞,疝气疼痛,常配伍温里散寒、行气止痛之品,如《医学发明》天台乌药散,以其与小茴香、乌药等药同用。治肝郁气滞,经行不畅或痛经,常与香附、柴胡、丹参等疏肝行气、活血调经之品配伍。

2. **气滞腹痛,食积腹痛** 本品入脾、胃经,能破气消积、和中止痛,为治气滞或食积胀痛所常用。治气滞所致的脘腹胀痛,常配伍行气止痛之药,如《症因脉治》青皮散,以其与大腹皮同用。治寒凝气滞,脘腹冷痛,常配伍散寒行气止痛之药,如《医方类聚》三皮汤,其与陈皮、桂皮同用。治食积停滞的脘腹胀痛,常配伍消食导滞之药,如《沈氏尊生书》青皮丸,以其与山楂、神曲、麦芽等药同用。治食积气滞,腹痛兼大便不通者,又宜与大黄、槟榔等泻下攻积之药同用,以增强消食导滞之效。

3. **癥瘕痞块** 本品主入肝经,能破气散结,还善治气滞血瘀之癥瘕痞块,并常与丹参、三棱、莪术等活血消癥之药同用,以增强药力。

【用法用量】 煎服,3～9 g。醋炙疏肝止痛力强。

【使用注意】 本品苦泄辛温性烈,易耗正气,故气虚、阴虚者慎服。

【参考资料】

1. **化学成分** 本品含挥发油,主要成分为柠檬烯、枸橼醛等,且含橙皮苷、柚皮苷、枸橼苷等黄酮苷。另含对羟福林,以及脯氨酸、谷氨酸、天门冬氨酸等多种氨基酸。

《中国药典》规定:以橙皮苷作定性鉴别成分;定量检测,药材中橙皮苷的含量不得少于 5.0%,饮片不得少于 4.0%。

2. **药理作用** 本品能松弛胃肠平滑肌,能促进消化液的分泌,排除肠内积气。对胆囊紧张性收缩具有松弛作用;能增加胆汁分泌,有明显利胆保肝作用。还能祛痰、平喘。其注射液静脉注射有显著的升压、兴奋心脏、增强心肌收缩、抗休克等作用。

枳实 Zhǐshí 《神农本草经》

为芸香科常绿小乔木酸橙 *Citrus aurantium* L. 及其栽培变种或甜橙 *C. sinensis* (L.) Osbeck 的干燥幼果。主产于四川、江西、福建等地。5～6 月间采集自落的果实。本品气香,味苦而后微酸。

【主要性能】 辛、苦,微寒。归脾、胃、大肠经。

【功效】 破气消积,化痰除痞。

【应用】

1. **胃肠气滞证** 本品辛散苦降,长于破脾胃滞气、导胃肠积滞,为脾胃大肠气滞证之要药。治食积气滞所致的脘腹痞满胀痛、嗳腐气臭,常配伍消食导滞药,如《症因脉治》枳实散,以其与山楂、麦芽、莱菔子同用。治脾胃虚弱、运化无力,食后脘腹痞满作胀,常配伍补气健脾药,如《内外伤辨惑论》枳术丸,以其与白术同用。治热结便秘,腹部痞满胀痛,常配伍清热泻下药,如《伤寒论》大承气汤,以其与大黄、芒硝、厚朴同用。治湿热食积、内阻肠胃,症见腹部痞满、大便不通或泻痢后重,常配伍清泄湿热、消积通滞药,如《内外伤辨惑论》枳实导滞丸,以其与黄连、神曲、大黄等同用。

2. **胸痹,胸膈胀痛,胸痞咳嗽** 本品善化痰浊、破气结、通痞塞,善治痰滞气结胸中所致诸证。治痰浊痹阻、胸阳不振、气结在胸的胸痹心痛,常配伍温阳化痰、利气通痹之品,如《金匮要略》枳实薤白桂枝汤,以其与薤白、桂枝、瓜蒌实等同用。治痰热所致的胸膈胀满疼痛,常配伍清热化痰、宽胸散结之药,如《温病条辨》小陷胸加枳实汤,以其与黄连、瓜蒌、半夏等同用。治痰涎壅盛,胸膈痞满,咳嗽痰多,常配伍燥湿化痰、行气散结之品,如《校注妇人良方》导痰汤,以其与半夏、天南星、茯苓等同用。

此外,本品尚可用治胃扩张、胃下垂、子宫脱垂、脱肛等脏器弛缓或下垂证,常配伍黄芪、人参、升麻、柴胡等补气升阳之药,以增强升提之效。

【用法用量】 煎服,3~9 g,大量可用至 30 g。炒后较平和。

【使用注意】 本品为破气之品,故孕妇及脾胃虚弱者慎用。

【参考资料】

1. 化学成学 本品含橙皮苷、新橙皮苷、柚皮苷等黄酮苷及对羟福林、挥发油等。

《中国药典》规定:以辛弗林作定性鉴别成分;定量检测,药材辛弗林的含量不得少于 0.30%,饮片同药材。

2. 药理作用 本品能缓解小肠痉挛,增加胃肠收缩节律,兴奋胃肠平滑肌。能抗溃疡,增加胆囊收缩,且能抑制血栓形成。对已孕、未孕离体子宫均有抑制作用。注射液有强心,抗休克,升血压,增加冠脉、脑、肾血流量的作用。此外,尚能抗氧化,抗变态反应,抗炎,抗菌,抗病毒,利尿及镇痛。

3. 其他 《梦溪笔谈》指出:"六朝以前医方,唯有枳实,无枳壳。后人用枳之小嫩者为枳实,大者为枳壳。"又据《名医别录》"九月、十月采"及《伤寒论》《金匮要略》使用枳实诸方各药的用量比例,可以确定仲景方之"枳实"应为后世之"枳壳"。

附药:

枳壳 为芸香科常绿小乔木酸橙 *Citrus aurantium* L. 及其栽培变种或甜橙 *C. sinensis* (L.) Osbeck 的干燥未成熟果实。性能:苦、辛、酸,微寒;归脾、胃经。功效:理气宽中,消胀除痞。主治:食积胀满,痰浊气滞,胸腹痞满等证。用法用量:煎服,3~10 g。

佛手 Fóshǒu 《滇南本草》

为芸香科常绿小乔木或灌木佛手柑 *Citrus medica* L. var. *sarcodactylis* Swingle 的干燥果实。主产于广东、福建、四川等地。秋季果实尚未变黄或刚变黄时采收。本品气香浓,味微苦后甜。

【主要性能】 辛、苦,温。归肝、脾、胃、肺经。

【功效】 疏肝解郁,行气和中,燥湿化痰。

【应用】

1. **肝郁气滞证** 本品气清香而不烈,性温和而不峻,主入肝经,功善疏肝解郁、行气止痛,为治肝郁气滞证所常用。治肝郁气滞,胁肋胀痛,常配伍柴胡、青皮、郁金等疏肝理气之品。治肝胃不和,胃脘胀痛,连及两胁,常与柴胡、香附、枳壳等疏肝和胃之品同用。

2. **脾胃气滞证** 本品入脾胃经,能行气和中止痛。治脾胃气滞,脘腹胀痛、呕恶食少,常与木香、橘皮、枳壳等行气调中之品配伍同用。

3. **痰湿壅肺证** 本品辛散苦燥,入肺经,既燥湿化痰,又行气宽胸。治痰湿壅肺,咳嗽痰多、胸闷气急或胸胁作痛者,常与半夏、橘皮、瓜蒌皮等化痰行气之品同用。

【用法用量】　煎服,3~9 g。

【使用注意】　本品辛温苦燥,故阴虚有火及无气滞者慎服。

【参考资料】

1. **化学成分**　本品含柠檬油素等香豆精类,香叶木苷、橙皮苷等黄酮苷,以及挥发油、有机酸等。

《中国药典》规定:以对照药材作定性鉴别;定量检测,药材橙皮苷的含量不得少于 0.030%。

2. **药理作用**　本品能抑制肠道平滑肌,对十二指肠痉挛有显著的解痉作用。能扩张冠状血管,增加冠脉血流量,提高耐缺氧能力,保护心肌缺血。还能平喘、祛痰。此外,还有抗惊厥、催眠、镇痛、抗炎、抗病毒等作用。

附药:

香橼　为芸香科常绿小乔木枸橼 *Citrus medica* L. 或香圆 *C. wilsonii* Tanaka 的干燥成熟果实。性能:辛、苦、酸,温;归肝、脾、肺经。功效:疏肝解郁,理气宽中,化痰止咳。主治:肝郁气滞,胁肋胀痛,脾胃气滞,脘腹胀满,以及痰多咳嗽。用法用量:煎服,3~10 g。

木香 Mùxiāng 《神农本草经》

为菊科多年生草本植物木香 *Aucklandia lappa* Decne 的干燥根。以云南为著名道地产区。秋、冬二季采挖。本品气香特异,味微苦。

【主要性能】　辛、苦,温。归脾、胃、大肠、肝、胆经。

【功效】　行气止痛。

【应用】

1. **脾胃气滞证**　本品气香辛散、苦泄温通,功善调中行气止痛,为治脾胃气滞、脘腹胀痛之要药,兼寒者尤宜,并常配伍行气调中之品,如《证治准绳》木香顺气散,以其与陈皮、枳壳、厚朴等同用。若治食积气滞,脘腹胀痛、呕恶嗳气、大便腐臭,常配伍消食导滞之药,如《和剂局方》木香汤,以其与麦芽等同用。若治脾虚气滞,脘腹胀痛、食少便溏,常配伍补气健脾之药,如《增补万病回春》香砂六君子汤,以其与人参、白术等同用,共奏健脾行气、除胀止痛之功。

2. **大肠气滞,泻痢后重**　本品亦善行大肠之气,肠道气机通畅,则大便通调,后重自除。治湿热壅滞大肠,泻痢里急后重,常配清热燥湿、解毒治痢之品,如《兵部手集方》香连丸,以其与黄连同用。治食积兼湿热互结的泻痢后重者,则常配攻积泻热、除湿解毒之药,如《儒门事亲》木香槟榔丸,以其与大黄、槟榔、黄连等同用。

3. **肝胆气滞证**　本品入肝胆经,除善行气调中外,又能疏利肝胆,为治肝胆气滞所常用。若证属湿热郁蒸肝胆、气机不畅,症见胁肋胀满疼痛、口苦尿黄者,常配伍柴胡、郁金、黄芩等疏肝理气、清热燥湿之药;若并见黄疸者,又常配伍茵陈蒿、金钱草、大黄等清热利湿、利胆退黄之品。

【用法用量】　煎服,3~9 g。生用行气力强,煨用行气力缓而多用于泄泻。

【使用注意】　本品芳香辛温苦燥,故阴虚火旺及无气滞者慎服。

【参考资料】

1. **化学成分**　本品含挥发油,油中成分为去氢木香内酯、木香烃内酯等,尚含多种内酯、甾醇类、木香碱、有机酸等。

《中国药典》规定:以去氢木香内酯、木香烃内酯作定性鉴别成分;定量检测,药材去氢木香内酯、木香烃内酯的总量不得少于 1.8%,饮片中去氢木香内酯、木香烃内酯的总量不得少于 1.5%。

2. **药理作用**　本品能促进胃的排空和消化液分泌,增强肠蠕动,对抗肠痉挛;且能抗胃溃疡,促进胆囊收缩。有一定的镇痛作用。能解除支气管痉挛。具有兴奋心脏、扩张血管、降压作用。此外,还有抑制血小板聚集、抗菌、利尿、促进纤维蛋白溶解等作用。

香附 Xiāngfù 《名医别录》

为莎草科多年生草本植物莎草 *Cyperus rotundus* L.的干燥根茎。全国大部分地区均产,主产于山东、浙江、河南等地。春秋季采挖。本品气香,味微苦

【主要性能】 辛、微苦,平。归肝、三焦经。

【功效】 疏肝理气,调经止痛。

【应用】

1. **肝郁气滞诸痛证** 本品辛散苦降,性平温和,既入肝经,善疏肝解郁、理气止痛,凡肝郁气滞之证,无论寒热虚实,均可选用;又入三焦经,能利三焦,以除中焦、胸腹之滞气。治肝郁气滞,胁肋胀痛,常配伍疏肝行气之药,如《景岳全书》柴胡疏肝散,以其与柴胡、枳壳等同用。治寒凝气滞的胃脘疼痛,常配伍温中止痛之药,如《良方集腋》良附丸,以其与高良姜同用。治疝气疼痛,时作时止,或阴囊偏坠硬痛,则常与温里散寒、行气止痛的小茴香、吴茱萸、乌药等同用。

2. **月经不调,痛经,乳房胀痛** 本品性平,辛香行散,通过疏肝理气而能调经止痛,为妇科调经止痛之要药。治肝郁气滞,月经愆期,常配伍活血调经之药,如《妇科玉尺》香附芎归汤,以其与当归、川芎等同用。治胞宫虚寒,月经不调,常配伍温经散寒调经之药,如《沈氏尊生书》艾附暖宫丸,以其与艾叶、肉桂、吴茱萸等同用。治气郁血滞所致的经行腹痛,可单用,如《重订瑞竹堂经验方》四制醋附丸,以本品用酒、盐水、米醋等制后,醋糊为丸服;也可与当归、川芎、白芍、延胡索等调经止痛药配伍,以增强药力。治肝郁气滞之乳房胀痛或结块,常与青皮、瓜蒌皮、柴胡等配伍,以增强行气散结之功。

【用法用量】 煎服,6~9 g。醋炙止痛力量增强。

【使用注意】 本品辛香微苦,能耗气伤阴,故气虚无滞、阴虚、血热者慎服。

【参考资料】

1. **化学成分** 本品含挥发油,油中主要成分为 β-蒎烯、香附子烯、α-香附酮、β-香附酮、α-莎香醇、β-莎香醇。此外,尚含生物碱、黄酮类及三萜类等。

《中国药典》规定:以 α-香附酮作定性鉴别成分;定量检测,药材、饮片的挥发油的含量不得少于 0.8%（ml / g）。

2. **药理作用** 本品能对抗肠、支气管平滑肌痉挛,有明显的利胆作用。无论对已孕或未孕子宫,均能使子宫平滑肌松弛,收缩力减弱。尚有明显的镇痛、抗炎作用。还具有解热、镇静、降压、强心、抑菌等作用。

沉香 Chénxiāng 《名医别录》

为瑞香科常绿乔木沉香 *Aquilaria agallocha* (Lour.) 及白木香 *A. sinensis* (Lour.) Gilg 含树脂的干燥木材。沉香主产于印度尼西亚、马来西亚等地。白木香主产于中国海南、广东、台湾等地。全年均可采收。均气芳香,味苦。

【主要性能】 辛、苦,温。归脾、胃、肾经。

【功效】 行气止痛,温中降逆,温肾纳气。

【应用】

1. **寒凝气滞证** 本品辛散温通,既温而不燥,又行而不泄,无破气之害,为行气散寒止痛之良药,凡气滞兼寒之疼痛,不论虚实皆宜。治寒凝气滞,胸腹胀痛,常配伍温里散寒、行气止痛之药,如《卫生家宝》沉香四磨汤,以其与乌药、木香、槟榔等同用。治脾胃虚寒,脘腹冷痛,常配伍温中散寒之品,如《卫生宝鉴》沉香桂附丸,以其与干姜、肉桂、附子等同用。治中焦气弱、脏腑积冷所致的心

腹疼痛、大便溏泻者,常配伍益气补中之药,如《内外伤辨惑论》沉香温胃丸,以其与人参、白术等同用。

2. **胃寒气逆证**　本品既能温中散寒,又善降逆止呕,且性较平和,善治胃寒气逆所致呕恶的虚实诸证。证属寒邪犯胃者,可配伍温中止呕之药,以增强药力,如《圣济总录》沉香汤,以其与胡椒、荜澄茄、陈皮等同用。证属脾胃虚寒、经久不愈者,又常配伍人参、丁香、白豆蔻等,以共奏补脾温中、降逆止呕之功。

3. **虚喘证**　本品入肾,能温肾纳气而平喘,善治下元虚冷、肾不纳气之虚喘,常配温肾助阳、纳气平喘之品,如《和剂局方》黑锡丹,以其与肉桂、附子、补骨脂等同用。若治上盛下虚的痰饮喘咳,常配伍化痰止咳、降气平喘之品,如《和剂局方》苏子降气汤,以其与苏子、前胡、半夏、厚朴等同用。

【**用法用量**】　煎服,1～3 g,宜后下。亦入丸散。

【**使用注意**】　本品虽不温燥,但也能伤阴助火,故阴虚火旺者慎服。

【**参考资料**】

1. **化学成分**　沉香与白木香均含挥发油,油中含沉香螺萜醇、苄基丙酮、对甲氧基苄基丙酮等。此外,沉香尚含沉香木质素、鹅掌楸碱等,白木香尚含白木香酸、白木香醛、白木香醇等。

《中国药典》规定:以沉香对照药材作定性鉴别。

2. **药理作用**　本品能抑制回肠主动收缩,对抗肠痉挛性收缩;促进消化液与胆汁的分泌。且具麻醉、止痛、镇静、止喘及肌肉松弛等作用。对人型结核杆菌、伤寒杆菌、福氏痢疾杆菌等,均有较强的抑制作用。

附药:

檀香　为檀香科常绿小乔木檀香 *Santalum album* L.树干的干燥心材。性能:辛,温;归脾、胃、心、肺经。功效:理气散寒,温中止痛。主治:寒凝气滞,胸痹心痛,脘腹冷痛,呕吐食少。用法用量:煎服,2～5 g。

乌药 Wūyào　《本草拾遗》

为樟科常绿灌木乌药 *Lindera aggregate* (Sims) Kosterm.的干燥块根。以浙江为著名道地产区,安徽、江西等地亦产。冬、春季采挖根,除去细根,洗净晒干或切片。本品气香,味微苦辛,清凉感。

【**主要性能**】　辛,温。归脾、肺、肾、膀胱经。

【**功效**】　行气止痛,温肾散寒。

【**应用**】

1. **寒凝气滞胸腹诸痛证**　本品辛开温散,能疏利通滞、散寒止痛,尤为疏通气机、温散止痛之良药,善治寒凝气滞胸腹之诸痛,若症见胸闷胁痛者,可与薤白、瓜蒌皮、郁金、延胡索等散寒止痛、宽胸利气之品同用;症见脘腹胀痛者,可配木香、炒枳壳、陈皮等行气除胀之品同用。治寒疝,小腹痛引睾丸者,可配暖肝疏利止痛之品,如《医学发明》天台乌药散,以其与小茴香、木香、青皮等同用。治寒凝气滞,行经腹痛而兼瘀血者,可配行气活血、散寒止痛之品,如《济阴纲目》乌药汤,以其与香附、当归、木香等同用。

2. **膀胱虚寒证**　本品能下达肾与膀胱,善温肾散寒,除膀胱冷气,使膀胱气化功能复常,为治肾阳不足、膀胱虚寒之要药。症见小便频数或遗尿者,常配伍补肾助阳、固脬缩尿之品,如《妇人良方》缩泉丸,以其与山药、益智仁同用;若小便不通、少腹急迫者,可单用,或配桂枝、荜澄茄、茯苓等同用。

【用法用量】 煎服,3～9 g。

【使用注意】 本品辛香温散,能耗气伤阴助火,故气虚血亏无滞、阴虚火旺及内有火者慎服。

【参考资料】

1. 化学成分 本品含生物碱和挥发油,油中主要成分为乌药醇、乌药烃、乌药酸、乌药内酯等。

《中国药典》规定:以乌药醚内酯作定性鉴别成分;定量检测,药材乌药醚内酯的含量不得少于 0.030%,去甲异波尔定不得少于 0.40%,饮片同药材。

2. 药理作用 本品能促进消化液的分泌,对胃肠平滑肌有兴奋和抑制双重作用。内服能兴奋大脑皮质,促进呼吸,兴奋心肌,加速血液循环,升高血压及发汗;外涂能使局部血管扩张、血液循环加速,缓和肌肉痉挛疼痛。能促进血凝、止血。此外,尚能抗炎、镇痛、抑制小鼠肉瘤-180、抗病毒等。

3. 其他 本品产地并非仅限浙江,然以浙江天台所产者品质较佳,故有"天台乌药"或"台乌药"之名。

荔枝核 Lìzhīhé 《本草衍义》

为无患子科常绿乔木荔枝 *Litchi chinensis* Sonn.的干燥成熟种子。主产于福建、广东、广西等地。夏季果实成熟时采集。本品气微,味微甘、苦、涩。

【主要性能】 辛、微苦,温。归肝、胃经。

【功效】 行气散结,祛寒止痛。

【应用】

1. 疝气痛,睾丸肿痛 本品辛温疏通散寒、苦泄散结止痛,主入肝经,最善治寒滞肝经之疝气痛或睾丸肿痛,常配小茴香、吴茱萸、橘核等散寒止痛之药,如《北京市中药成方选集》疝气内消丸。若证属肝经实火、湿热下注,症见睾丸肿痛、阴囊红肿者,又常配龙胆草、川楝子、山栀子、大黄等同用,共奏清肝火、除湿热、散结止痛之功。

2. 气滞腹痛 本品入肝胃经,能行气疏肝、和胃止痛。治肝郁气滞,胃脘久痛兼寒者,可配伍行气调中止痛的木香,即《景岳全书》荔香散。治肝郁气滞所致的痛经或产后腹痛,可配伍疏肝止痛的香附,即《妇人良方》蠲痛散;若证属肝郁气滞兼血瘀者,当与柴胡、川芎、当归等疏肝理气、活血调经药同用。

【用法用量】 煎服,10～15 g。

【参考资料】

1. 化学成分 本品含棕榈酸等脂肪油,还含皂苷、鞣质、氨基酸等。

2. 药理作用 本品能降低血糖,调节血脂,抗氧化。对乙型肝炎病毒表面抗原有抑制作用。

川楝子 Chuānliànzǐ 《神农本草经》

为楝科落叶乔木川楝 *Melia toosendan* Sieb. es Zucc.的干燥成熟果实。以四川为著名道地产区,甘肃、云南等地亦产。冬季果实成熟时采收。本品气特异,味酸、苦。

【主要性能】 苦,寒。有小毒。归肝、胃、小肠、膀胱经。

【功效】 行气止痛,疏肝泄热,驱虫,止痒。

【应用】

1. 胸胁脘腹胀痛 本品苦寒清泄,既行气止痛,又疏肝泄热,为治肝胃气滞、胸胁脘腹胀痛所常用,兼热者尤宜,常与行气活血止痛的延胡索同用,即《圣惠方》金铃子散。若治肝郁气滞兼血瘀者,症见胁肋刺痛,可配伍疏肝行气、活血止痛之品,如《医学衷中参西录》金铃泻肝汤,以其与三棱、莪术、乳香等药同用。

2. 疝气痛，睪丸偏坠痛　本品能疏肝行气、止痛泄热，善治疝证，故有"治疝专药"之誉。若治肝经寒凝气滞之疝气痛或睪丸偏坠痛，常将本品炒用，并配伍散寒行气止痛之品，如《医方简义》导气汤，以其与吴茱萸、小茴香、木香等同用。若治肝经实火、湿热下注，症见睪丸肿痛、阴囊红肿者，可生用，并常配龙胆草、山栀子、荔枝核等药同用，以收清肝火、除湿热、散结止痛之效。

3. 虫积腹痛　本品有小毒，除能行气止痛外，又善驱杀蛔虫，兼杀其他肠道寄生虫，为治虫积腹痛所常用，并可配伍其他驱虫药以增药力，如《小儿药证直诀》安虫散，以其与鹤虱、槟榔等药同用。

4. 脚癣　本品外用能疗癣止痒，单用即可。治头癣，可将其炒黄研末，用油脂调成油膏，涂敷患处。治甲癣，可取生川楝子加水适量捣膏，凡士林调涂患处。

【用法用量】　煎服，3~10 g。外用适量。生用驱虫，炒用寒凉性得减。

【使用注意】　本品苦寒，脾胃虚寒者慎用。

【参考资料】

1. 化学成分　本品含川楝素、多种苦味成分，以及生物碱、树脂及脂肪油等。

《中国药典》规定：以川楝素作定性鉴别成分；定量检测，药材含川楝素应为 0.060%~0.20%，饮片含川楝素应为 0.040%~0.20%。

2. 药理作用　本品对猪蛔虫、蚯蚓、水蛭等有明显的杀灭作用。能兴奋肠管平滑肌，收缩胆囊，促进胆汁排泄。能抑制多种真菌及细菌。此外，还能抗肉毒中毒、抗癌、抗炎等。

3. 其他　同科属不同种植物楝 *Melia zaedarach* L.的果实苦楝子，其性状、成分及药效虽与本品相似，但毒性却较本品为大，故不可以其混作川楝子用。

本品有小毒，若内服过量可出现中毒反应，主要为肝脏损害、中毒性肝炎、精神失常、视力障碍、胃及小肠炎症、内脏出血、血压下降、呼吸循环衰竭甚至死亡，故用量不可过大。

薤白 Xièbái　《神农本草经》

为百合科多年生草本植物小根蒜 *Allium macrostemon* Bge.的干燥鳞茎。全国各地均有分布，主产于江苏、浙江、东北等地。夏、秋二季采挖。本品有蒜臭，味微辣。

【主要性能】　辛、苦，温。归肺、心、胃、大肠经。

【功效】　通阳散结，行气导滞。

【应用】

1. 胸痹疼痛　本品辛散温通，入肺、心经，能散阴寒之凝结，通胸阳之壅遏，为治胸痹疼痛之要药。最宜用治痰浊闭阻、胸阳不振之胸闷胀痛，常配药行气宽胸、化痰散结之品，如《金匮要略》瓜蒌薤白白酒汤、瓜蒌薤白半夏汤、枳实薤白桂枝汤，与瓜蒌、半夏、枳实、桂枝等同用。若治痰浊与瘀血互结所致的胸闷刺痛，可配瓜蒌、川芎、丹参等药，以共收行气宽胸、祛瘀止痛之效。

2. 脘腹胀痛　本品入胃经，能行气散寒而止痛，治胃寒气滞，脘腹痞满胀痛，常配高良姜、砂仁、木香等温中行气之品。

3. 泻痢后重　本品入大肠经，能行气导滞，可治泻痢后重。因其性温，尤宜于证属虚寒者，常配行气之品，如《伤寒论》四逆散加薤白方，以其与炒枳实、柴胡、炒白芍、炙甘草等药同用。若治湿热内蕴，胃肠气滞，泻痢里急后重，当配伍黄连、黄柏、木香等药，以共收清热燥湿、解毒治痢之效。

【用法用量】　煎服，5~10 g。

【使用注意】　本品辛苦性温，能伤阴助火，故阴虚及内热者慎服。

【参考资料】

1. **化学成分** 本品含薤白苷、前列腺素、谷甾醇、胡萝卜素等;又含挥发油,内有19种含硫化合物,主要有二甲基三硫化物、甲基丙基三硫化物等。

《中国药典》规定:以薤白对照药材作定性鉴别。

2. **药理作用** 本品能促进纤维蛋白溶解,降低动脉脂质斑块、血清过氧化脂质,抑制血小板聚集;对心肌缺氧、缺血具有保护作用。对痢疾杆菌、金黄色葡萄球菌有抑制作用。此外,还能降压、利尿、抗癌、镇痛。

柿蒂 Shìdì 《本草拾遗》

为柿树科落叶乔木柿 *Diospyros kaki* Thunb.的干燥宿存花萼。主产于四川、广东、广西等地。秋、冬二季果实成熟时采集,或食用时收集。本品气微,味涩。

【主要性能】 苦,平。归胃经。

【功效】 降气止呃。

【应用】

呃逆证 本品苦泄降气,药性平和,专入胃经,善降胃气,凡胃气上逆之呃逆,无论寒热虚实皆宜。若治胃寒呃逆,常配伍温中降逆止呃之药,如《济生方》柿蒂汤,以其与丁香、生姜等同用。治脾胃虚寒呃逆,常配伍益气温中降逆之药,如《症因脉治》丁香柿蒂汤,以其与人参、丁香等同用。治胃热呃逆,常配伍芦根、竹茹等,以共奏清胃降逆之功。治痰湿壅滞之呃逆者,常配伍旋覆花、赭石、半夏等,共奏燥湿化痰、降逆止呃之功。

【用法用量】 煎服,6~10 g。

【参考资料】

1. **化学成分** 本品含鞣质、羟基三萜酸、葡萄糖、果糖及有机酸、中性脂肪油等。

《中国药典》规定:以没食子酸作定性鉴别成分。

2. **药理作用** 本品能抗心律失常,并有镇静及抗生育作用。

行气药参考药

药名	主要性能	功效	主治	用法用量	使用注意
青木香	辛、苦,寒。有小毒。归肝、胃经	行气止痛,解毒消肿	肝胃气滞证,泻痢腹痛;痈疮疔毒,皮肤湿疹,蛇虫咬伤	煎服,3~10 g;散剂每次1.5~2 g。外用适量	有小毒,不宜过量久服,肾病者慎用
天仙藤	苦,温。归肝、脾经	行气活血,通络止痛,祛湿解毒	胃脘痛、疝气痛、产后腹痛;风湿痹痛;妊娠水肿,蛇虫咬伤	煎服,3~9 g	不宜过量或久服,肾病者忌服
玫瑰花	甘、微苦,温。归肝、脾经	行气解郁,活血调经止痛	肝胃气痛证,月经不调、经前乳胀、跌打伤痛、痈肿	煎服,3~6 g	阴虚有火者慎用
绿萼梅	酸、涩,平。归肝、胃经	疏肝和胃,理气化痰	肝胃气滞证,梅核气	煎服,3~6 g	
娑罗子	甘,温。归肝、胃经	疏肝理气,宽中和胃	胸闷胁痛,脘腹胀痛,经前乳房胀痛	煎服,3~9 g	
大腹皮	辛,微温。归脾、胃、大肠、小肠经	行气宽中,利水消肿	胸腹胀闷;水肿、脚气、小便不利	煎服,5~10 g	
刀豆	甘,温。归胃、肾经	降气止呃,温肾助阳	呃逆呕吐;肾虚腰痛	煎服,10~15 g	

续 表

药 名	主要性能	功 效	主 治	用法用量	使用注意
甘松	辛、甘,温。归脾、胃经	行气止痛,醒脾健胃	寒凝气滞或思虑伤脾的脘腹胀痛,纳呆腹胀	煎服,3~6 g	气虚血热者慎用
九香虫	辛、咸,温。归肝、胃、肾经	行气止痛,温肾助阳	肝胃气痛证;肾虚阳痿、腰膝冷痛	煎服,3~10 g;炒后研末服,每次3 g	
荷梗	苦,平。归脾、胃经	理气化湿,解暑清热	暑湿胸闷,泄泻、痢疾、淋证,带下	煎服,10~15 g	
九里香	辛、微苦,温。有小毒。归胃、肝经	行气止痛,活血散瘀	脘腹胀痛,风湿痹痛;外治牙痛,跌打肿痛,虫蛇咬伤	煎服,6~12 g;外用适量	
预知子	苦,寒。归肝、胆、胃、膀胱经	疏肝理气,活血止痛,散结,利尿	肝胃气痛;经闭、痛经;痰核痞块;小便不利	煎服,3~10 g	脾虚者慎用
橘红	辛、苦,温。归肺、脾经	理气宽中,燥湿化痰	咳嗽痰多,食积伤酒,呕恶痞闷	煎服,3~10 g	

第十五章 消食药

导学

通过本章概述部分的学习,掌握消食药在功效、主治、性能、配伍及使用注意方面的共性;掌握通过消食药等有关功效,确定其性能、主治和证候禁忌的分析方法。了解消食药的含义及其不同称谓。

通过消食药的学习,掌握山楂、莱菔子、鸡内金的性能、功效、应用、特殊用法及特殊使用注意。熟悉神曲、麦芽、稻芽的功效、主治病证、特殊用法及特殊使用注意。

一、含义

凡以消食化积为主要功效,常用以治疗饮食积滞的药物,称为消食药。

二、功效主治

1. **共有功效主治**　本章所有药物都具有消食化积功效,主治食积停滞,症见脘腹胀满、嗳气吞酸、恶心呕吐、不思饮食、大便失常,以及脾胃虚弱、食积不化等。

食积停滞可因暴饮暴食引起,还可因脾胃素虚、运化力弱,饮食不慎(如过食油腻或量稍过)导致食停中焦;或外感风寒之邪内犯,影响脾胃运化,造成停食;或情志所伤,肝木乘脾,脾运化功能下降,亦可造成停食。

2. **主要兼有功效主治**　本类药物以消食化积为主,还兼有健胃之效,常用于治疗脾胃虚弱,消化不良之证。食积和脾胃虚弱常互为因果,食积常损伤脾胃,而脾胃虚弱常致食积。本类药物能使食积消则脾胃健运,脾胃健运则能助食物消化,两者相辅相成。

所谓消食是帮助食物消化,化积是化解停积在胃的宿食。具有消食化积的药物能够治疗小儿或成人由于饮食不节或脾胃虚弱引起的饮食积滞。

三、性能特点

1. **药性**　消食药大多性平,或微温。本类药物药性缓和,能渐消缓散饮食积滞。
2. **药味**　消食药大多味甘,甘入脾,故有健脾助运、和胃消食之功。个别药物兼有辛味,能行气、解表。

一般认为消食药宜炒后用,以增加香味、矫正不良气味,并加强消食作用。炒焦有止泻功效。
3. **归经**　因为胃主受纳和腐熟水谷,脾主运化水谷精微,食积多影响脾胃消化吸收功能,故消食药主归脾、胃二经。

四、配伍应用

食积者多有兼证,应根据不同病情予以适当配伍。针对食积内停兼有中焦气机阻滞,需配行气药促使中焦气行而积消;若食积化热,配苦寒清热或轻下之品;若寒湿困脾,配化湿药;兼有外感者,配伍解表药。针对食积虚实夹杂者,如脾胃素虚,运化无力所致食积内停,配伍益气健脾之品;中焦虚寒者,配温中健脾药以标本兼顾,使消食而不伤正。

五、使用注意

1. **因证选药**　使用消食药,应区分食积的类型、兼夹证候、患者体质的不同,选择适宜的消食药。如治脂肪类食积,选用偏于消肉食的药物;治淀粉类食积,选用偏于消米面薯食的药物。

2. **证候禁忌**　本类药物虽性平效缓,但仍有耗气之弊,故气虚无积滞者慎用。

山楂 Shānzhā 《神农本草经集注》

为蔷薇科多年生乔木植物山里红 *Crataegus pinnatifida* Bge. var. *major* N. E. Br. 或山楂 *C. pinnatifida* Bge. 的干燥成熟果实。山里红主产于河南、山东、河北等地,习称"北山楂",山东产量大质优;山楂分布于南方各省。秋季果实成熟时采收。本品气微清香、味酸、微甜。生用或炒用。

【**主要性能**】　酸、甘,微温。归脾、胃、肝经。

【**功效**】　消食化积,行气化瘀。

【**应用**】

1. **饮食积滞证**　山楂酸甘,微温不热,入脾胃经。功善消食化积,尤为消化油腻肉食积滞之要药。常用于治疗饮食积滞之脘腹胀满、嗳气、腹痛便溏者。治食肉不消,《简便方》以单味煎服;亦可配莱菔子、神曲等同用,以加强消食化积之功。

2. **血瘀致胸腹痛、痛经**　本品兼入肝经、走血分,有活血化瘀止痛之功。治血瘀阻滞胸腹刺痛、胸痹心痛,常配川芎、桃仁、红花等同用。治疗妇女产后瘀阻腹痛、恶露不尽或痛经、经闭,可单用本品加红糖水煎服;或配伍行气活血的药物,以增强活血化瘀作用,如《景岳全书》通瘀煎,以本品与当归、香附、红花同用。

此外,本品行气之功还可用治泻痢腹痛或疝气肿痛等。治泻痢腹痛,单用焦山楂,或配黄连、木香等解毒、行气导滞之品。治疝气痛,常与橘核,荔枝核等同用。本品能化浊降脂,现代单用本品制剂治疗冠心病、高血压病和高脂血症等,均有较好疗效。

【**用法用量**】　煎服,10～15 g,大剂量 30 g。生、炒山楂多用于消食散瘀,焦山楂消食导滞作用增强,用于肉食积滞、泻痢不爽。

【**使用注意**】　脾胃虚弱无积滞或胃酸分泌过多者均慎用。

【**参考资料**】

1. **化学成分**　本品含黄酮类、黄酮醇类、黄烷醇类及其聚合物、三萜类和甾体类、有机酸类、氨基酸类和维生素 C、无机盐等。有机酸类有安息香酸、没食子酸、枸橼酸、绿原酸、琥珀酸、延胡索酸、苹果酸、抗坏血酸等。

《中国药典》规定:以熊果酸作定性鉴别成分;定量检测,有机酸以枸橼酸($C_6H_8O_7$)计不得少于 5.0%。

2. **药理作用**　本品促进脂肪分解和肉食消化,增加胃中消化酶分泌。山楂还能扩张血管,增加冠状动脉血流量,保护缺血、缺氧心肌和强心,抑制血小板聚集,促进肠系膜微循环,降压,收缩子宫,利尿,抗氧化和防癌等。焦山楂煎剂有明显抑制痢疾杆菌、大肠杆菌及铜绿假单胞菌的作用。

鸡内金 Jīnèijīn　《神农本草经》

为雉科动物家鸡 *Gallus gallus domesticus* Brisson 的干燥沙囊内壁。全国各地均产。杀鸡后,取出鸡肫,趁热剥取内壁。本品气微腥,味微苦。生用或研末用。

【主要性能】　甘,平。归脾、胃、小肠、膀胱经。

【功效】　消食健胃。

【应用】

饮食积滞　本品消食化积作用较强,既直接促进食积消化,又健运脾胃以防食积,故广泛用于各种食积不消、呕吐泻痢和小儿疳积等。病情较轻者,单味研末服即有效,如《千金方》单用本品治消化不良引起反胃吐食;若治疗食积较重者,配山楂、麦芽等,可增强消食导滞作用。若治小儿脾虚疳积,可配白术、山药等同用。

此外,本品另有涩精缩尿止遗之功,治遗精、遗尿。可与温肾止遗的桑螵蛸等同用,以加强疗效,如《圣惠方》鸡肶胵散。还有通淋化石之功,治砂石淋涩痛、胆结石,症见小便淋沥、痛不可忍,或胆胀胁痛等,常配金钱草、石韦等药物同用。

【用法用量】　煎服,3～10 g;研末服,每次 1.5～3 g。研末服效果优于煎剂。

【参考资料】

1. 化学成分　本品含氨基酸、微量胃蛋白酶、胃激素、角蛋白、淀粉酶、多种维生素和微量元素如铝、钙、铜、铁、锌、锰、钼、钴等。

2. 药理作用　本品服用后,胃液分泌量、酸度及消化力均见提高,明显增强胃运动功能,使胃运动期延长及蠕动波增强,胃排空加快。体外实验鸡内金能增强胃蛋白酶、胰脂肪酶活性。鸡内金可加强膀胱括约肌收缩,减少排尿次数,提高醒觉;其酸提取物能加速放射性锶的排泄。

神曲 Shénqǔ　《药性论》

为面粉或麸皮和其他药物混合后经发酵而成的加工品。全国各地均有生产。本品有陈腐气,味苦。生用或炒焦用。

【主要性能】　甘、辛,温。归脾、胃经。

【功效】　消食化积。

【应用】

饮食积滞证　本品甘辛而温,可消食开胃,尚能"行脾胃滞气"(《本草经疏》),故饮食积滞证常用。治疗饮食积滞所致的脘腹胀痛、食少纳呆、肠鸣腹泻等,单用或与山楂、麦芽、木香等同用。因本品味辛能散,并含有解表退热之品,尤宜外感兼食积者。

炒焦后有止泻之功,对食积腹泻者有消食和止泻双重作用,并常与焦山楂、焦麦芽同用,习称"焦三仙"。

此外,凡丸剂中含有金石、贝壳类药物,内服难以消化吸收者,常用本品糊丸以助消化并防伤胃,如磁朱丸。

【用法用量】　研末入丸散,6～15 g。止泻宜炒焦用。

【使用注意】　脾阴虚胃火盛者不宜。

【参考资料】

1. 化学成分　本品含酵母菌,多种消化酶如淀粉酶、蔗糖酶、蛋白酶等,维生素 B 复合体,麦角甾醇,脂肪油,挥发油及苷类等。

2. **药理作用**　本品有促进消化、增进食欲、促进消化液分泌、提高消化能力等作用。

3. **其他**　本品易感染黄曲霉素，加工贮藏时应特别注意。神曲水煎时易于粘锅，并使煎液浑浊，难以过滤，且影响复方中其他药物有效成分的煎出，因此，神曲不宜直接入煎剂。

神曲中另有一种称建神曲，又名泉州神曲、范志曲，简称建曲。为面粉、麸皮和紫苏、荆芥、防风、白术、厚朴、木香、枳实、青皮等40种中药，经混合发酵而成。性味：辛、苦、温。功效：消食化滞，理气化湿，发散风寒，兼能健脾。适用于食滞不化或兼外感风寒者。

麦芽 Màiyá　《药性论》

为禾本科二年生草本植物大麦 *Hordeum vulgare* L. 的成熟果实经发芽干燥的炮制加工品。全国产麦区均可生产。本品气微，味微甘。生用、炒用或炒焦用。

【**主要性能**】　甘，平。归脾、胃、肝经。

【**功效**】　行气消食，健脾开胃，回乳消胀。

【**应用**】

1. **饮食积滞证**　本品甘平，有较好的消食化积作用；尤擅长于消米、面、薯、芋等淀粉性饮食积滞、脘腹胀痛，常配山楂、神曲、鸡内金等同用。治小儿乳食停滞，常配陈皮、谷芽、莱菔子等。治脾虚食少、食后饱胀，可与消食健脾药的神曲、白术、陈皮等同用。

2. **妇女断乳，乳房胀痛**　本品可减少乳汁分泌，有回乳之功。用治妇女断乳或乳汁郁积之乳房胀痛等，可单用生麦芽或炒麦芽120 g(或生、炒麦芽各60 g)，煎服。

此外，麦芽兼行气疏肝之功，可用治肝气郁滞或肝胃不和之胁痛、脘腹痛，常配川楝子、柴胡等。

【**用法用量**】　煎服，10～15 g；回乳炒用，60～120 g。生麦芽健脾和胃，疏肝行气；炒麦芽行气消食、回乳；焦麦芽消食化滞。

【**使用注意**】　授乳期妇女不宜使用。

【**参考资料**】

1. **化学成分**　本品主要含α-淀粉酶及β-淀粉酶，催化酶，维生素B、D、E，麦芽糖及大麦芽碱，腺嘌呤，胆碱，蛋白质，氨基酸及微量细胞色素C等。

《中国药典》规定：以麦芽对照药材采用薄层色谱法进行定性鉴别。

2. **药理作用**　本品煎剂对胃酸与胃蛋白酶的分泌有轻度促进作用，有助于消化。麦芽浸剂口服可使家兔与正常人血糖降低，还有抑制催乳素分泌的作用。大麦芽碱具有类似麻黄碱的作用。此外，麦芽还有抗氧化及抗血小板凝聚、调节内分泌腺功能、调节血脂、保护肝脏等作用。

莱菔子 Láifúzǐ　《日华子本草》

为十字花科两年生草本植物萝卜 *Raphanus sativus* L.的干燥成熟种子。全国各地均有栽培，夏季果实成熟时采收。本品气微，味淡、微辛苦。生用或炒用，用时捣碎。

【**主要性能**】　辛、甘，平。归肺、脾、胃经。

【**功效**】　消食除胀，降气化痰。

【**应用**】

1. **食积气滞证**　本品味甘助胃消食、味辛善行气消食除胀。常用治食积气滞所致的脘腹胀满或疼痛，嗳气吞酸，大便秘结或积滞泻痢等，如《丹溪心法》保和丸，本品与山楂、神曲、陈皮等同用。用治食积气滞兼脾虚者，如《丹溪心法》大安丸，以之配白术，可攻补兼施。

2. **痰壅咳喘，胸闷食少**　本品既能消食化积，又能降气化痰达止咳平喘。宜治痰壅咳喘，胸闷兼食积不化者，如《韩氏医通》三子养亲汤，本品配伍白芥子、苏子等同用。

【用法用量】　煎服,5～12 g。炒后性缓,有香气,可避免生品内服导致恶心的副作用,长于消食。

【使用注意】　本品辛散耗气,故气虚而无食积、痰滞者慎用。

【参考资料】

1. **化学成分**　本品含大量脂肪油,少量挥发油,含硫化合物,芥子碱等生物碱,维生素类,酚类以及 β-谷甾醇,莱菔素,糖类和多种氨基酸等。

《中国药典》规定:以芥子碱硫氰酸盐作定性鉴别成分;定量检测,芥子碱以芥子碱硫氰酸盐($C1_6H_{24}NO_5 \cdot SCN$)计不得少于 0.40%。

2. **药理作用**　本品能增强实验动物离体回肠的节律性收缩,提高胃幽门部环行肌紧张性和降低胃底纵行肌紧张性。莱菔子水提物有抑制葡萄球菌、肺炎链球菌、大肠杆菌、伤寒杆菌及痢疾杆菌的作用,还有抗炎、降压、镇咳、祛痰、防止冠状动脉粥样硬化等作用。其水浸剂有不同程度抑制多种致病性真菌的作用。

3. **其他**　古代文献记载有"人参恶莱菔子",认为人参配伍莱菔子会消减人参补气之功。但是,针对服人参引起的脘腹胀满,莱菔子能使之缓解。实验研究表明,人参与莱菔子同服,对人参提高小鼠抗疲劳、耐缺氧及抗应激等功效亦未见影响。

稻芽 Dàoyá　《本草纲目》

为禾本科草本植物稻 *Oryza sativa* L. 的成熟果实经发芽干燥的炮制加工品。全国各地均有生产,南方为多。本品气微,味淡。炒用或炒焦用。

【主要性能】　甘,温。归脾、胃经。

【功效】　消食和中,健脾开胃。

【应用】

饮食积滞证　本品甘温,消食化积兼温运脾胃;用治食积不消、腹胀口臭,常与炒麦芽、神曲等同用。治小儿乳食停滞,常配陈皮、麦等。治脾胃虚弱,不饥食少,配消食健脾药的神曲、白术、陈皮等同用。

【用法用量】　煎服,9～15 g。炒稻芽偏于消食,用于不饥食少;焦稻芽善化积滞,用于食积不消。

【参考资料】

1. **化学成分**　本品含蛋白质,脂肪油,淀粉,淀粉酶,麦芽糖,腺嘌呤,胆碱,天门冬氨酸、γ-氨基丁酸等 18 种氨基酸等。

2. **药理作用**　本品能增加消化液分泌,有助于食物消化。所含的 β-淀粉酶能将糖淀粉完全水解成麦芽糖,α-淀粉酶则使之分解成短直链缩合葡萄糖。

附药:

谷芽　为禾本科草本植物粟 *Setaria italica* (L.) Brauv.的成熟果实经发芽干燥的炮制加工品。性能:甘、温;归脾、胃经。功效:消食和中,健脾开胃。主治:食积不消,腹胀口臭,脾胃虚弱,不饥食少。用法用量:煎服,9～15 g。

消食药参考药

药名	主要性能	功效	主治	用法用量	使用注意
鸡矢藤	甘、苦,微寒。归脾、胃、肝、肺经	消食健胃,化痰止咳,清热解毒,止痛	饮食积滞;热痰咳嗽;热毒泻痢;胃肠疼痛	煎服,15～60 g	脾虚无积滞者慎用
隔山消	甘、苦,平。归脾、胃、肝经	消食健胃,理气止痛,催乳	饮食积滞;脘腹胀痛;乳汁不下	煎服,9～15 g	过量服用易中毒
阿魏	苦、辛,温。归肝、脾、胃经	化癥散痞,消积杀虫	瘀血癥瘕,腹中痞块,虫积腹痛等证;肉食积滞	入丸散或外用膏药,1～1.5 g	脾胃虚弱及孕妇忌用

第十六章 驱虫药

导学

通过本章概述部分的学习,掌握驱虫药的功效、主治、配伍应用和使用注意。了解驱虫药的含义、性能特点,与驱虫有关的功效术语的含义。

通过本章具体药物的学习,掌握槟榔的性能、功效、应用、特殊用量和使用注意。熟悉使君子、苦楝皮、雷丸的功效、主治、特殊用法和特殊使用注意。了解榧子、南瓜子的功效、特殊用法和特殊使用注意。参考药鹤草芽执业药师考试有要求。

一、含义

凡以驱除或杀灭人体肠道寄生虫为主要功效,主要用以治疗肠道寄生虫病的药物,称为驱虫药。

二、功效与主治

1. **共有功效及其主治** 本章药物均具有驱虫作用,对人体肠道各种寄生虫虫体有杀灭或麻痹作用,促使其排出体外,故可用治蛔虫病、绦虫病、蛲虫病、钩虫病及姜片虫病等多种肠道寄生虫病。虫证患者多因饮食不洁,食入寄生虫卵所致,临床症状因感染寄生虫类不同而异,常见不思饮食或多食善饥,嗜食异物,绕脐腹痛,时发时止,胃中嘈杂,呕吐清水,肛门瘙痒等;迁延日久者,则见面色萎黄,形体消瘦,腹部膨大,青筋浮露,周身浮肿等。部分患者症状较轻,无明显临床证候。凡此,均当服用驱虫药物,以求根治。

2. **兼有功效及其主治** 本类驱虫药物中部分对肠道以外其他部位的寄生虫,如血吸虫、阴道滴虫等亦有杀灭作用。此外,某些驱虫药物兼行气、消积、润肠等作用,既有利于驱除寄生虫,也能治疗食积气滞、小儿疳积、便秘等病证。

三、性能特点

1. **性味** 驱虫作用对病证的寒热无选择性,五味中无与之相应的味。性味多与其兼有功效或性状有关。

2. **归经** 因主治肠道寄生虫病,主要归小肠经。

3. **毒性** 本章中苦楝皮有毒性。

四、配伍应用

应用驱虫药时,常与泻下药同用,以利虫体排出。此外,可根据患者体质强弱、寒热虚实、证情缓急等选择其他药物配伍。若兼有饮食积滞者,可配消积导滞药物同用;脾胃虚弱者,配伍健脾和胃之品,以攻补兼施;兼热者配伍清热药,兼寒者配伍温里药等。

五、使用注意

1. **因证选药**　使用驱虫药首先要明确虫证种类,选择针对性强的驱虫药,如绦虫首选槟榔,蛔虫首选使君子、苦楝皮等。

2. **证候禁忌**　驱虫药中有毒性者,要合理炮制,注意剂量和用法,防止过量中毒或损伤正气。对发热或腹痛剧烈者,当先治疗发热和腹痛,不宜急于驱虫,待症状缓解后,再施用驱虫药。素体虚弱、年老体衰及孕妇宜慎用。

此外,驱虫药一般应空腹时服用,使药物充分作用于虫体而保证疗效。

槟榔 Bīngláng　《名医别录》

为棕榈科多年生常绿乔木植物槟榔 *Areca catechu* L. 的干燥成熟种子。主产于海南、福建、台湾等地。春末至秋初采收成熟果实,取出种子,晒干。本品气微,味涩、微苦。切片生用或炒焦用。

【**主要性能**】　苦、辛,温。归胃、小肠、大肠经。

【**功效**】　驱虫,缓下消积,行气,利水,截疟。

【**应用**】

1. **多种肠道寄生虫病**　槟榔对绦虫、蛔虫、姜片虫、钩虫等多种肠道寄生虫有驱杀作用,并借其行气缓下之功驱除虫体。用治绦虫证疗效最佳,但须重用。如《千金方》单用本品水煎,频服;亦可与行气止痛药物配伍。现代多配南瓜子同用驱杀绦虫。用治蛔虫证,虫积腹痛者,可与使君子、苦楝皮同用。

2. **食积气滞,泻痢后重**　本品辛散苦泄,入胃肠经,善行胃肠之气,兼缓泻通便而消胃肠积滞。故治疗食积气滞、泻痢,里急后重之证,常与行气导滞的药物配伍,如《儒门事亲》木香槟榔丸,以本品与木香、青皮、大黄等同用。用治湿热泻痢,可与行气止痛、清热燥湿的药物配伍,如《素问病机气宜保命集》芍药汤,以本品与木香、黄连、芍药等同用。

3. **水肿,脚气肿痛**　本品有下气行水之功。用治水肿实证,二便不利,常与利水消肿药物配伍,以加强退水消肿的作用,如《济生方》疏凿饮子。用治寒湿脚气肿痛,常与温里、化湿、行气的药物配伍,如《类编朱氏集验医方》鸡鸣散,以本品与吴茱萸、木瓜、橘皮等同用。

此外,本品截疟之功用治疟疾,与常山同用,能减轻常山催吐的副作用。

【**用法用量**】　煎服,3～10 g。驱绦虫、姜片虫 30～60 g。生用力佳,炒用力缓,炒焦消食导滞;鲜者优于陈久者。

【**使用注意**】　本品缓泻,多用耗气,故脾虚便溏或气虚下陷者忌用;孕妇慎用。

【**参考资料**】

1. **化学成分**　本品主要含槟榔碱,另含有槟榔次碱、去甲基槟榔碱、去甲基槟榔次碱、槟榔副碱、高槟榔碱、异去甲基槟榔次碱等,又含脂肪、鞣质、脂肪酸、多种氨基酸、甘露糖、蔗糖、槟榔红色素、皂苷、淀粉和树脂等。

《中国药典》规定:以氢溴酸槟榔碱作定性鉴别成分;定量检测,槟榔碱($C_8H_{13}NO_2$)的含量不得少于 0.20%。

2. **药理作用**　槟榔碱能够麻痹虫体神经系统,将猪绦虫、牛绦虫、肝吸虫、蛲虫等驱除体外。槟榔碱另有兴奋胆碱 M 受体,兴奋子宫平滑肌和小肠平滑肌,增强胃肠蠕动等作用;尚有减慢心率、有效延缓动脉粥样硬化和降低血压、抗抑郁、抗氧化等作用。其水浸液能抑制流感病毒和多种皮肤真菌。

3. **其他**   关于槟榔的炮制,《雷公炮炙论》记载:"细切,无经火,恐无力效。"实验证明,炮制时间延长,槟榔碱的作用会逐渐损失。证明了古人"经火无力""急治生用,缓治略炒"的观点是正确的。

使君子 Shǐjūnzǐ   《开宝本草》

为使君子科多年生攀缘状灌木植物使君子 *Quisqualis indica* L. 的干燥成熟果实。主产于四川、广东、云南等地。9~10 月果皮变紫黑时采收,去壳,取种仁。本品气微香、味微甜。生用或炒香用。

【**主要性能**】   甘,温。归脾、胃、小肠经。

【**功效**】   驱蛔消积。

【**应用**】

蛔虫病   本品味甘气香,善驱蛔虫,为驱蛔要药,尤宜于蛔虫所致的虫积腹痛或小儿疳积。轻证单用本品炒香嚼服;因其作用缓和,重证需与其他驱虫药物配伍,以增强疗效,如《证治准绳》使君子散,以本品与苦楝皮、槟榔等同用。若与百部、槟榔等同用,可用治蛲虫病。

【**用法用量**】   煎服,9~12 g,捣碎;取仁炒香嚼服,或入丸散,6~9 g。小儿每岁 1~1.5 粒,一日总量不超过 20 粒。空腹服用,每日 1 次,连用 3 日。

【**使用注意**】   大量服用可致呃逆、眩晕、呕吐、腹泻等不良反应。若与热茶同服,能引起呃逆、腹泻,故服用时当忌饮茶。

【**参考资料**】

1. **化学成分**   种仁含脂肪油、使君子酸、使君子酸钾、吡啶类、胡芦巴碱、蔗糖、葡萄糖、柠檬酸、琥珀酸、苹果酸、甾醇等。脂肪油中含肉豆蔻酸、软脂酸、硬脂酸、油酸及亚油酸等。

《中国药典》规定:定量检测,种子胡芦巴碱($C_7H_7NO_2$)的含量不得少于 0.20%。

2. **药理作用**   本品对蛔虫及蛲虫均有较强的麻痹作用。使君子水浸液在体外有抑制堇色毛癣菌、同心性毛癣菌、许兰黄癣菌、铁锈色小芽孢癣菌等多种皮肤真菌的作用。使君子还能增加记忆,促进内源性多巴胺、乙酰胆碱、GABA 的释放而抗惊厥。此外,使君子酸有一定的神经毒作用。

3. **其他**   本品中使君子酸为其有毒成分,内服剂量过大可致胃肠刺激及膈肌痉挛,中毒反应有呃逆、头痛、眩晕、恶心、呕吐、出冷汗、四肢发冷,重者有抽搐、惊厥、呼吸困难、血压下降等症状。中毒与用量大、内服生品或新鲜果实等有关。

苦楝皮 Kǔliànpí   《名医别录》

为楝科多年生乔木植物川楝 *Melia toosendan* Sieb. et Zucc. 或楝 *M. azedarach* L. 的干燥根皮或树皮。前者主产于四川等地,后者全国大部分地区均产。四时可采,春、秋两季为宜。本品气微、味苦。鲜用或切段生用。

【**主要性能**】   苦,寒。有毒。归肝、脾、胃、小肠经。

【**功效**】   驱蛔虫,外用杀虫疗癣止痒。

【**应用**】

1. **蛔虫病**   本品苦寒有毒,有较强的驱蛔作用。治蛔虫积滞腹痛证,可单用水煎、煎膏或制成片剂、糖浆服用;亦可与驱蛔虫药配伍,以增强驱虫作用,如《全国中成药处方集》化虫丸,以本品与使君子、槟榔、大黄等同用。

2. **疥疮,湿疮**   本品外用能清热燥湿,杀虫疗癣止痒。用治疥疮、头癣、湿疮、湿疹瘙痒等证,单取本品为末,用醋或猪脂调涂患处。

此外,有报道用本品与百部、乌梅等同煎,取煎液保留灌肠,可治蛲虫病;与石榴皮同煎内服,可治钩虫病。

【用法用量】 煎服,3～6 g,鲜品 12～20 g。外用适量。

【使用注意】 本品有毒,不宜过量或持续久服。孕妇及肝肾功能不全者慎用。有效成分难溶于水,需文火久煎。

【参考资料】

1. 化学成分 棟树皮含川棟素、苦棟酮、苦棟萜酮内酯、苦棟子三醇、苦棟萜醇内酯、苦棟萜酸甲酯、1,8-二羟基-2-甲基蒽醌-3-O-β-D-吡喃半乳糖苷等,另含 β-谷甾醇、正十三烷及水溶性成分等。棟树根皮中含芹菜素-5-O-β-D-吡喃半乳糖苷。川棟根皮中含川棟素、异川棟素,根皮中川棟素含量较树皮中略高。

《中国药典》规定:以儿茶素作定性鉴别成分;定量检测,川棟素($C_{30}H_{38}O_{11}$)的含量不得少于 0.010%～0.20%。

2. 药理作用 川棟素有驱蛔作用,特别对蛔虫头部有麻痹作用。苦棟皮煎液在体外对小鼠蛲虫有麻痹,对狗钩虫等有驱杀作用。苦棟皮还有抑菌、抗病毒和抗内毒素等作用,苦棟皮酒精浸液对多种常见的致病性真菌有明显的抑制作用。

3. 其他 苦棟皮的毒性反应通常为头晕、头痛、思睡、恶心、呕吐、腹痛等,严重中毒者,可出现内脏出血、中毒性肝炎、精神失常、呼吸中枢麻痹;甚至休克、昏迷、死亡。大剂量川棟素有中枢抑制作用,能引起大鼠呼吸衰竭。川棟素的作用慢而持久,在鼠体内 1 周以上才能全部排泄完,有一定积蓄性,故不宜长期连续服用。

雷丸 Léiwán 《神农本草经》

为白蘑科真菌雷丸 *Omphalia lapidescens* Schroet. 的干燥菌核。主产于四川、贵州、云南等地。秋季采挖。本品气微、味微苦,嚼之有颗粒感,微带黏性,久嚼无渣。生用。

【主要性能】 微苦,寒。归胃、大肠经。

【功效】 驱虫。

【应用】

绦虫病,蛔虫病 本品对多种肠道寄生虫均有驱杀作用,尤以驱杀绦虫为佳。治疗绦虫证,可单用研末吞服,虫体一般可在第二至三日全部或分段排出。治疗蛔虫证,可与行气、驱蛔药物配伍,如《证治准绳》追虫丸,以本品与槟榔、牵牛子、木香、苦棟皮等同用。

【用法用量】 入丸散,15～21 g。饭后温开水调服或吞服,一次 5～7 g,一日 3 次,连服3 日。

【使用注意】 不入煎剂。因本品含蛋白酶,加热 60℃左右即容易破坏而失效。

【参考资料】

1. 化学成分 本品含蛋白酶、雷丸素、雷丸多糖及钙、铝、镁等。

《中国药典》规定:以麦角甾醇作定性鉴别成分;定量检测,含雷丸素以牛血清白蛋白计不得少于 0.60%。

2. 药理作用 本品含蛋白酶在肠道弱碱性环境中,具有较强的分解蛋白质作用,能破坏绦虫头节。其次对蛔虫、钩虫、阴道滴虫、肠滴虫、兰氏贾第鞭毛虫、胆道蛔虫及囊虫等也有显著的杀灭作用。雷丸多糖具有明显抗炎作用,还能增强小鼠网状内皮系统的吞噬功能和体液免疫功能。

榧子 Fěizi 《名医别录》

为红豆杉科多年生常绿乔木植物榧 *Torreya grandis* Fort. 的干燥成熟种子。主产于安徽、福建、江苏等地。秋季种子成熟时采收。本品气微香、味微甜而涩。生用或炒用。

【主要性能】 甘,平。归肺、胃、大肠经。

【功效】 驱虫,润肠通便,润肺止咳。

【应用】

1. **多种肠道寄生虫病** 本品既能杀虫消积,又能润肠通便以促使排虫,且性味甘平而不易伤胃。对蛔虫、绦虫、姜片虫等多种肠道寄生虫都有效。治蛔虫证,常与使君子、苦楝皮同用。治绦虫证,可与槟榔、南瓜子同用。

2. **肠燥便秘** 本品甘润平和,入大肠经,有润肠通便之效。治痔疮便秘,《本草衍义》单用炒熟嚼服;治肠燥便秘,可与火麻仁、郁李仁、瓜蒌仁等同用。

3. **肺燥咳嗽** 本品甘润入肺,能润肺燥止咳嗽。治肺燥咳嗽,干咳少痰或无痰,可与川贝母、瓜蒌仁、炙桑叶、沙参等养阴润肺止咳药同用。

【用法用量】 煎服,9～15 g。因其驱虫有效成分不溶于水,用于驱虫宜炒熟嚼服,一次用15 g。

【使用注意】 大便溏薄、肺热咳嗽痰多者不宜。

【参考资料】

1. **化学成分** 本品含脂肪油,油中主要成分为亚油酸、硬脂酸、油酸等,并含有麦朊、甾醇、草酸、葡萄糖、多糖、挥发油和鞣质等。

《中国药典》规定:以榧子对照药材采用薄层色谱法进行定性鉴别。

2. **药理作用** 本品能驱猫绦虫,榧子油有驱钩虫的作用。

南瓜子 Nánguāzǐ 《现代实用中药学》

为葫芦科一年生草本植物南瓜 *Cucurbita moschata* (Duch.) Poiret 的干燥成熟种子。主产于浙江、江西、湖南等地。夏、秋果实成熟时采收。本品气微、味微甘。研粉生用。

【主要性能】 甘,平。归胃、小肠经。

【功效】 驱绦虫。

【应用】

绦虫证 本品味甘性平,驱虫而不伤正气,尤善驱绦虫。用治绦虫病,虽可单用,但对虫体头部作用较弱,常与槟榔相须为用。可先用本品研粉,冷开水调服 60～120 g,2 小时后服槟榔 60～120 g的水煎剂,再过半小时,服玄明粉 15 g,促使泻下通便有利虫体排出。

此外,南瓜子现代可用治血吸虫病、蛔虫病和丝虫病等。

【用法用量】 研粉,60～120 g。冷开水调服。

【参考资料】

1. **化学成分** 本品所含南瓜子氨酸为驱虫的有效成分,还含有脂肪酸,类脂成分,磷脂酰胆碱,磷脂酰乙氨醇,磷脂酰丝氨酸,脑苷脂,蛋白质及维生素 A、B_1、B_2、C 等。

2. **药理作用** 南瓜子氨酸对牛肉绦虫和猪肉绦虫的中段及后段有麻痹作用,并与槟榔碱有协同作用;大剂量能抑制血吸虫成熟虫体,抑制和杀灭血吸虫幼虫。南瓜子氨酸还有升高血压,使呼吸加快、加速等作用。

驱虫药参考药

药 名	主要性能	功 效	主 治	用法用量	使用注意
鹤草芽	苦、涩,凉。归小肠、大肠经	驱绦虫	绦虫病	研粉吞服30～45 g/日,小儿 0.7～0.8 g/(kg·日)	不入煎剂
芜荑	辛、苦,温。归脾、小肠经	驱虫消积	虫积腹痛;小儿疳积	煎服,3～10 g	脾虚、肺热者忌服
鹤虱	苦、辛,平。有小毒。归脾、胃、小肠经	驱蛔虫	蛔虫、蛲虫、绦虫致虫积腹痛	煎服,3～10 g	孕妇忌服

第十七章 止血药

导学

通过本章概述部分的学习,要求掌握其性能、功效,应用方面的共性、特殊性和分类归属。熟悉止血药的含义、分类,各类止血药及相关功效的含义。

通过本章具体药物的学习,掌握小蓟、地榆、白茅根、三七、茜草、白及、仙鹤草、艾叶的性能、功效、应用、特殊用法和特殊使用注意。熟悉槐花、侧柏叶、蒲黄、炮姜的功效、主治、特殊用法和特殊使用注意。了解大蓟、苎麻根、血余炭、棕榈炭、五灵脂的功效、特殊用法和特殊使用注意。参考药藕节、景天三七、紫珠叶、鸡冠花执业药师考试有要求。

一、含义

以制止体内外出血为主要功效,常用于治疗各种出血病证的药物,称为止血药。

根据止血药药性和主治的不同特点,结合出血的病因,一般将其分为凉血止血药、化瘀止血药、收敛止血药与温经止血药四类。

二、功效主治

1. **共有功效及其主治**　本章各味药物都具有直接制止出血的功效,有的还能消除出血的原因。主要用以治疗咳血、衄血、吐血、便血、尿血、崩漏及外伤出血等体内外各种出血病证。

所谓止血,是指能制止出血,治疗各种出血病证的功效。其中,既能止血,又能清热凉血者,称凉血止血;既能止血,又能活血化瘀者,称化瘀止血;既能止血,又能收涩者,称收敛止血;既能止血,又有温里祛寒者,称温经止血。

2. **主要兼有功效及其主治**　本章部分药物还有凉血、解毒、泻火、化瘀、止痛、利尿等功效,分别适用于热毒疮痈、瘀血阻滞、小便不利等证。

三、性能特点

1. **药性**　由于本章药物的功效分别有凉血止血、温经止血、化瘀止血、收敛止血之别,故药性有寒、温、平之异。

2. **药味**　本类药味多苦、涩。

3. **归经**　因心主血、肝藏血、脾统血,故本类药物以归心、肝、脾经为主,尤以归心、肝二经者为多。

此外,就止血功效而言,其作用趋向偏于沉降。

四、配伍应用

出血之证,病因不同,病情轻重急缓有异,部位有别。因此,止血药物的应用,必须根据出血的不同原因和病情,进行相应的选择和必要的配伍,以期标本兼顾。如血热妄行而出血者,宜选用凉血止血药,并配伍清热泻火、清热凉血药;瘀血内阻,血不循经而出血者,宜选用化瘀止血药,并配伍行气活血药;虚寒性出血,宜选用温经止血药或收敛止血药,并配伍益气健脾、温阳药。根据前贤"下血必升举,吐衄必降气"的用药经验,故对于便血、崩漏等下部出血病证,应适当配伍升举之品;而对于衄血、吐血等上部出血病证,可适当配伍降泄之品。

五、使用注意

1. **因证选药** 应根据出血证的不同证型选用相宜的止血药。

2. **证候禁忌** 凉血止血药和收敛止血药,易凉遏恋邪,有止血留瘀之弊,故出血兼有瘀滞者不宜单独使用。在大剂量使用凉血止血药和收敛止血药时,可适当加入活血之品以防止血而留瘀。出血过多,气随血脱者,若单用止血药恐缓不济急,当急投大补元气之药,益气固脱以救其急。

此外,前人的用药经验认为,止血药经炮制成炭后,能增强其止血效果,故有"烧炭诸黑药皆能止血"(《本草纲目》)和"红见黑则止"的说法。一般而言,多数药物炒炭后其性变苦、涩,可增强止血之效。但寒凉性质的止血药炒炭,其寒凉之性减弱或消失,可使其变为收敛止血药,适应范围扩大。然而有些止血药,如《校注妇人良方》治疗血热出血的四生丸,就强调以鲜用为佳。因此,止血药是否炒炭用,应视具体药物而定,不可一概而论,总以提高疗效为原则。

第一节 凉血止血药

凉血止血药性属寒凉,味多苦甘,以止血为主,又能清泄血分之热,适用于血热妄行所致的各种出血病证。

本类药物虽有凉血之功,但清热作用不强,在治疗血热出血病证时,常需配伍清热凉血药物。若治血热夹瘀之出血,宜配伍化瘀止血药。急性出血较甚者,可配伍收敛止血药以加强止血之效。

在止血药中,凉血止血药最为常用。因其性寒凉,原则上不宜用于虚寒性出血。又因其寒凉易于凉遏留瘀,故不宜过量久服。

小蓟 Xiǎojì 《名医别录》

为菊科多年生草本植物刺儿菜 Cirsium setosum (Willd.) MB. 的干燥地上部分。全国大部分地区均产。夏、秋季花开时采集。本品气弱,味微苦。

【**主要性能**】 苦,凉。归心、肝经。

【**功效**】 凉血止血,解毒消痈。

【**应用**】

1. **血热出血证** 本品能凉血止血,主治血热所致的各种出血病证。可单用或与其他凉血止血药配伍,如《十药神书》十灰散,以之与大蓟、侧柏叶等同用。又因其兼能利尿通淋,故以治尿血、血淋更为多用。常配清热泻火、利尿通淋之品,如《济生方》小蓟饮子以之与生地、滑石、竹叶等同用。此外,本品既可凉血止血,又略能活血散瘀,有止血不留瘀的特点,故又可用于瘀血出血证,但力较弱。

2. **热毒疮痈** 本品能清热解毒,兼能散瘀消肿,用治热毒疮痈初起肿痛之证。可单用鲜品捣烂敷患处,也可配伍其他清热解毒药同用。

【用法用量】 煎服,10~15 g,鲜品可用30~60 g。外用适量,捣敷患处。

【使用注意】 因本品寒凉易伤脾胃之阳气,故脾胃虚寒者慎用。

【参考资料】

1. **化学成分** 本品含黄酮苷、三萜类化合物及简单酚酸。

《中国药典》规定:以蒙花苷作定性鉴别成分;定量检测,蒙花苷的含量不得少于0.70%。

2. **药理作用** 本品具有明显的促进血液凝固作用,可使出血时间明显缩短。体外实验表明,小蓟煎剂对白喉杆菌、肺炎球菌、溶血性链球菌、金黄色葡萄球菌、结核杆菌等有一定的抑制作用。此外,本品尚能降脂、利胆、利尿、强心、镇静、升压等。

大蓟 Dàjì 《名医别录》

为菊科多年生草本植物蓟 *Cirsium japonicum* DC. 的干燥地上部分或根。全国大部分地区均产。夏、秋季花开时割取地上部分,或秋末挖根。本品地上部分气微,味淡;根气微,味甘、微苦。

【主要性能】 苦,凉。归心、肝经。

【功效】 凉血止血,解毒消痈。

【应用】 大蓟的功效主治与小蓟相同。治疗血热出血及热毒疮痈,常配伍同用。一般认为,大蓟凉血止血,解毒消痈之功较小蓟为优。小蓟兼能利尿通淋,以治尿血、血淋为佳。

此外,大蓟还有降低血压作用,其中以根的作用更佳。

【用法用量】 同小蓟。

【使用注意】 同小蓟。

【参考资料】

1. **化学成分** 本品主要含挥发油、三萜、甾体、黄酮及其多糖。

《中国药典》规定:定量检测,柳穿鱼叶苷的含量不得少于0.20%。

2. **药理作用** 大蓟水煎剂能显著缩短凝血时间,其水浸剂、乙醇-水浸出液和乙醇浸出液均有降低血压作用,酒精浸剂对人型结核杆菌有抑制作用,水提物对单纯疱疹病毒有明显的抑制作用。

地榆 Dìyú 《神农本草经》

为蔷薇科多年生草本植物地榆 *Sanguisorba officinalis* L. 或长叶地榆 *S. officinalis* L. var. *longifolia* (Bert.) Yü et Li 的干燥根。前者产于我国南北各地,后者习称"绵地榆",主要产于安徽、浙江、江苏等地。春季将发芽时或秋季植株枯萎后采挖。本品气微,味微苦、涩。

【主要性能】 苦、涩,微寒。归肝、大肠经。

【功效】 凉血止血,解毒敛疮。

【应用】

1. **血热出血证** 本品苦寒入血分,长于泄热而凉血止血;其味涩,又能收敛止血,可用治多种血热出血之证。又因其性沉降,故尤宜于下焦血热之便血、痔血、崩漏之症。常与其他清热凉血止血之品配伍,如《景岳全书》约营煎治疗便血因于热甚者,以之与生地黄、黄芩等同用;《和剂局方》槐角丸治疗痔疮出血,血色鲜红者,常与槐角、防风等配伍;《女科辑要》治崩证极验方治疗血热甚,崩漏量多色红者,以之与生地黄、黄芩、丹皮、莲须等同用。本品又可清热解毒,凉血涩肠而止痢,对于血痢不止者亦有良效,如《圣济总录》地榆汤以之与甘草同用。

2. 烫伤、湿疹、疮疡痈肿   本品苦寒能泻火解毒,味涩能敛疮,为治水火烫伤之要药,可单味研末麻油调敷,或配大黄粉,或配黄连、冰片研末调敷。用治湿疹及皮肤溃烂,可以本品浓煎外洗,或用纱布浸药外敷,亦可配煅石膏、枯矾研末外掺患处。用治疮疡痈肿,初起未成脓者,可单用地榆煎汁浸洗,或湿敷患处;若已成脓者,可用单味鲜地榆,或配伍其他清热解毒药,捣烂外敷局部,亦可内服。

【用法用量】   煎服,10~15 g,大剂量可用至 30 g;或入丸、散,外用适量。止血多炒炭用,解毒敛疮多生用。

【使用注意】   本品性寒苦涩,凡虚寒性出血或有瘀者慎用。对于烧烫伤患者,不宜大面积使用地榆制剂外涂,以防其所含鞣质被大量吸收而引起中毒性肝炎。

【参考资料】

1. 化学成分   本品含三萜皂苷、黄酮类化合物、鞣质及地榆酸双内酯等。

《中国药典》规定:以没食子酸作定性鉴别成分;定量检测,药材鞣质的含量不得少于 8.0%,没食子酸不得少于 1.0%,饮片同药材。

2. 药理作用   地榆煎剂有明显的止血、凝血作用。地榆制剂对烧伤、烫伤及伤口的愈合有明显的作用,能降低毛细血管的通透性,减少渗出,减轻组织水肿,且药物在创面形成一层保护膜,有收敛作用,可减少皮肤擦伤,防止感染,有利于防止烧、烫伤早期休克和减少死亡发生率。地榆水煎剂对伤寒杆菌、脑膜炎双球菌及钩端螺旋体等均有抑制作用,尤其对痢疾杆菌作用较强。此外,本品可促进细胞免疫功能,具有免疫增强剂作用。

槐花 Huáihuā   《本草拾遗》

为豆科落叶乔本植物槐 Sophora japonica L. 的干燥花蕾及花。主产于辽宁、河北、河南等地。夏季采收花及花蕾。本品气清香,味微苦、涩。

【主要性能】   苦,微寒。归肝、大肠经。

【功效】   凉血止血,清肝泻火。

【应用】

1. 血热出血证   本品苦微寒,功能凉血止血,凡血热所致的各种出血证,均可应用。因其归大肠经,善清泄大肠之火热而止血,故对痔血、便血等下部出血最为适宜。如《普济本事方》槐花散,即本品与侧柏叶、荆芥穗、枳壳配伍,用治肠风下血。

2. 肝火上炎证   本品味苦性寒,长于清泻肝火,适用肝火上炎所导致的目赤、头胀头痛及眩晕等症,可用单味煎汤代茶饮,或配伍夏枯草、菊花等清肝火的药物同用。

此外,本品能凉血泻火而解毒,可用治"痈疽疮毒",可与金银花、桃仁同用。

【用法用量】   煎服,10~15 g,外用适量。止血多炒炭用,清热泻火宜生用。

【使用注意】   脾胃虚寒及阴虚发热而无实火者慎用。

【参考资料】

1. 化学成分   本品富含芸香苷、槐花甲素、乙素,鞣质等。

《中国药典》规定:以芦丁作定性鉴别成分;定量检测,药材含总黄酮以芦丁计不得少于 8.0%,含芦丁不得少于 6.0%,饮片同药材。

2. **药理作用**　槐花水浸剂能够明显缩短出血和凝血时间,制炭后促进凝血作用更强;其煎液有减少心肌耗氧量,保护心功能的作用。另对多种皮肤真菌有不同程度的抑制作用。本品生用能降低血压、毛细血管通透性和脆性,保持毛细血管正常抵抗力。

3. **其他**　夏季花未开时采收花蕾,称为"槐米";花开放时采收,称为"槐花"。两者功用基本相同,但槐米较佳而多用。

附药:

槐角　为豆科落叶乔本植物槐 *Sophora japonica* L. 的干燥果实。性能:苦,微寒;归肝、大肠经。功效:凉血止血,润肠通便,清肝火。主治:痔血、便血;便秘;头痛目赤。用法用量:煎服,10~15 g。

侧柏叶 Cèbǎiyè　《名医别录》

为柏科常绿乔木植物侧柏 *Platycladus orientalis* (L.) Franco 的干燥枝梢及叶。主产江苏、广东、河北等。多在夏、秋季节采收。本品气清香,味苦、涩、微辛。

【**主要性能**】　苦、涩,寒。归肺、肝、脾经。

【**功效**】　凉血止血,化痰止咳。

【**应用**】

1. **血热出血证**　本品苦涩性寒,既清血热,又能收敛止血,为治各种出血病证之要药。尤宜于治疗血热出血病证。单用有效,或配其他凉血止血之品,如《校注妇人良方》四生丸以之与荷叶、地黄等同用。配伍蒲黄、小蓟、白茅根可治血淋、尿血,配槐花、地榆可治痔血、血痢。本品配伍干姜、艾叶,也可治虚寒性出血,如《金匮要略》柏叶汤。

2. **肺热咳嗽**　本品苦寒清泄而归肺经,长于清肺热,化痰止咳。适用于肺热咳嗽痰多者,可单味运用,或配贝母等清热化痰药同用。

此外,本品能"黑润鬓发"(《日华子本草》),故可用于血热脱发、须发早白,可研末与麻油外涂。

【**用法用量**】　煎服,10~15 g,外用适量。止血多炒炭用,化痰止咳宜生用。

【**使用注意**】　久服、多服,易致胃脘不适及食欲不振。

【**参考资料**】

1. **化学成分**　本品含挥发油,油中主要成分为α-侧柏酮、侧柏烯、小茴香酮等。尚含黄酮类、鞣质、脂肪类成分及钾、钠、氮、磷、钙、镁、锰和锌等微量元素。《中国药典》规定:以槲皮素作定性鉴别成分;定量检测,药材含槲皮苷的含量不得少于0.10%,饮片同药材。

2. **药理作用**　侧柏叶煎剂能明显缩短出血时间及凝血时间,其止血有效成分为槲皮素和鞣质。此外,尚有镇咳、祛痰、平喘、镇静等作用。体外实验表明,本品对金黄色葡萄球菌、卡他球菌、痢疾杆菌、伤寒杆菌、白喉杆菌、流感病毒、疱疹病毒等均有抑制作用。

白茅根 Báimáogēn　《神农本草经》

为禾本科多年生草本植物白茅 *Imperata cylindrical* Beauv. var. *major* (Nees) C. E. Hubb. 的干燥根茎。全国各地均有产,但以华北地区较多。春、秋二季采挖。本品气弱,味微甜。

【**主要性能**】　甘,寒。归肺、胃、膀胱经。

【**功效**】　凉血止血,清热利尿,清肺胃热。

【**应用**】

1. **血热出血证**　本品味甘性寒入血分,能清血分之热而凉血止血,凡吐血、衄血、咳血等上部出血及尿血、血淋、崩漏等下部出血之证,皆可应用。因其性寒降,入膀胱经,能清热利尿,导热下行,故对膀胱湿热蕴结而致尿血、血淋之证,尤为适宜,可单用茅根煎汁或鲜品捣汁服用有效,或配伍其他止血药同用,以增强疗效。

2. **热淋、水肿、黄疸** 本品能清热利尿通淋,有利水而不伤阴的特点,为治湿热淋证、水肿之良品。治热淋、水肿,小便不利,可单用本品煎服,也可与其他清热利尿药同用。治湿热黄疸,常配茵陈、栀子等清热利湿退黄药同用。

3. **胃热呕吐、肺热咳喘** 本品甘寒,归肺胃经,既能清胃热而止呕,又能清肺热而止咳。用治胃热呕吐,常与芦根、竹茹等清胃热、止呕逆药同用。用治肺热咳喘,常配清肺化痰、止咳平喘之品,如《圣惠方》如神汤以之与桑白皮同用。

此外,本品甘寒,长于清热生津止渴,可用于热病津伤口渴及消渴证。

【**用法用量**】 煎服,15～30 g,鲜品加倍。多生用,止血亦可炒炭用。

【**参考资料**】

1. **化学成分** 本品含糖类化合物、简单酸类、钾盐及三萜烯,尚含类胡萝卜素类及叶绿素、维生素、白头翁素等。《中国药典》规定:与对照药材色谱相应的位置上,显相同颜色的主斑点或荧光斑点作为定性检测。

2. **药理作用** 本品能显著缩短出血和凝血时间,其水煎剂和水浸剂有利尿作用,以给药5～10日时作用明显;对肺炎球菌、卡他球菌、流感杆菌、金黄色葡萄球菌及福氏、宋氏痢疾杆菌等有抑制作用,有一定抗 HBV 病毒能力。

苎麻根 Zhùmágēn 《名医别录》

为荨麻科多年生半灌木植物苎麻 *Boehmeria nivea* (L.) Gaud.的干燥根和根茎。主产于江苏、浙江、安徽等地。冬、春季采挖。本品气微,味淡。

【**主要性能**】 甘,寒。归心、肝经。

【**功效**】 凉血止血,安胎,清热解毒。

【**应用**】

1. **血热出血证** 本品性寒而入血分,功能凉血止血,凡咳血、吐血、衄血、崩漏等多种血热出血证,皆可应用。若出血量少,证情较轻者,可单用本品煎服;证情较重,出血不止,有气随血脱之象者,常与益气固脱之人参同用。

2. **胎动不安、胎漏下血** 本品既能止血,又能清热安胎,可用治血热之胎动不安及胎漏下血之症,可单用取效,也可配阿胶、当归等养血安胎药同用。

3. **热毒痈肿** 本品性寒能清热解毒,故可用治热毒痈肿,多以外用为主,常以鲜品捣敷患处或煮浓汁外洗患处。

此外,本品甘寒而滑,有通利小便之功,可用于淋证、小便不利之证。

【**用法用量**】 煎服,10～30 g;鲜品 30～60 g,捣汁服。外用适量,煎汤外洗,或鲜品捣敷。

【**参考资料**】

1. **化学成分** 本品含酚类、三萜(或甾醇)、绿原酸、咖啡酸等。

2. **药理作用** 本品的提取物可使出血、凝血时间缩短,有明显的止血作用。另对金黄色葡萄球菌有抑制作用。

凉血止血药参考药

药名	主要性能	功效	主治	用法用量
羊蹄	苦、涩,寒。归心、肝、大肠经	凉血止血,解毒杀虫,泻下	血热出血;疥癣、疮疡、烫伤;便秘	煎服,10～15 g

第二节 化瘀止血药

本类药物既能止血,又能化瘀,具有止血而不留瘀的特点,适用于瘀血内阻、血不循经之出血病证。部分药物尚能消肿、止痛,还可用治跌打损伤、经闭、瘀滞心腹疼痛等病证。本类药物虽适用于出血兼有瘀滞之证,然随证配伍也可用于其他各种出血证。

本类药物具行散之性,对于出血而无瘀者及孕妇宜慎用。

三七 Sānqī 《本草纲目》

为五加科多年生草本植物三七 *Panax notoginseng* (Burk.) F. H. Chen 的干燥根和根茎。主产于云南、广西等。夏末秋初开花前或冬季种子成熟后采挖。本品气微,味甘微苦。

【主要性能】 甘、微苦,温。归肝、胃经。

【功效】 化瘀止血,活血定痛。

【应用】

1. 出血证 本品味微苦性温,入肝经血分,功善止血,又能化瘀,有止血不留瘀、化瘀不伤正的特点,诚为止血之良药。对人体内外各种出血,无论有无瘀滞,均可应用,尤以有瘀滞者为宜。单味内服外用,或配入复方使用均有良效。在凉血止血、收敛止血等方中配入本品,既可助其止血之效,又可防其留瘀之弊。

2. 瘀血证 本品活血化瘀而消肿定痛,为治跌打损伤、瘀肿疼痛之佳品,前人誉为金疮杖疮之圣药。凡跌打损伤,瘀血肿痛,或筋骨折伤疮痈肿痛等,本品皆为首选药物。可单味应用,以三七为末,黄酒或白开水送服;或配伍其他活血消肿之品,其效更捷,如《中国药典》(1990 年版)之跌打丸、跌打活血散以之与红花、土鳖虫等同用。本品活血化瘀定痛作用现多用于胸痹(冠心病、心绞痛)等多种瘀血证,常配伍丹参、川芎等药。

此外,本品还有补虚强壮的作用,民间常以之与母鸡或猪肉炖服,治虚损劳伤。

【用法用量】 多研末吞服,1~1.5 g;煎服,3~10 g;亦入丸、散。外用适量,研末外掺或调敷。

【使用注意】 孕妇慎用。

【参考资料】

1. 化学成分 本品主要含皂苷、黄酮苷、氨基酸等。

《中国药典》规定:以人参皂苷 Rb1、人参皂苷 Re、人参皂苷 Rg1 及三七皂苷 R1 作定性鉴别成分;定量检测,人参皂苷 Rb1、人参皂苷 Rg1 及三七皂苷 R1 的总量不得少于 5.0%。

2. 药理作用 本品能够缩短出血和凝血时间,具有抗血小板聚集及溶栓作用;能够促进多功能造血干细胞的增殖,具有造血作用;能够降低血压,减慢心率,对各种药物诱发的心律失常均有保护作用;能够降低心肌耗氧量和氧利用率,扩张脑血管,增强脑血管流量;能够提高体液免疫功能,具有镇痛、抗炎、抗衰老等作用;能够加速消除运动性疲劳,增强体质,增加脑力和记忆力;能够明显治疗大鼠胃黏膜的萎缩性病变,并能逆转腺上皮的不典型增生和肠上皮化生,具有预防肿瘤的作用。

3. 其他 三七的传统炮制方法有生品及蒸制两种。据研究,生三七与熟三七的药理作用有所不同。生三七以化瘀止血、活血定痛见长,多用于各种出血及跌打损伤、瘀滞肿痛;熟三七止血化瘀力弱,力偏补虚,多用于身体虚弱、气血不足的患者。

茜草 Qiàncǎo   《神农本草经》

为茜草科多年生草本植物茜草 *Rubia cordifolia* L. 的干燥根及根茎。主产于安徽、江苏、山东等地。春、秋二季采挖。本品气微，味微苦。

【**主要性能**】 苦，寒。归肝经。

【**功效**】 凉血化瘀止血，通经。

【**应用**】

1. **出血证** 本品味苦性寒，专入肝经血分，既能凉血，又能化瘀，具有较好的止血作用。适用于血热或瘀血所致的出血证，对于血热夹瘀的各种出血证，尤为适宜。治疗血热咳血、吐血、衄血、尿血等，轻者可单用煎服，重者常配伍其他凉血止血之品，如《十药神书》十灰散以之与小蓟、白茅根等同用。

2. **瘀血证** 本品能行瘀滞，通经络，可用治经闭、跌打损伤、风湿痹痛等血瘀经络闭阻之证，尤多用于妇科。治疗血瘀经闭，单用本品酒煎服，或配桃仁、红花、当归等活血通经之品；治疗跌打损伤，可单味泡酒服，或配三七、乳香、没药等活血疗伤之品；治疗痹证，也可单用浸酒服，或配伍独活、海风藤等祛风通络之品。

此外，本品可治蓄血发黄证及白细胞减少症。

【**用法用量**】 煎服，10～15 g，大剂量可用 30 g，亦入丸、散。止血炒炭用，活血通经生用或酒炒用。

【**参考资料**】

1. **化学成分** 主要含蒽醌类及其糖苷类、萘醌类及其苷类及环己肽类等。

《中国药典》规定：以大叶茜草素作定性鉴别成分；定量检测，药材含大叶茜草素的含量不得少于 0.40%，羟基茜草素的含量不得少于 0.10%；饮片含大叶茜草素的含量不得少于 0.20%，羟基茜草素的含量不得少于 0.080%。

2. **药理作用** 有明显的促进血液凝固作用，表现为复钙时间、凝血酶原时间及白陶土部分凝血活酶时间缩短；茜草的水提取物具有升高白细胞作用，其煎剂有明显的镇咳和祛痰作用，水提取液对金黄色葡萄球菌、肺炎链球菌、流感杆菌和部分皮肤真菌有一定抑制作用。另对碳酸钙结石的形成也有抑制作用。

蒲黄 Púhuáng   《神农本草经》

为香蒲科水生草本植物水烛香蒲 *Typha angustifolia* L.、东方香蒲 *T. orientalis* Presl 或同属植物的干燥花粉。主产于浙江、江苏、湖北等地。夏季采收蒲棒上部的黄色雄花序。本品气微，味淡。

【**主要性能**】 甘，平。归肝、心包经。

【**功效**】 止血，化瘀，利尿。

【**应用**】

1. **体内外各种出血证** 本品甘平，长于收敛止血，兼有活血行瘀之功，为止血行瘀之良药，有止血不留瘀的特点，可广泛用于治疗体内外各种出血病证，且无论属寒属热，有无瘀滞皆宜，但以属实夹瘀者尤宜。治疗吐血、衄血、咯血、尿血、崩漏等，可单用冲服，亦可配伍其他止血药同用。治外伤出血，可单用外掺伤口。

2. **瘀滞痛证** 本品能行血通经，消瘀止痛，凡痛经、产后瘀痛、跌打损伤、心腹疼痛等瘀血作痛者均可运用，尤为妇科所常用。每与化瘀止痛之品同用，如《和剂局方》失笑散以之与五灵脂相须为用，治一切心腹之痛。

3. **血淋尿血** 本品既能止血，又能利尿通淋，故可用治血淋证小便涩痛，常与利尿通淋之品如冬葵子、生地同用。

此外,本品现常用于冠心病、心绞痛及配生山楂、泽泻治高脂血症。

【用法用量】　煎服,3～10 g。本品为花粉类药材,质地轻浮,入汤剂宜包煎。外用适量,研末外掺或调敷。止血多炒用,化瘀、利尿多生用。

【参考资料】

1. **化学成分**　本品主要成分为黄酮类如异鼠李素、槲皮素等,甾类如香蒲甾醇、β-谷甾醇等。此外,尚含有脂肪油、生物碱及氨基酸等。

《中国药典》规定:以异鼠李素-3-O-新橙皮苷、香蒲新苷作定性鉴别成分;定量检测,药材含异鼠李素-3-O-新橙皮苷和香蒲新苷的总量不得少于 0.50%。

2. **药理作用**　本品能促进凝血,且作用显著而持久;能够降低血压,减轻心脏负荷,增加冠脉血流量,改善微循环,提高机体耐缺氧能力,减轻心肌缺血性病变;对离体子宫有兴奋性作用,可使离体肠蠕动增强;能够降低血脂和抗动脉粥样硬化。此外,蒲黄还具有抗炎、利胆、利尿、镇痛、平喘及抗缺血再灌注损伤等作用。

五灵脂 Wǔlíngzhī 《开宝本草》

为鼯鼠科动物复齿鼯鼠 *Trogopterus xanthipes* Milne-Edwards 的干燥粪便。主产于河北、山西、甘肃等地。全年均可采收。本品气腥臭,稍带柏树叶样香气,味微苦。

【主要性能】　苦、咸、甘,温。归肝经。

【功效】　化瘀止血,活血止痛。

【应用】

1. **出血证**　本品既能止血,又能活血散瘀,且无留瘀之弊。适用于瘀血内阻、血不归经之出血,尤多用治妇女崩漏,月经过多,色紫多块,少腹刺痛者,可单味炒研末,温酒送服,或配三七、蒲黄等化瘀止血药同用。

2. **瘀血证**　本品苦泄温通,专入肝经血分,活血化瘀,善止疼痛,治疗血瘀诸痛。常配活血散瘀、调经、疗伤、止痛等品,如《和剂局方》失笑散以之与蒲黄相须为用。

【用法用量】　煎服,3～10 g,宜包煎。本品生用有腥臭味,不利用服用,制后可矫臭矫味。醋炙可增强其化瘀止血作用,酒炙可增强其活血止痛作用。

【使用注意】　血虚无瘀滞及孕女慎用。不宜与人参配伍。

【参考资料】

1. **化学成分**　本品含有尿素、尿酸、维生素 A 类物质及多量树脂。

2. **药理作用**　可抑制血小板聚集,降低全血黏度、血浆黏度;降低心肌细胞耗氧量;能缓解平滑肌痉挛,增强机体免疫功能;对多种致病菌有不同程度的抑制作用。

3. **其他**　以本品为主配雄黄研末,黄酒冲服,可治毒蛇咬伤。还可用治慢性支气管炎、病毒性肝炎、子宫内膜增生不孕症、产后子宫复位不全等。

化瘀止血药参考药

药 名	主要性能	功 效	主 治	用法用量	使用注意
花蕊石	酸、涩,平。归肝经	化瘀止血	瘀血性出血	煎服,10～15 g,打碎先煎;研末吞服,每次 1～1.5 g	孕妇慎用
降香	辛,温。归肝、脾经	化瘀止血,理气止痛	瘀血性出血;胸胁疼痛、跌打瘀痛;呕吐腹痛	煎服,3～6 g,宜后下;研末吞服,每欠 1～2 g	
景天三七	甘、微酸,平。归肝、心经	止血,化瘀,解毒,消肿止痛,安神	多种出血;跌打损伤,蝎蜂螫伤;惊悸失眠	煎服,10～15 g,鲜品加倍,外用适量	

第三节 收敛止血药

本类药物其性多平,或凉而不寒。味多涩,或质黏,或为炭类,故能收敛止血。可用于多种出血病证。

然其性收涩,有留瘀恋邪之弊,故应用当以出血无明显邪气和血瘀者为宜。且多配化瘀止血药或活血祛瘀药同用。对于出血有瘀或出血初期邪实者,当慎用之。

白及 Báijí 《神农本草经》

为兰科多年生草本植物白及 Bletilla striata (Thunb.) Reichb. f. 的干燥块茎。主产于贵州、四川、湖南等地。夏、秋二季采挖。本品无臭,味苦,嚼之有黏性。

【主要性能】 苦、甘、涩,寒。归肺、胃、肝经。

【功效】 收敛止血,消肿生肌。

【应用】

1. 出血证 本品质黏味涩,为收敛止血之要药,可用治咳血、衄血、吐血、便血及外伤出血等体内外诸出血证。治诸内出血证,用单味研末,糯米汤调服;治外伤或金刃创伤出血,可单味研末外掺或水调外敷。因其主归肺、胃经,故尤多用于肺、胃出血之证。治疗胃出血之吐血、便血,常配收敛止血、制酸止痛的乌贼骨;治疗肺痨咳血,常配化瘀止血的三七。现代临床用以治疗上消化道出血及肺结核出血,不仅有良好的止血作用,且能促进病灶的愈合。

2. 痈肿疮疡,水火烫伤,手足皲裂,肛裂 本品寒凉苦泄,能消散痈肿,味涩质黏,能敛疮生肌,为外疡消肿生肌的常用药,内服与外用皆宜。治疗痈肿疮疡,初起可配伍清热解毒消痈之品,如《外科正宗》内消散,以之与银花、皂刺、乳香等同用;若疮痈已溃,久不收口者,单用本品研末外掺。治水火烫伤,可以本品研末,用油调敷,或与白及粉、煅石膏粉外用。治手足皲裂、肛裂,可以之研末,麻油调涂,能促进裂口愈合。

【用法用量】 煎服,3~10 g;大剂量可用至 30 g;亦可入丸、散,入散剂,每次用 2~5 g;研末吞服,每次 1.5~3 g;外用适量。

【使用注意】 不宜与乌头类药材同用。

【参考资料】

1. 化学成分 本品主要含有菲类衍生物、胶质和淀粉等。

《中国药典》规定:与对照药材色谱相应的位置上,显相同颜色的主斑点或棕红色荧光斑点作为定性检测。

2. 药理作用 白及煎剂可明显缩短出血和凝血时间,其止血作用与所含胶质有关。对胃黏膜损伤有明显保护作用,溃疡抑制率可达 94.8%;白及粉对实验性犬胃及十二指肠穿孔有明显治疗作用,可迅速堵塞穿孔,阻止胃及十二指肠内容物外漏并加速大网膜的遮盖;对实验性烫伤、烧伤动物模型能促进肉芽生长,促进疮面愈合;对人型结核杆菌有显著抑制作用。

3. 其他 还有以本品为主治疗慢性结肠炎、溃疡性直肠炎、口腔黏膜病、干槽症、百日咳、支气管扩张、面瘫、乳糜尿、肿瘤等的报道。

本品大剂量使用可致肝脏轻度间质性肝炎、肾盂肾炎,部分肾小管腔内有蛋白管型,故应控制剂量。

仙鹤草 Xiānhècǎo   《本草图经》

为蔷薇科多年生草本植物龙牙草 *Agrimonia pilosa* Ledeb. 的干燥全草。主产于浙江、江苏、湖南等地。夏、秋二季茎叶茂盛时采割。本品气微,味微苦。

【主要性能】 苦、涩,平。归心、肝经。

【功效】 收敛止血,止痢。截疟,补虚。

【应用】

1. **各种出血证** 本品味涩收敛,功能收敛止血,广泛用于全身各部的出血之证。因其药性平和,大凡出血病证,无论寒热虚实,只要配伍得宜,皆可应用。治疗血热妄行之出血证,可配生地、侧柏叶、牡丹皮等凉血止血之品;治疗虚寒性出血证,可与党参、熟地、炮姜、艾叶等益气补血、温经止血药同用。

2. **腹泻、痢疾** 本品涩敛之性,能涩肠止泻止痢,因本品药性平和,兼能补虚,又能止血,故对于血痢及久病泻痢尤为适宜,可单用本品水煎服,或与其他药物同用。

此外,本品还有补虚、杀虫、解毒消肿作用,分别用于贫血衰弱、疟疾、滴虫性阴道炎及肺痈、乳痈等疮痈肿毒证。

【用法用量】 煎服,3～10 g;大剂量可用至 30～60 g;外用适量。

【参考资料】

1. **化学成分** 本品主要含仙鹤草素,尚含鞣质、甾醇、皂苷和挥发油。

《中国药典》规定:以仙鹤草药材、仙鹤草酚 B 作定性鉴别成分。

2. **药理作用** 仙鹤草醇浸膏能收缩周围血管,有明显的促凝血作用。仙鹤草中的主要成分鹤草酚(agrimophot)对猪肉绦虫囊尾蚴、幼虫、莫氏绦虫和短壳膜绦虫均有确切的抑杀作用,对疟原虫和阴道滴虫有抑制和杀灭作用;尚有抗菌消炎、抗肿瘤、镇痛等作用。

棕榈炭 Zōnglǚtàn   《本草拾遗》

为棕榈科常绿乔木植物棕榈 *Trachycarpus fortunei* (HooK. f.) H. Wendl. 的叶柄制成的炭化物。主产于华东、华南和西北各地。全年可采,一般多在 9～10 月间采收。本品气微,味淡。

【主要性能】 苦、涩,平。归肝、肺、大肠经。

【功效】 收敛止血。

【应用】

出血证 本品药性平和,味苦而涩,为收敛止血之要药,可用于吐血、衄血、崩漏、便血、尿血等多种出血证,尤多用于崩漏。因其收敛性强,故以治出血而无瘀滞者为宜。可单味应用,或随证配伍相应药物,其效尤佳。治疗血热妄行之吐血、衄血、咳血,常与其他凉血止血药配伍,如《十药神书》十灰散以之与小蓟、山栀等同用;治疗脾不统血,冲任不固之崩漏下血,常配伍益气固涩之品,如《医学衷中参西录》固冲汤以之与黄芪、白术、煅龙骨等同用。

此外,本品苦涩收敛,又能止泻止带,尚可用于久泻久痢,妇女带下。

【用法用量】 宜入丸、散,炒炭研末服,1～1.5 g。

【使用注意】 出血兼有瘀滞,湿热下痢初起者慎用。

【参考资料】

1. **化学成分** 本品含有大量纤维及鞣质,并含有较丰富的金属元素锌、铁、铜、锰。

《中国药典》规定:以原儿茶醛、原儿茶酸作定性鉴别成分。

2. **药理作用** 棕榈子粉的醇提取物能收缩子宫,并有一定的凝血作用。

3. **其他** 实验结果表明,无论新棕皮或新棕板,对小鼠的凝血、出血时间均无影响,陈棕、陈棕皮(除煎剂外)则有明显的缩短、凝血时间的作用,提示本品入药以陈久者为佳,与《本草纲目》"年久败棕入药尤妙"的说法是一致的。实验还表明,制成灰剂则鞣质单体成分含量增高,止血作用增强。

血余炭 Xuèyútàn 《神农本草经》

为人发制成的炭化物。本品烧之有焦发气味,味苦。

【主要性能】 苦、涩,平。归肝、胃经。

【功效】 收敛止血。

【应用】

出血证 本品苦涩性平,能收涩止血,兼能消瘀,有止血而不留瘀的特点,可用于各种出血的病证。既可内服,也可外用;既可单用,亦可因证配伍使用。

此外,本品外用可散瘀消肿,生肌敛疮,配含紫草为膏,可用于烧烫伤、冻疮、疮口久不收肌者。

【用法用量】 宜入丸、散;研末服,1.5～3 g;外用适量。

【使用注意】 因本品煅后有焦发气味,易致恶心呕吐,故胃弱者慎用。

【参考资料】

1. **化学成分** 本品含碳素、胱氨酸及脂类。
2. **药理作用** 本品能明显缩短出、凝血时间及血浆复钙时间,尚有一定的抗菌作用。

收敛止血药参考药

药 名	主要性能	功 效	主 治	用法用量	使用注意
紫珠叶	苦、涩,凉。归肝、肺、胃经	收敛止血,清热解毒	肺胃出血;烧烫伤、热毒疮疡	煎服,10～15 g;研末吞服,1～3 g	
藕节	甘、涩,平。归肝、肺、胃经	收敛止血	多种出血	煎服,10～30 g	
莲房	苦、涩,温。归肝经	止血化瘀,去湿敛疮	多种出血;痔疮、皮肤湿疮	煎服,5～10 g	
断血流	微苦、涩,凉。归肝经	收敛止血	各种出血	煎服,10～15 g;外用适量	
檵木	苦、涩,平。归肝、胃、大肠经	收敛止血,清热解毒,止泻	多种出血;水火烫伤;泄泻、痢疾	煎服,10～15 g;外用适量	
鸡冠花	甘、涩,凉。归肝、大肠经	收敛止血,止带,止痢	吐血,崩漏,便血,痔血,赤白带下,久痢不止	煎服,6～12 g	

第四节 温经止血药

本类药物性属温热,能温内脏,益脾阳,固冲脉而统摄血液,具有温经止血之效。适用于脾不统血，冲脉失固之虚寒性出血病证，症见出血日久，血色暗淡，且具有全身虚寒表现者。通过温里，可达止呕、止泻、止痛、调经等多种效果，故又可治疗多种里寒证。

应用时，若属脾不统血者，应配温阳益气健脾药；属肾虚冲脉失固者，宜配益肾暖宫补摄之品。

然其性温热，热盛及阴虚火旺之出血证忌用。

艾叶 Àiyè 《名医别录》

为菊科多年生灌木状草本植物艾 *Artemisia argyi* Levl. Et Vent. 的干燥叶。主产于山东、安徽、湖北等地。夏季花未开时采摘。本品气清香，味苦。

【主要性能】 辛、苦，温。有小毒。归肝、脾、肾经。

【功效】 温经止血，散寒调经，安胎。

【应用】

1. 出血证 本品气香味辛，温可散寒，能暖气血而温经脉，为温经止血之要药，适用于虚寒性出血病证，尤善治疗下元虚冷，冲任不固所致的崩漏下血。可单用本品，水煎服，或与温经散寒、养血止血之品配伍，如《金匮要略》胶艾汤以之与阿胶、芍药、干地黄等同用。

2. 月经不调、痛经 本品能温经脉，止冷痛，"尤为调经之妙品"（《本草经疏》），常用于下焦虚寒或寒客胞宫所致的月经不调、经行腹痛、宫寒不孕等病症，每与散寒止痛、养血调经之品配伍，如《直指方》艾附暖宫丸以之与香附、吴茱萸、当归等同用。

3. 胎动不安 本品为妇科安胎之要药。可单用，或与养血益肾安胎的阿胶、桑寄生等同用。

此外，本品还有杀虫止痒之功，可用于皮肤湿疹瘙痒，阴疮疥癣，但多外用。将本品捣绒，制成艾条、艾炷等，用以熏灸体表穴位，能温煦气血，透达经络，可用于阳虚寒盛或风寒湿邪所致的各种疼痛。

【用法用量】 煎服，3～10 g；外用适量。温经止血宜炒炭用，余则生用。

【参考资料】

1. 化学成分 本品主要含挥发油、倍半萜类、环木菠烷型及黄酮类化合物。

《中国药典》规定：以桉油精作定性鉴别成分；定量检测，药材含桉油精计不得少于0.050%。

2. 药理作用 本品能明显缩短凝血时间，且制炭后止血作用增强。艾叶油对多种过敏性哮喘有对抗作用，具有明显的平喘、镇咳、祛痰作用，其平喘作用与异丙肾上腺素相近。体外实验证明，艾叶对多种致病细菌及真菌均有不同程度的抑制作用，对子宫平滑肌有兴奋作用。

3. 其他 不良反应：艾叶中的挥发油可引起皮肤黏膜灼热潮红。口服对胃肠可产生刺激，吸收后经门静脉到达肝脏，可引起肝细胞的代谢障碍，发生中毒性黄疸性肝炎；可使中枢神经过度兴奋，导致惊厥。一般一次服用艾叶20～30 g，即可引起中毒。

炮姜 Pàojiāng 《珍珠囊》

为姜科多年生草本植物姜 *Zingiber officinale* Rosc. 干燥根茎的炮制品，又名黑姜。主产于四川、贵州等地。本品气香，味辛辣。

【主要性能】 苦、涩，温。归脾、肝经。

【功效】 温经止血，温中止痛。

【应用】

1. 虚寒性出血证 本品性温，主入脾经，既能直接止血，又能温助脾阳而助其统血之能，故尤宜于脾胃虚寒，脾不统血之吐血、便血等多种虚寒性出血证。可单以本品为末，米饮下，或配伍附子、人参、黄芪等温阳益气药和其他止血药物使用。治疗冲任虚寒，崩漏下血，可与艾叶等温经止血药同用。

2. 腹痛、腹泻　本品性温，善暖脾胃，能温中止痛止泻，适用于中焦受寒或脾胃虚寒所致的腹痛、腹泻等病症。治疗中焦有寒的腹痛，常与温中散寒止痛之品配伍，如《和剂局方》二姜丸以之与高良姜同用。治疗虚寒性腹泻，可与温中止泻之品同用。

【用法用量】　煎服，3～10 g。

【参考资料】

1. 化学成分　含挥发油、树脂、淀粉等。

《中国药典》规定：以 6-姜辣素作定性鉴别成分；定量检测，6-姜辣素的含量不得少于 0.30%。

2. 药理作用　能显著缩短出血和凝血时间，对应激性及幽门结扎型胃溃疡、醋酸诱发的胃溃疡均有抑制作用，能够使溃疡面缩小，减少疮面出血，加速溃疡愈合。

温经止血药参考药

药 名	主要性能	功 效	主 治	用法用量	使用注意
灶心土	辛，温。归脾、胃经	温中止血，止呕，止泻	虚寒性出血；胃寒呕吐；脾虚泄泻	煎服，15～30 g，布包先煎	

第十八章　活血化瘀药

导学

通过本章概述内容的学习,要求掌握活血化瘀药的功效、主治病证、性能特点、配伍应用和使用注意方面的共性。熟悉活血化瘀药的分类以及活血化瘀有关功效术语的含义。了解活血化瘀药及各类活血化瘀药的含义。

通过本章药具体药物的学习,应当掌握川芎、延胡索、郁金、丹参、益母草、红花、桃仁、牛膝、莪术的性能、功效、应用、特殊用法和特殊使用注意。熟悉姜黄、乳香、鸡血藤、骨碎补、马钱子、土鳖虫的功效、主治病证、特殊用法和尤其是有毒药物马钱子、土鳖虫的特殊使用注意。了解没药、自然铜、苏木、血竭、北刘寄奴、三棱、水蛭的功效、特殊用法和特殊使用注意。尤其是有毒药物水蛭的特殊使用注意。参考药王不留行、月季花、刘寄奴、穿山甲、干漆、西红花执业药师考试有要求。

一、含义

以通畅血行、消散瘀血为主要功效,常用于治疗瘀血证的药物,称活血化瘀药,或称为活血祛瘀药,简称活血药或化瘀药。其中活血作用较峻烈者,又称破血药或逐瘀药。

根据活血祛瘀药的药性和功效主治差异,一般将其分为活血止痛药、活血调经药、活血疗伤药和破血消癥药四类。由于大多数活血化瘀药都可广泛用于治疗各种瘀血证,故上述分类是相对的。

二、功效主治

1. 共有功效主治　本章内的所有药物都具有活血化瘀的功效,可主治各种瘀血证。本章药物通过通畅血行、消散瘀血这一基本功效,能够达到止痛、消癥、疗伤、通痹、消痈、通经络、调理月经、去瘀生新等效果。活血化瘀药的主治范围较广,内、外、妇、儿、伤等临床各科由于瘀血阻滞的病症,如瘀血疼痛、癥瘕积聚、跌仆损伤、关节痹痛、中风后半身不遂、痈肿疮疡、血滞经闭、痛经、产后腹痛等,均可用本类药物治疗。

所谓活血化瘀,是指能促进血行,消散瘀血,治疗瘀血证的功效,又可称为活血祛瘀、活血消瘀、活血散瘀等;活血祛瘀作用强,药力峻猛者称为破血或逐瘀。

2. 主要兼有功效主治　本章有的药物分别兼有行气、凉血、止血等功效,较宜于气滞血瘀、瘀热互结及瘀滞出血之证,亦可主治气滞证、血热证及出血证等。

三、性能特点

1. 药性　血受寒则凝,寒凝是引起瘀血最常见的病因,本章药物大多主治寒凝血瘀之证,能温通气血,令其调达,故多偏温性;热邪煎熬,血液浓稠,血热迫血妄行出血,均可致瘀。部分药物能凉血、清热,性偏寒凉,对血热瘀滞者更为适宜。

2. **药味** 根据"辛能行"的五味理论,故本类药一般为辛味。因又有"苦能泄""咸入血"之说,故部分药物还兼有苦味或咸味。

3. **归经** 因肝藏血,心主血,古有"恶血必归于肝"之说,故本章药物多归心、肝经;肝主疏泄,影响血液的运行,故本类药物尤以归肝经为主。

根据狭义的毒性,本章破血逐瘀药中,水蛭、马钱子、土鳖虫等为有毒之药。

四、配伍应用

应用活血化瘀药时,除根据各类药物的不同特点而随证选用外,尚需针对引起瘀血的原因进行配伍,以标本兼治。由于气滞可以导致血瘀,血瘀也常兼有气滞,使用活血化瘀药时,常配伍行气药。因寒致瘀者,当配温里散寒药;因热致瘀者,宜配清热凉血药;癥瘕积聚,则配软坚散结药;痹证,应与祛风湿药同用;热毒疮痈者,配伍清热解毒药;若久瘀体虚或因虚致瘀者,宜配相应的补益药以通补兼施。

五、使用注意

1. **因证选药** 使用活血祛瘀药,应区分瘀血病证的不同主症、寒热、程度和兼夹证候等分别选用适合的药物。

2. **证候禁忌** 本类药物易耗血动血,不宜用于妇女月经过多以及其他出血证无瘀血现象者;对于孕妇尤当慎用或忌用,以免引起出血、堕胎,或耗伤阴血。破血逐瘀之品,更易伤人正气,对体虚者慎用。有毒药物,需注意其炮制、用量用法及不良反应。

3. **中病即止** 活血祛瘀药尤其是破血药,久服将损伤正气,故宜中病即止,不宜多服久服。此外,有些活血化瘀药能催产下胎,古代用于难产和胞衣不下。由于现代产科处理更安全有效,故本类药物不再用于催产下胎。

第一节 | 活 血 止 痛 药

本类药物通过活血祛瘀,以止痛见长,多兼行气,主治血瘀气滞所致的头痛、胸胁痛、心腹痛、痛经、产后腹痛、肢体痹痛、跌打损伤瘀肿疼痛及疮痈肿痛等痛证,也可用于其他瘀血病证。活血止痛药特别适合于血瘀气滞所致疼痛外,也可用于气滞之证。

临床应用时,应根据病情的不同,选择相应的药物,并进行适当的配伍。如血瘀兼有肝郁者,宜配疏肝理气之品;跌打损伤,瘀肿疼痛者,宜配活血疗伤之品;妇女经产诸痛,宜配活血调经之品;外科疮疡痈肿,宜配解毒消痈之品;病久入络,癥瘕积聚者,还宜配伍活血消癥及软坚散结之品。

川芎 Chuānxiōng 《神农本草经》

为伞形科多年生草本植物川芎 *Ligusticum chuanxiong* Hort.的干燥根茎。以四川为主要道地产区。夏季当茎上的节盘显著突出，并略带紫色时采挖。本品气浓香，味苦、辛。

【主要性能】　辛，温。归肝、心包经。

【功效】　活血行气，祛风止痛。

【应用】

1. 血瘀气滞诸痛证　本品辛散温通，既能活血，又能行气，为"血中气药"，广泛用于血瘀气滞所致的胸、胁、腹诸痛证。治胸痹心痛，配伍当归、丹参、瓜蒌等。治肝郁气滞而致血行不畅之胸胁疼痛，如《景岳全书》中的柴胡疏肝散，配疏肝解郁的柴胡、白芍、香附等。因其尤善"下行血海"，而"下调经水"，故为妇科活血调经之要药。通过配伍，可用治疗多种妇科瘀血之证。治疗血瘀经闭、痛经，如《医宗金鉴》中的桃红四物汤，配伍养血活血调经的红花、桃仁、当归等；治疗冲任虚寒而有瘀滞的月经不调、痛经，如《金匮要略》温经汤，配伍温经散寒、养血活血之吴茱萸、桂枝、当归等；治产后恶露不下、瘀阻腹痛，如《傅青主女科》生化汤，配伍养血祛瘀、温经止痛的当归、桃仁、炮姜等。此外，跌仆损伤、疮疡痈肿也可随证配伍用之。

2. 头痛，风湿痹痛　本品辛温升散，性善疏通，能"上行头目"，祛风止痛，为治头痛之要药。对于治疗瘀血头痛，则既能活血，又能止痛。随证配伍可治疗多种头痛，无论风寒、风湿、风热、血虚、血瘀头痛皆可发挥其擅长止头痛的特点，但必须配伍针对病因的药物，以标本兼治。如治疗风寒头痛，如川芎茶调散，配伍荆芥、防风等。

本品祛风止痛，又可治风湿痹痛，常与独活、秦艽、防风等祛风湿通络药同用。

现代用于治疗冠心病心绞痛、血管神经性头痛等。

【用法用量】　用时切片生用或酒炙。煎服，3～10 g。酒炙可增强川芎温通升散之力，适宜治疗瘀血偏寒的病证。

【使用注意】　本品温燥，阴虚火旺者慎用，孕妇忌用。

【参考资料】

1. 化学成分　含挥发油、生物碱(如川芎嗪)、阿魏酸等。

《中国药典》规定：定量检测，阿魏酸($C_{10}H_{10}O_4$)的含量不得少于 0.10%。

2. 药理作用　川芎嗪能抑制血管收缩，扩张冠状动脉，增加冠脉血流量，改善心肌的血氧供应，并降低心肌的耗氧量；能扩张脑血管，降低血管阻力，显著增加脑及肢体血流量，改善微循环；能降低血小板表面活性，抑制血小板凝集，预防血栓的形成；可加速骨折局部血肿的吸收，促进骨痂形成。并有镇痛、镇静、解痉、降血压、抗肿瘤、抑菌、平喘等作用。

延胡索 Yánhúsuǒ　《雷公炮炙论》

为罂粟科多年生草本植物延胡索 *Corydalis yanhusuo* W. T. Wang 的干燥块茎。主产于浙江、江苏、湖北等地。夏初茎叶枯萎时采挖。本品气微，味苦。

【主要性能】　辛，苦，温。归肝、脾、心经。

【功效】　活血，行气，止痛。

【应用】

气血瘀滞诸痛证　本品辛散温通，作用温和，能"行血中气滞，气中血滞，故专治一身上下诸痛"（《本草纲目》），为止痛之良药。无论何种痛证，均可配伍应用，尤其对气滞血瘀痛症最为擅长。治胸闷胸痛者，如《世医得效方》玄胡索散，配缓急止痛的甘草；治肝气犯胃，郁而化热，胃脘疼痛，连及两胁，如《素问病机气宜保命集》金铃子散，配疏肝泄热、行气止痛之川楝子(又名金铃子)；治寒疝腹痛，可配小茴香、吴茱萸等疏肝行气、散寒止痛之品；治气滞血瘀之痛经、月经不调、产后瘀滞腹痛，常配活血养血、调经止痛的当归、红花、香附等;治跌打损伤、瘀肿疼痛,常与乳香、没药等散瘀止痛之品同用。

【用法用量】 煎服,3～10 g;研粉吞服,每次 1～3 g。醋制可增加有效成分的煎出,增强其止痛作用。

【使用注意】 孕妇慎用。

【参考资料】

1. 化学成分 主要含生物碱,尚含大量淀粉和少量黏液质、挥发油及树脂等。

《中国药典》规定:定量检测,延胡素乙素($C_{21}H_{25}NO_4$)的含量不得少于 0.050%。

2. 药理作用 有显著的镇痛、催眠、镇静与安定作用。能扩张外周血管,降低血压和血脂;能增加冠脉血流量和心肌营养血流量,保护心肌缺血;能减轻缺血再灌注脑电活动抑制,保护脑缺血损伤;能抗溃疡、抑制胃酸分泌。

郁金 Yùjīn 《药性论》

为姜科多年生草本植物温郁金 *Curcuma wenyujin* Y. H. Chen et C. Ling、姜黄 *C. longa* L.、广西莪术 *C. kwangsiensis* S. G. Lee et C. F. Liang 或蓬莪术 *C. phaeocaulis* Val.的干燥块根。前两者分别习称"温郁金"和"黄丝郁金",其余按性状不同习称"桂郁金"和"绿丝郁金"。温郁金主产于浙江、四川,姜黄主产于四川、福建,广西莪术主产于广西,蓬莪术主产于四川、广东、福建等地。冬季茎叶枯萎后采挖。温郁金气微香,味微苦;黄丝郁金气芳香,味辛辣;桂郁金气微,味微辛苦;绿丝郁金气微味淡。

【主要性能】 辛、苦,寒。归肝、胆、心经。

【功效】 活血止痛,行气解郁,清心凉血,利胆退黄。

【应用】

1. 气滞血瘀诸痛证 本品辛能行散,既能活血止痛,又能行气解郁,为"血分之气药"(《本草经疏》)。因其性偏寒凉,对血瘀气滞而有郁热之胸、胁、腹痛证最为适宜。治肝郁有热、气滞血瘀之痛经、乳房作胀,常与柴胡、香附、当归等行气活血药同用;治胸胁损伤,胸闷疼痛,可与降香、五灵脂等活血止痛药同用;治癥瘕痞块,可与鳖甲、莪术、丹参、青皮等化癥消瘀药同用。

2. 痰热蒙蔽心窍之证 本品辛散苦泄,能解郁开窍,且性寒入心经,能凉血清心,故可用治湿温病浊邪蒙蔽清窍,神志昏迷,如《温病全书》菖蒲郁金汤,配清心化痰开窍的栀子、竹沥、石菖蒲等;治癫痫、癫狂因气郁痰阻,闭塞心窍者,可与白矾为伍以清心开窍、豁痰醒神。

3. 血热出血证 本品入肝经血分而能凉血;味苦辛,能降泄顺气。因其能凉血降气,"降下火气则血不妄行"(《本草经疏》),而达止血之效,故可用治肝郁化火,气上逆之吐血、衄血、倒经,及热结下焦,伤及血络之尿血、血淋,因其非止血之品,常与生地、丹皮、小蓟等凉血止血药配伍使用。

4. 湿热黄疸、胆石症 本品性寒入肝胆经,能清利肝胆湿热而退黄排石。治湿热黄疸,可配茵陈蒿、栀子等以清热利湿退黄;治湿热煎熬成石的胆石症,可配金钱草、鸡内金等以利胆排石。

【用法用量】 煎服,5～12 g;研末服,2～5 g。排结石剂量可稍大。临床生用居多,经醋制后,疏肝止痛作用增强。

【使用注意】 因本品能活血化瘀,对子宫有兴奋作用,故孕妇应慎用。不宜与丁香、母丁香同用(十九畏)。

【参考资料】

1. 化学成分 含挥发油、姜黄素、姜黄酮等,另含淀粉、多糖、脂肪油、橡胶、水芹烯等。

《中国药典》规定:供试品色谱中,在与对照药材色谱相应的位置上,显相同颜色的主斑点或荧光斑点作为定性检测。

2. **药理作用**　有保护肝细胞、促进肝细胞再生、去脂和抑制肝细胞纤维化的作用,能对抗肝脏毒性病变。姜黄素和挥发油能促进胆汁分泌和排泄,减少尿内尿胆原;煎剂能刺激胃酸及十二指肠液分泌。水煎剂能降低全血黏度,抑制血小板聚集,醇提物能降低血浆纤维蛋白含量。对多种细菌有抑制作用,有一定的抗炎、止痛作用。此外,郁金还有抗早孕的作用。

姜黄 Jiānghuáng　《新修本草》

为姜科草本植物姜黄 *Curcuma longa*.L.的干燥根茎。主产于四川、福建等地。冬季茎叶枯萎时采挖。本品气特异,味苦、辛。

【**主要性能**】　辛、苦,温。归肝、脾经。

【**功效**】　活血行气,通经止痛。

【**应用**】

1. **血瘀气滞诸痛证**　本品辛散苦泄温通,入血分能活血行瘀,入气分能行散滞气,也为血中之气药,使瘀散滞通而痛解,广泛用于血瘀气滞诸痛证。因本品与黄丝郁金来源于同一植物,其主治之血瘀气滞证相似,然药性有寒温之别,且姜黄活血行气之力烈于郁金,临床宜各用其所长。治血瘀气滞之心腹痛,可配当归、木香、乌药等活血行气止痛之品;治气滞血瘀之痛经、经闭、产后腹痛,配伍当归、川芎、红花等;治跌打损伤,瘀肿疼痛,常配苏木、乳香等活血散瘀药同用。

2. **风湿痹痛**　本品温通气血,善通经活络,通痹止痛,长于行肢臂而止痹痛,常配羌活、防风、当归等祛风湿活血药同用。

【**用法用量**】　煎服,3～10 g;研末服,2～3 g;外用适量,研末调敷。

【**使用注意**】　孕妇忌用。

【**参考资料**】

1. **化学成分**　含挥发油及姜黄素类化合物。

《中国药典》规定:以姜黄素作定性鉴别成分;定量检测,姜黄素($C_{21}H_{20}O_6$)的含量不得少于1.0%。

2. **药理作用**　本品能增强心肌血流量,抗凝和抑制血小板聚集;有利胆、保肝、降血脂、抗早孕、抗肿瘤、抗突变、抗氧化、抗炎、保护胃黏膜等作用。

乳香 Rǔxiāng　《名医别录》

为橄榄科小乔木乳香树 *Boswellia carterii* Birdw 及其同属植物皮部渗出的干燥树脂。主产于非洲索马里、埃塞俄比亚等地。春夏季采收。本品气芳香,味微苦。

【**主要性能**】　辛、苦,温。归肝、心、脾经。

【**功效**】　活血行气止痛,消肿生肌。

【**应用**】

1. **血瘀气滞诸痛证**　本品辛散温通,内能宣通脏腑,外能透达经络,既能活血化瘀,又能行散滞气,止痛之功较著。善治血瘀气滞之疼痛,常与没药相须为用。治气血瘀滞之胸腹或胃脘疼痛,可配川楝子、木香等行气止痛之品;治痛经、经闭、产后瘀阻腹痛,常配当归、丹参等祛瘀通经止痛之品。

2. **跌打损伤、疮疡痈肿**　本品既能活血消肿,又能生肌敛疮;既可内服,亦可外用,为外科、伤科常用之要药。治跌打损伤,瘀血肿痛,常配活血通经止痛之品,如《良方集液》七厘散以之与没药、血竭、红花等药同用;治疮疡肿毒初起,红肿热痛,可配清热解毒、消痈散结之品,如《校注妇人良方》

仙方活命饮以之与没药、金银花、白芷等同用;治疮疡溃破,久不收口,常与没药共研末外用,以生肌敛疮。

【用法用量】　煎服,3～10 g,宜炒去油用。外用适量,生用或炒用,研末外敷。

【使用注意】　本品气味辛烈,对胃有较强的刺激性,易致恶心呕吐,还可引起过敏反应,表现为胃脘不适、乏力、发热、卧寐不安、皮肤潮红、红疹瘙痒、烦躁不安、耳部红肿等。故内服不宜大量多服,多制后入丸散剂用,胃弱者慎用;孕妇忌用。

【参考资料】

1. **化学成分**　本品含树脂 60％～70％,树胶 27％～35％,挥发油 3％～8％及少量苦味质。

《中国药典》规定:索马里乳香以 α-蒎烯作定性鉴别成分,埃塞俄比亚乳香以乙酸辛酯作定性鉴别成分;定量检测,索马里乳香挥发油的含量不得少于 6.0％(ml／g);埃塞俄比亚乳香挥发油的含量不得少于 2.0％(ml／g)。

2. **药理作用**　有明显镇痛作用,能抑制炎症,加速炎症渗出排泄、吸收,促进伤口愈合;能明显减轻阿司匹林、保泰松、利血平所致胃黏膜损伤及应激性黏膜损伤,减低幽门结扎性溃疡指数及胃液游离酸度。并有免疫抑制、抗肿瘤、抗早孕等作用。

没药 Mòyào　《药性论》

为橄榄科灌木或乔木没药树 *Commiphora myrrha* Engl.或其他同属植物皮部渗出的干燥油胶树脂。主产于索马里、埃塞俄比亚及印度等地。11 月至次年 2 月采集。本品香气浓、味苦、微辛。

【主要性能】　辛、苦,平。归心、肝、脾经。

【功效】　活血止痛,消肿生肌。

【应用】　没药的功效主治与乳香相似。治疗跌打损伤、瘀滞疼痛,痈疽肿痛,疮疡溃后久不收口以及一切瘀滞痛证,常与乳香相须为用。

【用法用量】　同乳香。

【使用注意】　同乳香。

【参考资料】

1. **化学成分**　本品含树脂 25％～35％,树胶 57％～65％,挥发油 2.5％～9％。

《中国药典》规定:以环己烷溶液作定性鉴别成分;定量检测,挥发油天然没药的含量不得少于 4.0％(ml／g),胶质没药的含量不得少于 2.0％(ml／g)。

2. **药理作用**　本品能改善微循环和红细胞聚集状态,显著降低血液黏度和血浆黏度;能抑制血小板聚集;有镇痛、抗炎、降血脂、抗血栓等作用。

活血止痛药参考药

药 名	主要性能	功 效	主 治	用法用量	使用注意
片姜黄	辛、苦,温。归肝、脾经	破血行气,通经止痛	血滞经闭,经行腹痛;胸胁刺痛;风湿臂痛;跌打损伤	煎服,3～10 g	孕妇忌用
夏天无	苦、微辛,温。归肝经	活血通络,行气止痛	中风半身不遂;跌打损伤;风湿痹痛	煎服,5～15 g;研末吞服,1～3 g	
枫香脂	辛、微苦,平。归肺、脾经	活血止痛,解毒生肌,凉血	跌打损伤;血热出血,外伤出血;痈疽肿痛	多入丸散,1.5～3 g;外用适量	

第二节 | 活血调经药

以活血调经为主要功效,常用于治疗妇科经产瘀滞诸证的药物,称为活血调经药。

本类药物通过活血祛瘀,达到通调经水功效。主治血行不畅所致的月经不调、痛经、经闭及产后瘀滞腹痛、恶露不尽等经产疾患。亦常用于瘀血胸腹痛证、癥瘕、跌打损伤、疮痈肿毒等。

本类药物药性有寒、温不同,兼能凉血,或养血,或补肝肾,有行血而不峻猛、通经而不伤正的特点。临床应用时须根据引起瘀滞的原因而选用不同的活血调经药,并进行适当的配伍。女子以肝为先天。妇女瘀滞经产之证,多与肝之疏泄失常有关。故在使用本类药时,常配伍疏肝理气之品。女子多瘀多虚,若兼有气血亏虚者,宜配伍补气养血之品;若瘀热互结者,宜配伍清热凉血药;寒凝血滞者,宜配伍温经散寒药。

丹参 Dānshēn 《神农本草经》

为唇形科多年生草本植物丹参 *Salvia miltiorrhiza* Bge.的干燥根及根茎。主产于四川、安徽、江苏等地。春、秋二季采挖。本品气微,味微苦、涩。

【**主要性能**】 苦,微寒。归心、肝经。

【**功效**】 活血祛瘀,凉血消痈,除烦安神。

【**应用**】

1. 瘀血证　本品功擅活血祛瘀,作用平和,能祛瘀生新,活血不伤正,前人有"一味丹参,功同四物"之说,故广泛用于瘀血所致的各种病证;又其性偏寒,更适宜于瘀热互结之证。本品尤为妇科调经要药。对瘀血引起的月经不调、痛经、经闭及产后瘀阻腹痛,可单味为末,酒调服;或配益母草、当归等活血调经药同用。治血脉瘀阻之胸痹心痛,脘腹疼痛,如《医宗金鉴》丹参饮,配行气止痛之砂仁、檀香等;治癥瘕积聚,可与三棱、莪术、鳖甲等活血理气、软坚散结药同用;治跌打损伤,肢体瘀血作痛,常与当归、乳香、没药等活血止痛药同用;治风湿痹证,可配伍防风、秦艽等祛风湿药用。

2. 疮痈痛肿　本品性寒,既凉血又活血,有清瘀热消痈肿之功,可用于热毒瘀阻引起的疮痈肿毒,常配金银花、连翘等清热解毒药同用。

3. 热入营血,心烦不眠　本品性属寒凉,入心经,既能凉血活血,又能清心除烦而安神,用于温热病热入营分之心烦少寐,常配清营凉血之生地、竹叶等,如《温病条辨》清营汤。此外血不养心之心悸怔忡、失眠健忘,也可以丹参配伍党参、龙眼肉、白芍、阿胶等治疗。

现代将本品广泛应用于心脑血管疾病,如冠心病、脑梗死、脑血管意外后遗症、血栓性脉管炎等。

【**用法用量**】 煎服,5~15 g。生用清心除烦力强,酒炙能加强活血化瘀调经作用。

【**使用注意**】 孕妇慎用。不宜与藜芦配伍(十八反)。

【**参考资料**】

1. 化学成分　主要含丹参酮Ⅰ、ⅡA、ⅡB、Ⅲ,隐丹参酮,异丹参酮,丹参素,丹参酸甲、乙、丙,原儿茶酸,原儿茶醛等。《中国药典》规定:以丹参酮ⅡA、丹酚酸B作定性鉴别成分;定量检测,丹参酮ⅡA($C_{19}H_{18}O_3$)、隐丹参酮($C_{19}H_{20}O_3$)和丹参酮Ⅰ($C_{18}H_{12}O_3$)的总量不得少于0.25%,丹酚酸B($C_{36}H_{30}O_{16}$)的含量不得少于3.0%。

2. **药理作用** 能扩张冠状动脉,增加冠脉血流量,改善心肌缺血;能改善微循环,促进血液流速;能扩张血管,降低血压。能改善血液流变性,降低血液黏度,抑制血小板和凝血功能,激活纤溶,对抗血栓形成;能降血脂;能促进肝细胞再生,有抗肝纤维化作用;能促进骨折和皮肤切口的愈合;能保护胃黏膜、抗胃溃疡;对中枢神经有镇静和镇痛作用;能改善肾功能,保护缺血性肾损伤;此外,还有抗炎、抗过敏作用。对多种致病菌有不同程度的抑制作用。

红花 Hónghuā 《新修本草》

为菊科一年生草本植物红花 *Carthamus tinctorius* L.的干燥花。主产于河南、湖北、四川等地。夏收开花,花色由黄转为鲜红时采摘。本品气清香,味微苦。

【**主要性能**】 辛,温。归心、肝经。

【**功效**】 活血祛瘀,通经止痛。

【**应用**】

1. **血滞经闭、痛经、产后瘀滞腹痛** 本品辛散温通,为活血通经止痛之要药,尤其是妇产科血瘀病证的常用药。可单用酒煎服,或配活血养血通经之当归、赤芍、桃仁等,如《医宗金鉴》的桃红四物汤。

2. **癥瘕积聚、心腹瘀痛、跌打损伤及疮疡肿痛** 本品通过活血祛瘀而达消癥、通畅血脉、消肿止痛之效。治疗癥瘕积聚,常配三棱、莪术等活血消癥之品;治心脉痹阻,胸痹心痛,常配桂枝、瓜蒌、丹参等通阳散结、活血止痛之品;治跌打损伤,瘀肿作痛,常配苏木、乳香、没药等活血疗伤之品;治疮疡肿痛,常配连翘、紫花地丁等清热解毒、消痈散结药同用。

此外,取其活血祛瘀而消斑,还可用治热郁血瘀,斑疹色暗者,须配伍凉血解毒、化斑透疹之紫草、大青叶、牛蒡子等。

【**用法用量**】 煎服,10~15 g。

【**使用注意**】 孕妇忌用,有出血倾向者不宜多用。

【**参考资料**】

1. **化学成分** 含红花醌苷、新红花苷、红花苷、红花黄色素和黄色素,另含红花油,油中包括棕榈酸、肉豆蔻酸、月桂酸、硬脂酸、花生酸、油酸等。

《中国药典》规定:以红色素作定性鉴别成分;定量检测,羟基红花黄色素A($C_{27}H_{30}O_{15}$)的含量不得少于1.0%,山柰素($C_{15}H_{10}O_6$)的含量不得少于0.050%。

2. **药理作用** 有轻度兴奋心脏、增加冠脉流量、减轻心肌缺血的作用;能扩张血管,改善微循环;有抑制血小板聚集和增加纤溶作用;煎剂对子宫和肠道平滑肌有兴奋作用。此外,尚有抗炎、镇痛、免疫调节、降血脂、抗肿瘤等作用。

附药:

西红花 为鸢尾科多年生草本植物番红花 *Crocus sativus* L.的干燥柱头。性能:甘,微寒;归心、肝经。功效:活血止痛,凉血解毒。主治:血滞诸证;斑疹紫暗。用法用量:煎服,1.5~3 g。孕妇忌用。

桃仁 Táorén 《神农本草经》

为蔷薇科小乔木桃 *Prunus persica* (L.) Batsch 或山桃 *P. davidiana* (Carr.) Franch.的干燥成熟种子。桃全国各地均产,山桃主产于辽宁、河北、河南等地。果实成熟时采集。本品气微,味微苦。

【**主要性能**】 苦、甘,平。有小毒。归心、肝、肺、大肠经。

【功效】 活血祛瘀,润肠通便。

【应用】

1. 瘀血证　本品入心肝血分,能活血散瘀,有推陈致新之功,多种瘀血证,均可配伍使用。治瘀血经闭、痛经,常配活血养血调经之红花、当归等,如《医宗金鉴》桃红四物汤;治产后瘀滞腹痛,常配化瘀生新、温经止痛之炮姜、川芎等,如《傅青主女科》生化汤;治跌打损伤,瘀肿疼痛,常配活血通络止痛之当归、红花、大黄等,如《医学发明》复元活血汤;治热壅血瘀之肺痈、肠痈,常配清热解毒、消痈排脓之品。如治肺痈可配苇茎、冬瓜仁等药,治肠痈配大黄、丹皮等药。

2. 肠燥便秘　本品为种仁,富含油脂,能润燥滑肠,主治肠燥便秘。常配伍养血润肠之当归、火麻仁、瓜蒌仁等药。

此外,本品味苦,能降肺气,有止咳平喘之功,治咳嗽气喘,尤其是兼有肠燥便秘者,配伍止咳平喘之杏仁、紫苏子等。

【用法用量】 煎服,5～10 g,宜捣碎入煎,以增加有效成分的溶出。

【使用注意】 孕妇忌用,便溏者慎用。本品含苦杏仁苷,在体内可分解成氢氰酸,对延髓呼吸中枢具有麻痹作用,过量服用桃仁,可致中毒。

【参考资料】

1. 化学成分　含苦杏仁苷、苦杏仁酶、挥发油、脂肪油,油中主要含有油酸甘油酯和少量亚油酸甘油酯。《中国药典》规定:以苦杏仁苷作定性鉴别成分;定量鉴别,苦杏仁苷($C_{20}H_{27}NO_{11}$)的含量不得少于 2.0%。

2. 药理作用　能明显增加脑血流量,增大犬股动脉的血流量降低血管阻力;能改善血液流变学状况,使出血、凝血时间明显延长;能促进初产妇子宫收缩及止血;提取物能改善肝脏表面微循环,并促进胆汁分泌;脂肪油可润滑肠道,利于排便;苦杏仁苷有镇咳平喘的作用。此外,尚有镇痛、抗炎、抗菌、抗过敏、抗癌、保肝、延缓衰老等作用。

益母草 Yìmǔcǎo 《神农本草经》

为唇形科一年生或二年生草本植物益母草 *Leonurus heterophyllus* Sweet. 的干燥地上部分。我国大部分地区均产。夏季茎叶茂盛,花未开或初开时采割。本品气微,味微苦。

【主要性能】 辛、苦,微寒。归肝、心、膀胱经。

【功效】 活血调经,利水消肿。

【应用】

1. 血滞经闭、痛经、产后瘀滞腹痛等瘀血证　本品苦泄辛散,主入血分,善活血调经,祛瘀生新,尤为妇科经产要药,故有益母之名。治血滞经闭、痛经及产后瘀滞腹痛,可单用熬膏服,如《中国药典》(1985 年版)之益母草膏;也可配当归、丹参、川芎、赤芍等活血调经之品。治跌打损伤、胸痹疼痛等瘀血证也可选用本品。

2. 水肿,小便不利　本品既能利水消肿,又能活血化瘀,尤宜用于水瘀互阻的水肿。可单用,亦可与白茅根、泽兰等利尿药同用。

此外,本品有清热解毒之效,治疮痈肿毒,多与蒲公英、连翘等清清热解毒药同用。

现代以本品为主治疗冠心病、脑梗死、高脂血症、中心视网膜脉络膜炎、高血压等报道。

【用法用量】 煎服,10～30 g;或熬膏,入丸剂;外用适量捣敷或煎汤外洗。

【使用注意】 孕妇禁用。

【参考资料】

1. 化学成分　含益母草碱、水苏碱、益母草宁等多种生物碱,还含月桂酸、苯甲酸、维生素及芸香苷等黄酮类物质等。《中国药典》规定:以盐酸水苏碱作定性鉴别成分;定量鉴别,盐酸水苏碱($C_7H_{13}NO_2 \cdot HCl$)的含量不得少于 0.50%,含盐酸益母草碱($C_{14}H_{21}O_5N_3 \cdot HCl$)不得少于0.050%。

2. **药理作用**   对子宫平滑肌有明显的兴奋作用,使子宫收缩频率、幅度及紧张度增加。能扩张冠状动脉,增加冠脉血流量和心肌营养性血流量,对抗实验性心肌缺血和心律失常;能抑制血小板聚集、血栓形成以及红细胞的聚集;粗提物能扩张血管,有短暂的降压作用。益母草碱有明显的利尿作用。

牛膝 Niúxī   《神农本草经》

为苋科多年生草本植物牛膝 *Achyranthes bidentata* Bl.的干燥根。河南为主要道地产区。冬季采挖。本品气微,味微甜而稍苦涩。

【**主要性能**】   苦、甘、酸,平。归肝、肾经。

【**功效**】   活血祛瘀,补肝肾,强筋骨,引火(血)下行,利水通淋。

【**应用**】

1. **血滞经闭、痛经、产后腹痛及跌扑伤痛**   本品性善下行,长于活血祛瘀,故尤多用于妇科、伤科瘀血凝滞之证。治瘀阻经闭、痛经、月经不调、产后腹痛,常配活血调经之当归、桃仁、红花等;治跌打损伤、腰膝瘀痛,常配活血疗伤止痛之续断、当归、乳香等。

2. **肝肾不足证**   本品能补肝肾,强筋骨,治肝肾亏虚之腰腿酸痛、软弱无力者,常配补肝肾、强筋骨之杜仲、续断、补骨脂等药;治痹痛日久,腰膝酸痛者,如《千金方》独活寄生汤,配祛风湿、止痹痛强筋骨之独活、桑寄生等。此外,治湿热成痿,足膝痿软者,如《医学正传》三妙丸,配清热燥湿之苍术、黄柏。

3. **肝阳上亢证,胃火上炎证及气火上逆,迫血妄行证**   本品性善下行,能引上亢之阳下潜,引上炎之火下降,引上逆之血下行。治肝阳上亢之头痛眩晕,如《医学衷中参西录》镇肝息风汤,配平肝潜阳之赭石、生牡蛎、生龟板等;治胃火上炎之齿龈肿痛、口舌生疮,如《景岳全书》玉女煎,配清胃滋阴降火之生地黄、石膏、知母等;治气火上逆,迫血妄行之吐血、衄血,可配凉血止血之白茅根、栀子等。

4. **淋证**   本品性善下行,功能行瘀利尿通淋。治淋证小便涩痛,常配利水通淋之冬葵子、瞿麦、车前子、滑石等。

【**用法用量**】   煎服,5～12 g。活血祛瘀、引火(血)下行、利水通淋,宜生用;酒炙增强活血祛瘀作用;盐炙增强补肝肾、强筋骨作用。

【**使用注意**】   孕妇及月经过多者忌服。

【**参考资料**】

1. **化学成分**   含三萜皂苷、蜕皮甾酮、牛膝甾酮、紫茎牛膝甾酮等甾体类成分和多糖类成分,还含有精氨酸、甘氨酸等12种氨基酸以及生物碱类、香豆素类等化合物,另含大量钾盐、甜菜碱、蔗糖等。

《中国药典》规定:以β-蜕皮甾酮、人参皂苷 Ro 作定性鉴别成分;定量鉴别,β-蜕皮甾酮($C_{27}H_{44}O_7$)的含量不得少于0.030%。

2. **药理作用**   能明显兴奋子宫平滑肌,表现为子宫收缩幅度增加,频率加快,张力增加;有抗生育、抗着床及抗早孕作用;对心脏有抑制作用,有扩张血管、改善循环作用,有短暂的降压和轻度利尿作用;能降低全血黏度、红细胞压积、红细胞聚集指数,并有抗凝作用。

附药:

川牛膝   为苋科植物川牛膝 *Cyathula of ficinalis* Kuan 的干燥根。性能:甘、微苦,平;归肝、肾经。功效:逐瘀通经,通利关节,利尿通淋。主治:经闭癥瘕,胞衣不下,跌扑损伤,风湿痹痛,足痿筋挛,尿血血淋。用法用量:煎服,5～10 g。孕妇慎用。

鸡血藤 Jīxuèténg 《本草纲目拾遗》

为豆科攀缘灌木密花豆 *Spatholobus suberectus* Dunn 的干燥藤茎。主产于广西、云南等地。秋、冬二季采收。本品气微,味涩。

【主要性能】 苦、微甘,温。归肝、肾经。

【功效】 行血补血,舒筋活络。

【应用】

1. 月经不调、痛经、经闭,产后瘀阻腹痛 本品苦而不燥,温而不烈,性质和缓,既能活血祛瘀,又能补血,凡血瘀、血虚妇科病证均可应用,对血瘀兼有血虚的经产诸证尤其适宜。治血瘀之月经不调、痛经、闭经,配伍活血调经药之当归、川芎、香附等;治血虚月经不调、痛经、经闭,则配养血调经之当归、熟地、白芍等。

2. 风湿痹痛,手足麻木,肢体瘫痪 本品行血养血,舒筋活络,对于上述病证,无论血瘀、血虚或血虚兼瘀者均可运用。如治风湿痹痛,肢体麻木,配伍祛风湿药止痹痛之独活、威灵仙、桑寄生等;治中风气血不足、瘀血阻络之肢体瘫痪,常配益气活血通络之黄芪、丹参、地龙等。

此外,本品还可治疗贫血、心悸、失眠,放射线引起的白细胞减少症,单用鸡血藤膏,或配伍补气养血之黄芪、当归、阿胶等。

【用法用量】 煎服,10~30 g。

【参考资料】

1. 化学成分 含异黄酮类化合物,甾体及其糖苷如 β-谷甾醇、胡萝卜苷、油菜甾醇、鸡血藤醇等,另含少量三萜。《中国药典》规定:以芒柄花素作定性鉴别成分;定量鉴别,照醇溶性浸出物测定法的热浸法测定,用乙醇作溶剂,不得少于 8.0%。

2. 药理作用 有补血作用,并能扩张血管,对血小板聚集有明显抑制作用。能增强子宫节律性收缩,较大剂量收缩更明显,已孕子宫较未孕子宫敏感。此外,尚有抗炎、免疫调节、镇静催眠、抗早孕、降血脂、促进肝细胞再生等作用。

活血调经药参考药

药名	主要性能	功效	主治	用法用量	使用注意
泽兰	苦、辛,微温。归肝、脾经	活血祛瘀,利水消肿	血瘀经闭,痛经,产后瘀阻腹痛,跌打损伤;水肿	煎服,10~15 g	
王不留行	苦,平。归肝、胃经	活血通经,下乳消肿	血瘀经闭,痛经,产后乳汁不下及乳痈肿痛	煎服,5~10 g	孕妇慎用
月季花	甘,温。归肝经	活血调经,解郁,消肿	月经不调,经闭,痛经,跌打损伤;痈疽疮疡	煎服,2~5 g	孕妇慎用
凌霄花	辛,微寒。归肝、心包经	破血通经,凉血祛风	血瘀经闭,癥瘕,跌打损伤;周身瘙痒,风疹	煎服,3~10 g	孕妇忌用

第三节 活血疗伤药

以活血化瘀、疗伤止痛为主要功效,常用于治疗伤科瘀滞疾患的药物,称为活血疗伤药。

本类药物通过活血化瘀,而达到消肿止痛作用。有些药物兼有续筋接骨或止血生肌功效。主要适用于跌打损伤、瘀肿疼痛、骨折筋损、金疮出血等伤科疾患,也可用于其他瘀血病证。

若治跌打损伤、瘀肿疼痛,常配活血止痛药;骨折筋伤病证,多与肝肾有关,故使用本类药物时,当配伍补肝肾、强筋骨之品。金疮出血,宜配化瘀止血生肌之品。

其中的土鳖虫、马钱子为有毒之品,当注意其炮制、用法用量及不良反应;气虚体弱者及孕妇、月经期,当忌用或慎用。

土鳖虫 Tǔbiēchóng 《神农本草经》

为鳖蠊科昆虫地鳖 *Eupolyphaga sinensis* Walker 或冀地鳖 *Steleophaga lancyi* (Boleny)雌虫的干燥全体。主产于湖南、湖北、江苏等地。野生者夏季捕捉,饲养者全年可捕捉。本品气腥臭,味微咸。

【主要性能】 咸,寒。有小毒。归肝经。

【功效】 破血逐瘀,续筋接骨。

【应用】

1. 跌打损伤,筋伤骨折,瘀肿疼痛 本品性善走窜,能活血疗伤,续筋接骨,为伤科常用之药。治骨折伤痛,可单用研末调敷,或研末黄酒冲服;或用复方,如《杂病源流犀烛》接骨紫金丹,配祛瘀疗伤止痛之自然铜、骨碎补、乳香等;治骨折筋伤后期,筋骨软弱者,常配补肝肾、强筋骨之续断、杜仲等药。

2. 血瘀经闭,癥瘕积聚 本品能破血逐瘀以通经、消癥,为治血瘀经闭、癥瘕积聚之要药。治血瘀经闭,产后瘀滞腹痛,如《金匮要略》下瘀血汤,配活血调经之大黄、桃仁等;治癥瘕积块,常配疏肝破血消癥之柴胡、桃仁、鳖甲等,如《金匮要略》鳖甲煎丸。

【用法用量】 煎服,3~10 g;研末服,1~1.5 g,内服多炒制用以减少其腥臭味;外用适量。

【使用注意】 孕妇忌服。

【参考资料】

1. 化学成分 主要含多种氨基酸,尚含挥发油、生物碱、多种微量元素、甾醇和直链脂肪族化合物。《中国药典》规定:照水溶性浸出物测定法的热浸法测定,不得少于 22.0%。

2. 药理作用 能溶解血栓和抗血小板聚集,具有抗血栓作用;能提高心肌和脑对缺氧的耐受力,并降低心、脑组织的耗氧量。此外,尚有保肝、抗突变、降血脂等作用。

自然铜 Zìrántóng 《雷公炮炙论》

为硫化物类矿物黄铁矿族天然黄铁矿,主含二硫化铁(FeS_2)。主产于四川、湖南、云南等地。全年均可采集。本品无臭无味。

【主要性能】 辛,平。归肝、肾经。

【功效】 散瘀止痛,接骨疗伤。

【应用】

跌打损伤,骨折筋断,瘀肿疼痛 本品味辛而散,入肝经血分,有活血散瘀止痛、促进骨折愈合的作用,为伤科接骨疗伤要药,外敷、内服均可。常配活血止痛疗伤之骨碎补、乳香、没药等。

【用法用量】 煎服,10~15 g;多入丸散,火煅可使其中砷含量降低,火煅透醋淬研末,每次服0.3 g;外用适量。

【使用注意】 不宜久服,孕妇忌用。

【参考资料】

1. 化学成分 本品主含二硫化铁,还含铜、砷、锑等杂质及20余种微量元素。

《中国药典》规定:取本品粉末1 g,加稀盐酸4 ml,振摇,滤过,滤液显铁盐的鉴别反应为定性鉴别。

2. 药理作用 能促进骨痂生长而促进骨折愈合,量多且较成熟;可促进骨髓自身及其周围血液中网状细胞和血红蛋白增生。对多种病原性真菌有不同程度的拮抗作用。

苏木 Sūmù 《新修本草》

为豆科灌木或小乔木苏木 *Caesalpinia sappan* L.的干燥心材。主产于广西、广东、云南等地。全年均可采伐。本品气微香,味微甘、涩。

【主要性能】 咸、辛,平。归心、肝经。

【功效】 活血疗伤,祛瘀通经。

【应用】

1. 跌打损伤,骨折筋伤,瘀滞肿痛 本品味辛能散,咸入血分,功能活血散瘀、消肿止痛而疗伤,治跌打损伤,瘀滞肿痛或骨折,既可内服,也可外用。内服常配活血止痛疗伤之乳香、没药、自然铜等;外用配活血消肿止痛药刘寄奴、泽兰等,煎汤熏洗伤处。

2. 血滞经闭,痛经,产后瘀阻腹痛,痈肿疮毒 本品功能活血祛瘀,通经止痛,治妇科瘀滞经产诸证,可单味水煎服,也可配活血通经止痛之川芎、当归、红花等。

此外,治痈肿疮毒,可配解毒消痈散结的金银花、连翘等。

【用法用量】 煎服,3~10 g;外用适量。

【使用注意】 月经过多和孕妇忌用。

【参考资料】

1. 化学成分 含有巴西苏木素、苏木酚、挥发油及有机酸、鞣质。

《中国药典》规定:以巴西苏木素作定性鉴别成分;定量检测,巴西苏木素($C_{16}H_{14}O_5$)的含量不得少于0.50%,(±)原苏木素B($C_{16}H_{16}O_5$)的含量不得少于0.50%。

2. 药理作用 能增强心肌收缩力,能促进微动脉血流,促进微循环,抑制血小板聚集,抗高胆固醇血症;并有镇静、催眠、抑菌、镇痛、抗惊厥、抗癌等作用。

骨碎补 Gūsuìbǔ 《药性论》

为水龙骨科草本植物槲蕨 *Drynaria fortunei* (Kunze) J. Sm 的干燥根茎。主产于浙江、湖北、广东等地。全年均可采挖,以冬春二季为主。本品无臭,味淡,微涩。

【主要性能】 苦、甘,温。归肝、肾经。

【功效】 活血续伤,补肾强骨。

【应用】

1. 跌打损伤 本品能通血脉,续筋骨,疗伤痛,为伤科要药。内服、外用均有效,尤宜于跌打筋骨损伤、瘀血肿痛之证。可单用本品浸酒服,并外敷,亦可水煎服;或配没药、自然铜等活血止痛、接骨疗伤药用。

2. 肾虚诸证 本品入肾,能温补肾阳,强健筋骨,可治肾虚所致的腰痛脚弱、耳鸣耳聋、牙痛、久泻等证。治肾虚腰痛、足膝痿弱,可配补骨脂、牛膝等补肾强腰之品;治肾虚耳鸣、耳聋、牙痛,可配熟地、山茱萸、泽泻等补肾益精泻火之品;治肾虚久泻,可单用,或配补骨脂、益智仁、吴茱萸等温肾暖脾止泻之品。

此外，本品还可用于斑秃、白癜风等病证的治疗。

【用法用量】　煎服，10～15 g；外用适量。

【使用注意】　本品性温助阳，阴虚内热者慎用。

【参考资料】

1. **化学成分**　本品含柚皮苷、骨碎补双氢黄酮苷、骨碎补酸等。

《中国药典》规定：以柚皮苷作定性鉴别成分；定量检测，柚皮苷（$C_{27}H_{32}O_{14}$）的含量不得少于 0.50%。

2. **药理作用**　本品能促进骨对钙的吸收，提高血钙和血磷水平，有利于骨钙化和骨质的形成；能改善软骨细胞，推迟骨细胞的退行性病变，降低骨性关节病的病变率，推迟发病时间，减轻发病程度；有抑制链霉素耳毒性作用。此外，尚有强心、降血脂、镇静、镇痛、抑菌等作用。

马钱子 Mǎqiánzǐ　《本草纲目》

为马钱科木质大藤本植物马钱 *Strychnos nux-vomica* L.的干燥成熟种子。主产于印度、越南、缅甸等地。冬季果实成熟时采收。本品无臭，味极苦。

【主要性能】　苦，寒。有大毒。归肝、脾经。

【功效】　活血通络止痛，攻毒散结消肿。

【应用】

1. **跌打损伤**　本品善活血通络消肿，又长于止痛，尤为伤科疗伤止痛之佳品。治跌打损伤，骨折肿痛，可配乳香、没药等内服或外敷以散瘀消肿止痛。

2. **风湿顽痹，麻木瘫痪**　本品善能通经络，透达关节，止痛力强，为治疗风湿顽痹、拘挛疼痛、麻木瘫痪之佳品，单用有效，或可配祛风湿、活血通络止痛之羌活、乳香、全蝎等。

3. **痈疽肿痛**　本品能攻毒散结消肿，治痈疽疮毒，多作外用，单用或配其他解毒消肿散结之品。

此外，还可以本品为主治疗面神经麻痹、三叉神经痛、坐骨神经痛、重症肌无力、呼吸肌麻痹、阳痿、再生障碍性贫血等。

【用法用量】　内服宜制用，高温砂炒能降低毒性。多入丸散，日服 0.3～0.6 g；外用适量，研末调涂，也可浸软后切片外贴。

【使用注意】　本品有大毒，炮制不当、过量（中毒量 1.5～3 g，中毒致死量 4～12 g 以上）或久服易致中毒。早期表现为头痛头昏、烦躁不安，继则颈项强硬、全身发紧，甚则角弓反张、两手握拳、牙关紧闭、面呈痉笑，严重者神志昏迷、呼吸急促、心律不齐、瞳孔散大，乃至死亡。故须注意炮制，严格控制剂量。所含有毒成分能被皮肤吸收，故外用亦不宜大面积涂敷。孕妇禁用，体虚者忌用。

【参考资料】

1. **化学成分**　含有多种生物碱，主要为番木鳖碱（士的宁）、马钱子碱、异番木鳖碱、异马钱子碱等，并含有微量的番木鳖次碱、伪番木鳖碱、伪马钱子碱以及脂肪油、蛋白质、绿原酸等。

《中国药典》规定：以士的宁、马钱子碱作定性鉴别成分；定量检测，士的宁（$C_{21}H_{22}N_2O_2$）的含量不得少于 1.20%～2.20%，马钱子碱（$C_{23}H_{26}N_2O_4$）的含量不得少于 0.80%。

2. **药理作用**　有较强的中枢兴奋作用，首先兴奋脊髓的反射功能，其次兴奋延髓的呼吸中枢及血管运动中枢，并能提高大脑皮层的感觉中枢功能。有明显的镇痛、镇静作用。有镇咳、祛痰作用，其镇咳的作用强度超过可待因，祛痰作用与氯化铵相似。士的宁具强烈苦味，可刺激味觉感受器而反射性增加胃液分泌，促进消化功能，增进食欲。对皮肤真菌有一定的抑制作用。有改善微循环、刺激骨髓、活跃造血功能的作用。

血竭 Xuèjié 《雷公炮炙论》

为棕榈科常绿藤本植物麒麟竭 *Daemonorops draco* Bl. 的干燥树脂。主产于印度尼西亚、马来西亚、伊朗等国,中国主产于广东、台湾等地。多为栽培。秋季采收。本品无臭,味淡。

【主要性能】　甘、咸,平。归心、肝经。

【功效】　活血止痛,化瘀止血,生肌敛疮。

【应用】

1. **跌打损伤、瘀滞心腹疼痛**　本品入血分而散瘀止痛,为伤科要药。治跌打损伤,筋骨疼痛,内服、外用均可。内服配伍化瘀止痛之乳香、没药、红花等,如《良方集腋》七厘散;治产后瘀滞腹痛、痛经、经闭及瘀血阻滞的心腹刺痛,常配伍活血止痛之当归、莪术、三棱等。

2. **外伤出血及疮疡不敛**　本品有化瘀止血、生肌敛疮之功。治上述病症,均可单用研末外敷患处,亦可配伍其他止血或生肌敛疮药物。

此外,本品亦可治疗胃、十二指肠溃疡等上消化道出血。

【用法用量】　内服,多入丸、散,研末服,每次 1～2 g;外用适量,研末外敷。

【使用注意】　孕妇及月经期忌用。

【参考资料】

1. **化学成分**　含血竭素、血竭红素、去甲基血竭素、去甲基血竭红素及黄烷醇、查耳酮、树脂酸等成分。《中国药典》规定:以血竭素高氯酸盐作定性鉴别成分;定量检测,血竭素($C_{17}H_{14}O_3$)的含量不得少于 1.0%。

2. **药理作用**　能加快血流,防止血栓;对金黄色葡萄球菌、白色葡萄球菌及多种致病真菌有不同程度的抑制作用;对烫伤所致炎症能加速结痂,促进伤口愈合。

北刘寄奴 Běiliújìnú 《新修本草》

为玄参科植物阴行草 *Siphonostegia chinensis* Benth. 的干燥全草。主产于东北及河北、河南等地。秋季采收,除去杂质,晒干。气微,味微苦。

【主要性能】　苦,寒。归脾、胃、肝、胆经。

【功效】　活血祛瘀,通经止痛,凉血,止血,清热利湿。

【应用】

1. **跌打损伤,肿痛出血**　本品能活血散瘀,止痛止血而疗伤。治疗跌打损伤,瘀滞肿痛,可单用研末以酒调服。本品又能凉血止血,治疗血热出血,可单用鲜品捣烂外敷;或配茜草、五倍子等。

2. **血瘀经闭、产后瘀滞腹痛**　本品辛散苦泄,善于行散,能破血通经,散瘀止痛。治血瘀经闭,可配桃仁、当归、川芎等;治产后瘀滞腹痛,配甘草等份为末,水、酒调服。

3. **湿热黄疸**　本品性味苦寒,有清热利湿作用,治湿热蕴结肝胆之黄疸,可配伍茵陈蒿、金钱草等。

【用法用量】　煎服,6～9 g;外用适量,捣敷或研末撒。

【使用注意】　孕妇忌用。

【参考资料】

1. **化学成分**　含有多种黄酮类化合物,主要为芹菜素、木犀草素、木犀草苷、芹菜苷等,并含有奎尼酸酯类化合物。《中国药典》规定:以木犀草素作定性鉴别成分;定量检测,木犀草素($C_{15}H_{10}O_6$)的含量不得少于 0.050%。

2. **药理作用**　本品浓缩煎液可使醋酸棉酚引起的大鼠高血清谷丙转氨酶(SGPT)明显下降。对麻醉犬和大鼠有明显利胆作用,对宋内痢疾杆菌、志贺痢疾杆菌有杀灭作用,对福氏痢疾杆菌、鲍氏痢疾杆菌、大肠杆菌及变形杆菌有抑制作用。

活血疗伤药参考药

药名	主要性能	功　效	主　治	用法用量	使用注意
儿茶	苦、涩、微寒。归肺经	活血疗伤,止血生肌敛疮	外伤瘀肿;出血;疮痈,湿疹	煎服,1～3 g,包煎,多入丸散	
刘寄奴	苦,温。归心、肝、脾经	破血疗伤,通经,止痛,止血	跌打损伤,肿痛出血;血瘀经闭,产后瘀滞腹痛	煎服,3～10 g	孕妇忌用
皂角刺	辛,温。归肝、胃经	活血消肿,托毒排脓,杀虫	痈疽疮毒,皮癣,湿疹等	煎服,3～10 g	凡痈疽已溃及孕妇忌用
脆蛇	咸,平。归肝、脾、肾经	散瘀消肿,接骨疗伤,祛风解毒	跌打损伤;大麻风;久痢泄泻	煎服,3～10 g	孕妇慎用

第四节　破血消癥药

以破血逐瘀为主要功效,常用于治疗癥瘕积聚的药物,称为破血消癥药。

本类药物药性峻猛,活血作用最强,能破血逐瘀、消癥散积,主治瘀血日久、久病入络,或瘀血重证,尤多用于癥瘕积聚。亦可用于血瘀经闭、瘀肿疼痛等证。

应用本类药物时,常配伍行气破气药或化痰软坚药以加强其破血消癥之效。另外,还常与补虚之品同用,一方面因癥积之人病程较长,每兼体虚,配用有攻补兼施之效,另一方面可防其药性峻猛而耗伤正气。

本类药物药性峻猛,易耗气、动血。所以凡出血证,阴血亏虚、气虚体弱者及孕妇、月经期,当忌用或慎用。其中的虫类药物又有毒性,当注意其用法用量。

莪术 Ézhú　《药性论》

为姜科多年生草本植物蓬莪术 *Curcuma phaeocaulis* Val.、广西莪术 *C.kwangsiensis* S. G. Lee et C. F. Liang 或温郁金 *C. wenyujin* Y. H.Chen et C. Ling 的干燥根茎。蓬莪术主产于四川、广东、广西;温郁金又称温莪术,浙江温州为主要道地产区;广西莪术又称桂莪术,广西为主要道地产区。秋、冬二季茎叶枯萎后采挖。蓬莪术、广西莪术味微苦、辛,温莪术味苦、微辛。

【主要性能】　辛、苦,温。归肝、脾经。

【功效】　破血行气,消积止痛。

【应用】

1. 气滞血瘀所致癥瘕积聚、经闭及心腹瘀痛　本品苦泄辛散温通,既入血分破血逐瘀,又入气分行气止痛,可用治气滞血瘀所致的上述病证,尤善消癥瘕积聚。每与三棱相须为用,以增强破瘀消癥止痛之功。此外,本品既破血祛瘀,又消肿止痛,可用于跌打损伤,瘀肿疼痛,常与其他祛瘀疗伤药同用。

2. **食积脘腹胀痛**　本品入脾胃经,有较强的行气消积止痛之功,用于食积不化,气滞较重之脘腹胀痛甚者,常配行气止痛、消食导滞之品,如《证治准绳》莪术丸以之与青皮、槟榔等同用。

现代用本品治疗肝脾肿大、肝硬化,配伍活血疏肝、软坚散结之鳖甲、丹参、柴胡等;气血不足者,配伍补气养血之当归、黄芪、党参等。本品注射剂还用于治疗宫颈癌等多种癌肿。

【用法用量】　煎服,3~15 g。醋炒入肝经血分,破血逐瘀多用,生用行气消积力强,食积腹痛多用。外用适量。

【使用注意】　本品药性峻猛,有耗气伤血之弊,不宜过量久服,孕妇及月经过多者忌用。

【参考资料】

1. **化学成分**　含挥发油,其中主要为莪术醇、莪术酮等。

《中国药典》规定:以吉马酮作定性鉴别成分;定量检测,含挥发油的含量不得少于 1.5%(ml / g)。

2. **药理作用**　能抑制血小板聚集,抑制血栓形成;能促进微动脉血流恢复,完全阻止微动脉收缩,明显促进局部微循环恢复。有抗癌作用,除能直接杀瘤外,还能增强瘤细胞的免疫原性,从而诱发或促进机体对肿瘤的免疫排斥反应。此外,还有升高白细胞、抑菌、保肝、抗炎、镇痛、抗溃疡、抗早孕等作用。

三棱 Sānléng　《本草拾遗》

为黑三棱科多年生草本植物黑三棱 *Sparganium stoloniferum* Buch.-Ham. 的干燥块茎。主产于江苏、河南等地。冬季至次年春挖取块茎。本品无臭,味淡,嚼之微有麻辣感。

【主要性能】　辛、苦,平。归肝、脾经。

【功效】　破血行气,消积止痛。

【应用】　三棱功效主治与莪术基本相同,然三棱破血强于莪术,破气不如莪术。两者常相须为用。

【用法用量】　煎服,3~10 g。醋制后可加强破血祛瘀止痛作用。

【使用注意】　本品药性峻猛,有耗气伤血之弊,不宜过量久服,孕妇及月经过多者忌用。

【参考资料】

1. **化学成分**　含挥发油,其中含有苯乙醇、对苯二酚、十六酸等。

《中国药典》规定:照醇溶性浸出物测定法的热浸法测定,用稀乙醇作溶剂,不得少于 7.5%。

2. **药理作用**　能延长纤维蛋白的凝聚时间,缩短血栓长度,减轻血栓重量;能显著抑制血小板聚集,降低全血黏度;能增加心肌耗氧量,提高心肌氧利用率。对子宫平滑肌有兴奋作用。此外,可直接破坏肿瘤细胞,对实验动物肿瘤模型有一定的抑制作用。

水蛭 Shuǐzhì　《神农本草经》

为水蛭科环节动物蚂蟥 *Whitemania pigra* Whitman、水蛭 *Hirudo nipponia* Whitman 及柳叶蚂蟥 *W. acranulata* Whitman 的干燥体。我国南部各地区均有出产。夏秋季捕捉,用沸水烫死,切段晒干或低温干燥。本品气微腥。

【主要性能】　咸、苦,平。有小毒。归肝经。

【功效】　破血逐瘀。

【应用】

血瘀经闭,癥瘕积聚,跌打损伤　本品咸苦入血分,通过破血逐瘀之功,以达通经、消癥、疗伤之效。治经闭、癥瘕,常配破血逐瘀之品,如《伤寒论》抵当汤以之与桃仁、虻虫等药同用;治跌打损伤,可配苏木、自然铜等活血疗伤药用。

此外,本品还用于血小板增多症、脑出血颅内血肿。

【用法用量】 煎服,1.5~3 g;研末服,0.3~0.5 g。因其所含水蛭素,遇热及稀盐酸易被破坏,故以入丸散或研末服为宜。滑石粉炒后能降低毒性,质地酥碎,利于粉碎。

【使用注意】 孕妇禁用,月经过多者忌用。

【参考资料】

1. 化学成分 主要含蛋白质、肝素、抗凝血酶及组织胺样物质,新鲜水蛭唾液中含有水蛭素。此外,尚含钠、钾、钙等多种微量元素。

《中国药典》规定:每 1 g 含抗凝血酶活性水蛭应不低于 16.0 U,蚂蟥、柳叶蚂蟥应不低于 3.0 U。

2. 药理作用 有抗血栓作用,不仅能防止血栓的形成,还能溶解血栓;能抑制纤维蛋白原转化为纤维蛋白,并能抑制凝血因子的活性及凝血酶诱导的血小板反应,有很强的抗凝作用;能降低血小板表面活性,抑制血小板聚集;能改善血液流变学,能降血脂,消退动脉粥样硬化斑块,增加心肌营养性血流量;能促进脑血肿及皮下血肿吸收,减轻周围组织炎症反应及水肿,缓解颅内压升高,改善局部血循环,保护脑组织免遭破坏及促进神经功能恢复;还有抑制肿瘤细胞、终止妊娠、减少蛋白尿等作用。

破血消癥药参考药

药 名	主要性能	功 效	主 治	用法用量	使用注意
穿山甲	咸,微寒。归肝、胃经	活血消癥,通经下乳,消肿排脓	癥瘕积聚,血滞经闭及风湿痹痛;乳汁不通;痈肿疮毒,瘰疬	煎服,3~10 g;研末吞服,每次1~1.5 g	孕妇慎用
虻虫	苦,微寒。有小毒。归肝经	破血逐瘀消癥	血瘀经闭,癥瘕积聚,跌打损伤	煎服,1~1.5 g;研末服,0.3 g	孕妇忌用
斑蝥	辛,温。有大毒。归肝、胃、肾经	破血消癥,攻毒蚀疮,引赤发泡	癥瘕肿块;恶疮,顽癣,痈疽瘰疬	多入丸散,0.03~0.06 g	内服慎用,孕妇忌用
蜣螂	咸,寒。有毒。归胃、大肠、肝经	破血逐瘀,定惊,通便,攻毒	癥瘕;惊痫,癫狂;腹胀便秘;痈疽恶疮	煎服,1~2 g	孕妇忌用
水红花子	咸,微寒。归肝、胃经	散瘀消癥,消积止痛	癥瘕痞块,瘰瘤肿痛;食积不消,胃脘胀痛	煎服,6~15 g	孕妇忌用
干漆	辛,温。有毒。归肝、脾经	破瘀通经,消积杀虫	瘀血经闭,癥瘕积聚,虫积腹痛	煎服,2~5 g	孕妇及对漆过敏者禁用

第十九章 化痰药

导学

通过本章概述内容的学习,要求掌握化痰药(包括温化寒痰药和清化热痰药)在功效、主治、性能特点、配伍应用及使用注意方面的共性,以及通过化痰药有关功效等,确定其性能、主治和证候禁忌的分析方法。熟悉化痰药的分类,具体药物的分类归属。了解化痰药、温化寒痰药、清化热痰药的含义及其不同的称谓。

通过本章各种化痰药的学习,掌握半夏、川贝母、浙贝母、瓜蒌、桔梗的功效、性能、应用、特殊用法及特殊使用注意。熟悉天南星、芥子、旋覆花、竹茹的功效、主治及特殊使用注意。了解白附子、白前、前胡、天竺黄、竹沥、蛤壳、昆布的功效及特殊使用注意。参考药黄药子、瓦楞子、海浮石、礞石、胖大海执业药师考试有要求。

一、含义

以祛痰或消痰为主要功效,常用以治疗痰证的药物,称为化痰药。

根据化痰药的药性和功效主治差异,一般将其分为温化寒痰药与清化热痰药两类。

二、功效主治

1. **共有功效主治** 本章内的所有药物都具有化痰功效,可主治痰阻于肺,症见痰多咳喘、咯痰不爽、苔腻等表现者;以及病机上与痰有密切关系的眩晕、癫痫、惊厥、中风、瘰疬、瘿瘤、痰核、阴疽、流注等证。

因其药性不同,本类药的具体功能又有温化寒痰、清化热痰之分;其中,温化寒痰药以温化寒痰为共有功效,主要用于寒痰、湿痰证,症见咳嗽气喘、痰多色白、舌苔白腻等;以及由寒痰、湿痰所致眩晕、肢体麻木、阴疽流注等。清化热痰药以清化热痰为共有功效,主要用于热痰证,症见咳嗽气喘、痰黄色稠等;以及由痰热、痰火所致的癫痫、中风、惊厥等。

所谓化痰,是指祛除或消散痰浊,以缓解或消除痰证的治疗作用。通常将祛除阻于肺窍之痰,以缓解或消除痰咳、痰喘等证的治疗作用称为祛痰;将消散郁滞于肌肤、经络、关节之痰浊,以缓解或消除瘰疬、瘿瘤、阴疽、流注等证的治疗作用,称为消痰。此外,历代文献中还有豁痰、导痰、涤痰、滑痰等表述,均与前述有关功效大同小异。

2. **主要兼有功效主治** 本类药物以其化痰之功,还可兼止咳、平喘之效,又常用于痰湿壅肺之咳嗽、喘息。此外,部分温化寒痰药还兼有外用消肿止痛功效,宜于疮痈肿毒者。部分清化热痰药则兼有软坚散结功效,又常用于瘿瘤、瘰疬等证。

三、性能特点

1. **药性** 温化寒痰药针对寒痰证,寒邪当以温药治之,即《神农本草经》所说"疗寒以热药",故温化寒痰药均为温热之性;清化热痰药针对热痰证,热邪当以凉药治之,即《神农本草经》所说"疗热以寒药",故清化热痰药均为寒凉之性。

2. **药味** 五味中辛能发散,苦能清泄、降泄,本章药物多具辛、苦味,兼有清痰软坚散结,或来自海洋的药物又具有咸味。

3. **归经** 化痰药主治痰证,因为肺居上焦,主通调水道,为"贮痰之器";脾居中焦,主运化水湿,为"生痰之源",以脏腑辨证而言,则痰证多在肺、脾,故主归肺、脾经;并因兼有除烦、清心定惊功效,又兼入心、肝等经。

本章中的半夏、天南星、白附子、黄药子为有毒之品。

四、配伍应用

临床除分清不同痰证而选用相应的化痰药外,应根据成痰之因,审因论治。寒痰证,当配伍温里药;热痰证,当配伍清热药;湿痰证,当配伍燥湿、利湿药;因脾居中焦,主运化水湿,脾运不健,则痰湿内生,即"脾为生痰之源",故宜配健脾燥湿之品,脾健则运化正常,痰自不生,而标本兼顾;又因痰易阻滞气机,"气滞则痰凝,气行则痰消",故常配伍行气药;兼见咳嗽、喘促者,宜与止咳平喘药配伍;兼癫痫、惊厥者,可与平肝息风药、开窍药配伍;兼瘿瘤、瘰疬者,可与软坚散结药配伍;兼阴疽、流注者,可与温阳通络药配伍。

阴虚肺燥之人,当配伍养阴润肺之品。

五、使用注意

1. **因证选药** 痰证有寒热之分,应用时注意区分痰证的寒热不同,选择适宜的化痰药,如寒痰证宜主要选用温化寒痰药,热痰证宜主要选用清化热痰药等。

2. **证候禁忌** 本章药物的温化寒痰药多温燥之品、刺激性强,凡是阴亏气虚、有出血倾向及孕妇均慎用或忌用。

此外,化痰药中有毒之品,内服宜炮制。

第一节 温化寒痰药

具有温肺祛寒、燥湿化痰功效的药物,叫做温化寒痰药。主治寒痰、湿痰所致的咳嗽、气喘,以及寒痰、湿痰所致的眩晕、肢体麻木、中风、口眼㖞斜、阴疽流注等。本节药物药性多偏于温燥,味多辛、苦,主归肺、脾、肝经。临床运用时,常与温里散寒、燥湿健脾药物配伍。

药性温燥、具有较强刺激性的药物,不宜于痰中带血、阴虚内热者。少数有毒药,应注意剂量,并多用炮制品,且孕妇慎用或禁用。

半夏 Bànxià 《神农本草经》

为天南星科多年生草本植物半夏 *Pinellia ternata* (Thunb.) Breit.的干燥块茎。中国大部分地区均产。夏、秋二季采挖。本品气微,味辛辣,麻舌而刺喉。

【主要性能】 辛,温。有毒。归肺、脾、胃经。

【功效】 燥湿化痰,降逆止呕,消痞散结。

【应用】

1. 湿痰、寒痰证 本品辛温而燥,为燥湿化痰、温化寒痰之要药,并具有止咳作用,尤善治湿痰咳嗽证。治疗湿痰阻肺,咳嗽气逆、痰多质稀者,常与其他化痰、利湿药配伍,如《和剂局方》二陈汤,以其与陈皮、茯苓等同用。若属寒饮咳喘,痰多清稀者,可配伍温肺化饮药,如《伤寒论》小青龙汤,以其与干姜、细辛等同用。湿痰上蒙清窍,眩晕、头痛、痰多、胸膈满闷等,常与燥湿健脾、化痰息风药配伍,如《医学心悟》半夏白术天麻汤,以其与白术、天麻同用。湿痰内盛,胃气失和而夜寐不安者,可配秫米以和胃安神,如《灵枢·邪客》半夏秫米汤。治热痰证,本品需清热化痰药同用。

2. 呕吐 本品既能燥湿以化痰,又长于降逆以和胃,尤宜于痰饮或胃寒所致的呕吐,常与生姜配伍,以增化痰散寒止吐之效,如《金匮要略》小半夏汤。本品又可随证配伍,用于多种病证的呕吐。胃热呕吐,需与清胃止呕之黄连、竹茹等药配伍;胃虚呕吐,与补脾益胃药配伍,如《金匮要略》大半夏汤,以其与人参、白蜜同用;妊娠呕吐,需与扶正安胎药配伍,如《金匮要略》干姜人参半夏丸,以其与干姜、人参同用,主治胃虚寒饮恶阻、呕吐甚为顽固者。

3. 心下痞,结胸,梅核气 本品有辛散消痞、化痰散结之功。治寒热互结之心下痞满者,常与温中、清胃药配伍,如《伤寒论》半夏泻心汤,以其与干姜、黄连、黄芩等药配伍。治疗痰热结胸,常与清化热痰、清热燥湿药同用,如《伤寒论》小陷胸汤,以其与瓜蒌、黄连配伍。治疗气郁痰结之梅核气,常与行气开郁、下气除满之厚朴、紫苏叶等药配伍,如《金匮要略》半夏厚朴汤。

4. 瘿瘤痰核,痈疽肿毒 本品内服消痰散结,外用能消肿止痛。治疗瘿瘤、痰核,可与海藻、昆布、浙贝母等软坚散结药配伍。治痈疽发背及乳疮,《肘后方》用生半夏研末,鸡子白调敷患处。

【用法用量】 煎服,3~9 g。内服一般炮制后使用。制半夏有姜半夏、法半夏等,姜半夏长于止呕,法半夏长于燥湿化痰。生品多外用。外用适量,磨汁涂或研末以酒调敷患处。

【使用注意】 妊娠期慎用。反乌头。

【参考资料】

1. 化学成分 本品含挥发油、β-谷甾醇及其葡萄糖苷、谷甾醇、植物甾醇、皂苷、生物碱、多种氨基酸、少量脂肪、淀粉、胆碱、黏液质等成分,原儿茶醛为半夏辛辣刺激性物质。

《中国药典》规定:以草酸钙针晶、精氨酸、丙氨酸、缬氨酸、亮氨酸作定性鉴别成分;定量检测,琥珀酸的含量不得少于0.25%。法半夏以草酸钙针晶、甘草次酸作定性鉴别成分。姜半夏以草酸钙针晶、半夏对照药材、干姜对照药材作定性鉴别成分;其中,白矾的含量不得过 8.5%。清半夏定性鉴别同生半夏;定量检测,琥珀酸的含量不得少于 0.30%,白矾的含量不得过 10.0%。

2. 药理作用 本品具有镇咳、祛痰作用;有镇吐和催吐作用(高温处理可除去其催吐成分);可抑制唾液腺、胃腺的分泌,能抑制应激性胃溃疡的发生;有防治实验性矽肺作用;可抗心律失常,有镇静、催眠、抗惊厥作用;有抗肿瘤作用;半夏蛋白有抗早孕与致畸作用。

3. 其他 生半夏对黏膜(口腔、咽喉、消化道)有强烈的刺激性,可导致失音、呕吐、腹泻等毒性反应,严重的喉头水肿可致呼吸困难,甚至窒息。半夏的主要刺激性成分目前学术界无公认的结果,认为可能为不溶于水、有机溶剂,同时经过加热煎煮也不能被破坏的草酸钙针晶,或尿黑酸及葡萄糖苷,或原儿茶醛等。实验证实,半夏经过生姜、白矾和石灰水炮制之后能够低刺激性毒性作用、提高半夏的药理功效。

天南星 Tiānnánxīng 《神农本草经》

为天南星科多年生草本植物天南星 *Arisaema erubescens*（Wall.）Schott、异叶天南星 *A. heterophyllum* Bl. 或东北天南星 *A. amurense* Maxim.的干燥块茎。天南星主产于河南、河北、四川等地，异叶天南星主产于江苏、浙江等地，东北天南星主产于辽宁、吉林等地。秋、冬二季采收。本品气微辛，味麻辣。

【主要性能】 苦、辛，温。有毒。归肺、肝、脾经。

【功效】 燥湿化痰，祛风止痉；散结消肿。

【应用】

1. 湿痰、寒痰证 本品燥湿化痰之功似半夏而温燥及毒性更甚，故治湿痰、寒痰证不如半夏常用。治湿痰阻肺，咳嗽痰多、胸闷苔腻，常与燥湿化痰药配伍，如《济生方》导痰汤，以其与半夏、陈皮同用。痰热咳嗽，可与黄芩、瓜蒌等清肺化痰药配伍。

2. 风痰证 本品既能燥湿以化痰，又善祛风止痉，常用于风痰诸证。治风痰眩晕证，常与半夏、天麻等化痰、平肝息风药配伍。治风痰留滞经络，半身不遂、手足顽麻、口眼㖞斜者，常与化痰、息风、通络药配伍，如《和剂局方》青州白丸子，以其与半夏、白附子、川乌等同用。

3. 痈疽痰核肿痛 生品外用能散结消肿，可用治痈疽痰核肿痛。

此外，本品与其他息风止痉药配伍，可用于破伤风。

【用法用量】 煎服，3～9 g。内服宜制过用。生品多外用，以醋或酒调敷患处。

【使用注意】 阴虚燥痰者及孕妇慎用。

【参考资料】

1. **化学成分** 本品含三萜皂苷、安息香酸、淀粉、氨基酸，以及 β-谷甾醇、β-谷甾醇-D-葡萄糖苷及其水解物 3,4-二羟基苯甲醛(原儿茶醛)和葡萄糖等。
《中国药典》规定：以草酸钙针晶作定性鉴别成分；定量检测，总黄酮以芹菜素计不得少于 0.05%。

2. **药理作用** 天南星水煎剂有抗惊厥、镇静、镇痛、祛痰作用，水提取液经醇处理的制剂有抗肿瘤作用，有抗脂质过氧化作用，有抗心律失常作用。

3. **其他** 误食天南星可致咽喉烧灼感、口舌麻木、水肿流涎、张口困难，口黏膜糜烂以至坏死脱落。全身反应有头昏、心慌、四肢发麻，呼吸开始缓慢不均，而后麻痹，严重者昏迷、窒息或惊厥，最后呼吸麻痹至死亡。儿童中毒后也有导致神经智力发展障碍。皮肤接触后强烈刺激，初为瘙痒，而后麻木。其毒性成分可能为苛辣性毒素。本品除外用时用生品外，一般均用炮制品，多用生姜、白矾炮制。

附药：

胆南星 为制天南星的细粉与牛、羊或猪胆汁经加工而成，或为生天南星细粉与牛、羊或猪胆汁经发酵加工而成。性能：苦、微辛，凉；归肺、肝、脾经。功效：清热化痰，息风定惊。主治：痰热咳嗽、咯痰黄稠、中风痰迷、癫狂惊痫。用法用量：3～6 g。

白附子 Báifùzǐ 《中药志》

为天南星科多年生草本植物独角莲 *Typhonium giganteum* Engl.的干燥块茎。主产于河南、陕西、四川等地。秋季采挖。本品气微，味淡，麻辣刺舌。

【主要性能】 辛，温。有毒。归胃、肝经。

【功效】 祛风痰，定惊搐，解毒散结，止痛。

【应用】

1. 风痰证 本品功类天南星，温燥毒烈之性强，尤多用于头面部之风痰诸证。治中风口眼㖞斜,语言謇涩,常与全蝎、僵蚕等息风止痉、通络药物配伍。治风痰壅盛之惊风、癫痫及痰厥头痛,常与半夏、天南星等化痰息风药配伍。治偏头痛,常与白芷、川芎等祛风止痛药配伍。

2. 瘰疬痰核 本品有解毒散结止痛之功。治瘰疬痰核,可鲜品捣烂外敷。

此外,本品还可以治疗破伤风及毒蛇咬伤,并多与其他息风止痉药配伍。

【用法用量】 煎服,3～6 g。一般宜炮制后用,外用生品适量捣烂,熬膏或研末以酒调敷患处。

【使用注意】 本品温燥毒烈之性强,热盛动风、血虚生风不宜用。孕妇慎用。生品一般不作内服。

【参考资料】

1. 化学成分 本品含黏液质、草酸钙、蔗糖、皂苷、谷甾醇、谷甾醇-D-葡萄糖苷、肌醇以及胆碱、尿嘧啶等。《中国药典》规定:以草酸钙针晶、β-谷甾醇作定性鉴别成分。

2. 药理作用 白附子有祛痰作用,有镇静、抗惊厥作用。注射剂对结核杆菌有抑制作用,煎剂或混悬液对实验动物关节肿有较强的抗炎作用。

3. 其他 另有关白附,最早见于《名医别录》,为毛茛科植物黄花乌头 *Aconitum coreanum* (Levl) Raip 的块根,毒性大,功能祛风逐寒湿、止痛定痉,但毒性大,现已少用,不应与白附子混淆。

芥子 Jièzǐ 《名医别录》

为十字花科一年或二年生草本植物白芥 *Sinapis alba* L. 或芥 *Brassica juncea* (L.)Czern. et Coss.的干燥成熟种子。前者习称"白芥子",后者习称"黄芥子"。主产于安徽、河南、山东等地。夏末秋初果实成熟时采割植株,晒干,打下种子,除去杂质。本品气微,味辛辣。

【主要性能】 辛,温。归肺经。

【功效】 温肺豁痰利气,散结通络止痛。

【应用】

1. 寒痰喘咳 本品辛散利气,温通祛痰,性善走窜。治寒痰壅肺之咳嗽气喘,常与化痰降气、止咳平喘药物配伍,如《韩氏医通》三子养亲汤,以其与苏子、莱菔子同用。治寒饮壅滞于胸膈,胸满胁痛,常与泻水逐饮药配伍,如《三因方》控涎丹,以其与甘遂、大戟等药同用。

2. 阴疽流注、肢体麻木、关节肿痛 本品能祛经络之痰,又能消肿散结,通络止痛。治阴疽流注,常与温阳补血、散寒通滞药配伍,如《外科全生集》阳和汤,以其与鹿角胶、肉桂、熟地等药同用。治痰滞经络之肢体麻木或关节肿痛者,常与活血通经药配伍,如《妇人良方》白芥子散,以其与马钱子、没药等药同用。

【用法用量】 煎服,3～9 g。生用或炒用。外用适量。

【使用注意】 本品外敷对皮肤刺激性较强,皮肤过敏者忌用;内服对胃黏膜亦有刺激作用,消化道溃疡、出血者忌用。

【参考资料】

1. 化学成分 本品含白芥子苷、芥子碱、芥子酶、脂肪、蛋白质及黏液质及4-羟基苯甲酰胆碱、4-羟基苯甲胺等。其中白芥子苷经芥子酶水解,产生异硫氰酸对羟基苄酯(白芥子油)、酸性硫酸芥子碱及葡萄糖。《中国药典》规定:以芥子碱硫氰酸盐为定性鉴别成分;定量检测,含芥子碱以芥子碱硫氰酸盐计不得少于0.50%。

2. 药理作用 芥子有广谱抗菌作用;白芥子粉使唾液分泌及淀粉酶活性增加,小剂量可刺激胃黏膜,增加胃液及胰液的分泌,大量应用可迅速引起呕吐;有抗脂质过氧化作用;白芥子苷经水解后产生的异硫氰酸对羟基苄酯有刺鼻辛辣味及刺激作用,可使皮肤感觉温暖,并使之发红,甚至引起水泡、脓疱。

旋覆花 Xuánfùhuā 《神农本草经》

为菊科多年生草本植物旋覆花 *Inula japonica* Thunb. 或欧亚旋覆花 *I. britannica* L.的干燥头

状花序。主产于河南、河北、江苏等地。夏、秋二季花开时采收。本品气微,味微苦。

【主要性能】 苦、辛、咸,微温。归肺、脾、胃、大肠经。

【功效】 降气化痰,止咳止呕。

【应用】

1. **喘咳痰喘** 本品苦降辛开,化痰下气而平喘咳。治寒痰喘咳,痰多清稀者,常与半夏、紫苏子等温肺化痰药配伍。若兼有表证者,常与发散风寒药配伍,如《证类活人书》金沸草散,以其与生姜、荆芥、细辛等同用。亦可用于痰热喘咳的实证,须与黄芩、瓜蒌、桑白皮等清热化痰、平喘药配伍。

2. **嗳气,呕吐** 本品性温,能降逆止呕。治痰浊中阻,胃气上逆之嗳气、呕吐,常与燥湿化痰、降逆止呕药配伍,如《伤寒论》旋覆代赭汤,以其与赭石、半夏、生姜等药同用。

【用法用量】 煎服,3~9 g,包煎。生用或蜜炙用。

【使用注意】 本品有绒毛,易刺激咽喉作痒而致呛咳、呕吐,故须布包入煎。

【参考资料】

1. **化学成分** 本品含大花旋覆花素、旋覆花素、槲皮素、异槲皮素、咖啡酸、绿原酸、菊糖、甾醇以及旋覆花内酯、脱乙酰旋覆花内酯等。

《中国药典》规定:旋覆花定量检测,浸出物不得少于 16.0%。

2. **药理作用** 旋覆花有镇咳、平喘作用;花中的绿原酸和咖啡酸,可增加胃中盐酸的分泌量,提高平滑肌张力,促进胆汁分泌。此外,有抗菌、杀虫、保肝等作用。

附药:

金沸草 为菊科多年生草本植物条叶旋覆花 *Inula linariifolia* Turcz.或旋覆花 *I. japonica* Thunb.的干燥地上部分。性能:苦、辛、咸,微温;归肺、大肠经。功效:降气,消痰,行水。主治:外感风寒,痰饮蕴结,咳喘痰多,胸膈痞满。用法用量:5~10 g。

白前 Báiqián 《名医别录》

为萝藦科多年生草本植物柳叶白前 *Cynanchum stauntoni* (Decne.) Schltr. ex Levl.或芫花叶白前 *C. glaucescens* (Decne.) Hand.-Mazz.的干燥根茎及根。主产于浙江、安徽、江苏等地。秋季采挖。本品气微,味微甜。

【主要性能】 辛、苦,微温。归肺经。

【功效】 降气,消痰,止咳。

【应用】

咳嗽痰多 本品性微温而不燥热,善于降气化痰。凡肺气壅实,痰多而咳嗽不爽、气逆喘促之症,皆可配伍应用。治寒痰咳喘,常与苏子、半夏等温化寒痰药配伍。治外感风寒咳嗽,常与宣肺解表药配伍,如《医学心悟》止嗽散,以其与荆芥、桔梗等药同用。治肺热咳喘,须与清泻肺热、降气平喘药配伍,如《圣济总录》白前丸,以其与桑白皮、葶苈子等药同用。

【用法用量】 煎服 3~10 g。生用或蜜炙用。

【参考资料】

1. **化学成分** 柳叶白前根茎中含 β-谷甾醇、高级脂肪酸及华北白前醇。芫花叶白前根中含有白前皂苷。

2. **药理作用** 白前有镇咳、祛痰作用。

温化寒痰药参考药

药 名	主要性能	功　效	主　治	用法用量	使用注意
猪牙皂	辛、咸、温。有小毒。归肺、大肠经	祛痰开窍,散结消肿	咳喘痰多;痰涎壅盛之中风、痫证等闭证神昏;外治痈肿	多入丸散,1～1.5 g;外用适量,研末吹鼻取嚏或研末调敷患处	内服不宜过量,非顽痰、证实、体壮者慎用,孕妇及有出血倾向者禁用
猫爪草	甘、辛,温。归肝经	化痰散结,解毒消肿	瘰疬痰核,疔疮肿毒,蛇虫咬伤	煎服,15～30 g,单味药可用至120 g	

第二节　清化热痰药

具有化痰、清热双重功效的药物,称为清化热痰药。其中部分药物性润,兼能润化燥痰。主治热痰证,症见咳嗽气喘、痰黄质稠、舌红苔黄腻;或燥痰证,症见干咳少痰、咯痰不爽、舌红少苔;以及痰热、痰火所致的癫痫、惊厥、瘿瘤、瘰疬等。本节药物药性多偏于寒凉,味多苦、甘,部分药物味咸,主归肺、心、肝经。临床运用时,常与清热泻火、养阴润肺药物配伍。

药性寒凉的清化热痰药,不宜于寒痰、热痰证及脾胃虚寒者。

川贝母 Chuānbèimǔ 《神农本草经》

为百合科多年生草本植物川贝母 *Fritillaria cirrhosa* D. Don、暗紫贝母 *F. unibracteata* Hsiao et K. C. Hsia、甘肃贝母 *F. przewalskii* Maxim、梭砂贝母 *F. delavayi* Franch.、太白贝母 *Fritillaria taipaiensis* P. Y. Li 或瓦布贝母 *Fritillaria unibracteate* Hsiao et K. C. Hsia var. wabuensis (S. Y. Tang et S. C. Yue) Z. D. Liu, S. Wang et S. C. Chen 的干燥鳞茎。按性状不同分别习称"松贝""青贝""炉贝"和"栽培品"。主产于四川、云南、甘肃等地。夏、秋二季或积雪融化时采挖。松贝气微,味微苦;青贝、炉贝气无,味淡。

【主要性能】　苦、甘,微寒。归肺、心经。

【功效】　清热润肺,化痰止咳,散结消痈。

【应用】

1. 肺虚久咳,肺热燥咳,热痰咳嗽　本品性微寒味苦,能清泄肺热化痰,又味甘质润能润肺止咳,尤宜于内伤久咳、阴虚燥咳者。治肺阴虚久咳、劳嗽、痰少咽燥者,常与沙参、麦冬、百合等养阴润肺药配伍。治肺热燥咳、咯痰不爽,常与清肺润燥、化痰止咳药配伍,如《医方考》二母散,以其与知母同用。

2. 瘰疬,疮痈　本品清热化痰,散结消肿。治痰火郁结之瘰疬,常与解毒消痈、软坚散结药配伍,如《医学心悟》消瘰丸,以其与玄参、牡蛎等药同用。治乳痈、肺痈,常与清热解毒、消痈散结药配伍,如蒲公英、鱼腥草、桔梗等。

【用法用量】　煎服,3～10 g;研粉冲服,一次 1～2 g。

【使用注意】　反乌头。

【参考资料】

1. **化学成分** 本品均含多种生物碱,川贝母含青贝碱、松贝碱甲、松贝碱乙等,暗紫贝母含松贝辛、蔗糖等,梭砂贝母含梭砂贝母碱甲、梭砂贝母碱乙及西贝素。

《中国药典》规定:以贝母素乙作定性鉴别成分;定量检测,总生物碱以西贝母碱计不得少于0.050%。

2. **药理作用** 川贝母有镇咳、祛痰作用;对肠管平滑肌有松弛作用,有抗溃疡作用;醇提物对大肠杆菌及金黄色葡萄球菌的生长繁殖有抑制作用,水浸液在试管内对星形奴卡氏菌有抑制作用;有耐缺氧、抗血管收缩、降血压等作用。

浙贝母 Zhèbèimǔ 《本草正》

为百合科多年生草本植物浙贝母 *Fritillaria thunbergii* Miq.的干燥鳞茎。原产于浙江象山,现主产于浙江宁波。初夏植株枯萎时采挖。大小分开,大者除去芯芽,习称"大贝";小者不去芯芽,习称"珠贝"。本品气微,味微苦。

【**主要性能**】 苦,寒。归肺、心经。

【**功效**】 清热化痰止咳,解毒散结消痈。

【**应用**】

1. **痰热咳嗽** 本品功用与川贝母相似,但苦寒较重而无甘润,开泄力强,长于清化热痰,尤宜于痰热郁肺咳嗽及风热咳嗽。治痰热咳嗽,常与瓜蒌、黄芩等清热化痰药配伍。治风热咳嗽,常与桑叶、牛蒡子等疏散风热药配伍。

2. **瘰疬,瘿瘤,疮痈,肺痈** 本品清热化痰、散结消肿之功与川贝母相似,且更胜之,故较川贝母更为常用。治痰火郁结之瘰疬,常与玄参、牡蛎等解毒消痈、软坚散结药配伍。治瘿瘤,常与海藻、昆布等化痰、软坚散结药配伍。治乳痈、肺痈,常与清热解毒、消痈散结药配伍,如蒲公英、鱼腥草、桔梗等。

【**用法用量**】 煎服,5～10 g。

【**使用注意**】 反乌头。

【参考资料】

1. **化学成分** 本品含浙贝母碱、去氢沥贝母碱、贝母醇;还有4种含量极少的生物碱:贝母丁碱、贝母芬碱、贝母辛碱和贝母替定碱;日本产的浙贝鳞茎中还分出了浙贝母碱的葡萄糖苷;含甾醇类生物碱:贝母碱、去氢贝母碱、浙贝宁、浙贝丙素、浙贝酮等;此外,还含有胆碱及两种中性甾类化合物:贝母醇及植物甾醇。

《中国药典》规定:以贝母素甲、贝母素乙作定性鉴别成分;定量检测,贝母素甲和贝母素乙的总量不得少于0.080%。

2. **药理作用** 浙贝母有镇咳作用;贝母生物碱具有阿托品样作用,低浓度可使支气管松弛,高浓度则对支气管有轻微收缩作用;有中枢抑制作用,能镇静、镇痛。此外,大剂量可使血压中等程度降低、呼吸抑制,小量可使血压微升。

瓜蒌 Guālóu 《神农本草经》

为葫芦科多年生草质藤本植物栝楼 *Trichosanthes kirlowii* Maxim.或双边栝楼 *T. rosthornii* Harms 的干燥成熟果实。主产于河北、河南、安徽等地。秋季果实成熟时采收。本品具焦糖气,味微酸、甜。

【**主要性能**】 甘、微苦,寒。归肺、胃、大肠经。

【**功效**】 清热涤痰,宽胸散结,润燥滑肠。

【**应用**】

1. **肺热咳嗽** 本品甘寒质润,善于清肺润燥化痰。肺热咳嗽痰喘,可单用本品清润化痰,如《宣明论方》润肺散。痰热咳嗽,咳痰黄稠、胸膈痞满、大便不畅者,常与清热化痰、行气导滞药配伍,如《医方考》清气化痰丸,以其与黄芩、胆南星、枳实等药同用。

2. **胸痹,结胸**　本品既能消化痰热,又能利气散结以宽胸,故可通胸膈痹塞。治胸痹不得卧,常与行气化痰、宽胸通阳药配伍,如《金匮要略》栝楼(即瓜蒌)薤白白酒汤、栝楼薤白半夏汤,以其与半夏、薤白等药同用。治痰热结胸,胸膈痞满,按之则痛者,常与清热化痰、消痞散结药配伍,如《伤寒论》小陷胸汤,以其与黄连、半夏同用。

3. **肠燥便秘**　本品润肠通便,治肠燥便秘,常与火麻仁、郁李仁等润肠药配伍。

此外,本品还有消痈散结之功,常与清热解毒、消散痈肿药物配伍,治疗肺痈、肠痈、乳痈等内外痈。

【**用法用量**】　煎服,9～15 g。

【**使用注意**】　本品甘寒而滑,脾虚便溏及湿痰、寒痰者慎用。反乌头。

【**参考资料**】

1. **化学成分**　本品果实含皂苷、有机酸、盐类、树脂、脂肪油、色素、糖类、多种氨基酸和无机元素。瓜蒌皮含挥发成分和非挥发性成分。瓜蒌子富含油脂、甾醇、萜类及其苷类等。

《中国药典》规定:以 3,29 -二苯甲酰基栝蒌仁三醇作定性鉴别成分;定量检测,3,29 -二苯甲酰基栝蒌仁三醇的含量不得少于 0.080%。

2. **药理作用**　瓜蒌有祛痰作用;可增加冠脉流量,抗心律失常;有抑制肠管收缩、抗溃疡作用;有抑制血小板聚集、耐缺氧、抗癌、抗菌、延缓衰老等作用。

3. **其他**　瓜蒌入药有全瓜蒌、瓜蒌皮和瓜蒌子之分。瓜蒌皮为瓜蒌的成熟果皮,长于宽胸散结,多用于胸痹;瓜蒌子为瓜蒌的成熟种子,长于润化燥痰、润肠通便,多用于肠燥便秘;全瓜蒌为瓜蒌整个成熟果实,具有皮和种子的全部功用,即清化热痰、润化燥痰、宽胸散结、润肠通便。

竹茹 Zhúrú　《名医别录》

为禾本科多年生常绿乔木或灌木植物青秆竹 *Bambusa tuldoides* Munro、大头典竹 *Sinocalamus beecheyanus* (Munro) McClure var. *pubescens* P. F. Li 或淡竹 *Phyllostachys nigra* (Lodd.) Munro var. *henonis* (Mitf.) Stapf ex Rendle 的茎秆的干燥中间层。主产于四川、湖北、安徽长江流域地区。全年可采制。本品气微、味淡。

【**主要性能**】　甘,微寒。归肺、胃、心、胆经。

【**功效**】　清热化痰,除烦,止呕。

【**应用**】

1. **肺热咳嗽**　本品甘寒清润,善清化热痰。治肺热咳嗽、痰黄质稠者,常与瓜蒌、桑白皮、川贝母等清热化痰药配伍。

2. **心烦不眠**　本品甘寒,清心火而除热痰,痰火清除,则心神得安,烦热自解。治痰火内扰心烦不眠者,常与理气健脾化痰药配伍,如《三因方》温胆汤,以其与陈皮、半夏、枳实、茯苓等药同用。

3. **胃热呕吐**　本品能清胃热止呕吐,可用于多种胃热呕吐,常与清热止呕药配伍,如黄连。若治胃虚有热呕吐,常与益气和胃、降逆止呕药配伍,如《金匮要略》橘皮(即陈皮)竹茹汤,以其与橘皮、人参、生姜同用。

【**用法用量**】　煎服,5～10 g。生用清热化痰,姜汁炒用止呕。

【**参考资料**】

1. **化学成分**　本品含酚性成分、氨基酸、有机酸、糖类,尚含涩味质等。

《中国药典》规定:竹茹定量检测浸出物不得少于 4.0%。

2. **药理作用**　竹茹有止咳、祛痰和止吐作用。竹茹粉对白色葡萄球菌、枯草杆菌、大肠杆菌及伤寒杆菌等有较强的拮抗作用。

竹沥 Zhúlì　《名医别录》

来源同竹茹。系新鲜的淡竹和青秆竹等竹秆经火烤灼而流出的淡黄色澄清液汁。本品具有竹香气,味微甜。以色泽透明,无沉淀者为佳。生用。

【主要性能】　苦、甘,寒。归心、肺、肝经。

【功效】　清热豁痰,清心定惊。

【应用】

1. 痰热咳喘　本品性寒滑利,祛痰力强。尤宜于痰热咳喘、痰稠难咯、顽痰胶结者。单用即效,或与其他清化热痰药配伍,如《沈氏遵生书》竹沥达痰丸,本品与黄芩、半夏同用。

2. 中风,惊痫,癫狂　本品入心、肝经,善滑痰泄热而开窍定惊,治痰热蒙蔽清窍之中风神昏、口噤,单用或与牛黄、石菖蒲等化痰开窍药配伍;治小儿痰热惊风,常与清热化痰、开窍、息风药配伍,如《全幼心鉴》以本品配胆南星、牛黄等药同用。

【用法用量】　冲服,30～50 g。

【使用注意】　本品性寒而滑,脾虚便溏、寒痰者忌用。

【参考资料】

1. 化学成分　本品含酚性成分、有机酸、多种氨基酸及葡萄糖、果糖、蔗糖等。
2. 药理作用　竹沥有镇咳、祛痰作用。

天竺黄 Tiānzhúhuáng　《日华子本草》

为禾本科多年生常绿乔木状或灌木状植物青皮竹 *Bambusa textilis* McClure 或华思劳竹 *Schizostachyum chinense* Rendle 等秆内的分泌液干燥后的块状物。主产于云南、广东、广西等地。秋、冬二季采收。本品气微,味淡,舔之粘舌。

【主要性能】　甘,寒。归心、肝经。

【功效】　清热豁痰,清心定惊。

【应用】

1. 热病神昏,小儿惊风,中风,癫痫　本品功用与竹沥相似,亦可清化热痰、清心定惊,而力稍逊于竹沥,用于痰热蒙蔽清窍所致者。治热病神昏,常与清心开窍药配伍;治小儿痰热惊风、高热抽搐者,常与清热化痰、开窍息风药配伍,如《小儿药证直诀》抱龙丸,以其与朱砂、麝香、胆南星同用;治中风痰壅、痰热惊痫,常与清心、化痰、开窍药配伍。

2. 痰热咳喘　本品亦可用于痰热咳喘,常与清热化痰、止咳平喘药配伍。

【用法用量】　煎服,3～9 g。

【参考资料】

1. 化学成分　本品含甘露醇、硬脂酸、竹红菌甲素、竹红菌乙素及氧化钾、硅质等。
2. 药理作用　天竺黄有抗炎、镇痛、抗凝血等作用。

桔梗 Jiégěng　《神农本草经》

为桔梗科多年生草本植物桔梗 *Platycodon grandiflorum* (Jacq.) A. DC 的干燥根。中国大部分地区均产。以东北、华北地区产量较大,华东地区质量较优。春、秋二季采挖。本品气微,味微甜后苦。

【主要性能】　苦、辛，平。归肺经。

【功效】　宣肺，祛痰，利咽，排脓。

【应用】

1. 咳嗽痰多　本品辛散苦泄，功能开宣肺气而利胸膈咽喉，并善于祛痰，其性平和，治咳嗽痰多，不论肺寒、肺热，俱可用之。治外感风寒咳嗽，痰多质稀，常与发散风寒、宣肺化痰药配伍，如《温病条辨》杏苏散，以其与紫苏、杏仁等药同用。治外感风热咳嗽，常与发散风热、宣肺止咳药配伍，如《温病条辨》桑菊饮，以其与桑叶、菊花等药同用。治痰壅气滞之胸闷痞满者，常与宽胸利气、化痰消痞药配伍。

2. 咽喉肿痛，失音　本品能宣肺祛痰、利咽开音，善治咽痛音哑证，无论外感、热毒、阴虚所致者皆可。治风热犯肺，咽痛失音者，常与解毒利咽药配伍，如《金匮要略》桔梗汤，以其与甘草同用；亦可再配伍疏散风热药，疗效更佳，如《医学心悟》加味甘桔汤，以其与薄荷、牛蒡子等药同用。热毒壅盛咽喉红肿热痛者，常与清热解毒、利咽消肿药配伍。阴虚咽痛，常与养阴生津药配伍，如现代中成药玄麦甘桔胶囊，本品与玄参、麦冬、甘草同用。

3. 肺痈　本品能宣肺利气排脓，常用治肺痈、咳嗽痰多、咳吐脓血、痰黄腥臭、胸痛，常与解毒化痰药配伍，如《金匮要略》桔梗汤，以其与甘草同用；或与鱼腥草、黄芩、薏苡仁等药同用，以增强清热解毒、消肿排脓之效。

此外，本品又可宣开肺气以通二便，用治癃闭、便秘。

【用法用量】　煎服，3～10 g。

【使用注意】　本品用量过大易致恶心呕吐。

【参考资料】

1. 化学成分　本品含多种皂苷，主要为桔梗皂苷，皂苷水解后分得皂苷元、新远志酸、桔梗酸等。另外含葡萄糖、甾醇、菊糖、桔梗聚糖及三萜烯类物质即桔梗酸 A、B、C等。

《中国药典》规定：桔梗定量检测，含桔梗皂苷不得少于 0.10%。

2. 药理作用　桔梗有祛痰、镇咳作用，有抗炎和免疫增强作用，水和醇提取物有降血糖作用。粗制桔梗皂苷有抑制胃液分泌和抗溃疡作用。粗桔梗皂苷有降低血压、减慢心率、抑制呼吸作用，有镇静、镇痛和解热作用，有降低胆固醇作用，有抑制肠管收缩的作用，以及利尿消肿、抗过敏、抗肿瘤等作用。

前胡 Qiánhú 《名医别录》

为伞形科多年生草本植物白花前胡 *Peucedanum praeruptorum* Dunn 的干燥根。主产于浙江、湖南、四川等地。冬季至次春茎叶枯萎或未抽花茎时采挖。本品气芳香，味微苦、辛。

【主要性能】　苦、辛，微寒。归肺经。

【功效】　降气化痰，疏散风热。

【应用】

1. 痰热喘咳　本品辛散苦降，善降气祛痰，性微寒略兼清热，故宜于痰热壅肺，肺失宣降之喘咳痰黏、胸痞等病症，常与清热化痰、止咳平喘药配伍，如《圣惠方》前胡散，以其与瓜蒌、贝母、桑白皮等药同用。

2. 风热咳嗽　本品味辛性寒，又具有疏散风热之效，宜于风热郁肺之咳嗽，常与疏散发热、宣肺止咳药配伍。

此外，因本品寒性较弱，亦可用于寒痰、湿痰证及风寒咳嗽，常与温化寒痰药配用。

【用法用量】　煎服,3~10 g。

【参考资料】

1. **化学成分**　白花前胡根含挥发油及香豆素类化合物、白花前胡戊素、D-甘露醇等,紫花前胡含挥发油、香豆素类化合物、香柑内酯等。

《中国药典》规定:以白花前胡甲素、白花前胡乙素作定性鉴别成分;定量检测,白花前胡甲素的含量不得少于0.90%,白花前胡乙素的含量不得少于0.24%。

2. **药理作用**　前胡煎剂有祛痰作用。白花前胡乙醇提取物有钙拮抗剂作用;能增加心冠脉流量,但不影响心率和心肌收缩力;对原发性血小板凝集有抑制作用。紫花前胡的水提物或甲醇提取物能显著抑制应激性胃溃疡的发生,有抑制肠管收缩作用。另外,还有耐缺氧、抗菌、抗炎、抗肿瘤等作用。

蛤壳 Géqiào　《神农本草经》

为帘蛤科动物文蛤 *Meretrix meretrix* Linnaeus 或青蛤 *Cyclina sinensis* Gmelin 的贝壳。产于沿海地区。夏、秋二季捕捞。本品气微,味淡。

【主要性能】　苦、咸,寒。归肺、肾、胃经。

【功效】　清热化痰,软坚散结,制酸止痛;外用收湿敛疮。

【应用】

1. **痰火咳嗽**　本品能清肺热而化痰清火,尤宜于痰热胶结者。治痰火郁结,灼伤肺络之胸胁疼痛、咳吐痰血者,常与清热凉血、化痰止咳药配伍,如《症因脉治》青黛海石丸,以其与青黛、瓜蒌仁、川贝母等药同用。治痰热壅肺、咳嗽气喘、痰黄黏稠,常与清热化痰、止咳平喘药配伍。

2. **瘿瘤,瘰疬**　本品咸寒,既能清化痰火,又能软坚散结。治痰火郁结之瘿瘤、瘰疬,常与化痰、软坚散结药配伍,如《证治准绳》含化丸,以其与海藻、昆布、瓦楞子等同用。

3. **胃痛吞酸**　本品能制酸止痛,可用于胃痛吞酸,常与甘草等缓急止痛药配伍。

4. **湿疹,烫伤**　本品外用可收湿敛疮,可用于湿疹、烫伤,常与煅石膏、乳香等敛疮、生肌药同用。

此外,本品尚有利水消肿之功,可用于水肿、小便不利。

【用法用量】　煎服,6~15 g,先煎,蛤粉宜包煎。生用清热化痰效佳,煅用制酸收敛力胜。

【参考资料】

1. **化学成分**　本品含碳酸钙、壳角质等。

《中国药典》规定:定量检测,碳酸钙的含量不得少于95.0%。

2. **药理作用**　海蛤壳有利尿、止血、抗炎、抗衰老等作用。

昆布 Kūnbù　《名医别录》

为海带科植物海带 *Laminaria japonica* Aresch.或翅藻科植物昆布 *Ecklonia kurome* Okam.的干燥叶状体。主产于山东、辽宁、浙江等沿海地区。夏、秋二季采捞。本品气腥,味咸。

【主要性能】　咸,寒。归肝、胃、肾经。

【功效】　消痰软坚散结,利水消肿。

【应用】

1. **瘿瘤,瘰疬,睾丸肿痛**　本品咸能消痰软坚散结,为治痰气郁结之瘰疬、瘿瘤等证之要药。常与海藻相须配伍。

2. **痰饮水肿**　本品尚可利水消肿,治痰饮水肿常与淡渗利湿药配伍。

【用法用量】 煎服,6～12 g。

【参考资料】

1. **化学成分** 本品富含多糖类成分藻胶酸、昆布素、甘露醇及碘、钾、钙等无机盐,尚含维生素 C、蛋白质、脯氨酸等氨基酸。

《中国药典》规定:定量检测,海带含碘不得少于 0.35％,昆布含碘不得少于 0.20％;含昆布多糖,以岩藻糖计不得少于 2.0％。

2. **药理作用** 海藻对缺碘性甲状腺肿有预防治疗作用,有降压、降血脂、抗凝、降血糖作用,有提高免疫功能、抗肿瘤、抗辐射作用,有解热、镇痛、镇咳、平喘等作用。

附药:

海藻 为马尾藻科植物海蒿子 *Sargassum pallidum* (Turn.) C. Ag.或羊栖菜 *S. fusiforme* (Harv.) Setch 的干燥藻体。性能:苦、咸,寒;归肝、胃、肾经。功效:消痰软坚散结,利水消肿。主治:瘿瘤,瘰疬,睾丸肿痛,痰饮水肿。用法用量:煎服,6～12 g。使用注意:反甘草。

清化热痰药参考药

药名	主要性能	功 效	主 治	用法用量	使用注意	备 注
海浮石	咸,寒。归肺、肾经	润肺化痰,软坚散结,利水通淋	痰热咳喘;瘰疬、瘿瘤;血淋、石淋	煎服,10～15 g,打碎先煎		
瓦楞子	咸,平。归肺、胃、肝经	消痰化瘀,软坚散结,制酸止痛	顽痰胶结;瘰疬、瘿瘤;癥瘕痞块;胃痛泛酸	煎服,9～15 g,打碎先煎		治瘰疬、瘿瘤、癥瘕生用,治胃痛吐酸煅用
胖大海	甘,寒。归肺、大肠经	清肺利咽,利咽开音,润肠通便	干咳无痰,咽痛、音哑;热结便秘	2～3 枚,沸水泡服或煎服		
猴枣	苦、咸,寒。归心、肺、肝、胆经	豁痰定惊,清热解毒	痰热惊风;癫痫、中风;瘰疬,痰核	入丸、散剂,0.5～1.5 g		
礞石	咸,平。归肺、肝经	坠痰下气,平肝镇惊	顽痰、老痰实证;痰积惊痫	煎服,6～10 g,打碎先煎		
黄药子	苦,寒。有毒。归肺、肝经	化痰散结消瘿,清热解毒,凉血止血	瘿瘤;疮疡肿毒,咽喉肿痛;血热咳血、吐血	煎服,5～15 g	脾胃虚弱、肝功能障碍者忌用	
蒲菜	辛、苦,凉。归肺、肝经	清热化痰,活血解毒,利湿退黄	痰热咳喘;经闭,痛经;风湿痹痛,疮痈;湿热黄疸	煎服,6～15 g		
岩白菜	甘、苦、涩,凉。归肺、肝、脾经	祛痰止咳,止血	咳喘痰多,肺痨咳嗽,咳血	煎服,6～12 g		

第二十章 止咳平喘药

导学

通过本章概述内容的学习,要求掌握止咳平喘药功效、主治、性能特点、配伍及使用注意方面的共性,以及通过止咳平喘药等有关功效等,确定其性能、主治和证候禁忌的分析方法。熟悉止咳平喘药具体药物的分类归属。了解止咳平喘药的含义。

通过本章各种止咳平喘药的学习,掌握苦杏仁、紫苏子、百部、桑白皮、葶苈子的功效、性能、应用、特殊用法及特殊使用注意。熟悉枇杷叶、白果、款冬花、紫菀的功效、主治及特殊使用注意。了解马兜铃、矮地茶、洋金花的功效以及特殊使用注意。

一、含义

以缓解或制止咳嗽和喘息为主要功效,常用以治疗咳嗽、喘证的药物,分别称为止咳药或平喘药。

二、功效主治

1. **共有功效主治** 止咳平喘药有的药物偏于止咳,有的药物偏于平喘,有的药物则兼而有之。主治咳嗽、喘证,症见咳嗽、咯吐痰液,或气息急促,呼吸困难,甚至张口抬肩,鼻翼煽动,不能平卧等表现者。

所谓止咳,是指药物具有缓解或制止咳嗽病症的治疗作用。所谓平喘,是指药物具有缓解或制止喘息病症的治疗作用。所谓泻肺,一指泻肺热,治肺热咳嗽;二指泻肺水,即化痰止咳,治咳嗽痰多;三指泻肺气,即肃降肺气,治气逆咳喘。

2. **主要兼有功效主治** 本类药物还可兼化痰之功,又常用于痰湿壅肺之咳嗽、喘息。

三、性能特点

1. **药性** 咳喘有寒有热,寒邪当以温药治之,即《神农本草经》所说"疗寒以热药",长于主治肺寒咳喘的药物,一般偏于温性;热邪当以寒药治之,即《神农本草经》所说"疗热以寒药",长于主治肺热咳喘的药物,一般偏于寒凉。

2. **药味** 五味中"苦能泄",即降泄气逆,故止咳平喘药一般为苦味。

3. **归经** 咳喘病证的病位多在肺,故止咳平喘药主归肺经。

此外,止咳平喘药能降泄肺气,故其作用趋向以沉降为主。根据狭义的毒性,本章中的苦杏仁、白果、洋金花为有毒之药。

四、配伍应用

　　咳喘之证,病情复杂,有外感内伤之别,寒热虚实之异。临床应用时应审证求因,在随证选用不同的止咳、平喘药的同时,予以恰当的配伍。因咳喘每多夹痰,痰多易发咳喘,如刘河间谓:"治咳嗽者,治痰为先,治痰者,下气为上。"故止咳平喘药常与化痰药配伍同用。外感六淫之邪易诱发咳喘,风寒咳喘者,宜配伍发散风寒、宣肺平喘药;风热咳喘者,宜配伍疏散风热、利咽药;肺寒停饮者,宜配伍温肺化饮、温里散寒药;肺热咳喘,宜配伍清热泻火药;针对咳嗽咯血者,宜配伍止血药;咳喘而胸闷气急者,宜配伍畅利胸中气机之行气药。

　　针对虚劳久咳虚喘者,宜配伍补益肺肾、敛肺固肾纳气药。

五、使用注意

　　1. **因证选药**　使用止咳平喘药,应区分咳喘病症的寒热不同,选择适宜的止咳平喘药,如肺寒咳喘者宜选用温肺止咳平喘药,肺热咳喘者宜选用清肺止咳平喘药等。

　　2. **证候禁忌**　止咳平喘药为治标之品,咳喘而邪气盛者,不宜单纯使用力强之止咳平喘药,以免"闭门留寇"。

　　此外,止咳平喘药中有毒之品,内服宜控制用量,注意用法。

苦杏仁 Kǔxìngrén　《神农本草经》

　　为蔷薇科落叶乔木植物山杏 *Prunus armeniaca* L.var. *ansu* Maxim、西伯利亚杏 *P.sibirica* L.、东北杏 *P.mandshurica* (Maxim) koehne 或杏 *P.armeniaca* L.的干燥成熟种子。主产于东北、华北等地。夏季采收成熟果实。本品气微,味苦。

　　【**主要性能**】　苦,微温。有小毒。归肺、大肠经。

　　【**功效**】　降气止咳平喘,润肠通便。

　　【**应用**】

　　1. **咳嗽气喘**　本品味苦能降泄肺气,又略兼宣肺之功,有良好的止咳平喘功效,为治咳喘要药。可随配伍不同而用于多种咳喘证。治外感风寒咳嗽,鼻塞头痛,痰多稀薄,恶寒发热,常与发散风寒、宣肺平喘药配伍,如《和剂局方》三拗汤,以其与麻黄、甘草同用。治风热咳嗽,咳嗽气粗或咳声嘶哑,咯痰不爽,常与疏散风热药配伍,如《温病条辨》桑菊饮,以其与桑叶、菊花等同用。治燥热咳嗽,干咳,连声作呛,无痰或痰少不易咯出,常与疏风清肺、润燥止咳药配伍,如《温病条辨》桑杏汤,以其与桑叶、沙参、贝母等同用。治肺热咳喘,息粗、鼻煽、发热、痰黄稠黏者,常与清热泻火、平喘药配伍,如《伤寒论》麻杏甘石汤,以其与石膏、麻黄、甘草同用。

　　2. **肠燥便秘**　本品味苦质润,苦则下气,润则通便,为作用平和的润肠通便药,宜用于肠燥便秘,常与其他润肠通便药配伍,如《世医得效方》五仁丸,以其与郁李仁、柏子仁、桃仁等同用。

　　【**用法用量**】　煎服,5～10 g,生品入煎剂宜后下。

　　【**使用注意**】　有小毒,内服不宜过量,以免中毒;婴儿慎用。

　　【**参考资料**】

　　1. **化学成分**　本品含苦杏仁苷、脂肪油、蛋白质和各种游离氨基酸。此外,尚含胆甾醇、雌性酮、α-雌性二醇等。

　　《中国药典》规定:以苦杏仁苷作定性鉴别成分;定量检测,苦杏仁苷的含量不得少于 2.1%。

2. **药理作用**   苦杏仁具有镇咳、平喘、祛痰作用;煎剂可产生明显持久的降压作用,还能扩张冠状动脉,增加冠脉流量。苦杏仁苷水解产物苯甲醛有抗溃疡作用。杏仁脂肪油在肠内有润滑性通便作用;有促进肺表面活性物质合成作用;有抗炎、镇痛、驱虫、抑菌、抗病毒作用;有抗肿瘤、抗突变等作用。

3. **其他**   苦杏仁所含苦杏仁苷为其主要有毒成分。苦杏仁苷引起中毒的主要因素,除剂量大小有关外,与用药途径的关系更为重要。其引起死亡的原因,可能由于药物在下消化道被肠道微生物酶水解,产生氢氰酸,经肝肠循环而引起全身性中毒反应。

紫苏子 Zǐsūzǐ   《名医别录》

为唇形科一年生草本植物紫苏 *Perilla frutescens* (L.) Britt.的干燥成熟果实。主产于江苏、浙江、湖北等地。秋季果实成熟时采收。本品气清香,味微辛。

【**主要性能**】   辛,温。归肺、大肠经。

【**功效**】   止咳平喘,降气化痰,润肠通便。

【**应用**】

1. **咳喘痰多**   本品辛温质润不燥,善止咳平喘,又可化痰,多用于痰壅气逆,咳嗽气喘之证。治痰壅气滞,咳嗽喘逆,痰多胸痞,食少难消,常与利气化痰、降气消食药配伍,如《韩氏医通》三子养亲汤,以其与芥子、莱菔子同用。治痰涎壅盛,上实下虚之喘咳短气、胸膈满闷,常与降气化痰、温补下元药配伍,如《和剂局方》苏子降气汤,以其与厚朴、半夏、肉桂等同用。

2. **肠燥便秘**   本品含油脂,能润肠通便,又能降泄肺气以助大肠传导之功,治肠燥便秘,常与润肠通便药配伍,如《济生方》紫苏麻仁粥,以其与苦杏仁、火麻仁、瓜蒌仁等同用。

【**用法用量**】   煎服,3~10 g。生用或微炒,用时捣碎。

【**使用注意**】   脾虚便溏者慎用。

【**参考资料**】

1. **化学成分**   本品含脂肪油、维生素 B_1、氨基酸类化合物及挥发油、油酸、棕榈酸等。《中国药典》规定:定量检测,迷迭香酸的含量不得少于 0.25%。

2. **药理作用**   紫苏子有降血脂、降血压、抑制血小板聚集作用,可增强学习记忆功能,有防腐、抗氧化、抑菌、抗癌等作用。

3. **其他**   同科植物白苏的果实,与紫苏子功效类似,但力较弱。名玉苏子,亦可入药。

百部 Bǎibù   《名医别录》

为百部科多年生草本植物直立百部 *Stemona sessilifolia* (Miq.) Miq.、蔓生百部 *S. japonica* (Bl.) Miq.或对叶百部 *S. tuberosa* Lour.的干燥块根。直立百部主产于山东、河南及长江流域中、下游等地,蔓生百部主产于安徽、浙江、江苏等地,对叶百部主产于长江流域至海南岛等地。春、秋二季采挖。本品气微,味甘、苦。

【**主要性能**】   苦、甘,微温。归肺经。

【**功效**】   润肺止咳,杀虫灭虱。

【**应用**】

1. **新久咳嗽,百日咳,肺痨咳嗽**   本品蜜炙使用,甘以润肺,苦以降气,微温不燥,功专润肺止咳,无论外感、内伤、暴咳、久嗽,皆可用之。治疗久咳,《千金方》单用本品煎浓汁服有效。治疗肺痨咳嗽,骨蒸潮热、咯血者,常与养阴润肺、止血药配伍,如《医学心悟》月华丸,以其与麦冬、川贝母、阿胶等药同用。治疗百日咳,常与沙参、川贝母、瓜蒌等润肺止咳药配伍。治疗风寒咳嗽,常与祛风散寒、化痰止咳药配伍,如《医学心悟》止嗽散,以其与紫菀、荆芥、桔梗、白前等药同用;治疗风热咳嗽,常与桑叶、菊花等疏散风热药配伍。

2. **蛲虫病，头虱体虱**　本品外用有灭虱杀虫作用。治疗蛲虫病，可单用本品浓煎，睡前保留灌肠。治疗头虱、体虱，可单用本品制成 20％的醇浸液或 50％的水煎剂涂擦。

【用法用量】　煎服，3～9 g。润肺止咳宜蜜炙用。外用适量，水煎或酒浸。

【参考资料】

1. **化学成分**　本品含多种生物碱，如百部碱、百部定碱、异百部定碱、原百部碱、百部宁碱及糖、脂类、蛋白质、灰分、有机酸等。

《中国药典》规定：定量检测，浸出物不得少于 50.0％。

2. **药理作用**　百部有镇咳、平喘作用；对多种致病菌如肺炎球菌、乙型溶血型链球菌、脑膜炎球菌、金黄色葡萄球菌、白色葡萄球菌与痢疾杆菌、伤寒杆菌、副伤寒杆菌、大肠杆菌、变形杆菌、白喉杆菌、肺炎杆菌、鼠疫杆菌、炭疽杆菌、枯草杆菌，以及霍乱弧菌、人型结核杆菌等有不同程度的抑制作用；有预防和治疗流感病毒的作用；水浸液及乙醇浸液，对蚊蝇幼虫、头虱、衣虱以及臭虫等皆有杀灭作用；有中枢抑制作用。

紫菀 Zǐwǎn 　《神农本草经》

为菊科多年生草本植物紫菀 *Aster tataricus* L. f.的干燥根和根茎。主产于河北、安徽、东北等地。春、秋二季采挖。本品气微香，味甜、微苦。

【主要性能】　辛、甘、苦，温。归肺经。

【功效】　润肺下气，化痰止咳。

【应用】

咳喘有痰　本品炙用，甘润苦泄，性微温而不燥，有较好的祛痰作用，兼能止咳，味辛又能开宣肺气，故其应用广泛，无论外感、内伤、寒热虚实之咳嗽有痰、咯痰不爽者，皆可配伍应用。治疗外感风寒，痰多咳嗽，常与发散风寒、宣肺化痰止咳药配伍。治疗肺虚劳嗽，痰中带血，常与养阴润肺药配伍，如王海藏紫菀汤，以其与阿胶、贝母、知母等药同用。

【用法用量】　煎服，5～10 g。

【参考资料】

1. **化学成分**　本品含紫菀酮、多种紫菀皂苷、槲皮素、无羁萜、表无羁萜和挥发油等。

《中国药典》规定：以紫菀酮作定性鉴别成分；定量检测，紫菀酮的含量不得少于 0.10％。

2. **药理作用**　紫菀有镇咳、祛痰作用；有抗菌、抗病毒作用，对金黄色葡萄球菌、多种杆菌、致病性皮肤真菌和流感病毒均有不同程度抑制作用；有利尿作用；有抗肿瘤、溶血等作用。

款冬花 Kuǎndōnghuā 　《神农本草经》

为菊科多年生草本植物款冬 *Tussilago farfara* L.的干燥花蕾。主产于河南、甘肃、陕西等地。12 月或地冻前当花尚未出土时采挖。本品气香，味微苦而辛。

【主要性能】　辛、微苦，温。归肺经。

【功效】　润肺下气，止咳化痰。

【应用】

咳喘　本品蜜炙味甘而润，苦降肺之逆气，性温而不燥，为润肺下气、止咳化痰之良药，凡一切咳嗽，无论外感内伤，寒热、虚实、新久皆可用之，对肺寒咳嗽尤宜。常与化痰止咳之紫菀相须为用。治外感风寒之咳喘痰多，常与发散风寒、化痰止咳药配伍，如《金匮要略》射干麻黄汤，以其与麻黄、细辛、半夏等同用。若治肺热暴咳，常与清泻肺热、化痰止咳药配伍，如《圣济总录》款冬花汤，以其与知母、桑白皮、贝母、杏仁等同用。若治肺阴虚燥咳,常与养阴润肺药配伍。若喘咳日久,痰嗽带血者,常与润肺清热药配伍,如《济生方》百花膏,以其与百合同用。

此外,本品与清热解毒、祛痰排脓药同用,亦可用于肺痈。

【用法用量】　煎服,5～10 g。

【参考资料】

1. 化学成分　本品含款冬二醇等甾醇类,芸香苷、金丝桃苷、三萜皂苷等黄酮类,款冬花素、款冬碱等生物碱及鞣质、蜡、挥发油、多糖等。

《中国药典》规定:定量检测,款冬酮的含量不得少于0.070%。

2. 药理作用　款冬花醇提取物有镇咳作用;乙酸乙酯提取物有祛痰作用;醇提物和醚提取物有兴奋呼吸作用;对组织胺引起的支气管痉挛有解痉作用;醚提取物对中枢神经系统有兴奋作用、升压作用,对胃肠平滑肌呈抑制作用;对在位和离体子宫,小剂量时兴奋,大剂量时则呈抑制,或兴奋继之抑制;有抑制血小板聚集以及抗休克等作用。

马兜铃 Mǎdōulíng　《药性论》

为马兜铃科多年生缠绕性草本植物北马兜铃 *Aristolochia contorta* Bge. 或马兜铃 *A. debilis* Sieb.et Zucc.的干燥成熟果实。北马兜铃主产于东北、河北、河南等地,马兜铃主产于河南、山东、安徽等地。秋季果实由绿变黄时采收。本品气特异,味微苦。

【主要性能】　苦,微寒。归肺、大肠经。

【功效】　清肺降气,止咳平喘,清肠消脂。

【应用】

1. 肺热咳喘　本品善清泄肺热,肃降肺气而止咳平喘,兼能化痰,故宜用于肺热咳喘,痰壅气促者。治痰热壅肺而致喘咳痰多者,常与泻肺平喘药配伍,如《普济方》马兜铃汤,本品与桑白皮、葶苈子等同用。治肺热津伤咳嗽,常与养阴生津、化痰止咳之麦冬、天花粉、浙贝母、桔梗等药配伍。治阴虚咳喘、痰中带血,常与润肺养阴、止血之阿胶、白及等药同用。

2. 痔疮肿痛　本品能清泄大肠热邪,可用于肛门肿痛、痔疮下血。

【用法用量】　煎服,3～9 g。

【使用注意】　本品含马兜铃酸,可引起肾脏损害等不良反应;儿童及老年人慎用;孕妇、婴幼儿及肾功能不全者禁用。

【参考资料】

1. 化学成分　本品含马兜铃酸 A、C、D,季铵生物碱及挥发油等。

《中国药典》规定:以马兜铃酸 A 作定性鉴别成分。

2. 药理作用　马兜铃有止咳、平喘、祛痰、抗炎作用,对常见皮肤真菌有一定的抑制作用,对血管平滑肌、肠管和子宫平滑肌均有收缩作用,有镇痛、抗肿瘤、抗生育等作用。

枇杷叶 Pípáyè　《名医别录》

为蔷薇科常绿小乔木植物枇杷 *Eriobotrya japonica* (Thunb.) Lindl.的干燥叶。主产于广东、江苏、浙江等地。全年均可采收。本品气微,味微苦。

【主要性能】　苦,微寒。归肺、胃经。

【功效】　清肺止咳,降逆止呕。

【应用】

1. 肺热咳喘　本品长于降肺气而止咳平喘,其性微寒又可清肺热,尤宜于肺热咳喘,常与其他清肺化痰药配伍，《医宗金鉴》清金散，以其与黄芩、栀子等药同用。治温燥伤肺，干咳无痰、气逆而喘者，常与养阴清肺止咳药配伍，如《医门法律》清燥救肺汤，以其与桑叶、麦冬、杏仁等同用。

2. **胃热呕逆** 本品能清胃热、降胃气而止呕逆。适用于胃热呕逆，常与清胃热、止呕药配伍。

【用法用量】 煎服，6～10 g。

【参考资料】

1. **化学成分** 本品含挥发油，油中主要有橙花叔醇和金合欢醇，并含α-蒎烯和β-蒎烯、芳樟醇氧化物、苦杏仁苷、多种有机酸、鞣质、维生素B及C、山梨糖醇等成分。

《中国药典》规定：以熊果酸作定性鉴别成分；定量检测，齐墩果酸和熊果酸的总量不得少于0.70%。

2. **药理作用** 枇杷叶有镇咳、祛痰作用，其乙酸乙酯提取物对白色葡萄球菌、金黄色葡萄球菌、肺炎链球菌及福氏痢疾杆菌均有明显的抑制作用，有显著增加胃肠道蠕动和促进胃液分泌和利胆作用，有抗炎、抗肿瘤、降血糖等作用。

桑白皮 Sāngbáipí 《神农本草经》

为桑科小乔木植物桑 *Morus alba* L.的干燥根皮。主产于中国大部分地区。秋末叶落时至次春发芽前采挖。本品气微，味微甘。

【主要性能】 甘，寒。归肺经。

【功效】 泻肺平喘，利水消肿。

【应用】

1. **肺热喘咳** 本品性寒，长于清泻肺火兼泻肺中水气而定嗽平喘，凡肺中火热或水气为患，均可用之，尤善清泻肺热，多用于肺热痰多喘咳。治肺热壅盛，咳喘痰多者，常与清降肺火药配伍，如《小儿药证直诀》泻白散，以其与地骨皮等药同用。治痰饮咳喘，胀满喘息者，常与温肺化饮、助阳化气药配伍。

2. **水肿** 本品泻降肺气，通调水道而利水消肿，尤宜于水肿实证。治全身水肿，面目肌肤浮肿、小便不利者，常与其他利水消肿药配伍，如《中藏经》五皮散，以其与茯苓皮、大腹皮、生姜皮、陈皮同用。

此外，本品有一定的降压作用，可用于高血压病。

【用法用量】 煎服，6～12 g。

【参考资料】

1. **化学成分** 本品含伞形花内酯、东莨菪素、桑根皮素、桑素、桑色烯、环桑素、环桑色烯等黄酮成分，以及作用类似乙酰胆碱的降压成分、鞣质、黏液素等成分。

《中国药典》规定：以桑白皮对照药材采用薄层色谱法进行定性鉴别。

2. **药理作用** 桑白皮水提物取或正丁醇提取物有利尿、导泻作用；煎剂和多种溶媒提取物有不同程度的降压作用，且比较持久，并伴有心动徐缓；正丁醇提取物对胃肠道及子宫平滑肌有兴奋作用；水或正丁醇提取物有镇静、镇痛、抗惊厥作用；对金黄色葡萄球菌、伤寒杆菌和福氏痢疾杆菌及某些真菌有抑制作用；有解热、抗炎、抗肿瘤等作用。

葶苈子 Tínglìzǐ 《神农本草经》

为十字花科一年或两年生草本植物播娘蒿 *Descurainia sophia* (L.) Webb ex Prantl 或独行菜 *Lepidium apetalum Willd*.的干燥成熟种子。前者习称"南葶苈子"，主产于山东、安徽、江苏等地；后者习称"北葶苈子"，主产于东北及河北、内蒙古等地。夏季果实成熟时采收。南葶苈子味微辛、苦，略带黏性；北葶苈子味微辛辣，黏性较强。

【主要性能】 苦、辛，大寒。归肺、膀胱经。

【功效】 泻肺平喘,行水消肿。

【应用】

1. 咳喘痰多之实证 本品苦降辛散,性寒清热,降泄之力较桑白皮强,长于泻肺中水饮,又兼能泻痰火而平喘咳,故宜于痰涎壅盛,肺气上逆之喘咳痰多、胸胁胀满、喘息不得卧者,常配大枣以缓其性,如《金匮要略》葶苈大枣泻肺汤。临床亦常与桑白皮等泻肺平喘药配伍。

2. 水肿,小便不利 本品能泻肺气之壅闭,以利水消肿,用于水肿实证,胸腹积水、小便不利。单用有效,如《外台秘要》治水肿,单用本品即效。治结胸之胸胁积水,常与泻热通便、逐水退肿药配伍,如《金匮要略》大陷胸汤,以其与大黄、芒硝、甘遂同用。治腹水肿满属湿热内蕴者,常与利水渗湿、峻下逐水药配伍。

【用法用量】 煎服,3～10 g,包煎。

【参考资料】

1. 化学成分 独行菜种子含脂肪油、芥子油苷、蛋白质、糖类、强心苷(毒毛旋花了苷元伊伏单糖苷,七叶香苷甲,伊伏双糖苷,糖芥苷);播娘蒿种子含挥发油,油中含异硫氰酸苄酯、异硫氰酸烯丙酯、丁烯腈、二烯丙基二硫化物等。

《中国药典》规定:南葶苈子以槲皮素-3-O-β-D-葡萄糖-7-O-β-D-龙胆双糖苷作定性鉴别成分;定量检测,南葶苈子槲皮素-3-O-β-D-葡萄糖-7-O-β-D-龙胆双糖苷的含量不得少于 0.080％。

2. 药理作用 葶苈子醇提取物有强心作用,可使心肌收缩力增强,心率减慢,对衰竭的心脏可增加输出量,降低静脉压;有利尿作用;对酵母菌、20 种真菌及数十种其他菌株均有抑制作用;有抗肿瘤等作用。

白果 Báiguǒ 《日用本草》

为银杏科乔木植物银杏 *Ginkgo biloba* L.的干燥成熟种子。中国大部分地区均产。秋季采收。本品气微,味甘、微苦。

【主要性能】 甘、苦、涩,平。有毒。归肺、肾经。

【功效】 敛肺定喘,止带缩尿。

【应用】

1. 哮喘,咳嗽 本品味涩兼收敛之性,可敛肺定喘,其药性平和,故无论虚实之哮喘痰咳,皆可配伍使用。治风寒外束,痰浊内阻而致喘咳气急之哮喘者,常与宣肺平喘药配伍,如《摄生众妙方》鸭掌散,以其与麻黄等同用。若痰热内蕴,复感风寒,而致喘咳气急、痰多黄稠者,常与宣肺平喘、清泻肺热药配伍,如《摄生众妙方》定喘汤,以其与麻黄、黄芩、桑白皮等同用。若肺肾两虚,肾不纳气而致呼吸急促、呼多吸少之虚喘,本品常与补肾纳气、敛肺平喘药配伍。

2. 带下,白浊 本品既能除湿泄浊,又收涩止带,宜于脾肾亏虚之带下清稀者,常与健脾益肾药配伍,如《濒湖集简方》治赤白带下方,以其与莲子、胡椒、乌骨鸡等同用。

3. 尿频,遗尿 本品能固精关,缩小便,对于肾气不固,小便频数、遗尿者,可单用,或常与补肾固涩药配伍。

【用法用量】 煎服,5～10 g。

【使用注意】 本品生食有毒,不可过量,小儿慎用。

【参考资料】

1. 化学成分 本品含蛋白质、脂肪、糖、少量组氨酸及微量胡萝卜素、核黄素、钙、磷及多种氨基酸等,内胚乳中还分离出两种糖核酸酶,外种皮含有毒成分白果酸、氢化白果酸、氢化白果亚酸、白果酚和白果醇等成分。

《中国药典》规定:以银杏内酯 A、银杏内酯 C 作定性鉴别成分。

2. 药理作用 白果对若干种革兰阳性及阴性细菌均有抑制作用,对结核杆菌作用极显著;乙醇提取物有祛痰作用,对气管平滑肌有微弱的松弛作用;白果二酚对兔有短暂的降压作用,并引起血管渗透性增加;有解痉、抗过敏作用;有抗血栓形成、改善微循环作用;有消除自由基、抗脂质过氧化、延缓衰老作用;对免疫功能低下状态有显著调节作用;有抗肿瘤等作用。

附药:

银杏叶　为银杏科乔木植物银杏 *Ginkgo biloba* L.的干燥叶。性能:甘、苦、涩,平;归心、肺经。功效:活血化瘀,通络止痛,敛肺平喘,化浊降脂。主治:瘀血阻络,胸痹心痛,中风偏枯,肺虚咳喘,高脂血症。用法用量:煎服:9～12 g。使用注意:有实邪者忌用。

矮地茶 Aidìchá 《本草图经》

为紫金牛科常绿小灌木植物紫金牛 *Ardisia japonica* (Thunb.) Blume 的干燥全草。主产于长江流域以南各省。夏、秋二季采挖。本品气微,味微涩。

【主要性能】　辛、微苦,平。归肺、肝经。

【功效】　化痰止咳,清利湿热,活血化瘀。

【应用】

1. 咳喘痰多　本品长于止咳化痰,兼能平喘,治痰浊阻肺所致的咳喘痰多,单用即可取效。治肺热咳喘痰多,常与清肺化痰、止咳平喘等配伍。治寒痰喘嗽,常与温肺化痰止咳药配伍。

2. 湿热黄疸,水肿　本品有清利湿热作用。治湿热黄疸,常与利湿退黄药配伍。治水肿,常与利水渗湿药配伍。

3. 血瘀经闭,跌打损伤,风湿痹痛　本品尚能活血化瘀,可用于血瘀经闭、跌打损伤、风湿痹痛,常与其他活血止痛药配伍。

【用法用量】　煎服,15～30 g。

【参考资料】

1. 化学成分　本品含挥发油、紫金牛酚、冬青醇、2-甲基腰果二酚、恩贝素、槲皮素、槲皮苷、杨梅苷等。《中国药典》规定:以岩白菜素作定性鉴别成分;定量检测,岩白菜素的含量不得少于 0.50%。

2. 药理作用　矮地茶有止咳、祛痰、平喘作用,有抗结核作用,对金黄色葡萄球菌、肺炎球菌、流感病毒有抑制作用。

洋金花 Yángjīnhuā 《本草纲目》

为茄科一年生草本植物白花曼陀罗 *Datura metel* L.的干燥花。主产于江苏、浙江、福建等地。4～11 月间花初开时采收。本品气微,味微苦。

【主要性能】　辛,温。有毒。归肺、肝经。

【功效】　平喘止咳,解痉镇痛。

【应用】

1. 哮喘咳嗽　本品有毒,平喘止咳力强,但无祛痰作用,宜于咳喘无痰,他药乏效者,尤宜于寒性咳喘。可单用散剂,或配少量烟叶制成卷烟吸入,如《外科十三方考》立止哮喘烟。

2. 癫痫,小儿慢惊风　本品有止痉之功,用于癫痫、小儿慢惊风,常与息风止痉药配伍。

3. 心腹冷痛,风湿痹痛,跌打损伤　本品有良好的止痛作用,作用部位广泛,可用于多种疼痛。单用有效,也可配伍。古时常用作麻醉剂,常与其他止痛药配伍,如《医宗金鉴》整骨麻药方,以其与川乌、草乌、姜黄等同用。近年有关中药麻醉的研究,亦多以本品为主,配伍川乌、川芎等制成注射剂用。

【用法用量】　0.3～0.6 g,宜入丸散;亦可作卷烟分次燃吸(一日量不超过 1.5 g)。外用适量。

　　【使用注意】　本品有毒,应控制剂量。外感及痰热咳喘、青光眼、高血压、心动过速者禁用,孕妇禁用。

　　【参考资料】

　　1. **化学成分**　本品含生物碱,生物碱中以天仙子碱(亦名东莨菪碱)、莨菪碱、阿托品为主。《中国药典》规定:以硫酸阿托品、氢溴酸东莨菪碱作定性鉴别成分;定量检测,东莨菪碱的含量不得少于 0.15%。

　　2. **药理作用**　洋金花具有双向性的中枢作用,但在抑制和兴奋程度上则有所不同。东莨菪碱对大脑皮层及皮层下某些部位主要是抑制作用,对延髓和脊髓则有不同程度的兴奋作用;特别对延髓的呼吸中枢,兴奋作用较明显,如过量则发生呼吸抑制,死于呼吸中枢麻痹。有镇痛作用;有阿托品样解除血管痉挛作用,并可改善微循环及组织器官的血流灌注而有抗休克的作用;对支气管及胃肠平滑肌有松弛作用;能解除迷走神经对心脏的抑制,使交感神经作用占优势,故心率加快。

止咳平喘药参考药

药 名	主要性能	功 效	主 治	用法用量	使用注意
甜杏仁	甘,平。归肺、大肠经	润肺止咳,润肠通便	肺燥、虚劳咳嗽;肠燥便秘	煎服,5～10 g	
胡颓叶	酸,微温。归肺经	止咳平喘,解毒,止血	咳喘;咳血、吐血、外伤出血;痈疽	煎服,9～15 g	
满山红	辛、苦,寒。归肺经	祛痰止咳,平喘	咳喘痰多	煎服,25～50 g	
华山参	甘、微苦,热。有毒。归肺经	温肺祛痰,平喘止咳,安神镇惊	寒痰喘咳;惊悸失眠	煎服,0.1～0.2 g	不宜多服,以免中毒;青光眼患者禁用;孕妇及前列腺重度肥大者慎用
罗汉果	甘,凉。归肺、大肠经	清肺润肺,利咽开音,滑肠通便	肺热燥咳,咽痛失音;肠燥便秘	煎服,9～15 g	
牡荆叶	微苦、辛,平。归肺经	祛痰,止咳,平喘	咳嗽痰多	鲜用,供提取牡荆油用	

第二十一章 安神药

导学

通过本章概述内容的学习,要求掌握安神药在功效、主治、性能特点、配伍应用及使用注意方面的共性,以及通过安神药有关功效等,确定其性能、主治和证候禁忌的分析方法。熟悉养心安神、镇心安神等有关功效术语的含义。了解安神药的含义。

通过本章具体药物的学习,掌握酸枣仁、远志、朱砂、龙骨、磁石的功效、性能、应用、特殊用法及特殊使用注意。熟悉柏子仁、琥珀的功效、主治、特殊用法用量及特殊使用注意。了解合欢皮、首乌藤的功效及使用注意。参考药珍珠执业药师考试有要求。

一、含义

以宁心安神为主要功效,常用以治疗心神不宁证的药物,称为安神药。

二、功效主治

1. **共有功效主治** 安神药都具有宁心安神的功效,主治心神不宁证,症见失眠、多梦、健忘、心悸怔忡等,亦可用于癫狂、痫证、惊风等病证。

其中味甘者,以养心(阴血)安神为共有功效,主要用于阴血不足、心失所养的心神不宁。矿物及贝甲等质重者,习惯称为镇心安神,主要用于阳气躁动、心神受扰的心神不宁,以及惊痫、癫狂等病证。

所谓安神,就是药物能安定心神,以减轻或消除心神不宁证的治疗作用,又称宁心安神。其中部分矿物、介壳类药,长于镇惊,较宜于治疗心神不宁之实证,习称镇惊安神或镇心安神。部分植物或种子类药,既能安神又兼能养心,较宜于心神不宁之虚证,称养心安神。

2. **主要兼有功效主治** 本章药物除能宁心安神外,有的还兼能平肝潜阳,又可主治肝阳上亢的头晕目眩、头痛、面红目赤、急躁易怒等证。

三、性能特点

1. **药性** 安神药主要针对心神不宁证,而心神不宁证与寒热无明显关系,故此类药物大多性平。兼能清热者,则性偏寒凉。

2. **药味** 五味理论中,并无与安神之功相对应的味。但植物的种子、种仁多具有滋阴补血、养心安神之功,故多具有甘味。

3. **归经** 心藏神,主神明,心为人体精神活动的中心,故安神药主要归心经。又因肝藏魂,主疏泄,肝与人体的精神思维活动也密切相关,故又多归肝经。其余归经则因所兼功效不同而各有差异。

本章药物是针对心神不宁之心烦躁动不安的病势趋向而施治,体现了《素问·至真要大论》"惊者平之"的治疗法则,故作用趋向为沉降。其中部分药物又兼开窍、祛风等功效,在沉降为主的同时又具升浮之性。

其中,朱砂为有毒之品。

四、配伍应用

临床除选择类似安神药协同增效外,还应根据具体病因的不同配伍适宜的药物。如血虚阴亏者,配伍补血、滋阴药;心脾两虚者,配伍补益心脾药;心肾不交者,配伍滋阴降火、交通心肾药;火热所致者,配伍清热泻火药;痰浊内扰者,配伍化痰、开窍药;肝阳上扰者,配伍平肝潜阳药;兼血瘀气滞者,配伍活血化瘀药或疏肝理气药。

对于癫痫、惊风等证,则以化痰开窍或平肝息风药为主,本类药物多作辅助药物。

五、使用注意

1. **因证选药** 心神不宁证根据病因的不同有虚、实之分,如虚证的心神不宁,应选择养心安神药,实证的心神不宁,多选择镇心安神药。

2. **证候禁忌** 矿物类安神药,如作丸、散剂服,易伤胃耗气,故脾胃虚弱者慎用。若服本类药物,须酌情配伍养胃健脾药,以免耗伤胃气。

3. **中病即止** 安神药多属对症治标之品,尤其矿石类安神药,只宜暂用,不可久服,应中病即止。个别药物有毒,应注意用法用量,以防中毒。

此外,矿物类安神药(除朱砂外),质地重实,有效成分不易煎出,故入煎剂时,应打碎先煎,久煎。另本类药用于安眠时,应在睡前 0.5～1 小时服用。

酸枣仁 Suānzǎorén 《神农本草经》

为鼠李科落叶灌木或小乔木植物酸枣 Ziziphus jujuba Mill. var. spinosa (Bunge) Hu ex H. F. Chou 的干燥成熟种子。主产于河北、陕西、山西等地。秋末冬初果实成熟时采收。本品气微弱、味甘。

【**主要性能**】 甘,平。归心、肝、胆经。

【**功效**】 养心益肝,安神,敛汗。

【**应用**】

1. **心神不宁证** 本品味甘,入心、肝经,能补养心肝的阴血而宁心安神,为养心安神之要药。多用于心肝阴血不足、心失所养的心悸怔忡、失眠多梦等症,常与当归、白芍、何首乌等补血滋阴药配伍。若心脾两虚、气血不足的心悸失眠、多梦健忘、倦怠食少等,常与补气养血药配伍,如《济生方》归脾汤,以之与人参、黄芪、当归等同用。若心肾不交、阴亏血少的心悸、失眠、健忘,常与滋肾养心药配伍,如《摄生秘剖》天王补心丹,以其与生地黄、麦冬、五味子等配伍。若肝血不足、虚火内扰的虚烦不眠,常与滋阴清热、宁心安神药配伍,如《金匮要略》酸枣仁汤,以之与知母、茯苓等同用。

2. **自汗,盗汗** 本品味酸能敛,有一定的收敛止汗之功,可用治体虚自汗、盗汗,常配伍五味子、山茱萸、黄芪等益气固表、敛阴止汗之品。

【用法用量】 煎服,9~15 g;研末吞服,每次 1.5~3 g。本品炒用质脆易碎,便于煎出有效成分。

【参考资料】

1. **化学成分** 本品含酸枣仁皂苷 A、B、B₁和脂肪酸、白桦脂酸、白桦脂醇、总黄酮、当药素、阿魏素、酸枣仁多糖、维生素 C,尚含有多种氨基酸及微量元素等。

《中国药典》规定:以酸枣仁皂苷 A、酸枣仁皂苷 B、斯皮诺素作定性鉴别成分;定量检测,酸枣仁皂苷 A 的含量不得少于 0.030%,斯皮诺素的含量不得少于 0.080%。

2. **药理作用** 本品具有镇静、催眠、抗惊厥、抗焦虑、改善学习记忆力作用,并能抗心律失常、改善心肌缺血、保护心肌细胞、提高耐缺氧能力。此外,还具有降血压、降血脂、抗衰老、抑制血小板聚集、抗肿瘤、减轻烧伤局部水肿、兴奋子宫及增强免疫功能等作用。

3. **其他** 本品自唐代开始,即有生用、炒用之区别,如《本草纲目》所述"熟用疗胆虚不得眠,烦渴虚汗之证;生用疗胆热好眠"。而现代药理研究表明,生、炒酸枣仁对中枢神经均呈镇静、安眠及抗惊厥作用,两者无显著差异。

柏子仁 Bǎizǐrén 《神农本草经》

为柏科一年生乔木植物侧柏 *Platycladus orientalis* (L.) Franco 的干燥成熟种仁。主产于山东、河南、河北等地。冬季种子成熟时采收。本品气微香、味淡。

【主要性能】 甘,平。归心、大肠经。

【功效】 养心安神,润肠通便。

【应用】

1. **心神不宁证** 本品味甘质润,性质平和,主入心经,具有和酸枣仁相类似的养心安神作用。多用于心阴不足、心血亏虚、心失所养的心悸怔忡、虚烦不眠等,常配伍养心补血安神之品,如《校注妇人良方》养心汤,以之与酸枣仁、当归、茯苓等同用。若治心肾两虚、心肾不交的心悸怔忡、失眠健忘、多梦遗精等,常配伍补肾养心之品,如《体仁汇编》柏子养心丸,以之与枸杞子、熟地黄、茯神等同用。

2. **肠燥便秘** 本品质润多脂,入大肠经,有润肠通便之功。可用治阴虚血亏的肠燥便秘,常与郁李仁、杏仁、松子仁等润肠药同用,如《世医得效方》五仁丸。

【用法用量】 煎服,10~20 g。便溏者宜用柏子仁霜代替柏子仁。

【使用注意】 便溏及多痰者慎用。

【参考资料】

1. **化学成分** 本品含脂肪油、柏木醇、谷甾醇和双萜类成分,尚含少量挥发油、皂苷、维生素 A 和蛋白质等。

2. **药理作用** 本品具有镇静、催眠作用,能使猫的慢波睡眠时间和深睡时间延长,对损伤造成的记忆再现障碍及记忆消失有改善作用,对损伤所致的获得障碍亦有改善倾向。

远志 Yuǎnzhì 《神农本草经》

为远志科多年生草本植物远志 *Polygala tenuifolia* Willd.或卵叶远志 *P. sibirica* L.的干燥根。主产于山西、河北、陕西等地。春、秋二季采挖。本品气微,味苦、微辛。

【主要性能】 苦,辛,微温。归心、肾、肺经。

【功效】 宁心安神,祛痰开窍,消散痈肿。

【应用】

1. **心神不宁证** 本品主入心、肾经,性善宣泄通达,既能开心气而宁心安神,又能通肾气而强志不忘,为交通心肾、安定神志、益智强记之佳品。善治心肾不交的心悸、失眠而有健忘者,常与补益心肾、宁心安神药配伍,如《三因极一病证方论方》远志丸,以之与熟地黄、茯苓、五味子等同用。

2. **癫狂、痫证** 本品入心经,既能祛痰,又能开心窍。治疗痰阻心窍的癫狂、痫证等病证。治疗痫证抽搐,可配伍天南星、天麻、全蝎等化痰、息风之品。治疗癫狂发作,常与石菖蒲、白矾、郁金等豁痰开窍药同用。

3. **咳嗽痰多** 本品入肺经,有祛痰止咳之功。治疗痰多黏稠、咳吐不爽者,可配伍杏仁、桔梗、甘草等化痰止咳之品。

4. **痈肿** 本品辛行苦泄温通,可疏通气血之壅滞而消散痈肿。用于治疗各种痈肿,不论内服、外用均有疗效。内服可单用为末,黄酒送服,外用可将远志蒸软,加少量黄酒捣烂敷患处。

【用法用量】 煎服,3～10 g。外用适量。

【使用注意】 本品易致恶心呕吐,多蜜炙用。有胃炎及胃、十二指肠溃疡者慎用。

【参考资料】

1. **化学成分** 本品含远志皂苷,水解后可分得远志皂苷元 A 和远志皂苷元 B,尚含远志酮、远志醇、生物碱、糖及糖苷、细叶远志定碱、树脂、脂肪油等。

《中国药典》规定:以远志𠮾酮Ⅲ、细叶远志皂苷作定性鉴别成分;定量检测,70%乙醇浸出物不得少于 30.0%,细叶远志皂苷的含量不得少于 2.0%,远志𠮾酮Ⅲ的含量不得少于 0.15%,3,6′-二芥子酰基蔗糖的含量不得少于 0.50%。

2. **药理作用** 本品具有镇静、催眠、抗惊厥、抗抑郁、镇咳祛痰、抗痴呆、增强学习记忆能力作用。此外,还有增强机体免疫力、利尿、降压、收缩子宫、抑菌、止痛、抗诱变、抗氧化和抗衰老等作用。

3. **其他** 本品在众多本草著作中,均认为其木质心服后会令人烦闷,但临床观察与实验研究表明,全远志、远志皮、远志心均有催眠、抗惊厥等作用,并未见"若不去心,服之令人闷"的有关报道。据此,为简化加工程序,远志不去心使用应是合理的。

合欢皮 Héhuānpí 《神农本草经》

为豆科落叶乔木植物合欢 *Albizia julibrissin* Durazz.的干燥树皮。我国大部分地区均产。夏、秋二季采集。本品气微香,味淡微涩,稍刺舌,而后喉头有不适感。

【主要性能】 甘,平。归心、肝经。

【功效】 解郁安神,活血消肿。

【应用】

1. **心神不宁证** 本品入心、肝经,为宁心安神、疏解肝郁之品,可使心肝安和,情志欢悦而收安神之效。故适用于情志不遂、忿怒忧郁所致的烦躁不宁、失眠多梦等症,唯其药力薄弱,多与酸枣仁、首乌藤、郁金等安神解郁药同用。

2. **跌打骨折,血瘀肿痛** 本品入血分,能活血祛瘀,续筋接骨,消肿止痛。治疗跌打损伤,筋伤骨折,血瘀肿痛,宜配伍活血疗伤、消肿止痛药,如《续本事方》以之与乳香、麝香研末,温酒调服。临床也常与续断、乳香、红花等药同用。

3. **肺痈,疮痈肿毒** 本品有活血消痈之功,能消散内外痈肿。治疗肺痈,咳吐脓血,单用即效,如《千金方》黄昏汤,临床亦可与鱼腥草、冬瓜仁、桃仁等药同用。治疗热毒疮痈,宜配蒲公英、紫花地丁、连翘等解毒消痈之品。

【用法用量】 煎服,10～15 g。

【使用注意】 孕妇慎用。

【参考资料】

1. **化学成分** 本品含三萜类化合物、黄酮类化合物、木脂素类化合物以及生物碱、甾醇、吡啶衍生物、脂肪酸甘油酯、鞣质和多糖等多种化学成分。

《中国药典》规定：以合欢皮对照药材作定性鉴别成分；定量检测，稀乙醇浸出物不得少于 12％，（－)-丁香树脂酚- 4 -O -β -D -呋喃芹糖基-(1→2)-β -D -吡喃葡萄糖苷不得少于 0.030％。

2. **药理作用**　本品具有抗抑郁、镇静、催眠、增强免疫、抗肿瘤、抗菌、抗炎和抗生育等作用。

首乌藤 Shǒuwūténg　《何首乌别录》

为蓼科多年生缠绕藤本植物何首乌 *Polygonum multiflorum* Thunb. 的干燥藤茎。主产于河南、湖北、江苏等地。秋、冬二季采集。本品无臭，味微苦、涩。

【**主要性能**】　甘，平。归心、肝经。

【**功效**】　养心安神，祛风通络，止痒。

【**应用**】

1. **心神不宁证**　本品味甘能补，入心、肝经，既能补阴养血，又能宁心安神，具有和酸枣仁、柏子仁相类似的养心安神作用。宜用于阴血不足，心失所养的失眠多梦，常与酸枣仁、柏子仁、合欢皮等养心安神药同用。若治阴虚阳亢而失眠者，可配伍潜阳安神药，如《医醇賸义》甲乙归脏汤，以之与龙骨、珍珠母、柏子仁等同用。

2. **血虚身痛，风湿痹痛**　本品能养血祛风，通利经络。治疗血虚肢体疼痛，肌肤麻木不仁，须配伍当归、鸡血藤、川芎等补血活血、通经活络之品。治疗风湿痹痛，则与威灵仙、独活、秦艽等祛风除湿、通络止痛药配伍。

3. **皮肤瘙痒**　本品有祛风止痒之功。治疗风疹、疥癣等皮肤瘙痒疾患，常与蝉蜕、蛇床子、地肤子等祛风止痒药同用，煎汤外洗。单用本品也有一定疗效。

【**用法用量**】　煎服，10～15 g。外用适量。

【**参考资料**】

1. **化学成分**　本品主要含蒽醌类化合物，主要成分为大黄素、大黄酚或大黄素甲醚。此外，尚含 β -谷甾醇、大黄素- 8 -O -β -D -单葡萄糖苷等。

《中国药典》规定：以大黄素作定性鉴别成分；定量检测，2，3，5，4′-四羟基二苯乙烯- 2 -O -β -D -葡萄糖苷（$C_{20}H_{22}O_9$）的含量不得少于 0.20％。

2. **药理作用**　本品具有镇静、催眠作用，与戊巴比妥钠合用有显著的协同作用。此外，还有降脂、增强免疫功能等作用。

3. **其他**　本品历来以"夜交藤"为正名。《中国药典》将其正名改为"首乌藤"，本教材据此亦做相应改变。

朱砂 Zhūshā　《神农本草经》

为硫化物类矿石辰砂族辰砂，主含硫化汞（HgS）。主产于贵州、湖南、四川等地，以产于古之辰州（今湖南沅陵）者为道地药材。随时可采。本品无臭、无味。

【**主要性能**】　甘，寒。有毒。归心经。

【**功效**】　镇心安神，清热解毒。

【**应用**】

1. **心神不宁证**　本品性质寒凉，主入心经，既能清心安神，又能镇心安神，随配伍不同可广泛用于多种原因的心神不宁证。尤宜于心火亢盛、内扰神明的心神不宁、惊悸怔忡、烦躁不眠，常与黄连、栀子等清泻心火之品同用。若心火亢盛、阴血不足的失眠多梦、心中烦热、心悸怔忡，常配伍补阴养血之品，如《内外伤辨惑论》朱砂安神丸，以之与当归、生地黄等药同用。若阴血虚者，常配伍酸枣仁、柏子仁、当归等养心安神之品。若心气不足者,须配伍与人参、炙甘草、茯神等益心气、安心神之品。若温热病热入心包或痰热内扰的高热烦躁、神昏谵语、惊厥抽搐,常与开窍、息风、泻火药同用,如《温病条辨》安宫牛黄丸,以之与牛黄、麝香等药配伍。另外,癫痫、癫狂及惊风等病证亦常选用本品,但仅为辅佐之品。

2. **疮疡肿毒,咽喉肿痛,口舌生疮**　本品内服、外用均有较好的清热解毒作用。治疗疮疡肿毒,红肿热痛,常与泻火解毒、散结消痈之品配伍,如《外科正宗》太乙紫金锭,以之与雄黄、大戟、山慈菇等同用。治疗咽喉肿痛,口舌生疮,常与解毒消肿、敛疮止痛药配伍,如《外科正宗》冰硼散,以本品与冰片、硼砂、元明粉等同用。

【用法用量】　内服,只宜入丸、散或研末冲服,每次 0.1~0.5 g。外用适量。

【使用注意】　本品有毒,内服不可过量或持续服用,以防汞中毒;孕妇及肝肾功能异常者慎用。入药只宜生用,忌火煅,火煅则析出水银,有剧毒。

【参考资料】

1. **化学成分**　本品主要含硫化汞(HgS),其含量不少于 96%。此外,尚含铅、钡、镁、铁、锌等多种微量元素及雄黄、磷灰石、沥青质、氧化铁等杂质。

《中国药典》规定:以硫化汞盐为定性鉴别成分;定量检测,硫化汞的含量不得少于 96.0%。

2. **药理作用**　本品能降低中枢神经的兴奋性,起到镇静、催眠、抗惊厥作用;并能抗焦虑、抗心律失常;外用还能抑杀皮肤细菌及寄生虫。

3. **其他**

(1) 人工合成的硫化汞可代替朱砂外用。以水银、硫黄为原料,经升华法加工成中药材灵砂(含 HgS 99%以上),由于其毒性大于朱砂,故代替朱砂只作外用。

(2) 炮制方法。经实验表明,水飞朱砂,其游离汞和可溶性汞盐含量低;稀酸炮制朱砂,可提高朱砂中的游离汞及可溶性汞盐的消除能力 200~500 倍。

(3) 用朱砂拌染茯苓、麦冬等安神药的用法,目前仍有沿用。由于朱砂难溶于水,其剂量及药效难以保证,故应废弃朱砂拌染安神药入汤剂的用法。

(4) 本品为无机汞化合物,汞与人体蛋白质中巯基有特别的亲和力,高浓度时,可抑制多种酶的活性,使代谢发生障碍,直接损害中枢神经系统。所以必须控制剂量,中病即止。另外,服药期间,应避免与含甲基结构的药物(茶碱、心得安等)以及含溴、碘的物质(如溴化物、碘化物、海藻、昆布等)同服,以免在肠道内生成刺激性的溴化汞、碘化汞可导致医源性肠炎。

磁石 Císhí　《神农本草经》

为氧化物类矿物尖晶石族磁铁矿的矿石,主含四氧化三铁(Fe_3O_4)。主产于江苏、山东、辽宁等地。随时可采。本品有土腥气、无味。

【主要性能】　咸,寒。归心、肝、肾经。

【功效】　镇心安神,平肝潜阳,聪耳明目,纳气平喘。

【应用】

1. **心神不宁证**　本品入心、肝经,有镇心潜阳安神之功;味咸入肾经,又有益肾滋阴之效;药性寒凉,还能清泻心肝之火,为顾护真阴、镇潜浮阳、清泻火热、安神定志之品。适用于肾虚肝旺,肝火上炎,扰动心神,或惊恐气乱,神不守舍所致的心神不宁、惊悸失眠以及癫痫等,常与平肝镇惊之品配伍,如《千金方》磁朱丸,以之与朱砂同用。

2. **肝阳上亢证**　本品有平肝潜阳之功,治疗肝阳上亢的头晕目眩、急躁易怒等症,常与石决明、白芍、牡蛎等平肝潜阳药同用。若阴虚较甚者,宜配伍生地、龟甲、白芍等滋阴潜阳之品;若火热较甚者,则多与夏枯草、菊花、钩藤等清肝热、平肝阳药同用。

3. **肝肾不足,耳鸣耳聋,目暗不明** 本品有益肾阴、聪耳明目之效。治疗耳鸣耳聋,常配伍滋补肾阴之品,如《重订广温热论》耳聋左慈丸,以之与熟地、山茱萸、五味子等同用。治疗目暗不明,多配伍枸杞子、菊花、女贞子等补肝肾明目之品。

4. **肾虚气喘** 本品有益肾纳气平喘之功。治疗肾气不足,摄纳无权之虚喘,常与五味子、胡桃肉、蛤蚧等补益肺肾,纳气定喘药同用。

【用法用量】 煎服,15～30 g,宜打碎先煎;入丸散,每次 1～3 g。

【使用注意】 本品吞服后不易消化,如入丸、散,不可多服,脾胃虚弱者慎用。

【参考资料】

1. **化学成分** 本品主要含四氧化三铁(Fe_3O_4),其中含氧化亚铁(FeO)为 31%,Fe_2O_3 为 69%,尚含锰、镉、铬、钴、铜、锌、铅、钛等。火煅醋淬后,主要含三氧化二铁及醋酸铁。

《中国药典》规定:以铁盐作定性鉴别成分;定量检测,铁的含量不得少于 50%。

2. **药理作用** 本品能抑制中枢神经的兴奋性,有镇静、催眠及抗惊厥作用,且煅磁石优于生磁石。此外,还有抗炎、镇痛、止血和促凝血等作用。

3. **其他** 磁石生品的主要成分为 Fe_3O_4,在水中溶解度很小,故临床很少应用。而其经醋淬后,其成分主要为三氧化二铁及醋酸铁,易于粉碎,有利于 Fe^{2+} 和钙、镁等微量元素的溶出,中枢抑制作用比生品增强,且有害元素砷的含量也较生品明显降低,起到了增效、减毒的作用,故临床多用煅醋淬炮制的磁石是合理的。

龙骨 Lónggǔ 《神农本草经》

为古代大型哺乳类动物,如象类、三趾马、犀类、鹿类、牛类等的骨骼化石。主产于山西、内蒙古、河南等地。全年可采。本品无臭、无味。

【主要性能】 甘、涩,平。归心、肝、肾经。

【功效】 镇心安神,平肝潜阳,收敛固涩。

【应用】

1. **心神不宁证** 本品有较好的镇心定惊安神之效,可用于多种原因所致的心神不宁、心悸失眠等症。若治心神不宁、心悸失眠、健忘多梦等症,可配伍安神开窍之品,如《千金方》孔圣枕中丹,以之与远志、石菖蒲等同用。若治心脾两亏、惊悸不寐等,可配伍补益心脾、宁心安神之品,如《杂病广安》深师龙骨汤,以之与茯苓、远志等同用。若治痰热内盛、惊痫癫狂,则与牛黄、羚羊角、胆南星等化痰、息风止痉药配伍。

2. **肝阳上亢证** 本品有较强的平肝潜阳功效。治疗肝阳上亢的头晕目眩、烦躁易怒等症,常配伍其他平肝潜阳药,如《医学衷中参西录》镇肝息风汤,以之与牡蛎、赭石、白芍等同用。

3. **滑脱诸证** 本品味涩,煅用具有固精、缩尿、止带、止血、止汗等收敛固涩作用,适用于正虚不固的滑脱诸证,常与补虚药配伍。如治疗肾虚遗精、滑精,常配伍益肾固精药,如《医方集解》金锁固精丸,以之与牡蛎、沙苑子、芡实等同用。治疗心肾两虚,小便频数,则与补益、收涩之品配伍,如《本草衍义》桑螵蛸散,以之与桑螵蛸、人参、茯苓等同用。治疗气虚不摄,冲任不固的崩漏、带下,常与补气、固崩止带之品同用,如《医学衷中参西录》固冲汤,以本品与黄芪、海螵蛸、山茱萸等同用。治疗自汗、盗汗,当与黄芪、牡蛎、五味子等益气养阴,固表止汗药同用。

此外,煅龙骨外用,有收湿、敛疮、生肌之效,可用治湿疹、湿疮及疮疡久溃不敛。

【用法用量】 煎服,15～30 g,打碎先煎。外用适量。收敛固涩宜煅用,其他宜生用。

【参考资料】

1. **化学成分** 本品主要含碳酸钙、磷酸钙、五氧化二磷、氧化镁、三氧化二铁和少量的铝、镁、氯等。

2. **药理作用** 本品具有抗惊厥作用,对实验动物的自主活动有明显抑制作用,能明显增加巴比妥钠小鼠的入睡率。其所含钙离子能促进血液凝固,降低血管壁通透性,并能减轻骨骼肌的兴奋性。

3. **其他** 龙齿为古代大型哺乳动物,如象类、犀类、三趾马等牙齿的化石。较龙骨更长于镇惊安神,主要适用于惊痫癫狂、心悸失眠等证。其用法用量与龙骨相同。

琥珀 Hǔpò 《名医别录》

为古代松科植物,如枫树、松树的树脂埋藏地下经年久而成的化石样物质。主产于广西、云南、辽宁等地。随时可采。本品无臭、味淡。

【主要性能】 甘,平。归心、肝、膀胱经。

【功效】 镇心安神,活血散瘀,利尿通淋。

【应用】

1. **心神不宁证** 本品有镇心安神之功。治疗心神不宁、心悸失眠、健忘等,常配伍其他宁心安神药,如《杂病源流犀烛》琥珀定志丸,以本品与石菖蒲、远志、茯神等同用。治疗小儿惊风,以及癫痫发作,则多与豁痰定惊、清热息风药配伍,如《活幼心书》琥珀抱龙丸,以之与天竺黄、朱砂、胆南星等同用。

2. **血瘀证** 本品入血分,有活血化瘀之功。治疗血瘀气阻的经闭、痛经,常配伍活血行气药,如《灵苑方》琥珀散,以之与当归、莪术等同用。治疗心脉瘀阻,胸痹心痛,常与三七同用,研末内服,以收活血化瘀止痛之效。治疗癥瘕痞块,则常与三棱、鳖甲等破血行气、软坚消癥药配伍。

3. **淋证,癃闭** 本品有利尿通淋作用,故可用治淋证、小便淋漓涩痛及癃闭小便不利之证,证轻者单用即效,如《仁斋直指方》单用琥珀为散,灯心汤送服。若治石淋、热淋,可配伍金钱草、海金沙、木通等利尿通淋药以增效。因本品能散瘀止血,故尤宜于血淋,可与蒲黄、石韦等散瘀止血、利尿通淋药同用。

【用法用量】 研末冲服,或入丸、散,每次 1.5～3 g。不入煎剂。

【参考资料】

1. **化学成分** 本品主要含树脂及挥发油,尚含有琥珀氧松香酸、琥珀松香酸、琥珀银松酸、琥珀脂醇、琥珀松香醇琥珀酸以及铝、镁、钙、锶、铜等微量元素。

2. **药理作用** 本品对中枢神经系具有抑制作用,能明显减少实验动物的自主活动,延长戊巴妥钠的睡眠时间,并对大鼠听源性惊厥、小白鼠电惊厥以及士的宁、氨基脲等引起的药物性惊厥,均有对抗作用。

安神药参考药

药名	主要性能	功效	主治	用法用量	使用注意
缬草	辛、甘,温。归心、肝经	宁心安神,理气,活血止痛	心神不宁,失眠少寐;惊风,癫痫;血瘀经闭,痛经,腰腿疼痛,跌打损伤,脘腹疼痛	煎服,3～6 g	
合欢花	甘,平。归心、肝经	解郁安神,活血消肿	忿怒忧郁,烦躁失眠,心神不宁;跌打损伤,骨折肿痛;肺痈,疮痈肿毒	煎服,6～12 g	孕妇慎用
松针	苦,温。归心、脾经	宁心安神,益气,祛风湿	心悸失眠,心神不宁;风湿痹痛,风湿顽癣,湿疹瘙痒,大风疔癞,膝疮,冻疮;头风头痛,风牙肿痛,口眼歪斜	煎服,9～15 g,或适量浸酒服。外用适量	血虚风燥致病者忌用

药 名	主要性能	功 效	主 治	用法用量	使用注意
含羞草	甘,寒。有小毒。归心、肝经	宁心安神,清热解毒	心神不宁,失眠多梦;目赤肿痛,热毒疮痈,缠腰火丹;湿热呕吐、泄泻	煎服,15~30 g	内服用量不宜过大,孕妇忌服
珍珠	甘、咸,寒。归心、肝经	镇惊安神,明目祛翳,解毒生肌	心神不宁,心悸失眠,惊风,癫痫;目赤翳障,视物不清;疮疡肿毒溃烂,久不收口,口舌生疮,咽喉溃烂等	入丸、散,每次0.3~1 g	
广枣	甘、酸,平。归心经	养心安神,行气活血	心神不宁,心悸短气;气滞血瘀,胸痹作痛	煎服,1.5~3 g	

第二十二章 平肝潜阳药

导学

通过本章概述内容的学习,要求掌握平肝潜阳药在功效、主治、性能、配伍及使用注意方面的共性,以及通过平肝潜阳药有关功效,确定其性能、主治和证候禁忌的分析方法。熟悉平肝潜阳功效术语的含义。了解平肝潜阳药的含义。

通过本章具体药物的学习,掌握石决明、牡蛎、赭石的功效、性能、应用、特殊用法用量以及特殊使用注意。熟悉蒺藜的功效、主治及特殊使用注意。了解珍珠母的功效及特殊用法。参考药罗布麻叶执业药师考试有要求。

一、含义

以平肝潜阳为主要功效,常用于治疗肝阳上亢证的药物,称为平肝潜阳药。

二、功效与主治

1. **共有功效主治** 平肝潜阳药都具有平肝潜阳的功效,主治肝阳上亢证,症见眩晕耳鸣、头胀头痛、面红目赤、急躁易怒、失眠多梦、腰膝酸软、脉弦等。

所谓平肝潜阳,就是药物能使亢奋之肝阳平复于适中,以治疗肝阳上亢证的一种作用,又称平肝、平肝阳、平抑肝阳。

2. **主要兼有功效主治** 本类药物除具有上述主要功效主治外,有的还兼有清肝明目、宁心安神的功效,又可主治肝热目赤、心神不宁、惊悸失眠、癫痫发狂等病证。

三、性能特点

1. **药性** 肝阳上亢为阳热上亢之证,故本章药物的药性以寒凉为主。

2. **药味** 本章药物功在潜降,根据苦能降泄的理论,加之贝壳类药物又大多味咸,故本类药物多具有苦、咸味。

3. **归经** 肝阳上亢证病位在肝,故本章药物均归肝经。其余归经则因所兼功效不同而各有差异。

此外,平肝潜阳药是针对肝阳上亢之病势,使升发过度之肝阳平复于适中,故其作用趋向为沉降。

四、配伍应用

使用平肝潜阳药除选择类似药物协同增效外,尚须根据病因、病机和兼证的不同,进行相应的配伍。肝阳上亢证多是由于肝肾阴虚、阴不制阳所致,故常配伍滋补肝肾之阴的药物,以标本兼治;若肝火亢盛者,当配伍清泻肝火药;兼心神不宁、失眠多梦者,宜配伍安神药;肝阳化风者,则与息风止痉药配伍。

五、使用注意

本类药物多属贝壳及矿物类,具有寒凉质重的特点,如作丸、散内服,易伤脾胃,故脾胃虚寒者应慎用。

石决明 Shíjuémíng 《名医别录》

为鲍科动物杂色鲍(光底石决明)*Haliotis diversicolor* Reeve、皱纹盘鲍(毛底石决明)*H. discus hannai* Ino、羊鲍 *H. ovina* Gmelin、澳洲鲍 *H. ruber* (Leach)、耳鲍 *H. asinina* Linnaeus 或白鲍 *H. laevigata* (Donovan)的贝壳。主产于广东、福建、山东等地。夏、秋采集。本品气微、味微咸。

【主要性能】　咸,寒。归肝经。

【功效】　平肝潜阳,清肝明目。

【应用】

1. 肝阳上亢证　本品药性寒凉,专入肝经,具有平肝潜阳、清泄肝热之功,为平肝、凉肝之要药。用治肝肾阴虚,阴不制阳而肝阳上亢的头痛、眩晕,常配伍养阴平肝之品,如《经验方》育阴潜阳汤,以本品与白芍、生地黄、牡蛎等同用。若肝阳上亢而有热象,头痛头晕、烦躁易怒者,应配伍清肝平肝之品,如《医醇賸义》羚羊角汤,以之与羚羊角、钩藤、菊花等同用。

2. 目赤翳障,视物昏花　本品有清肝明目退翳之效,为治目赤之要药,不论虚实,均可配用。治疗肝火上炎,目赤肿痛,常配伍龙胆草、夏枯草、决明子等清肝明目之品;治疗风热上攻,目赤肿痛,目生翳障,常配伍疏散风热、明目退翳之品,如《经验良方》石决明散,以之与菊花、蝉蜕、密蒙花等同用。治疗肝肾阴虚,视物不清,宜配伍熟地黄、山茱萸、石斛等滋补肝肾之品。

此外,煅石决明尚有收敛、制酸、止痛、止血之效,可用治胃痛泛酸、疮疡不敛及外伤出血。

【用法用量】　煎服,15～30 g,打碎先煎。平肝、清肝宜生用,外用点眼宜煅用,水飞。

【参考资料】

1. 化学成分　本品的主要化学成分 90% 以上为碳酸钙,有机质 3.67%,其中含有珍珠样光泽的角质蛋白,经盐酸水解得 16 种氨基酸,尚含有少量镁、铁、锌、锶、硒、铜、碘等无机微量元素,煅烧后有机物分解,残留无机物。此外,还含有极为丰富的易为人体吸收的二氧化硅。

《中国药典》规定:定量检测,碳酸钙的含量不得少于 93.0%。

2. 药理作用　本品具有强而持久的降压作用;对白内障大鼠的晶状体有保护作用,可延缓白内障的发展;能改善创面血运,消除局部炎症,促进肉芽组织生长。此外,还具有止血、中和胃酸、镇静、解痉、抑菌、解热、保肝等作用。

珍珠母 Zhēnzhūmǔ 《本草图经》

为蚌科动物三角帆蚌 *Hyriopsis cumingii* (Lea)、褶纹冠蚌 *Cristaria plicata* (Leach)或珍珠贝科动物马氏珍珠贝 *Pteria martensii* (Dunker)的贝壳。三角帆蚌和褶纹冠蚌在全国各地的江河湖沼中均产,马氏珍珠贝主产于海南岛、广东、广西等地沿海。全年均可采收。本品气微腥、味淡。

【主要性能】　咸,寒。归肝、心经。

【功效】　平肝潜阳,清肝明目,镇心安神。

【应用】

1. **肝阳上亢证**　本品有类似于石决明的平肝潜阳、清泄肝热功效。治疗肝阳上亢的头痛、眩晕、耳鸣等,常与牡蛎、石决明、白芍等药同用,以增强平肝潜阳之效。若治肝阳上亢兼有肝热烦躁易怒者,可与夏枯草、钩藤、菊花等清肝平肝药配伍。

2. **目赤翳障,视物昏花**　本品亦有清肝明目之效。用治肝火上炎,目赤肿痛,常与石决明、夏枯草、菊花等药配伍。若治肝肾不足的目暗不明、视物昏花,需与熟地黄、枸杞子、女贞子等养肝明目药同用。

3. **心神不宁证**　本品有镇心安神的作用。治疗心神不宁、心悸失眠等,可与朱砂、龙骨、琥珀等安神药配伍。若治疗惊风抽搐、癫痫等,亦可与天麻、全蝎、钩藤等息风止痉药同用。

此外,本品研细末外用,有燥湿、收敛之功,可用于湿疮、湿疹、疮疡不敛、口舌生疮及水火烫伤等证。

【用法用量】　煎服,15～30 g,打碎先煎。

【参考资料】

1. **化学成分**　本品含碳酸钙90%以上,尚含有机质及少量锌、镁、铁、硅酸盐、硫酸盐、磷酸盐,并含多种氨基酸和磷脂酰乙醇胺、半乳糖神经酰胺、羟基脂肪酸等氧化物。

《中国药典》规定:以钙盐作定性鉴别成分。

2. **药理作用**　本品能镇静、抗惊厥、对抗实验性白内障、抑制大鼠应激性胃溃疡。此外,还具有延缓衰老、增强免疫功能、抗肿瘤、抗过敏性休克、保肝等作用。

牡蛎 Mǔlì　《神农本草经》

为牡蛎科动物长牡蛎 *Ostrea gigas* Thunberg、大连湾牡蛎 *O. talienwhanensis* Crosse 或近江牡蛎 *O. rivularis* Gould 等的贝壳。我国沿海一带均有分布。全年可采。本品气微、味微咸。

【主要性能】　咸,微寒。归肝、肾经。

【功效】　平肝潜阳,镇心安神,软坚散结,收敛固涩。

【应用】

1. **肝阳上亢证**　本品有较好的平肝潜阳作用,并略兼益阴清热之功。多用治肝肾阴虚、肝阳上亢所致的眩晕耳鸣之症,常配伍滋阴潜阳之品,如《医学衷中参西录》镇肝息风汤,以之与龟甲、白芍、龙骨等同用。亦可用治热盛伤阴、虚风内动、四肢抽搐之证,宜配伍滋阴息风之品,如《温病条辨》大定风珠,以之与生地黄、龟甲、鳖甲等同用。

2. **心神不宁证**　本品有镇心安神作用。治疗心神不宁、惊悸怔忡、失眠多梦等症,常与其他安神药配伍,如《伤寒论》桂枝甘草龙骨牡蛎汤,即与龙骨配伍以增效。亦可配伍酸枣仁、朱砂等安神之品。

3. **痰核,瘰疬,瘿瘤,癥瘕积聚**　本品有软坚散结之功。对于痰火郁结的痰核、瘰疬及痰气互结的瘿瘤,常与浙贝母、玄参等清热化痰、软坚散结药同用。治血瘀气滞的癥瘕积聚,常配伍莪术、丹参、鳖甲等活血行气、消癥散结之品。

4. **滑脱诸证**　本品煅用具有与龙骨相似的收敛固涩作用,适用于正虚不固的滑脱不禁诸证。如治疗自汗、盗汗,常配伍固表止汗之品,如《和剂局方》牡蛎散,以之与黄芪、浮小麦等同用,亦可单用煅牡蛎粉扑撒汗处。治疗肾虚滑精、遗精,常与补肾固精药配伍,如《医方集解》金锁固精丸,即与沙苑子、龙骨、芡实等同用。治疗尿频、遗尿,可与桑螵蛸、金樱子、鸡内金等缩尿止遗药同用。治疗崩漏、带下等证,则与海螵蛸、山茱萸、山药等补肾固经止带之品配伍。

此外,煅牡蛎尚有制酸止痛之效,可用治胃痛泛酸。

【用法用量】　煎服,15～30 g,打碎先煎。收敛固涩宜煅用,其他多生用。

【参考资料】

1. **化学成分**　本品含碳酸钙(约50％)及铜、铁、锌、锰、锶、铬、镍、铅、汞9种微量元素和甘氨酸、胱氨酸、甲硫氨酸、苯丙氨酸等17种氨基酸,并含有水及有机质。煅烧后有机质被破坏,碳酸盐被分解,产生氧化钙等。

《中国药典》规定:定量检测,碳酸钙的含量不得少于94.0％。

2. **药理作用**　本品具有镇静、催眠、抗惊厥作用。煅品能抗实验性胃溃疡,并能使胃液分泌量减少。此外,还具有增强免疫功能、延缓衰老、保肝、降血糖、抗氧化、抗病毒、抗肿瘤、抗凝血、抗血栓等作用。

赭石 zhěshí　《神农本草经》

为三方晶系氧化物类矿物赤铁矿 Haematitum 的矿石。主产于山西、河北、河南等地。开采后,除去杂石泥土。本品气微、味淡。

【主要性能】　苦,寒。归肝、心经。

【功效】　平肝潜阳,重镇降逆,凉血止血。

【应用】

1. **肝阳上亢证**　本品长于平肝潜阳,其味性苦寒,又兼能清降肝火。适宜于治疗肝阳上亢兼肝火亢盛的头晕、头痛、面红目赤、烦躁易怒等症,常与石决明、夏枯草、牛膝等平肝清肝之品配伍。若治肝肾阴虚,肝阳上亢,头目眩晕、脑部热痛者,常配伍滋阴潜阳之品,如《医学衷中参西录》镇肝息风汤,以之与生地黄、生龙骨、生牡蛎等同用。

2. **呕吐,呃逆,嗳气**　本品善降上逆之胃气以止呕、止呃、止噫。用治胃气上逆的呕吐、呃逆、嗳气,常配伍降逆止呕之品,如《伤寒论》旋覆代赭汤,以之与旋覆花、半夏、生姜等同用。若治胆火上冲、胃气上逆的呕吐,则与清泄肝胆火热之品配伍,如《医学衷中参西录》镇逆汤,即以本品与龙胆草、青黛等同用。

3. **气逆喘息**　本品能降上逆之肺气而平喘。用治喘哮有声、卧睡不得者,《普济方》单用本品研末,米醋调服取效。用治肺肾不足、阴阳两虚的虚喘,常配伍补益肺肾、纳气定喘之品,如《医学衷中参西录》参赭镇气汤,以之与人参、山茱萸、胡桃肉等同用。

4. **血热出血证**　本品苦寒,入心、肝血分,有凉血止血之功。因其兼能降气、降火,故对气火上逆、迫血妄行的出血证尤为适宜。可单用,如《斗门方》将本品煅烧醋淬,研细粉调服,治吐血、衄血;《普济方》将本品研细粉,醋汤调服,治崩漏下血。若因热而胃气上逆,吐血、衄血者,应与清胃降逆之品配伍,如《医学衷中参西录》寒降汤,以之与竹茹、半夏、牛蒡子等同用。若崩漏日久,头晕眼花者,则配伍固涩、止血之品,如《和剂局方》震灵丹,以煅赭石与赤石脂、禹余粮、五灵脂同用。

【用法用量】　煎服,10～30 g,打碎先煎;入丸散,每次1～3 g。降逆、平肝宜生用,止血宜煅用。

【使用注意】　孕妇慎用。因含微量砷,故不宜长期服用。

【参考资料】

1. **化学成分**　本品主含三氧化二铁(Fe_2O_3)。正品钉头赭石含铁60％以上,并含硅酸及铝化物和镉、钴、铬、铜、锰、镁等多种微量元素。尚含对人体有害的铅、砷、钛。

《中国药典》规定:以铁盐作定性鉴别成分;定量检测,铁的含量不得少于45.0％。

2. **药理作用**　本品具有镇静、抗惊厥、止血作用,能缩短凝血和出血时间。所含铁质能促进红细胞及血红蛋白的新生。

所含镁盐、镁离子在肠道内形成一定的渗透压,使肠内保持大量水分,刺激肠蠕动而排便。此外,还有收敛胃肠壁、保护黏膜、抗炎、增强免疫等作用。

3. **其他**　本品历来以"代赭石"为正名。《中国药典》将其正名改为"赭石",本教材据此亦做相应改变。

蒺藜 JÍLÌ　《神农本草经》

为蒺藜科一年生草本植物蒺藜 *Tribulus terrestris* L. 的干燥成熟果实。主产于东北、华北及西北等地。秋季果实成熟时采收。本品气微,味苦、辛。

【**主要性能**】　苦、辛,平。有小毒。归肝经。

【**功效**】　平肝疏肝,祛风明目,祛风止痒。

【**应用**】

1. **肝阳上亢证**　本品苦降入肝经,有平抑肝阳之功。治疗肝阳上亢,头痛眩晕,常与钩藤、菊花、珍珠母等平肝潜阳之品同用。

2. **肝气郁结证**　本品辛散入肝,有疏肝解郁之效。治疗肝郁气滞,胸胁胀痛,多配伍柴胡、香附、青皮等疏肝理气之品。若治肝郁乳汁不通、乳房胀痛,可单用本品研末服,或与穿山甲、王不留行等通经下乳药同用。

3. **风热上攻,目赤翳障**　本品味辛,能疏散肝经风热以明目退翳。治疗风热目赤肿痛、多泪多眵或翳膜遮睛等症,常配伍清肝明目之品,如《张氏医通》白蒺藜散,以之与菊花、决明子等同用。

4. **皮肤瘙痒**　本品有祛风止痒作用。治疗风邪郁闭肌肤的皮肤瘙痒等症,常与祛风止痒药配伍,如《圣惠方》白蒺藜丸,以之与防风、蝉蜕、苦参等同用。若治血虚风盛,皮肤干燥、瘙痒难忍者,则配伍当归、何首乌、防风等养血润燥、祛风止痒之品。本品还可用治白癜风,如《千金方》单用本品,研末冲服。

【**用法用量**】　煎服,6～10 g。

【**使用注意**】　孕妇忌服。

【**参考资料**】

1. **化学成分**　本品含皂苷类、黄酮类、生物碱、多糖类等化合物,尚含甾醇类、氨基酸类、萜类、脂肪酸、无机盐等。《中国药典》规定:以对照药材进行定性鉴别。

2. **药理作用**　本品具有降压、利尿、抗过敏、保护视网膜神经细胞以及增强心肌收缩力、抗动脉粥样硬化、抗血小板聚集、降血脂、降血糖、增加冠脉血流量和脑部缺血部位血供、抗疲劳、抗衰老、促进精子产生、增强性功能、抗肿瘤、抗菌、抗炎、镇痛等作用。

3. **其他**　本品历来以"刺蒺藜"为正名,为了与其植物名一致,《中国药典》将其正名改为"蒺藜",本教材据此亦做相应改变。

平肝潜阳药参考药

药名	主要性能	功效	主治	用法用量	使用注意
紫贝齿	咸,平。归肝经	平肝潜阳,镇惊安神,清肝明目	肝阳上亢,头晕目眩;惊悸失眠;目赤翳障,目昏眼花	煎服,10～15 g	
生铁落	辛,凉。归肝、心经	平肝镇惊	癫狂、癫痫;易惊善怒,失眠;头痛	煎服,30～60 g	肝虚及中焦虚寒者慎服
罗布麻叶	甘、苦,凉。归肝经	平肝安神,清热利水	肝阳眩晕,心悸,失眠,浮肿尿少	煎服或开水泡服,6～12 g	

第二十三章 息风止痉药

导学

通过本章概述内容的学习,要求掌握息风止痉药在功效、主治、性能、配伍及使用注意等方面的共性,以及通过息风止痉药的有关功效等,确定其性能、主治和证候禁忌的分析方法。熟悉本类药物有关功效术语的含义。了解息风止痉药的含义。

通过本章具体药物的学习,要求掌握牛黄、钩藤、天麻、全蝎的性能、功效、应用、特殊用法用量及特殊使用注意。熟悉羚羊角、地龙、僵蚕、蜈蚣的功效、主治病证、特殊用法和特殊使用注意。

一、含义

以平息肝风,制止痉挛抽搐为主要功效,常用以治疗肝风内动证的药物,称为息风止痉药。

二、功效主治

1. **共有功效主治** 本章药物均具有息风止痉功效,主治肝风内动证,症见眩晕欲仆、项强肢颤、痉挛抽搐等。亦可用治风阳夹痰、痰热上扰的癫痫、惊风抽搐;或风毒侵袭,引动内风的破伤风。

所谓息风止痉,就是药物平息肝风,制止痉挛抽搐,以缓解或消除肝风内动病证的治疗作用,又称平息肝风、息肝风等。

2. **主要兼有功效主治** 本章药物除具有上述主要功效主治外,有的药物还兼能平肝潜阳、清肝泻火、清热解毒、祛风通络,还可用治肝阳上亢的头晕目眩,肝火上炎的头痛目赤,火毒炽盛的疮毒咽肿、热毒发斑,风邪中于经络的口眼㖞斜、肢体拘挛和风湿痹证等。

三、性能特点

1. **药性** 肝风内动证有寒热之区别,故息风止痉药亦有性偏温燥或寒凉之不同,但以寒凉者为多。

2. **药味** 息风止痉功效与味的关系,在五味理论中无明确阐述。本章药物有因可缓和肝脉拘急而味甘,有因清热泻火而味苦,有因祛外风而味辛,亦有因属动物药而味咸者。

3. **归经** 肝风内动证病位在肝,本类药物功专平息肝风,故各药主归肝经。其余归经则因所兼功效不同而各有差异。

此外,息风止痉药是针对升动的肝风,使其平息以达到治疗疾病的效果,故其作用趋向偏于沉降。

其中,全蝎、蜈蚣为有毒之品。

四、配伍应用

使用息风止痉药时,应根据肝风内动的病因、病机及兼证的不同,选择适宜的药物并作相应的配伍。如肝阳化风者,应配伍平肝潜阳药;热极生风者,应配伍清热泻火解毒药;阴虚动风者,应配伍滋阴药;血虚生风者,当配伍补养阴血药;脾虚慢惊者,应配伍补气健脾药;兼窍闭神昏者,应配伍开窍醒神药;兼有痰浊者,应与祛痰化浊药同用。

五、使用注意

(1) 本类药物有性偏寒凉与性偏温燥之差异,故应区别使用。如脾虚慢惊风者,不宜用寒凉药物;而阴血虚生内风者,当忌温燥药物。

(2) 某些药物具有毒性,孕妇宜慎用,且用量不可过大。

羚羊角 Língyángjiǎo 《神农本草经》

为牛科动物赛加羚羊 *Saiga tatarica* Linnaeus 的角。主产于新疆、青海、甘肃等地。全年均可捕捉,以秋季猎取最佳。本品气微、味淡。

【主要性能】 咸,寒。归肝、心经。

【功效】 息风止痉,平肝潜阳,清肝明目,清热解毒。

【应用】

1. 肝风内动证　本品息风止痉的功效颇佳,为治疗肝风内动,惊痫抽搐的要药。因其性寒,又善清肝热,故尤宜于热极生风者。用治温热病火热炽盛,壮热不退、惊厥抽搐者,常配伍其他清泄肝热、息风止痉药,如《通俗伤寒论》羚角钩藤汤,以之与钩藤、菊花、桑叶等同用;若治痰热癫痫、惊风、中风等,可配伍钩藤、天竺黄、牛黄等化痰息风、安神开窍之品。

2. 肝阳上亢证　本品平肝潜阳作用显著,用治肝阳上亢的头目眩晕、烦躁失眠、头痛等症,常与滋阴潜阳药同用,如《医醇賸义》羚羊角汤,以之与生地、龟甲、石决明、菊花等药配伍。

3. 肝火上炎,目赤肿痛　本品善能清肝火而明目,用治肝火上炎的目赤肿痛、羞明流泪、头痛等症,常与清肝泻火明目之品配伍,如《和剂局方》羚羊角散,以之与龙胆草、石决明、车前子等同用。

4. 温热病热毒炽盛之证　本品入肝、心二经,能气血两清,有良好的清心凉肝、泻火解毒功效,用治温热病壮热神昏、谵语躁狂,甚或惊厥抽搐、热毒斑疹等症,每与清热泻火、凉血解毒、开窍醒神之品配伍,如《千金方》紫雪丹,以之与石膏、玄参、麝香等同用。

【用法用量】 煎服,1～3 g,宜单煎2小时以上;磨汁或研粉服,每次0.3～0.6 g。

【参考资料】

1. 化学成分　本品含角蛋白、脂酰甘油类、磷脂类、类固醇类以及天冬氨酸、谷氨酸、亮氨酸、苯丙氨酸等多种氨基酸和锌、锰、铬、铁、铜等无机元素等。

2. 药理作用　本品具有解热、抗惊厥、镇静、镇痛、降压、抑菌、抗病毒作用。对蟾蜍离体心脏小剂量使心肌收缩加强,中剂量心脏传导阻滞,大剂量时心率减慢,振幅减少,最后停止心跳。对离体家兔十二指肠、豚鼠回肠、大鼠子宫均有明显兴奋作用。

3. 其他　赛加羚羊为珍稀保护动物,羚羊角的药源稀少,应用受限。现代人们对山羊、青羊、绵羊、黄羊等的角与羚羊角进行对比研究,发现上述动物的角在化学成分及主要药理作用如解热、镇静、抗惊厥、镇痛、抗炎、降压等方面有相似或相同之处,临床研究亦表明它们的某些功用也分别和羚羊角相似。临床常以山羊角(青羊之角)代替羚羊之角入药者,但其作用较弱,应用时剂量可酌情增大。

牛黄 Niúhuáng　《神农本草经》

为牛科动物牛 *Bos Taurus domesticus* Gmelin 的胆结石。主产于我国西北和东北地区。宰牛时,如发现胆囊、胆管或肝管中有牛黄应立即采收,阴干,备用。牛黄来源于胆囊结石者,习称"胆黄";来源于胆管、肝管结石者,习称"管黄";以胆黄质优。本品气清香,味苦而后甘、有清凉感。

【主要性能】　苦,凉。归肝、心经。

【功效】　息风止痉,化痰开窍,清热解毒。

【应用】

1. 肝风内动证　本品能息风止痉,清心凉肝,用治温热病热邪炽盛及小儿急惊风、壮热神昏、痉挛抽搐,常与其他清热息风之品配伍,如《证治准绳》牛黄散,以之与钩藤、蝎尾、朱砂等同用。

2. 热闭神昏证　本品善能清心解毒,化痰开窍。用治温热病热陷心包及中风、惊风、癫痫等痰热阻闭心窍所致的神昏谵语、高热烦躁、口噤舌謇等症,常与清心开窍之品同用,如《温病条辨》安宫牛黄丸,以之配伍麝香、冰片、朱砂等。

3. 热毒疮痛,咽喉肿痛　本品为清热解毒的良药。用治口舌生疮、咽喉肿痛,常配伍其他清热解毒药以增效,如《全国中成药处方集》牛黄解毒丸,以之与黄芩、连翘、大黄等同用。若咽喉肿痛、溃烂,可与珍珠为末吹喉,如《绛囊撮药》珍珠散。用治痈疽、乳岩、疔毒、瘰疬等,宜与清热解毒、活血散结之品配伍,如《外科证治全生集》犀黄丸,以之与麝香、乳香、没药同用。

【用法用量】　入丸散剂,每次 0.15～0.35 g。

【使用注意】　孕妇慎用,非实热证忌用。

【参考资料】

1. 化学成分　本品含胆酸、脱氧胆酸、胆甾醇及胆红素、麦角甾醇、维生素 D、钠、钙、镁、铁、铜、磷等,尚含胡萝卜素和丙氨酸、甘氨酸等多种氨基酸,还含黏蛋白、脂肪酸及肽类(SMC)等成分。

《中国药典》规定:以胆酸、去氧胆酸、胆红素作定性鉴别成分;定量检测,胆酸的含量不得少于 4.0%,胆红素的含量不得少于 25.0%。

2. 药理作用　本品具有镇静、抗惊厥、抗癫痫、解热、抗病原微生物、抗炎、镇痛、兴奋呼吸、祛痰镇咳、平喘作用。此外,还有利胆、保肝、降脂、降糖、降压、抗免疫、抗过敏、抗癌、促进生长激素和催乳素分泌等作用。

3. 其他　除黄牛、水牛外,牛科动物牦牛及野牛的胆结石亦可入药。另有人工牛黄,系由牛胆汁或猪胆汁,经人工提取出胆酸、胆甾、胆色素、无机盐等,加工制造而成;又有人工培植牛黄,根据天然牛黄的成因机制,在牛胆囊内植入异体,培植成功人工培育牛黄,以缓解天然牛黄药源之短缺。

钩藤 Gōuténg　《名医别录》

为茜草科常绿木质藤本植物钩藤 *Uncaria rhynchophylla* (Miq.) Miq. ex Havil.、大叶钩藤 *U. macrophylla* Wall.、毛钩藤 *U. hirsuta* Havil.、华钩藤 *U. sinensis* (Oliv.) Havil. 或无柄果钩藤 *U. sessilifructus* Roxb. 的干燥带钩茎枝。主产于长江以南地区。春、秋二季采收带钩的嫩枝,去叶。本品气微、味淡。

【主要性能】　甘,微寒。归肝、心包经。

【功效】　息风止痉,清热平肝。

【应用】

1. 肝风内动证　本品具有较好的息风止痉作用,为治疗肝风内动,惊痫抽搐的常用药。因其药性寒凉,又能清肝热,故尤宜于热盛动风及小儿高热急惊风,常与清热息风止痉药配伍,如《通俗伤寒论》羚角钩藤汤,以之与羚羊角、桑叶、菊花等同用。

2. 肝阳上亢及肝火上炎证　本品既能平肝阳,又能清肝热,适用于肝火上炎或肝阳上亢的头胀头痛、眩晕等症。若治肝阳上亢者,常与平肝潜阳之品配伍,如《杂病证治新义》天麻钩藤饮,以之与天麻、石决明等同用。若治肝火上攻者,则每与夏枯草、栀子等清肝泻火药同用。

此外,本品尚有清热透邪之功,又可用治外感风热,头痛目赤等症。

【用法用量】　煎服,10～15 g。入煎剂宜后下,其有效成分钩藤碱加热易被破坏,故不易久煎,一般不超过 20 分钟。

【参考资料】

1. 化学成分　本品主要含钩藤碱、异钩藤碱等生物碱类以及黄酮类、三萜类,尚含有甾醇类、多酚类、糖苷类等化合物。《中国药典》规定:以异钩藤碱作定性鉴别成分;定量检测,乙醇浸出物不少于 6.0%。

2. 药理作用　本品各种制剂均有显著的降压作用,且无耐受现象,对血压正常或高血压的动物均能引起明显的降压效应,并能保护血管内皮细胞。其降压特点是先降压,继之快速升压,然后持续下降。此外,还有镇静、抗惊厥、抗癫痫、镇痛、抗心律失常、逆转心肌重构、抗血小板聚集、抗血栓、降血脂、抑菌、抗炎、抑制免疫、抑制组胺引起的豚鼠哮喘、兴奋大鼠离体子宫等作用。

3. 其他　古本草述其"古方多用皮,后世多用钩,取其力锐尔",并认为双钩效力比单钩强,钩藤钩效力较茎佳。然现代药理研究表明,钩藤茎枝与钩藤钩的降压作用相似。钩藤根亦含有钩藤碱等有效成分,临床应用时则与钩藤有相似的治疗作用。

地龙 Dìlóng　《神农本草经》

为钜蚓科动物参环毛蚓 *Pheretima aspergillum* (E. Perrier)、通俗环毛蚓 *P. vulgaris* Chen、威廉环毛蚓 *P. guillelmi* (Michaelsen)或栉盲环毛蚓 *P. pectinifera* Michaelsen 的干燥体。前一种习称"广地龙",主产于广东、广西、福建等地;后三种习称"沪地龙",主产于上海一带。广地龙春季至秋季捕捉,沪地龙夏季捕捉,及时剖开腹部,除去内脏及泥沙,洗净,晒干或低温干燥。本品气腥、味微咸。

【主要性能】　咸,寒。归肝、肺、膀胱经。

【功效】　清热定惊,息风止痉,通络,平喘,利尿。

【应用】

1. 肝风内动证及癫狂　本品既能息风止痉,又能清热定惊。治疗热极生风所致的高热躁狂、痉挛抽搐,常与钩藤、僵蚕、牛黄等清热息风止痉药同用。治疗小儿急惊风,高热不退、惊风抽搐,可将本品研烂,与朱砂共为丸服。治疗高热狂躁或癫痫,可单用鲜品,同盐化水,饮服。

2. 中风偏瘫　本品长于通行经络,治疗中风后气虚血滞,经络不利,半身不遂、口眼㖞斜等症,常与益气活血之品配伍,如《医林改错》补阳还五汤,以之与黄芪、当归、川芎等同用。

3. 痹证　本品通经活络,且性寒清热,故尤适宜于热痹,常与防己、秦艽、桑枝等祛风湿清热药同用。亦可用治风湿寒痹,肢体关节疼痛、麻木,屈伸不利者,可与祛风散寒、通络止痛药配伍,如《和剂局方》小活络丹,即以本品与川乌、草乌、乳香等同用。若治风湿日久,瘀血痹阻经脉,肢节或周身痹痛之证,又当配伍活血祛瘀、通络止痛之品,如《医林改错》身痛逐瘀汤,以之与当归、川芎、秦艽等同用。

4. 肺热哮喘　本品能清肺热而平喘,对哮喘偏于热证者为宜,可研末单用,或配伍石膏、葶苈子、麻黄、杏仁等清肺化痰平喘药同用。

5. **小便不利,尿闭不通** 本品能清热而利小便。用治热结膀胱,小便不利或不通,可单用鲜品捣烂,浸水,滤取浓汁饮服,或与车前子、滑石、木通等清热利尿药同用。

【用量用法】 煎服,5~10 g;鲜品 10~20 g;研末吞服,每次 1~2 g。

【参考资料】

1. **化学成分** 本品含蛋白质、多种氨基酸、蚯蚓解热碱、蚯蚓素、蚯蚓毒素、胆碱、黄嘌呤、腺嘌呤、鸟嘌呤以及多种纤溶酶、溶栓激酶和多种微量元素等。

《中国药典》规定:以赖氨酸、亮氨酸、缬氨酸、地龙对照药材作定性鉴别成分;定量检测,水溶性浸出物不得少于 16.0%。

2. **药理作用** 本品能解热、镇静、抗惊厥、平喘、抗凝血、抗血栓。此外,还有降压、抗心律失常、调节免疫功能、抗癌、抑菌、利尿、促进伤口愈合、抑制瘢痕形成、刺激子宫收缩等作用。

天麻 Tiānmá 《神农本草经》

为兰科多年生寄生草本植物天麻 *Gastrodia elata* Bl.的干燥块茎。主产于四川、云南、贵州等地。冬季采挖,冬季茎枯时采挖者名"冬麻",质量优良;春季发芽时采挖者名"春麻",质量较差。本品气微、味甘。

【主要性能】 甘,平。归肝经。

【功效】 息风止痉,平肝潜阳,祛风通络。

【应用】

1. **肝风内动证** 本品主入肝经,功善息风止痉,为治疗肝风内动病证的要药。因其味甘质润,药性平和,故凡是肝风内动,惊痫抽搐,不论寒热虚实,皆可配合应用。治疗小儿急惊风,常配伍凉肝息风止痉之品,如《医宗金鉴》钩藤饮,以之与羚羊角、钩藤、全蝎等同用。治疗小儿脾虚慢惊风,则配伍健脾养胃、息风止痉之品,如《本事方》醒脾丸,以之与人参、白术、全蝎等同用。治疗癫痫发作,则配伍化痰息风、开窍醒神之品,如《医学心悟》定痫丸,以之与胆南星、僵蚕、石菖蒲等同用。治疗破伤风的痉挛抽搐、角弓反张,宜配伍祛风化痰止痉之品,如《外科正宗》玉真散,以之与天南星、白附子、防风等同用。

2. **眩晕、头痛** 本品既能息肝风,又能平肝阳,为治眩晕、头痛之要药。治疗肝阳上亢的眩晕、头痛,常与平肝潜阳之品配伍,如《杂病证治新义》天麻钩藤饮,以之与钩藤、石决明、牛膝等同用。治疗风痰上扰的眩晕、头痛,则常与健脾燥湿化痰之品配伍,如《医学心悟》半夏白术天麻汤,以之与白术、茯苓、半夏等同用。治疗风邪上扰的偏正头痛,常配伍祛风止痛之品,如《宣明论方》川芎丸,即以本品与川芎同用。

3. **中风不遂,风湿痹痛** 本品有祛外风、通经络作用。治疗风中经络,肢体拘挛、手足麻木、腰腿酸痛,常配伍祛风通络、活血止痛之品,如《景岳全书》易老天麻丸,以之与羌活、当归、牛膝等同用。若治风湿痹痛,关节屈伸不利者,则常与秦艽、羌活、桑枝等祛风湿止痹痛药配伍。

【用量用法】 煎服,3~10 g;研末冲服,每次 1~1.5 g。

【参考资料】

1. **化学成分** 本品含天麻素(天麻苷)、天麻苷元、对羟基苯甲醇、对羟基苯甲醛、香草醇、β-谷甾醇、D-葡萄糖苷、胡萝卜苷、柠檬酸、棕榈酸、琥珀酸、维生素 A、腺嘌呤、天麻多糖、多种氨基酸以及微量元素如铬、铁、锰、锌、铜等。

《中国药典》规定:以天麻对照药材、天麻素作定性鉴别成分;定量检测,天麻素的含量不得少于 0.20%。

2. **药理作用** 本品具有镇静、催眠、抗惊厥、降低血压和外周阻力、镇痛、抗焦虑、抗眩晕等作用。此外,还能减慢心率、增加心输出量、抗衰老、抑制血小板聚集、抗凝血、抗血栓形成、增强免疫、降脂、抗肿瘤、抗菌、抗炎、抗放射,并对心肌和脑部缺血、缺氧有保护作用。

3. **其他**　蜜环菌 *Armillaria mellea* 是一种发光真菌,天麻必须与蜜环菌共生。近年研究表明,蜜环菌的固体培养物质具有与天麻相似的药理作用和临床疗效,故可用蜜环菌制剂代替天麻药用,以治疗眩晕、头痛、中风不遂、四肢麻木等。

僵蚕 Jiāngcán 《神农本草经》

为蚕蛾科昆虫家蚕 *Bombyx mori* Linnaeus 4～5 龄的幼虫感染(或人工接种)白僵菌 *Beauveria bassiana* (Bals.) Vuillant 而致死的干燥体。主产于浙江、江苏、四川等养蚕区。多于春、秋季收集或生产。本品气微腥、味微咸。

【**主要性能**】　咸、辛,平。归肝、肺经。

【**功效**】　息风止痉,祛风止痛,化痰散结。

【**应用**】

1. **肝风内动证**　本品有息风止痉之功,凡是肝风内动,惊痫抽搐病证,不论寒热虚实均可配伍应用。因其兼能化痰定惊,故尤适用于惊风、癫痫而夹有痰热者。治疗小儿痰热急惊,常配伍清热豁痰、息风止痉之品,如《寿世保元》千金散,以之与牛黄、胆南星、全蝎等同用。治疗小儿脾虚久泻、慢惊搐搦者,当与益气健脾、息风止痉之品配伍,如《古今医统》醒脾散,以之与党参、白术、天麻等同用。治疗破伤风的痉挛抽搐、角弓反张,常与天麻、防风、天南星等祛风止痉药配伍。治疗癫痫发作,手足抽搐、神志不清,则宜与天竺黄、胆南星等化痰、息风药配伍。

2. **风中经络,口眼㖞斜**　本品有祛风、化痰、通络之效,常配伍祛风、通络、止痉之品,如《杨氏家藏方》牵正散,即以之与全蝎、白附子同用。

3. **风热头痛,目赤,咽痛,风疹**　本品辛散,有祛外风、散风热、止痛、止痒之功。治疗肝经风热的头痛、目赤肿痛、迎风流泪等症,常与疏风清热之品配伍,如《证治准绳》白僵蚕散,以之与荆芥、桑叶、木贼等同用。治疗风热上攻,咽喉肿痛,声音嘶哑,可与疏散风热、利咽止痛之品配伍,如《咽喉秘集》六味汤,以之与薄荷、桔梗、甘草等同用。治疗风疹瘙痒,多与蝉蜕、薄荷等祛风止痒药配伍。

4. **痰核,瘰疬**　本品能软坚散结,且兼可化痰,常与浙贝母、夏枯草、玄参等化痰软坚散结药配伍。

【**用量用法**】　煎服,3～10 g;更宜入丸、散剂,研末吞服,每次 1～1.5 g。散风热宜生用,其他多制用。

【**参考资料**】

1. **化学成分**　本品主含蛋白质(占 67.44%)、脂肪(占 4.38%),尚含核苷、碱基类以及多种氨基酸和微量元素等。体表的白粉中含有草酸铵。

《中国药典》规定:定量检测,稀乙醇浸出物不得少于 20.0%。

2. **药理作用**　本品具有抗惊厥、催眠、抗凝、抗血栓、促纤溶以及抗癌、降血糖、降血脂、抑菌、抗氧化、抗生育等作用。

3. **其他**

(1) 僵蚕内服可致变态反应,出现痤疮样皮疹或皮疹,停药后均能消失。少数患者出现口燥咽干、恶心、食欲减少、困倦等反应。

(2) 僵蛹系以蚕蛹为底物,经白僵菌发酵的制成品。据药理实验和临床观察表明,僵蛹与僵蚕的功用相近,故僵蛹可代替僵蚕药用。现已制成片剂用于临床,治疗癫痫、遗尿、流行性腮腺炎等疾病。

全蝎 Quánxiē 《蜀本草》

为钳蝎科动物东亚钳蝎 *Buthus martensii* Karsch 的干燥体。主产于河南、山东、河北等地。清明至谷雨前后捕捉者,称为“春蝎”,品质较佳;夏季产量较大,称为“伏蝎”。野生蝎春末至秋初均可捕捉,饲养蝎一般在秋季,隔年收捕一次。本品气微腥、味咸。

【主要性能】 辛,平。有毒。归肝经。

【功效】 息风止痉,攻毒散结,通络止痛。

【应用】

1. **肝风内动证** 本品专入肝经,具有较强的息风止痉作用,为治痉挛抽搐之要药,可用治各种原因所致的痉挛抽搐。常与蜈蚣相须为用,以增强药力,如《经验方》止痉散。若治小儿急惊风,常配伍羚羊角、钩藤等清热息风止痉药。若治小儿脾虚慢惊,常与党参、白术、天麻等益气健脾、息风止痉药同用。若治癫痫抽搐,则多配伍牛黄、胆南星、蜈蚣等化痰、息风、开窍药。若治破伤风痉挛抽搐、角弓反张,可与天南星、天麻、僵蚕等祛风止痉药同用。

2. **风中经络,口眼㖞斜** 本品既祛外风,又善通络,常配伍祛风、通络、止痉之品,如《杨氏家藏方》牵正散,以之与僵蚕、白附子同用。

3. **疮疡肿毒,瘰疬结核** 本品有攻毒散结、消肿止痛之效。治疗诸疮肿毒,常与泻火解毒之品配伍,如《澹寮方》将本品与栀子,用麻油煎黑去渣,入黄蜡为膏外敷。治疗瘰疬、瘿瘤、流注,常与化痰散结、消肿止痛之品配伍,如《经验方》小金丹,以之与半夏、马钱子、五灵脂等同用。

4. **风湿顽痹,偏正头痛** 本品有良好的通络止痛功效。治疗风寒湿痹日久不愈,筋脉拘挛,甚则关节变形之顽痹,可用全蝎、麝香共研细末,温酒调服,有减轻疼痛之效,如《仁斋直指方》全蝎末方,或与川乌、白花蛇、没药等祛风舒筋活络、活血止痛之品配伍。治疗顽固性偏头痛,单用研末内服即能取效,或配伍天麻、川芎、蜈蚣等祛风通络止痛之品,则疗效更佳。

【用法用量】 煎服,2～5 g;更宜入丸、散剂,研末吞服,每次 0.6～1 g。外用适量。

【使用注意】 本品有毒,用量不宜过大。孕妇慎用。

【参考资料】

1. **化学成分** 本品主要成分为马氏钳蝎神经毒素 I、II 等具有药理活性的肽类及蛋白质,尚含甜菜碱、牛磺酸、胆甾醇、卵磷脂、氨基酸和微量元素如钠、磷、钙、钾、锌、铁、镁等。

《中国药典》规定:定量检测,稀乙醇浸出物不得少于 20.0%。

2. **药理作用** 本品对中枢神经系统有显著的抑制作用,能抗惊厥、抗癫痫、镇痛、抗血栓形成、降低血小板黏附率、延缓血凝。蝎毒可使离体豚鼠心肌收缩力增加,同时出现部分房室传导阻滞,引起心率减慢和心律不齐。此外,还有降压、抑菌、抗炎、抑制免疫、抗肿瘤、促进宫缩导致早期流产等作用。

3. **其他**

(1) 临床研究表明,蝎身和蝎尾对躯体及内脏的疼痛均有明显镇痛作用。现代除常用于风湿痹痛、头痛及疮疡肿毒疼痛外,还常用于神经性痛症、癌肿疼痛、痔疮肿痛、眼目胀痛等多种痛症,均有较好疗效。

(2) 全蝎内服过量可致中毒。中毒症状主要有头痛、头晕、心悸、血压升高、烦躁不安;严重者血压突然下降、呼吸困难、发绀、昏迷,最后多因呼吸中枢麻痹而死亡。服用全蝎产生变态反应者可出现全身性红色粟粒样皮疹及风团,奇痒难忍,可伴有发热、憋闷等;此外,还可引起蛋白尿、面部咬肌强直性痉挛以及全身剥脱性皮炎等。故须严格控制用量,过敏体质者应忌用。

蜈蚣 Wúgōng 《神农本草经》

为蜈蚣科动物少棘巨蜈蚣 *Scolopendra subspinipes mutilans* L. Koch 的干燥体。主产于江苏、浙江、河北等地。春、夏二季捕捉。本品气微腥,有特殊刺鼻的臭气,味辛、微咸。

【主要性能】 辛,温。有毒。归肝经。

【功效】 息风止痉,攻毒散结,通络止痛。

【应用】

1. **肝风内动证** 本品有息风止痉之功,而其药力及温燥毒烈之性较全蝎为强,可用于多种原因引起的痉挛抽搐,每与全蝎相须为用,如《经验方》止痉散。若治小儿急惊风,常与胆南星、天竺黄、全蝎等清热化痰、息风镇惊之药同用。若治破伤风,角弓反张,则须与天南星、防风等祛风止痉之品配伍以增效,如《医宗金鉴》蜈蚣星风散。

2. 风中经络,口眼㖞斜 其祛风、通络功用亦与全蝎相似,可与全蝎、白附子等药同用。

3. 疮疡肿毒,瘰疬结核 本品亦能攻毒散结,为外科常用之药,且其力胜于全蝎。用治恶疮肿毒,宜与解毒消痈药同用,如《拔萃方》不二散,以本品配伍雄黄、猪胆汁制膏,外敷。用治疔疮肿毒初起,红肿热痛、根深坚硬之症,常与雄黄、蟾酥等配伍制丸内服,如《疡科大全》小蟾酥丸。用治瘰疬溃疮,常配伍玄参、浙贝母、金银花藤等清热消痰、软坚散结之品。

4. 风湿顽痹,头痛 本品有与全蝎相似的通络止痛之效,但本品力猛,效果更佳。治疗风湿痹痛,游走不定、痛势剧烈,常配伍防风、独活、威灵仙等祛风湿、通络之品。若治久治不愈的顽固性头痛或偏正头痛,常与天麻、川芎、白芷等祛风止痛之品配伍。

【**用法用量**】 煎服,1～3 g;更宜入丸、散剂,研末吞服,每次 0.6～1 g。

【**使用注意**】 本品有毒,用量不宜过大。孕妇忌服。

【**参考资料**】

1. **化学成分** 本品含多种脂肪酸、游离氨基酸、微量元素以及蛋白质、组织胺、酶类和胆甾醇等。

《中国药典》规定:定量检测,稀乙醇浸出物不得少于 20.0%。

2. **药理作用** 本品对中枢神经有抑制作用,能镇静、抗惊厥、镇痛、解痉、降血压、加强心肌收缩力、抗心肌缺血,并能保护血管内皮细胞、防治内皮细胞增生、降低血液黏滞度、改善微循环。此外,还有抗菌、抗炎、改善机体免疫功能、延缓衰老、抗肿瘤、调节脂代谢、增强胃肠功能、抑制怀孕子宫正常收缩、延长凝血时间等作用。

3. **其他** 蜈蚣用量过大可引起中毒,中毒表现有神经、消化、泌尿、心血管、造血等多系统的症状和肝、肾功能损害。有的患者出现变态反应,全身起皮疹,严重者出现休克,故应该严格控制剂量,注意体质差异,过敏性体质忌用。

息风止痉药参考药

药 名	主要性能	功 效	主 治	用法用量	使用注意
蝉花	甘,寒。归肝、肺经	息风止痉,明目退翳,疏风清热,透疹止痒	惊痫抽搐;目赤翳障;麻疹、痘疹;感冒发热	煎服,3～6 g;或入丸、散剂	
蛇蜕	甘、咸,平。归肝经	祛风,定惊,退翳,止痒,消肿	小儿惊风,痉挛抽搐;目翳;喉痹;疔肿;皮肤瘙痒、白癜风等症	煎服 2～3 g;研末服,每次 0.3～0.6 g	孕妇忌服

第二十四章 开窍药

导学

通过本章概述内容的学习,要求掌握开窍药在功效、主治、性能特点、配伍应用及使用注意方面的共性,以及通过开窍药的有关功效等,确定其性能、主治和证候禁忌的分析方法。熟悉本类药开窍醒神这一主要功效术语的含义。了解开窍药及凉开、温开的含义。

通过本章具体药物的学习,掌握麝香、冰片、石菖蒲的性能、功效、应用、特殊用法和特殊使用注意。了解苏合香、蟾酥的功效、特殊用法和特殊使用注意。参考药安息香执业药师考试有要求。

一、含义

凡以开窍醒神为主要功效,常用于治疗闭证神昏的药物,称为开窍药。

二、功效主治

1. **共有功效主治** 本章药物均具有开窍醒神功效,适用于温热病、中风、惊风、癫痫、中暑等病证,因邪气闭阻心窍所致的闭证神昏。

闭证是指各种实邪(如热邪内陷心包,痰浊蒙蔽心窍等)阻闭心窍,心神失用,而致神志昏迷、不省人事的一类证候。若闭证神昏兼见面青、身凉、苔白、脉迟等寒象者,称为"寒闭";兼见面赤、身热、苔黄、脉数等热象者,称为"热闭"。

所谓开窍,是指药物开通闭塞之心窍,使闭证神昏患者苏醒的治疗作用。又称开窍醒神、开关通窍、醒脑回苏等。

2. **主要兼有功效主治** 本章药物除具有上述主要功效主治外,又多兼止痛之功,还常用治胸痹心痛、腹痛、跌仆损伤等病证。

三、性能特点

1. **药性** 本章药物的开窍功效并非直接针对寒热邪气,其药性与主治证之间亦无明显的对应关系,但历来将大多数药物标示为温性,以表示有的药物兼可散寒或表示其温通之性。

2. **药味** 开窍药大多具有浓郁的芳香之气,其开窍启闭、醒神复苏之功,实有"能行"的作用特点,故均标为辛味。

3. **归经** 因"心主神明",邪气蒙蔽心窍则神明内闭,神志昏迷,故本类药物主归心经。

此外,开窍药辛香走窜,故其作用趋向偏于升浮。

其中,蟾酥为有毒之品。

四、配伍应用

闭证有热闭与寒闭之分,故本章药物在应用时,应根据病情的性质和兼证不同作相应的配伍。若属热闭神昏者,常与清热泻火、解毒类药物配伍,组成"凉开剂"以治之;属寒闭神昏者,多与温里散寒药物配伍,组成"温开剂"以治之;若痰浊闭阻者,宜配伍化痰药;若闭证神昏而兼惊厥抽搐者,须配伍息风止痉药物。

五、使用注意

1. **证候禁忌**　神志昏迷并非均为实邪闭阻所致。若因大吐、大泻、大出血等心失所养而致神志昏迷者,常伴口张、目合、汗出、撒手、遗尿、脉微等虚象,称为"脱证",非本类药物所宜,当急以回阳、益气之法以救脱,以免更伤其正气,而加重危象。

2. **中病即止**　本类药辛香走窜,为救急治标之品,且易耗伤正气,故应用不能过量,且只宜暂服,不可久用。

3. **不入煎剂**　本类药物芳香成分易于挥发,或受热易于失效,或有效成分不易溶于水,故内服一般不宜入煎剂,多入丸、散剂或其他新剂型,既可确保疗效,又便于急救之用。

麝香 Shèxiāng　《神农本草经》

为鹿科动物林麝 *Moschus berezovskii* Flerov、马麝 *M. sifanicus* Przewalski 或原麝 *M. moschiferus* Linnaeus 的成熟雄体香囊中的干燥分泌物。林麝主要分布于西北地区,马麝分布于西南地区,原麝分布于东北地区。现多采用活麝取香法,选择 3 岁以上的壮年雄麝,于每年冬、春季从香囊中掏取出麝香仁,其中呈块状颗粒者习称"当门子"。本品气香浓烈而特异,味微辣、微苦带咸。

【**主要性能**】　辛,温。归心、肝经。

【**功效**】　开窍醒神,活血止痛。

【**应用**】

1. **闭证**　本品辛香走窜之性甚烈,具有极强的开窍通闭作用,为醒神回苏之要药。凡是闭证神昏,无论热闭或寒闭,皆可以之为开窍主药,随证配用。治疗温病热陷心包,痰热蒙闭心窍,小儿惊风等热闭神昏,常与清热解毒、清心开窍或清热化痰药物配伍,组成凉开之剂,如《温病条辨》安宫牛黄丸,以之与牛黄、冰片等同用。治疗寒湿或痰浊、气郁阻闭气机、蒙蔽心窍的寒闭神昏,常与温里、化浊、开窍药物配伍,组成温开之剂,如《外台秘要》苏合香丸,即用本品与苏合香、安息香等同用。

2. **瘀血证**　本品辛香开通,能行血中之瘀滞,开经络之壅遏,具有活血以通经、疗伤、消癥、消痈及止痛之效,可广泛用于多种瘀血阻滞病证。治疗心腹暴痛(厥心痛),常配伍活血、行气止痛之品,如《圣济总录》麝香汤,以之与桃仁、木香等同用。治疗血滞经闭,宜配伍丹参、红花、桃仁等活血通经之品。治疗癥瘕痞块,可配伍水蛭、虻虫等破血消癥之品。治疗跌打损伤,瘀血肿痛,多配伍活血消肿止痛之品,如《良方集腋》七厘散,以之与乳香、没药、红花等同用。治疗痈肿疮毒,常配伍解毒消肿、活血止痛之品,如《外科正宗》醒消丸,以之与乳香、没药、雄黄等同用。治疗痹证疼痛,顽固不愈者,可与独活、威灵仙、秦艽等祛风湿药同用。

本品有活血化瘀、散结消肿之功,又可用治瘰疬痰核、咽喉肿痛等症,且内服、外用均可。治疗瘰疬痰核,常与消肿散结之品配伍,如《外科全生集》小金丹,以之与木鳖子、乳香、五灵脂等同用。治疗咽喉肿痛,常配伍牛黄、冰片、珍珠等解毒利咽之品。

【用法用量】 入丸、散,每次 0.03~0.1 g;不入煎剂。外用适量。

【使用注意】 孕妇忌用。

【参考资料】

1. 化学成分 本品主要含麝香酮、麝香醇等大环酮类化合物以及甾体类化合物、吡啶类化合物、多肽蛋白质类化合物、脂肪酸和酯类化合物、无机盐等。其中麝香酮含量占天然麝香中的 1.58%~1.84%,为其主要有效成分。

《中国药典》规定:以麝香对照药材作定性鉴别成分;定量检测,麝香酮的含量不得少于 2.0%。

2. 药理作用 本品对中枢神经系统有双向调节作用,小剂量兴奋、大剂量抑制,并能增强中枢神经系统对缺氧的耐受性。对心血管系统也有双向调节作用,低剂量时有强心作用,高剂量时则抑制心脏收缩幅度。对子宫具有兴奋、增强宫缩作用,尤对在体妊娠子宫更为敏感,并能抗着床和抗早孕。此外,还有升高血压、增强呼吸、抗炎、抗肿瘤、增强免疫功能、生肌、抗溃疡等作用。

冰片 Bīngpiàn 《新修本草》

为龙脑香科乔木植物龙脑香 Dryobalanops aromatica Gaertn. f.树脂的加工品或龙脑香树的树干、树枝切碎,经蒸馏冷却而得的结晶,称"龙脑冰片",亦称"梅片",质量最佳。由菊科多年生草本植物艾纳香 Blumea balsamifera DC. 的叶,经蒸馏、升华加工而成,称"艾片",质量次之。现多用松节油、樟脑等,经化学方法合成,称"机制冰片",质量较差。龙脑香主产于东南亚地区,我国台湾有引种;艾纳香主产于广东、广西、云南等地。梅片气清香特异,味清凉;艾片气味较淡;机制冰片气清香,味辛凉。

【主要性能】 辛、苦,微寒。归心、肝经。

【功效】 开窍醒神,清热止痛。

【应用】

1. 闭证 本品有类似麝香的开窍醒神作用,但药力较逊,常作为麝香的辅助药。无论热闭、寒闭均可应用,然冰片性偏寒凉,更宜于热闭神昏。治疗温热病、小儿急惊风、中暑等热闭证,常配伍开窍清热之品,如安宫牛黄丸,以之与牛黄、麝香、栀子等同用。若治疗寒闭神昏,常与温通开窍之品配伍,如苏合香丸,以之与麝香、苏合香、檀香等同用。

2. 疮疡及五官热毒证 本品外用有清热止痛、消肿生肌之功,可用于多种热毒蕴结之证,尤为五官科及外科常用药。治疗目赤肿痛,可单用研极细末点眼,或与炉甘石、硼砂、熊胆等清热解毒、明目之品制成点眼药水,如八宝眼药水。治疗咽喉肿痛、口舌生疮,常配伍清热解毒、消肿止痛之品,如《外科正宗》冰硼散,以之与硼砂、朱砂、玄明粉同用。治疗热毒疮疡肿痛,可与金银花、蒲公英、黄连等清热解毒药同用。治疗疮疡溃后不敛,可配伍象皮、儿茶、血竭等生肌敛疮之品。

【用法用量】 入丸、散,每次 0.03~0.1 g。不宜入煎剂。外用适量。

【使用注意】 孕妇慎用。

【参考资料】

1. 化学成分 龙脑冰片含右旋龙脑以及葎草烯、β-榄香烯、石竹烯等倍半萜和齐墩果酸、积雪草酸、龙脑香醇、古柯二醇等三萜化合物。艾片主含左旋龙脑。机制冰片主含消旋混合龙脑。

《中国药典》规定:定量检测,龙脑($C_{10}H_{18}O$)的含量不得少于 55.0%。

2. 药理作用 本品对中枢神经系统有双向调节作用,既能镇静安神,又能醒脑,并能改善缺血心脑组织的血氧供应,保护脑和心肌缺血后继发神经元的损伤和心肌损伤,还可促进其他药物的透皮吸收,促进药物透过血脑屏障。此外,又有抗炎、抗菌、镇痛作用,能使中晚期妊娠小鼠流产,但对早期妊娠作用不明显。

苏合香 Sūhéxiāng 《名医别录》

为金缕梅科乔木植物苏合香树 *Liquidambar orientalis* Mill.的干燥树脂。主产于非洲、印度及土耳其等地,我国广西、云南有栽培。秋季榨取香树脂,精制成苏合香。本品气香,味淡微甘。

【主要性能】 辛,温。归心、脾经。

【功效】 开窍醒神,散寒止痛。

【应用】

1. 闭证 本品辛散温通,其气香烈,具有和麝香相似的开窍醒神功效,而药力稍逊,但其长于温里散寒、化解湿浊,故宜于中风、痫证等属寒邪、痰浊闭阻心窍所致的寒闭神昏。常配伍开窍醒神、温里散寒之品,如《外台秘要》苏合香丸,以之与麝香、檀香、沉香等同用。

2. 胸腹满闷、冷痛 本品辛香走窜,温可祛寒,有化浊开郁、散寒止痛之效,治疗寒凝气血瘀滞、痰湿秽浊所致的胸腹满闷、冷痛等症,常与温里散寒、行气止痛之品同用,如《外台秘要》苏合香丸。近年来,在苏合香丸基础上精简制成的冠心苏合香丸和苏冰滴丸,用治冠心病心绞痛具有较好的疗效。

【用法用量】 入丸剂或酒剂,0.3～1 g。外用适量,不入煎剂,亦不宜作散剂。

【参考资料】

1. 化学成分 本品含树脂(约36%)、水分(14%～21%)和油状液体。树脂部分由树脂酯类及树脂酸类组成,树脂酯为树脂醇类与芳香酸(主要是桂皮酸、苯甲酸)结合而成的酯类。树脂酸主要为齐墩果酮酸。油状液体大多由芳香族化合物和萜类化合物组成,芳香族化合物主要为桂皮酸及其酯类,萜类主要为单萜及倍半萜类。油状液体成分有 α-蒎烯、β-蒎烯、月桂烯、莰烯、柠檬烯、异松油烯、桂皮醛、桂皮酸等。

《中国药典》规定:以桂皮醛、肉桂酸作定性鉴别成分;定量检测,肉桂酸的含量不得少于5.0%。

2. 药理作用 本品对中枢神经系统有双向调节作用,既能缩短戊巴比妥钠小鼠睡眠时间,又能对抗苦味酸兴奋中枢系统的作用,并能抗血小板聚集、抗凝血、促纤溶活性、抗血栓形成、抗肿瘤、抗菌、抗炎、抗心律失常等。

石菖蒲 Shíchāngpú 《神农本草经》

为天南星科多年生草本植物石菖蒲 *Acorus tatarinowii* Schott 的干燥根茎。主产于长江流域以南各地。秋、冬二季采挖。本品气芳香,味苦,微辛。

【主要性能】 辛、苦,温。归心、脾、胃经。

【功效】 开窍醒神,宁心安神,化湿和胃。

【应用】

1. 闭证 本品辛开苦燥温通,芳香走窜,其开窍醒神之力虽弱,但兼有化湿、豁痰之功,故擅治痰湿蒙蔽清窍所致的神志昏乱。治疗中风痰迷心窍,神志昏乱,舌强不能语,常配伍燥湿化痰之品,如《济生方》涤痰汤,以之与半夏、天南星、橘红等同用。治疗痰热蒙蔽,高热、神昏谵语者,常配伍清热、化痰、开窍之品,如《温病全书》菖蒲郁金汤,以之与郁金、栀子、竹沥等同用。对于癫痫、癫狂因于痰浊闭阻而窍闭者,亦可选用。

2. 健忘、失眠、耳鸣、耳聋 本品入心经,有宁心安神、醒神健脑、益智聪耳之效。治疗健忘症,可配伍益气、宁神、开窍之品,如《证治准绳》不忘散,以之与人参、茯苓、远志等同用。治疗阴虚火旺,健忘多梦,心悸怔忡,则配伍滋阴降火、镇心安神之品,如《千金翼方》孔子枕中散,以之与龟甲、龙骨、远志同用。治心气不足、心神失养所致的失眠、多梦、心悸怔忡,常配伍补气安神之品,如安神定志丸(《杂病源流犀烛》),以之与人参、茯苓、酸枣仁等同用。治疗心肾两虚的耳鸣、耳聋、心悸、头昏等,常配伍菟丝子、女贞子、夜交藤等补肾益精、养心安神之品。

3. **湿浊中阻证及湿热泻痢**　本品辛苦芳香,能化湿运脾,行气除胀,开胃进食。治疗湿浊中阻,脘腹胀闷或疼痛者,常与厚朴、苍术等化湿、行气之品同用。治疗湿热泻痢,不纳水谷者,宜与清热燥湿、健脾行气之品配伍,如《医学心悟》开噤散,以之与黄连、陈皮、莲子等同用。

【用法用量】　煎服,5～10 g,鲜品加倍;亦可入丸散,每次 1～2 g。

【参考资料】

1. **化学成分**　本品含挥发油、氨基酸、有机酸和糖类。挥发油中主要活性成分是细辛醚系列物,主要有甲基丁香酚、顺式甲基异丁香酚、α-细辛醚、β-细辛醚、γ-细辛醚等。

《中国药典》规定:以石菖蒲对照药材作定性鉴别成分;定量检测,挥发油的含量不得少于 1.0%。

2. **药理作用**　本品对中枢神经系统具有双向调节作用,既能镇静安神、抗惊厥,又能兴奋和抗抑郁;并能增智、促进记忆获得、改善记忆障碍;促进消化液的分泌,制止胃肠异常发酵,延缓肠管平滑肌痉挛。此外,还有抗心律失常、抑制血小板聚集、扩张冠脉、降血脂、止咳、祛痰、平喘、解痉、抗肿瘤、抑菌等作用。

3. **其他**　本草中认为石菖蒲以"一寸九节良",故本品又有九节菖蒲之名。而在现代商品药材中,又将毛茛科多年生草本植物阿尔泰银莲花 *Anemone altaica* Fisch. 的根茎称为九节菖蒲,两者功用并不相同,不可混用。

蟾酥 Chánsū　《药性论》

为蟾蜍科动物中华大蟾蜍 *Bufo bufo gargarizans* Cantor 或黑眶蟾蜍 *Bufo melanostictus* Schneider 的耳后腺及皮肤腺分泌的白色浆液,经加工干燥而成。主产于河北、山东、四川等地。夏、秋二季采集。本品气微腥,味初甜而后有特殊的麻辣感。

【主要性能】　辛,温。有毒。归心经。

【功效】　开窍醒神,解毒消肿,止痛。

【应用】

1. **闭证**　本品既能开窍醒神,又有止痛之功,宜用于暑湿秽浊或饮食不洁所致的腹痛、吐泻不止,甚则神昏者,常与开窍醒神、芳香化湿之品同用,如《集验简易良方》蟾酥丸,以之与麝香、苍术、丁香等配伍,用时研末,吹入鼻中取嚏收效。

2. **痈疽疔疮,咽喉肿痛**　本品内服、外用均有较强的解毒散结、消肿止痛之效。治疗热毒痈疽疔疮,常配伍清热解毒、活血消肿之品,如《外科正宗》蟾酥丸,以之与寒水石、麝香、乳香等同用。治疗热毒咽喉肿痛,常配伍清热解毒、利咽止痛之品,如《喉科心法》六神丸,以之与牛黄、珍珠等同用。

本品局部外用,对于牙痛、外伤及癌肿疼痛,有较好的麻醉止痛作用。近年来用本品治疗各种癌肿,有一定的疗效。

【用法用量】　入丸、散,每次 0.015～0.03 g。外用适量。

【使用注意】　本品有毒,内服慎勿过量,外用不可入目。孕妇忌用。

【参考资料】

1. **化学成分**　本品主要含蟾酥毒素类,如蟾毒、蟾毒配基脂肪酸脂、蟾毒配基硫酸酯等,尚含蟾毒配基类、蟾毒色胺类以及多糖类、有机酸、氨基酸、肽类、肾上腺素等。

《中国药典》规定:以蟾酥对照药材、脂蟾毒配基、华蟾酥毒基作定性鉴别成分;定量检测,含华蟾酥毒基和脂蟾毒配基的总量不得少于 6.0%。

2. **药理作用**　本品能强心、升压、抗休克、兴奋大脑皮层及呼吸中枢、抗炎、镇痛,并有抗心肌缺血、抗凝血、局麻、抗肿瘤、升高白细胞、抗放射线、镇咳、增加免疫、抗疲劳、兴奋肠管和子宫平滑肌、镇咳、祛痰、抑菌等作用。

3. **其他**　本品过量服用可引起口唇发麻、上腹部不适、恶心、呕吐、头晕、胸闷、心慌、嗜睡、多汗,甚至昏迷等消化系统、神经系统、循环系统等方面的毒副反应。

开窍药参考药

药　物	主要性能	功　效	主　治	用法用量	使用注意
樟脑	辛,热。有毒。归心、脾经	开窍辟秽,外用除湿杀虫,止痛	痧胀腹痛,疥癣,牙痛,跌打肿痛	入散剂,每次0.1～0.2 g	气虚阴亏及热盛者忌服
安息香	辛,凉,平。归心、脾经	开窍醒神,行气活血,止痛	中风痰厥,气郁暴厥,中恶昏迷,心腹疼痛,产后血晕,小儿惊风	入丸、散剂,每次0.6～1.5 g	

第二十五章 补 虚 药

导学

通过本章概述内容的学习,要求掌握补虚药在功效、主治、性能特点、配伍应用及使用注意方面的共性,以及通过补虚药有关功效等,确定其性能、主治和证候禁忌的分析方法。熟悉补虚药的分类情况及有关功效术语的含义。了解补虚药的含义。

通过本章各类补虚药的学习,掌握人参、党参、黄芪、白术、甘草、鹿茸、淫羊藿、杜仲、续断、菟丝子、当归、熟地黄、何首乌、白芍、阿胶、北沙参、麦冬、龟甲、鳖甲的性能、功效、应用、特殊的用法用量及特殊的使用注意。熟悉西洋参、山药、大枣、蜂蜜、肉苁蓉、巴戟天、补骨脂、蛤蚧、天冬、玉竹、石斛、百合、枸杞的功效、主治、特殊的用法用量及特殊使用注意。了解太子参、锁阳、沙苑子、冬虫夏草、益智、紫河车、南沙参、黄精、墨旱莲、女贞子的功效、特殊的用法用量及特殊的使用注意。参考药刺五加、白扁豆、饴糖、绞股蓝、红景天、仙茅、海马、哈蟆油、龙眼肉、桑椹、楮实子,其中龙眼肉执业医师考试有要求,刺五加、白扁豆、饴糖、绞股蓝、红景天、仙茅、海马、哈蟆油、龙眼肉、桑椹、楮实子执业药师考试有要求。

一、含义

凡以补虚扶弱,纠正人体气血阴阳虚衰的病理偏向为主要功效,常用以治疗虚证的药物,称为补虚药。

根据补虚药的功效与适应证的不同,一般又分为补气药、补阳药、补血药、补阴药四类。

二、功效主治

1. **共有功效主治**　补虚药都具有补虚扶弱,纠正人体气血阴阳虚衰的病理偏向的功效,主治人体气血阴阳不足,脏腑功能衰退所致的虚证。症见面色淡白或萎黄,精神萎靡,身疲乏力,心悸气短,形寒肢冷或五心烦热,自汗盗汗,大便溏泻,小便频数,脉虚无力等。由于虚证有气虚证、阳虚证、血虚证、阴虚证之不同,故补虚之功效又有补气、补血、补阴、补阳之异。补气药主要能补益脾肺之气,用于气虚证;补血药功能补益心、肝阴血,用于血虚证;补阴药能养阴、滋液、润燥,用于脏腑阴虚证;补阳药能补助肾阳,用于肾阳虚证。各类补虚药的不同功效主治及其主要兼有功效主治,将于各节的概述中详述。

2. **主要兼有功效主治**　本章药物除具有上述主要功效主治外,部分药物还具有固摄之功:固表止汗、固精止遗、固崩止带,可用于自汗盗汗、遗精早泄、崩漏带下等体虚滑脱证,有标本兼顾之能;补阳药多兼温里之功,可用于相应的里寒证;补阴药多兼清热之功,又可用于相应的里热证。

三、性能特点

1. **药性** 补虚药中补气药与补阳药以补气与温阳为主,故多具温热之性;补阴药以滋养阴液、清虚热为主,多具寒凉之性。

2. **药味** 补虚药皆具有补益作用,根据"甘能补"的理论,故大多具有甘味。其中,能清火、燥湿者,可有苦味;具有祛风湿散寒或活血祛瘀功效者,可有辛味;属动物或矿物药者,可有咸味;能敛汗者,可有酸味。

3. **归经** 补气药以补脾肺之气为主,主归脾肺经;少数药兼能补益心肾之气,可归心肾经;因元气藏于肾,所以,能补益元气的药亦归肾经。补阳药以补肾阳为主,主归肾经。补血药以补血,治血虚心肝失养诸证为主,主归心肝经。补阴药归经较为广泛,其中补肺胃之阴者,主归肺胃经;补肝肾之阴者,主归肝肾经;补心阴者,归心经。

阳动阴静,本章药物中补气药、补阳药其作用趋势偏于升浮;补血、补阴药其作用趋势偏于沉降。

本章药物除仙茅有毒外,其余药在常用剂量内均无毒。但对于某些药性峻猛的药物,如若药不对证,亦能致害。

四、配伍应用

由于人体是一个有机的整体,各脏腑及其气血阴阳之间在生理上相互依存,在病理上相互影响,临床上常有两种或两种以上的虚证并见。因此,治气虚、阳虚、血虚、阴虚之证,除应选择相应的补虚药外,还常辅以其他类的补虚药。一般说来,阳虚者必兼气虚,而气虚渐重易致阳虚;阴虚者每兼见血虚,而血虚者也易致阴虚;气虚、阳虚则生化无力,可致血虚、阴虚;而血虚、阴虚则生化无源,无以化气,易致气虚、阳虚;气虚或血虚日久不愈,可致气血两亏;阴虚或阳虚日久不愈,可致阴阳俱虚;而热病后期或久病不愈,耗伤气阴,每致气阴两虚。故补气药和补阳药,补血药和补阴药,往往相辅而用。至于气血两亏、气阴两虚、阴阳俱虚的证候,又当气血双补、益气养阴或阴阳并补。

补虚药除有上述"补可扶弱"的功能外,还可配伍祛邪药,用于邪盛正衰或正气虚弱而病邪未尽的证候,以起到"扶正祛邪"的作用,达到邪去正复的目的;或与容易损伤正气的药物配伍应用以保护正气,预护其虚。

五、使用注意

(1) 对于虚证应视其气血阴阳之不足,选择对证之药,若不分气血,不别阴阳,不辨脏腑,不明寒热,盲目使用补虚药,不仅不能收到预期的疗效,而且还可能导致不良后果。如阴虚有热者误用温热的补阳药,会助热伤阴;阳虚有寒者误用寒凉的补阴药,会助寒伤阳。要谨防当补而补之不当。

(2) 邪实而正不虚者,误用补虚药有"闭门留寇"之弊。补虚药宜于虚证,临证不可滥用,凡身体健康,并无虚弱表现者,不宜滥用,以免导致阴阳平衡失调,气血不和,以防不当补而误补,导致"误补益疾"出现新的病理偏向。

(3) 注意顾护脾胃。部分补虚药药性滋腻,不易消化,过用或用于脾运不健者可妨碍脾胃运化,应掌握好用药剂量,或适当配伍健脾消食药顾护脾胃。

(4) 正确处理祛邪与扶正的关系。补虚药用于扶正祛邪,不仅要分清主次,处理好祛邪与扶正的关系,而且应避免使用可能妨碍祛邪的补虚药。

（5）宜于久煎或入丸、膏剂。补虚药如作汤剂，一般宜适当久煎，使药味尽出。虚弱证一般病程较长，补虚药宜采用蜜丸、煎膏（膏滋）或其他现代新的便于保存、服用的剂型。用于挽救虚脱的药，还可制成速效制剂以备急需。

第一节 补 气 药

以补益脏气，纠正脏气虚衰的病理偏向为主要功效，常用以治疗气虚证的药物，称为补气药。

本类药物性味多为甘温或甘平，均具有补气的功效。脾为后天之本，生化之源；肺主一身之气，故补气药主要是补脾气和补肺气，临床主要用于：脾气虚证，症见食欲不振，脘腹虚胀，大便溏薄，体倦神疲，面色萎黄或㿠白，消瘦或一身虚浮，甚或脏器下垂，血失统摄，造血功能低下等；肺气虚证，症见气少不足以息，动则益甚，咳嗽无力，声音低怯，甚或喘促，体倦神疲，易出虚汗等。部分药物还能补心气、补肾气、补元气，可用于心气虚证，症见心悸怔忡，胸闷气短，活动后加剧，脉虚等；肾气虚证，症见尿频，或尿后余沥不尽，或遗尿，或小便失禁，或男子滑精早泄，女子带下清稀，甚或短气虚喘，呼多吸少，动则喘甚汗出等；元气虚极欲脱，症见气息短促，脉微欲绝者。

此外，本类药物分别兼有养阴、生津、养血等不同功效，还可用治阴虚津亏证或血虚证，尤宜于气阴（津）两伤或气血俱虚之证。

使用本类药物治疗各种气虚证时，除应结合其兼有功效综合考虑外，临证还应结合脏腑的不同生理病理特点及兼证，予以相应的配伍：如遇脾虚食积、脾虚湿滞、脾虚气陷、脾虚久泻、脾不统血者，使用补益脾气之品时，常与消食药、除湿药、升阳药、止泻药或止血药等同用；用治肺虚喘咳有痰时，则多选用补肺气药配伍化痰、止咳、平喘药；用于心气不足，心神不安证，多选用补益心气之品配伍安神药，以安定心神；对于气虚滑脱之自汗、遗精遗尿、带下等，则常配伍敛汗、固精缩尿、止带药以期标本兼顾。若气虚兼见阳虚里寒、血虚或阴虚证者，又需分别与补阳药、温里药、补血药或补阴药同用。补气药用于扶正祛邪时，还需分别与解表药、清热药或泻下药等同用。

部分补气药为味甘壅中之品，应用时应辅以理气药。

人参 Rénshēn 《神农本草经》

为五加科多年生草本植物人参 *Panax ginseng* C. A. Mey. 的干燥根和根茎。以吉林为著名道地产区。野生者名"野山参"；栽培者称"园参"，一般于栽培6～7年后，在秋季茎叶将枯萎时采挖。鲜参洗净后干燥者称"生晒参"，蒸制后干燥者称"红参"，加工断下的细根称"参须"，山参经晒干称"生晒山参"。本品有特异香气，味微苦而甘。

【主要性能】 甘、微苦，微温。归肺、脾、心、肾经。

【功效】 大补元气，补益脏气，生津止渴，安神益智。

【应用】

1. 气虚欲脱证 本品力能大补元气，适用于因大汗、大吐、大泻、大失血或大病、久病所致元气虚极欲脱，气短神疲，脉微欲绝的危重证候，为拯危救脱要药，如《十药神书》独参汤，单用一味人参煎服（原方最初有大枣）。若气虚欲脱兼见冷汗淋漓、四肢逆冷等亡阳征象者，当与回阳救逆之品配伍,以补气固脱,回阳救逆,如《正体类要》参附汤,以之与附子同用。若气虚欲脱兼见汗出身暖、渴喜冷饮、舌红干燥等亡阴征象者,则常与养阴生津、敛汗之麦冬、五味子相伍,以补气养阴,敛汗固脱,如《内外伤辨惑论》生脉散。

2. 脏气虚证　本品为补气要品,大补五脏气,凡脏气虚证均可应用,尤为补益脾肺之要药。用治脾气虚衰倦怠乏力,食少便溏者,常与补脾燥湿、利湿之品配伍,如《和剂局方》四君子汤,以其与白术、茯苓等同用。若脾气虚弱,不能统血,导致慢性失血者,本品又能补气以摄血,常与补中益气之黄芪、白术等同用,如《济生方》归脾汤。若脾气虚衰,不能生血,以致气血两虚者,可与补益气血之白术、当归等同用,以补气生血。用于肺气虚之短气喘促、懒言声微等症,常与补益肺气、止咳平喘药配伍,如《千金方》补肺汤,其与五味子、苏子等药同用。本品补益心气之功,并能安神益智,治疗心气虚之失眠多梦、健忘,常与养心安神之酸枣仁、柏子仁等同用,如《摄生秘剖》天王补心丹。又因本品兼能补肾气,故又可用治肺肾两虚,肾不纳气之虚喘,常与补益肺肾、纳气定喘药配伍,如《卫生宝鉴》人参蛤蚧散、《济生方》人参胡桃汤,即以人参与蛤蚧、胡桃仁配伍。本品补益肾气之功尚可用于肾气不足所致的阳痿,单用有效。若兼肾阳虚衰、肾精亏虚者,宜与鹿茸等补肾阳、益肾精之品配伍,以益其功。

3. 气虚津伤口渴及消渴证　本品既善补气,又能生津,可用于热病伤津耗气,气津两伤,口渴、脉大无力者,常与清热泻火之品配伍,如《伤寒论》白虎加人参汤以之与知母、石膏同用。消渴一病,虽有在肺、脾(胃)肾的不同,但常常相互影响,其病理变化主要是阴虚与燥热,若见气阴两伤的情况,人参既能补益肺脾肾之气,又有生津止渴之效,故治消渴的方剂中亦较常用。

此外,本品还常与解表药、攻下药等祛邪药配伍,用于气虚外感或里实热结而气血虚弱等邪实正虚之证,有扶正祛邪之效。前者如《小儿药证直诀》败毒散,后者如《伤寒六书》黄龙汤等。

【用法用量】　切片或粉碎用。煎服,3~9 g,挽救虚脱可用 15~30 g,宜文火另煎分次兑服。研末吞服,每次 1~2 g,日服 1~2 次。

【使用注意】　不宜与藜芦同用。

【参考资料】

1. 化学成分　本品含多种人参皂苷、挥发油、氨基酸、微量元素、有机酸、糖类、维生素等成分,其中人参皂苷、人参多糖为其主要成分。

《中国药典》规定:以人参皂苷 Rb1、人参皂苷 Re、人参皂苷 Rf、人参皂苷 Rg1 作定性鉴别成分;定量检测,人参皂苷 Rg1 和人参皂苷 Re 的总量不得少于 0.30%,人参皂苷 Rb1 不得少于 0.20%。

2. 药理作用　本品具有抗休克,强心,降低外周血管阻力和降压,抗缺氧,保护心肌,抗血栓形成,兴奋垂体肾上腺皮质系统,抗应激,提高免疫功能,增强造血功能,调节中枢神经系统兴奋过程和抑制过程的平衡,提高脑力劳动功能,促进学习记忆,抗疲劳,促进蛋白质、RNA、DNA 的合成,调节胆固醇代谢,降血脂,降低血糖等作用;有促性腺激素样作用。此外,尚有抗炎、抗过敏、抗利尿及抗肿瘤、抗溃疡、保肝、抗氧化等多种作用。人参的药理活性常因机体功能状态不同而呈双向作用。

3. 其他　一般认为生晒参药性平和,适于气阴不足者;红参药性偏温,适于气虚阳弱者;白参补气之力稍逊。人参不宜过大剂量或长期服用,国内有成人内服 40 g 人参煎剂致死的报道。长期(1 月~2 年)服用人参,可能导致"人参滥用综合征"(10%),主要表现为血压升高、咽喉刺激感、欣快感、烦躁、体温升高、皮疹、出血、晨泻、水肿,少数人表现为性情抑郁。一些本草记载,人参芦具有涌吐作用,在使用本品时,有"人参去芦"之说。现代研究发现参芦与人参所含成分基本相同,用参芦制剂门诊治疗患者 1 500 余人,无 1 例患者呕吐。因此,人参使用时,不必去芦。

西洋参 Xīyángshēn　《增订本草备要》

为五加科多年生草本植物西洋参 *Panax quinquefolium* L.的干燥根。主产于美国、加拿大、中国北京、吉林、辽宁等地亦有栽培。秋季采挖生长 3～6 年的根。本品气清香而味浓,味微苦而甘。

【主要性能】 甘、微苦,寒。归肺、心、肾、脾经。

【功能】 补气养阴,清热生津。

【应用】

1. **气阴两脱证** 本品功似人参有补益元气之功,然力稍逊,因其性寒,兼能清热养阴生津,故尤宜于热病或因大汗、吐泻或失血,耗伤元气阴津所致神疲乏力、气短息促、自汗热黏、心烦口渴、尿短赤涩、大便干结、舌燥、脉细数无力等气阴两脱证,常与麦冬、五味子等养阴生津、敛汗之品同用。

2. **气阴两虚证** 本品长于补肺气,兼能养肺阴、清肺热,适用于火热耗伤肺之气阴所致喘促气短、咳嗽痰少,或痰中带血之证。可单用,然更常与养阴润肺、清肺化痰之玉竹、麦冬、川贝母等同用。本品亦能补心气、养心阴,适用于心之气阴两虚证,可与补心气之甘草,养心阴、清心热之麦冬、生地等配伍。其补肾气兼益肾阴之功,亦可用于肾之气阴两虚,症见腰膝酸软、遗精滑精,常与枸杞、沙苑子、山茱萸等补肾益精之品伍用。本品还略能补益脾气,兼能滋养脾阴,适用于脾之气阴两虚,症见纳呆食滞、口渴思饮,可与山药、谷芽等补脾消食之品同用。

3. **气虚津伤口渴及消渴** 本品既能补气,又能养阴生津,兼能清热,对于热伤气津所致身热汗多、口渴心烦、体倦少气、脉虚数之证,较之药性偏温的人参更为适宜,常与清热养阴之品配伍,如《温热经纬》清暑益气汤,其与西瓜翠衣、竹叶、麦冬等同用。临床亦用于消渴病气阴两伤之证,常与黄芪、山药、天花粉等益气、生津止渴之药同用。

【用法用量】 切片生用。另煎兑服,3～6 g;入丸散每次 0.5～1 g。

【使用注意】 据《药典》记载,不宜与藜芦同用。

【参考资料】

1. **化学成分** 本品主含西洋参皂苷 R1,多种人参皂苷,另含糖类、氨基酸类、脂肪酸类、聚炔类、挥发油、甾醇类、黄酮类以及维生素、酶、活性多酚类等化学成分。

《中国药典》规定:以人参皂苷 F11、人参皂苷 Rb1、人参皂苷 Re、人参皂苷 Rg1 作定性鉴别成分;定量检测,人参皂苷 Rg1、人参皂苷 Re 和人参皂苷 Rb1 的总量不得少于 2.0%。

2. **药理作用** 本品具有兴奋中枢、抗休克、抗缺氧、抗心肌缺血、抗心肌氧化、增加心肌收缩力、抗心律失常、增强免疫功能、增强性功能、抗疲劳、抗应激、镇静、催眠、抗惊厥、抗利尿、抗病毒、止血、抗血栓作用,还能降血脂、抗脂质过氧化、降血糖、影响蛋白质代谢、抗突变及促生长等。

太子参 Tàizǐshēn 《中国药用植物志》

为石竹科多年生草本植物异叶假繁缕 *Pseudostellaria heterophylla* (Miq.) Pax ex Pax et Hoffm. 的干燥块根。主产于江苏、安徽、山东等地。夏季茎叶大部分枯萎时采挖。本品气微,味微甘。

【主要性能】 甘、微苦,平。归脾、肺经。

【功效】 补气,养阴。

【应用】

气阴两虚证 本品主入脾、肺经,既善补气,又可养阴,兼能生津。其作用平和,力量较缓,为清补之品,宜于小儿及热病之后,气阴两亏,倦怠自汗、饮食减少、口干少津而不受峻补或温补者。对于脾气虚弱、胃阴不足之食少倦怠、口干舌燥者,常与山药、石斛等益脾气、养胃阴之品配伍;用治气虚肺燥,咳嗽气短,痰少者,宜与补肺气、养肺阴之南沙参、麦冬等药同用;若治心之气阴两虚,心悸不眠、虚热汗多者,则宜与养心安神、敛汗之五味子、酸枣仁等合用。

【用法用量】 生用。煎服,10～30 g。

【参考资料】

1. 化学成分 本品含苷类(太子参皂苷等)、糖类、环肽类、甾醇类、挥发油类、氨基酸类、脂肪酸类及多种微量元素等。《中国药典》规定:定量检测,太子参环肽 B 的含量不得少于 0.020%。

2. 药理作用 本品有免疫促进作用,且有抗疲劳、抗应激、抗衰老、改善心功能、保护细胞、降低血脂、降血糖、提高记忆力、抗氧化、镇咳以及抗菌、抗病毒等作用。

3. 其他 清代多种本草所载"太子参"实为人参之幼小者,而非石竹科的太子参。两者属同名异物,应注意区别。另石竹科的太子参的别名有"孩儿参"之名,但《本草纲目》在人参"集解"项下,说人参"其似人形者谓之孩儿参",两者亦属同名异物,也应注意区别。

党参 Dǎngshēn 《增订本草备要》

为桔梗科多年生草本植物党参 *Codonopsis pilosula* (Franch) Nannf.、素花党参 *C. pilosula* Nannf. var. *modesta* (Nannf.) L. T. Shen 或川党参 *C. tangshen* Oliv. 的干燥根。主产于山西、陕西、甘肃等地。秋季采挖。本品有特殊香气,气味浓,味微甜。

【主要性能】 甘,平。归脾、肺经。

【功效】 补脾肺气,补血,生津。

【应用】

1. 脾肺气虚证 本品善能补脾益肺,功似人参而力稍逊,适用于中气不足的倦怠、食少等症,常与补气健脾除湿的白术、茯苓等配伍。用治肺气亏虚的咳嗽气促、语声低弱等证,可与黄芪、蛤蚧等同用,以补肺定喘。临床常用以代替古方中的人参,治疗脾肺气虚的轻证。

2. 气血两虚证 本品气血双补,常用于气血两虚所致面色苍白或萎黄、乏力、头晕、心悸等症,每与益气补血之白术、当归等同用,以增其效。

3. 气津两伤证 本品既能补气,又可生津。用于气津两伤之气短神疲口渴者,宜与麦冬、五味子等养阴生津之品同用。

此外,本品亦常与解表药、攻下药等祛邪药配伍,用于气虚外感或里实热结而气血亏虚等邪实正虚之证,以扶正祛邪。

【用法用量】 切厚片,生用。煎服,10～30 g。

【参考资料】

1. 化学成分 本品含甾醇、党参苷、党参多糖、党参内酯、挥发油类、生物碱类、黄酮类、氨基酸、无机元素及微量元素等成分。

《中国药典》规定:以党参炔苷作定性鉴别成分。

2. 药理作用 本品有调节胃肠运动,抗溃疡,增强免疫功能,抗应激,影响兴奋和抑制两种神经过程,兴奋呼吸中枢,抗心肌缺血,增强心肌收缩力,改善心肌能量代谢,升高血糖,升高红细胞、血红蛋白、网织红细胞,降低全血比黏度、血浆比黏度,提高纤溶总活性,抑制体内外血栓形成,促进学习记忆,延缓衰老,抗缺氧,抗辐射,抗癌,抗菌,抗炎,镇痛等作用。

黄芪 Huángqí 《神农本草经》

为豆科多年生草本植物蒙古黄芪 *Astragalus membranaceus* (Fisch.) Bge. var. *mongholicus* (Bge.) Hsiao 或膜荚黄芪 *A. membranaceus* (Fisch.) Bge. 的干燥根。主产于内蒙古、山西、黑龙江等地。春、秋二季采挖。本品气微而味微甜。

【主要性能】 甘,微温。归脾、肺经。

【功效】 补气升阳,益卫固表,利尿消肿,托毒排脓,养血生肌。

【应用】

1. **脾气虚证**　本品甘温,功长补中益气,常用于脾虚气弱之倦怠乏力、食少便溏等证。因其兼能升阳举陷,故历代将其作为补脾举陷之要药,尤善治脾虚中气下陷之久泻脱肛,内脏下垂,常与益气、升阳之品配伍,如《脾胃论》补中益气汤以之与人参、柴胡、升麻等品同用。其补气利尿消肿之特长,对脾虚水停之浮肿尿少者,有标本兼顾之能,故亦为治气虚水肿之要药,常与健脾利水之品配伍,如《金匮要略》防己黄芪汤,其与白术、茯苓、防己等药同用。本品还可补气以摄血,治脾虚不能统血之失血证,常与补中益气之人参、白术等配伍,如《济生方》归脾汤。本品又可补气升阳,促进津液的输布而收止渴之效,故还用治脾不布津之消渴,常与生津润燥之品配伍,如《医学衷中参西录》玉液汤,其与天花粉、葛根等药同用。

2. **肺气虚证**　本品又善补益肺气,可用于咳喘日久、肺气虚弱、气短神疲者,常配伍润肺止咳平喘之紫菀、款冬花、苦杏仁等;若属肺肾两虚者,则与补益肺肾、止咳定喘之人参、蛤蚧等品同用。

3. **气虚自汗证**　本品能补脾肺之气,益卫固表以止汗,用治气虚自汗,常与收敛止汗之品配伍,如《和剂局方》牡蛎散以之与麻黄根、牡蛎等品同用。若因卫气不固,表虚自汗而易感风邪者,宜与补气固表、疏风之白术、防风配伍,以固表御邪,如《丹溪心法》玉屏风散。

4. **血虚证及气血亏虚疮疡难溃或溃久难敛**　本品为常用的补气生血药,用治气不生血之面色萎黄、神倦脉虚者,常与补血药配伍,如《兰室秘藏》当归补血汤以之与当归同用。

本品功长补气生血,托毒生肌,故可用治痈疽气血亏损,不能托毒外达,疮形平塌,根盘散漫,难溃难腐者,常与补益气血、解毒排脓之品配伍,如《医宗金鉴》托里透脓散,其与人参、当归、穿山甲、白芷等品同用。若溃疡后期,毒势已去,因气血虚弱,脓水清稀,疮口难敛者,用本品气血双补,有生肌敛疮之效,常与补益气血、温通血脉之品配伍,如《和剂局方》十全大补汤,其与人参、当归、肉桂等品同用。

此外,本品还有益气行血之功,常用于痹证及中风不遂等病而有气虚血瘀证者。治风寒湿痹,常与祛风湿、活血药配伍,如《百一选方》蠲痹汤,其与羌活、当归、姜黄等同用。治中风后遗症,常与活血通络之当归、川芎、地龙等品配伍,如《医林改错》补阳还五汤。

【用法用量】　生用或蜜炙用。煎服,10～15 g,大剂量可用至 30～60 g。益气补中宜蜜制用以增其功。

【参考资料】

1. **化学成分**　本品主含苷类、多糖类、黄酮类化合物,另含氨基酸、胡萝卜素、胆碱、甜菜碱、尼克酰胺、叶酸、亚油酸以及多种微量元素等成分。

《中国药典》规定:以黄芪甲苷作定性鉴别成分;定量检测,黄芪甲苷的含量不得少于 0.040%,毛蕊异黄酮葡萄糖苷的含量不得少于 0.020%。

2. **药理作用**　本品能促进机体代谢,兴奋呼吸,抗疲劳,促进血清和肝脏蛋白质的更新;促进造血功能,改善贫血;利尿,消除尿蛋白;升高低血糖,降低高血糖;增强机体免疫功能,抗病毒;使细胞生长和再生,寿命延长;保护肝、肾免受有害毒物的损伤;强心,加强心肌细胞的代谢及补偿能力,扩张冠状动脉和外周血管,降压,改善血液流变性,降低血小板黏附力,抗血栓形成;并能降血脂、抗氧化、抗缺氧、抗辐射、抗肿瘤、保肝、抗炎,还有雌激素样作用。

白术 Báizhú　《神农本草经》

为菊科多年生草本植物白术 *Atractylodes macrocephala* Koidz. 的干燥根茎。主产于浙江、湖北、湖南等地,以浙江於潜产者最佳,称为"於术"。冬季采收。本品气清香,香气浓,味甜微辛。

【主要性能】　甘、苦,温。归脾、胃经。

【功效】　补气健脾,燥湿利水,固表止汗,安胎。

【应用】

1. 脾气虚证　本品善能补气健脾,对于脾虚气弱之气短神疲、食少便溏者,常与补脾益气之品配伍,如《和剂局方》四君子汤,其与人参、茯苓等药同用,被前人誉为"脾脏补气第一要药"。若治脾虚湿滞,气机不畅见神疲肢乏、脘腹胀满、食少便溏者,则每常配伍益气健脾、燥湿行气之人参、茯苓、砂仁等,如香砂六君子汤。用于脾胃虚寒,腹满泄泻,常与健脾温中之品配伍,如《伤寒论》理中汤,以之与人参、干姜等同用。若见脾虚食积气滞之脘腹胀满、不思饮食者,可与行气消积之枳实相伍,如《内外伤辨惑论》枳术丸。此外,本品还可用于脾虚中气下陷、脾不统血及气血两虚等证,常辅助黄芪、人参等以益其功。

2. 脾虚水湿内停证　本品既能补气健脾,又能燥湿利水,对脾虚水湿内停之痰饮、水肿、带下等证,有标本兼治之效。治脾虚中阳不振、痰饮内停者,宜与温阳化饮之品配伍,如《金匮要略》苓桂术甘汤,其与桂枝、茯苓等药同用。治脾虚水肿,宜与健脾、利水之品配伍,如《金匮要略》防己黄芪汤,其与黄芪、防己、茯苓等药同用。治脾虚湿浊下注,带下清稀者,宜与健脾燥湿止带之品同用,如《傅青主女科》完带汤,其与山药、苍术等品同用。

3. 气虚自汗证　本品能补脾益卫,固表止汗,其功效与黄芪相似而力稍弱,对于卫气不固,表虚自汗者,多用于增强黄芪益卫固表之效,如《丹溪心法》玉屏风散以之与黄芪、防风同用,主治表卫不固,自汗而易感风邪者。

4. 脾虚胎动不安　本品功能补脾益气以安胎,用于脾虚胎动不安,宜与人参、阿胶等补益气血之品配伍;兼内热者,可配清热安胎之黄芩、苎麻根;兼气滞者,可配理气安胎之砂仁、苏梗;兼肾虚者,可与补肾安胎之桑寄生、菟丝子、杜仲同用。对脾虚失运,湿浊中阻之妊娠恶阻、呕恶不食、四肢沉重者,可与人参、砂仁、陈皮等补气健脾除湿之品配伍;对脾虚妊娠水肿,可与茯苓、大腹皮等健脾利水之品配伍。

【用法用量】　生用或土炒、麸炒用。煎服,6～12 g。生白术含挥发油较高,燥性较强,其燥湿、止汗、利尿之力较强;土炒白术其挥发油含量减少,其健脾止泻之力较强;麸炒白术之目的在于缓和燥性,主要用以补气健脾和中;白术炒焦,能增强其健脾止泻之功。

【使用注意】　本品温燥,阴虚有热及燥热伤津者慎用。

【参考资料】

1. 化学成分　本品含挥发油,油中主要有苍术醇、苍术醚、苍术内酯、β-桉醇等,并含有果糖、菊糖、白术多糖以及多种氨基酸、树脂、白术三醇、维生素A类成分等。

《中国药典》规定:药材醇溶性浸出物不得少于35.0%。

2. 药理作用　本品具有强壮作用,能促进小鼠体重增加;且可双向调节肠管活动,防治实验性胃溃疡;促进细胞免疫功能、提升白细胞、抗衰老、加强心肌收缩;尚有利尿、保肝、利胆、降血糖、利尿、抗血凝、抗菌、抗肿瘤、镇静、抗诱变、延缓衰老等作用。

3. 其他　《神农本草经》将"术"列为上品,但未有白术与苍术之分。宋代寇宗奭所著的《本草衍义》明确指出,术有苍、白之分。至金代张元素对白术、苍术的功效主治分别加以论述后,才使二术逐渐区别使用。

山药 Shānyào　《神农本草经》

为薯蓣科多年生缠绕植物薯蓣 *Dioscorea opposita* Thunb. 的干燥根茎。以河南(怀庆府)为著名道地产区,故有"怀山药"之称。霜降后采挖。本品气微,味淡、微酸。

【主要性能】　甘,平。归脾、肺、肾经。

【功效】　补脾肺肾气,益脾肺肾阴。

【应用】

1. 脾虚证　本品药性平和,补而不滞,滋而不腻,既补脾气,又益脾阴。常用于脾气虚弱或气阴两虚之消瘦乏力、食少、便溏,每与补气之人参、白术配伍,以益其功,如《和剂局方》参苓白术散;若脾虚不运,湿浊下注之妇女带下,则常配伍补气燥湿之品,如《傅青主女科》完带汤中以其与人参、白术、苍术等同用。惟其"气轻性缓,非堪专任",对气虚重证,在复方中多居辅助地位。因其含营养成分,又易消化,对慢性久病或病后虚弱羸瘦者,可作为健运脾胃药食两用之佳品。

2. 肺虚证　本品能补肺气,兼养肺阴,适用于肺虚咳喘。其补肺之力虽缓,但对肺脾气阴俱虚者,有补土生金之效。用治肺虚者,可与太子参、麦冬等补气养阴润肺等品配伍。对肺肾气阴两虚者,可与补肾、平喘之熟地黄、山茱萸、苏子等同用,如《医学衷中参西录》薯蓣纳气汤。

3. 肾虚证　本品补肾气,兼滋肾阴,略具收涩之性。适用于肾气虚之腰膝酸软、夜尿频多或遗尿、滑精早泄、女子带下清稀及肾阴虚之形体消瘦、腰膝酸软、遗精等症。临床随证配伍可用于肾虚诸证,故历代补肾名方如补肾阳的《金匮要略》肾气丸,补肾阴的《小儿药证直诀》六味地黄丸,温肾缩尿的《校注妇人良方》缩泉丸等,均配有本品。

4. 消渴　本品性平不燥,气阴双补,为治消渴之佳品。可单用亦常与补气生津之人参、太子参、麦冬等配伍;若兼燥热者,还需配伍清热润燥、生津止渴药,如《医学衷中参西录》玉液汤以之与天花粉、知母等品同用。

【用法用量】　生用或麸炒用。煎服,15～30 g,大剂量 60～250 g。一般认为生山药补阴之力较强,麸炒、米炒山药健脾益气之力增加,土炒山药补脾止泻之力较佳,可分别据证选用。

【参考资料】

1. 化学成分　本品含薯蓣皂苷元、黏液质、胆碱、多巴胺、山药碱、淀粉、糖蛋白、游离氨基酸、维生素 C、淀粉酶、甘露聚糖及微量元素等成分。

《中国药典》规定:水溶性浸出物药材不得少于 7.0%,饮片不得少于 4.0%。

2. 药理作用　本品对实验动物脾虚模型有预防和治疗作用,能双向调节离体肠管运动,增强小肠吸收功能,助消化;促进细胞免疫和体液免疫功能;并有降血糖、降血脂、抗氧化、抗衰老、抗肿瘤、抗突变作用;山药中的尿囊素具有抗刺激、麻醉镇痛、消炎抑菌等作用。

3. 其他　《神农本草经》称本品为"薯蓣"。

甘草 Gāncǎo　《神农本草经》

为豆科多年生草本植物甘草 *Glycyrrhiza uralensis* Fisch.、胀果甘草 *G. inflata* Bat. 或光果甘草 *G. glabra* L. 的干燥根及根茎。主产于内蒙古、新疆、甘肃等地。春秋采挖,以秋采者为佳。本品气微,味甜而特殊。

【主要性能】　甘,平。归心、肺、脾、胃经。

【功效】　补心脾气,祛痰止咳,缓急止痛,解毒,调和药性。

【应用】

1. 心气不足证　本品功长补益心气,复脉宁心,主治心气不足所致脉结代、心动悸,如《伤寒类要》单用本品治伤寒心悸、脉结代者。若属气血两虚者,宜与补气养血之品配伍,如《伤寒论》炙甘草汤以之与人参、阿胶、生地黄等品同用。

2. 脾气虚证　本品补益脾气,作为辅助药能"助参芪成气虚之功"(《本草正》),故常与补脾益气之人参、白术等药配伍,用于脾气虚弱,体倦乏力、食少便溏者,如《和剂局方》四君子汤。

3. **咳喘证** 本品既能祛痰止咳,又略具平喘之功。可单用,但更常随证配伍用于寒热虚实多种咳喘证,不论外感内伤,有痰无痰均宜。治风寒袭肺之咳喘,常与辛温解表、宣肺平喘药配伍,如《和剂局方》三拗汤,其与麻黄、杏仁同用。治风热袭肺之咳喘,常与疏散风热、润肺止咳药配伍,如《温病条辨》桑菊饮,其与桑叶、菊花、杏仁等药同用。治肺寒喘咳,常与温肺化饮、止咳平喘药配伍,如《和剂局方》温肺汤,其与半夏、陈皮、细辛等药同用。治肺燥干咳,常与养阴润肺、化痰止咳药配伍。

4. **挛急痛证** 本品味甘能缓,善于缓急止痛。对脾虚肝旺的脘腹挛急作痛,或阴血不足,肝失所养之四肢及胁肋挛急作痛,每与养血缓急止痛之白芍配伍,如《伤寒论》芍药甘草汤。

5. **热毒疮疡,咽喉肿痛,药食中毒** 本品生用药性微寒,能清解热毒,可用于多种热毒证。治热毒疮疡,可单用。更常与其他清热解毒之品配伍,如《素问病机气宜保命集》内疏黄连汤,其与黄连、连翘等药同用。治热毒所致的咽喉肿痛,宜与清热解毒利咽之品配伍,如《张氏医通》甘桔汤,其与玄参、桔梗、牛蒡子等药同用。本品对附子及多种毒物有一定的解毒作用,故在无其他解救措施时,可用于附子等多种药物所致中毒,或多种食物所致中毒。可单用煎汤服用,或与相应解毒药同用。

此外,本品在许多方剂中都可发挥调和药性的作用:通过解毒,可降低方中某些药的毒性或峻烈之性;通过缓急止痛,可缓解方中某些药(如大黄)刺激胃肠引起的腹痛;其甜味浓郁,可矫正方中药物的滋味。

【**用法用量**】 生用或蜜炙用。煎服,3~10 g。生用性微寒,可清热解毒;蜜炙性微温,可增强补益心脾之气和祛痰止咳作用。

【**使用注意**】 不宜与大戟、芫花、甘遂、海藻同用。本品有助湿壅气之弊,湿盛胀满、水肿者不宜用。大剂量久服可导致水钠潴留,引起浮肿。

【**参考资料**】

1. **化学成分** 本品主含三萜皂苷类、黄酮类,另含生物碱、多糖、阿魏酸、甘草酸单胺及微量元素等成分。
《中国药典》规定:以甘草酸单铵盐作定性鉴别成分;定量检测,药材甘草苷的含量不得少于 0.50%,甘草酸的含量不得少于 2.0%。

2. **药理作用** 本品有抗心律失常、抗溃疡、抑制胃酸分泌作用,能缓解胃肠平滑肌痉挛,其解痉与镇痛的有效成分异甘草苷元和 FM100 与芍药的有效成分芍药苷有协同作用;能促进胰液分泌;有明显的镇咳,祛痰作用,还有一定平喘作用;能保护发炎的咽喉和气管黏膜;对某些毒物有类似葡萄糖醛酸的解毒作用;有类似肾上腺皮质激素样作用;还有抗菌、抗病毒、抗炎、抗过敏、抗利尿、降脂、保肝等作用。

大枣 Dàzǎo 《神农本草经》

为鼠李科乔木植物枣 *Ziziphus jujuba* Mill. 的干燥成熟果实。主产于河北、河南、山东等地。秋季果实成熟时采收。本品气微香,味甜。

【**主要性能**】 甘,温。归脾、胃、心经。

【**功效**】 补中益气,养血安神。

【**应用**】

1. **脾气虚证** 本品功能补脾益气,适用于脾气虚弱之消瘦、倦怠乏力、便溏,可单用。因其补气力缓,多作为调补脾胃的辅助药,宜与人参、白术等补脾益气药配伍,如《醒目录》枣参丸,其与人参同用。

2. **血虚证** 本品具有养血之功,可用治血虚萎黄,但因其力薄,每与当归、熟地黄、阿胶等补血药同用,以增其效。

3. 心神不宁证 本品能补益气血,养心安神,为治气血不足,心失所养而神志不宁之常用药。如《证治准绳》治血不养心,自悲自哭自笑者,单用本品,米饮调下。治妇人脏躁,虚烦不眠者,常与补益心气、除烦安神之品配伍,如《金匮要略》甘麦大枣汤,其与小麦、甘草同用。《千金方》还用本品治疗虚劳烦闷不得眠。

此外,本品内服还有缓和部分药物的毒烈药性之效,如《伤寒论》十枣汤,即用以保护胃气,缓和甘遂、大戟、芫花的烈性与毒性。

【用法用量】 生用。煎服,6～15 g,宜劈破入煎。

【参考资料】

1. 化学成分 本品含有机酸、三萜苷类、生物碱类、黄酮类、糖类、维生素类、氨基酸、挥发油、微量元素、cAMP 等成分。《中国药典》规定:以齐墩果酸与白桦脂酸作定性鉴别成分。

2. 药理作用 本品具有增强肌力、增加体重、增加白细胞内 cAMP 含量、增加胃肠黏液、纠正胃肠病损、保护肝脏等作用,并有抗变态反应、镇静、催眠、抗氧化及衰老、抑制癌细胞增殖、抗突变、镇痛、抗炎、抑菌及镇咳、祛痰等作用。

蜂蜜 Fēngmì 《神农本草经》

为蜜蜂科昆虫中华蜜蜂 *ApIs ceiana* Fabricius 或意大利蜜蜂 *A.mellifera* Linnaeus 所酿的蜜。全国大部分地区均产。春至秋季采收。本品气香,味甜而纯正。

【主要性能】 甘,平。归肺、脾、大肠经。

【功效】 补脾肺气,润燥,缓急止痛,解毒。

【应用】

1. 脾气虚证 本品能补脾益气,惟其力薄,适宜用作脾气虚弱者的调补药。可作食品服用,但多作为补脾益气的丸剂、膏剂的赋形剂,或作为炮炙补脾益气药的辅料,以增强黄芪、甘草等药补中益气之功。

本品甘缓之性与甘草相似而稍弱,亦能缓急止痛。用治中虚里急,脘腹疼痛,腹痛喜按,空腹痛甚,食后稍安者,既补中益气,又可止痛,有标本兼顾之效,可单用或与白芍、甘草等补中缓急止痛之品同用。

2. 肺燥干咳证 本品能润肺止咳,又益肺气,故宜用于咳嗽日久,气阴耗伤,气短乏力,咽燥痰少者,可单用。若与补气养阴、润肺止咳之品配伍,则其效更佳,如《洪氏集验方》引铁瓮方琼玉膏,其与人参、生地黄等药同用。治燥邪伤肺,干咳无痰或痰少而黏者,常与阿胶、川贝母、桑叶等养阴清肺、润肺止咳之品配伍。本品的润肺止咳之功,每常作为炮炙润肺止咳药的辅料,或作为丸剂或滋膏剂的赋形剂使用。

3. 肠燥便秘证 本品善能润肠通便,用治肠燥便秘者,可单用冲服,或随证与生地黄、当归、火麻仁等滋阴养血、润肠通便之品配伍,或为丸剂等剂型的赋形剂。亦可将本品制成栓剂,纳入肛内,以通导大便,如《伤寒论》蜜煎导。

此外,以本品与乌头类毒药同煎,可降低其毒性。服乌头类药物中毒者,大剂量服用本品,亦有一定解毒作用。本品外用,对疮疡肿毒有解毒消疮之效,对溃疡、烫火伤有解毒防腐、生肌敛疮之效。

【用法用量】 生用或炼后用。煎服或冲服,15～30 g,大剂量 30～60 g;外用或作赋形剂及炮制辅料适量。

【使用注意】 本品甘味浓厚而性润,有助湿壅中之弊,又能滑肠,故湿阻中满,湿热痰滞,便溏或泄泻者慎用。

【参考资料】

1. **化学成分**　本品含糖类、挥发油、蜡质、有机酸、花粉粒、泛酸、烟酸、乙酰胆碱、多种维生素、酶类、微量元素等成分。

《中国药典》规定：以5-羟甲基糖醛作定性鉴别成分；定量检测，果糖和葡萄糖的总量不得少于60.0%，果糖与葡萄糖的含量比值不得小于1.0。

2. **药理作用**　本品具有明显的促进小肠推进运动、显著缩短排便时间、增强体液免疫功能、抑菌、解毒、加速肉芽组织生长、促进创伤组织愈合、保肝、抗疲劳、保护心血管、降血糖、降血脂、降血压、抗肿瘤等作用。

3. **其他**　来源于有毒植物的花蜜，或被剧毒农药污染的花蜜有毒，不可误食。因存放不当而变质的蜂蜜，亦不能食用。

补气药参考药

药名	主要性能	功效	主治	用法用量	使用注意
白扁豆	甘，微温。归脾胃经	健脾，化湿和中	脾气虚证；暑湿吐泻	煎服，10～15 g	生食有毒
饴糖	甘，温。归脾胃、肺经	补脾肺气，缓急止痛，润肺止咳	脾气虚证；中虚里急，脘腹疼痛；肺虚久咳，肺燥干咳	入汤剂须烊化冲服，15～20 g	湿阻中满者不宜服
刺五加	辛、微苦，温。归脾、肾、心经	健脾益气，补肾安神	脾肺气虚证；脾肾阳虚证；心脾两虚证	煎服，5～15 g	热证、实证忌服
绞股蓝	苦、甘，寒。归脾、肺经	健脾益气，化痰止咳，清热解毒	脾虚证；肺虚痰咳证；气虚血瘀之胸痹心痛；气阴两虚之消渴、乏力；癥瘕、溃疡等热毒证；高脂血症等	煎服，15～30 g，或研末吞服，3～6 g，或泡茶服	
红景天	甘、苦，寒。归脾、肺、心经	健脾益气，清肺止咳，活血化瘀	脾气虚证；肺热咳嗽、咯血；气虚血瘀之胸痹心痛；跌打损伤等	煎服，5～10 g，外用适量	
手参	甘，平。归脾、肺、肾经	补益脾肺，益肾强筋，养血生津，止血	气血两虚证；肺虚咳喘；肾虚筋骨痿软，久泻、白带、失血等	煎服，10～30 g，或研末吞服，每次2～3 g	
人参叶	苦、甘，寒。归肺、胃经	补气养阴，清热生津，解酒	气阴两虚证；热病或暑热伤津之口渴、咽干等；饮酒过度之头昏、呕吐等	煎服，5～10 g	邪实正不虚者忌用
灵芝	甘，平。归肺、心、脾经	补气安神，止咳平喘	肺虚咳喘；脾胃气虚，气血亏虚，心神不宁，胸痹	煎服3～9 g，入丸散每次1～2 g	
糯米草	甘，平。归脾经	健脾消食，清热利湿，解毒消肿	脾虚证；湿热证；疮痈肿毒；跌打损伤、外伤出血	煎服，5～15 g，大剂量用至30～60 g，外用适量	
小麦	甘，微寒。归心经	益心气，养心阴，除烦止渴	脏躁证；烦热消渴	煎服，30～60 g	
银耳	甘、淡，平。归肺经	养阴润肺，益气生津	肺阴虚燥咳；体虚诸证；冠心病、高血压、高脂血症等	3～15 g，炖煮加适量冰糖调服，或作散剂	实邪壅肺者忌服
燕窝	甘，平。归肺、胃、肾经	养阴润燥，益气补中	虚损劳极；肺虚久咳、肺劳咯血等	煎服，5～10 g，或膏剂	肺胃虚寒，湿痰停滞，有表邪者忌用
沙棘	酸、涩，温。归脾、胃、肺、心经	健脾消食，止咳祛痰，活血散瘀	脾虚食少；食积腹痛；咳喘痰嗽证；瘀血经闭，胸痹心痛；跌扑瘀肿等	煎服，3～10 g	

第二节 | 补 阳 药

以补助人体阳气为主要功效,常用于治疗阳虚证的药物,称为补阳药。

因"肾主命火",乃诸阳之本,对人体各个脏腑组织器官起温煦生化作用,肾阳虚则一身之阳气皆虚,故阳虚诸证与肾阳不足关系十分密切,所以补阳药主要以温补肾阳为主。至于助心阳、温脾阳的药物可参见温里药等章节。

本类药多为甘温之品,主归肾经,以温补肾阳为主要功效,主治肾阳虚衰诸证:如肾阳虚,不能温煦形体之形寒肢冷、腰膝酸软冷痛;肾阳虚,生殖功能低下及精关不固或冲任失调之性欲淡漠,男子阳痿早泄、遗精、滑精、精冷不育,女子宫寒不孕,崩漏不止,带下清稀;肾阳虚,膀胱失约或脾失温运之遗尿、尿频、脘腹冷痛、五更泄泻;肾阳虚,气化失常,水液代谢障碍之水肿、小便不利;肾阳虚,肾不纳气之呼多吸少、短气喘咳;肾阳虚,生化无权,致精亏血少之头晕眼花、耳鸣耳聋、须发早白、筋骨痿软、小儿行迟、齿迟、囟门迟合等。

使用本类药物治疗肾阳虚证时,除应结合其兼有功效综合考虑外,其用于里寒较盛,怯寒肢冷者,还常与温里祛寒药配伍,以消除因阳虚所生之阴寒。筋骨不健,腰膝酸软、步履乏力者,多选用或配伍能强筋骨的药物,以强壮筋骨。用于精关不固,遗精、滑精、早泄者,多选用或配伍能固精的药物以巩固精关。用于二便失司,尿频、遗尿;便溏、五更泄泻或便秘者,多分别选用或配伍能缩尿、止泻或润肠通便的药物,以促进肾对二便的主持功能的恢复。用于冲任不摄,崩漏、带下者,多选用或配伍能固冲止血或止带的药物,以固其冲任。用于阳虚水肿,可配伍利水消肿药,以促进水液代谢,消除水肿。用于泄泻、崩漏、带下、水肿等属肾脾两虚者,多选用或配伍能补脾的药物,以脾肾双补。用于肺肾两虚,短气喘咳者,多选用或配伍能补肺定喘止咳的药物,以肺肾双补,纳气定喘止咳。用治肾精不足,肾阴阳俱虚,生长发育迟缓或早衰者,多选用或配伍能补益肾精的药物以阴阳双补,促进生长发育或延缓衰老。

本类药性偏温燥,易助火伤阴,故阴虚火旺者不宜使用。

鹿茸 Lùróng 《神农本草经》

为脊椎动物鹿科梅花鹿 *Cervus nippon* Temminck 或马鹿 *C. elaphus* Linnaeus 的雄鹿未骨化密生茸毛的幼角。前者习称花鹿茸(黄毛茸),后者习称马鹿茸(青毛茸)。花鹿茸主产于东北,品质优;马鹿茸主产于东北、西北及西南地区。夏、秋二季雄鹿长出的新角尚未骨化时,将角锯下或用刀砍下。花鹿茸气微腥,味微咸;马鹿茸气腥臭,味咸。

【主要性能】 甘、咸,温。归肾、肝经。

【功效】 补肾阳,益精血,强筋骨,固冲任,托毒生肌。

【应用】

1. 肾阳不足,精血亏虚证 本品甘咸性温,为血肉有情之品,禀纯阳之性,生发之气,能峻补肾阳,补益精血。可用于肾阳不足,精血亏虚所致的畏寒肢冷、腰膝酸软冷痛、头晕耳鸣、遗尿、尿频、阳痿早泄、宫寒不孕等症,可单用或配伍其他补肾益精、补气养血药。如鹿茸酒,与补益肾气之山药浸酒服治阳痿不举,小便频数;《济生方》十补丸以其与补肾阳益精血之附子、山茱萸、熟地黄等配伍治成人早衰;《中国医学大辞典》参茸固本丸以之与益气补血之人参、黄芪、当归等品相伍,治疗诸虚百损,五劳七伤,元气不足,畏寒肢冷、阳痿早泄、宫冷不孕、小便频数等。

2. **肝肾不足,筋骨不健证** 本品主入肝肾,善能补肝肾,强筋骨。对于肝肾虚损,筋骨痿软或小儿发育迟缓,齿迟、行迟、囟门闭合迟等,常与补肝肾、益精血、强筋骨药配伍,如《医宗金鉴》加味地黄丸以其与人参、黄芪、当归同用;亦可与补益肝肾、续筋接骨之骨碎补、川断、自然铜等同用,治骨折后期,愈合不良。

3. **冲任虚寒,崩漏带下** 本品补肝肾,益精血而兼能固冲止带。治冲任虚寒,崩漏不止,虚损羸瘦,可与补益肝肾、固涩止血之品同用,如《证治准绳》鹿茸散以其配伍川断、乌贼骨、龙骨等。治白带量多清稀者,可与补肾固精止带药同用,如《妇科切要》内补丸以之与桑螵蛸、菟丝子、沙苑子等合用。

4. **疮疡塌陷不起或溃久不敛** 本品甘温助阳,补益精血而有托毒生肌之效。治疮疡溃久不敛,脓水清稀,阴疽疮肿,内陷不起,可与补火助阳、补益气血之附子、黄芪、当归等品配伍以增内补托毒之效。

【**用法用量**】 切片(或块),研细粉用。一日 1~2 g,分 3 次冲服;或入丸散剂;亦可浸酒服。

【**使用注意**】 服用本品,宜从小剂量开始,缓缓加量,不可骤用大量,以免出现阳升风动、头晕、目赤、中风昏厥;或伤阴动血而致衄血、吐血、尿血等不良反应。凡外感热病,气血热盛或阴虚阳亢者均应忌用。

【**参考资料**】

1. **化学成分** 本品含氨基酸、蛋白质多肽类、脂类、糖类、甾体类化合物、无机盐等成分。氨基酸是主要药效成分之一,其中包括人体内不能合成的必需氨基酸苏氨酸、缬氨酸,以及组氨酸、精氨酸、甘氨酸、甲硫氨酸等约有 19 种以上。

《中国药典》规定:以甘氨酸作定性鉴别成分。

2. **药理作用** 鹿茸具性激素样作用,主要表现为雌激素样作用,能促进幼龄动物体重增长和子宫发育,有显著增加未成年雄性动物(大、小鼠)的睾丸、前列腺、贮精囊等性腺重量的作用;能增强机体细胞免疫和体液免疫,减轻疲劳,改善睡眠,改善阳虚状态时能量代谢低下的病理变化;对老年小鼠具有抗衰老作用;能增强红细胞、血色素和网质红细胞的新生,升高白细胞,增强再生过程,促进伤口、骨折的愈合,有明显抗溃疡、强心作用,能防治实验性心律失常,提高耐缺氧能力,加快急性失血性低血压的恢复。

附药:

1. **鹿角** 为梅花鹿和各种雄鹿已成长骨化的角。性能:咸,温;归肝、肾经。功效:补肾助阳,强筋健骨。可做鹿茸之代用品,惟效力较弱。兼活血散瘀消肿。主治:肾阳不足之畏寒肢冷、阳痿早泄、宫寒不孕、小便频数,肾虚骨弱之腰膝无力或小儿五迟,瘀血阻滞之疮疡肿毒、乳痈、产后瘀血腹痛、腰脊筋骨疼痛等证。用法用量:煎服,5~15 g,或研末服。外用磨汁涂或锉末敷。阴虚火旺者忌服。

2. **鹿角胶** 鹿角胶为鹿角煎熬浓缩而成的胶状物。性能:甘、咸,温;归肝、肾经。功效:补肝肾,益精血,止血。主治:肾阳不足,精血亏虚,虚劳羸瘦,吐衄便血、崩漏之偏于虚寒者,以及阴疽内陷等。用法用量:烊化兑服,5~15 g,或入丸、散、膏剂。阴虚火旺者忌服。

3. **鹿角霜** 鹿角霜为鹿角熬膏所存残渣。性能:咸,温;归肝、肾经。功效:补肾助阳,收敛止血,敛疮。主治:肾阳不足、脾胃虚寒的崩漏带下、食少吐泻、小便频数,外用治创伤出血及疮疡久溃不敛。用法用量:10~25 g。外用适量。阴虚火旺者忌服。

肉苁蓉 Ròucōngróng 《神农本草经》

为列当科多年生肉质寄生草本肉苁蓉 *Cistanche deserticola* Y. C. Ma. 或管花肉苁蓉 *C.*

tubulosa（Schrenk）Wight 的干燥带鳞叶的肉质茎。主产于内蒙古、甘肃、青海等地。春、秋二季均可采挖。本品气微、味甜、微苦。

【主要性能】 甘、咸，温。归肾、大肠经。

【功效】 补肾阳，益精血，润肠通便。

【应用】

1. 肾阳不足，精血亏虚证 本品甘咸温润，既补肾阳，又益肾精。惟其作用从容和缓，难求速效。用于肾阳亏虚，精血不足之阳痿早泄、宫冷不孕、腰膝酸痛、痿软无力，多与补肾阳、益肾精之品配伍以增疗效，如《医心方》肉苁蓉丸以其与蛇床子、菟丝子、五味子等同用治男子五劳七伤，阳痿不起；治女子宫寒不孕，可与补肾阳、益精血之鹿角胶、紫河车、熟地黄等同用。治肾虚骨痿，可与补肾强筋之品配伍，如《保命集》金刚丸以其与杜仲、菟丝子、萆薢等同用。此外，肾阳不足，肾精亏虚之头晕眼花、耳鸣失聪及须发早白等证亦可用本品补肾阳、益肾精以治本。

2. 肠燥便秘 本品质润，入于大肠，而有润燥滑肠之功。用于肠燥便秘，可与润肠降气之品相伍，如《济生方》润肠丸以之与火麻仁、沉香同用；以其本属补肾阳、益精血之品，故尤宜于老人或病后肠燥便秘而精亏血虚，肾阳不足者，如《景岳全书》济川煎，治病涉虚损，大便闭结不通，以之与当归、牛膝等同用；《先醒斋医学广笔记》单味重用本品治高年血枯便秘。

【用法用量】 切厚片生用或酒制用。煎服，10～15 g；单味大剂量煎服，可用至 30 g。

【使用注意】 本品能助阳、滑肠，故阴虚火旺，实热积滞及大便溏泻者不宜用。

【参考资料】

1. 化学成分 本品含苯乙醇苷类、环烯醚萜类、木质素类、挥发性成分等。
《中国药典》规定：以松果菊苷、毛蕊花糖苷为定性鉴别成分；定量检测，肉苁蓉含松果菊苷、毛蕊花糖苷的总量不得少于 0.30%，管花肉苁蓉含松果菊苷、毛蕊花糖苷的总量不得少于 1.5%。

2. 药理作用 本品能促进睾丸生精功能，改善附睾的微环境，为肉苁蓉补肾壮阳作用的机制提供了可靠的形态学依据；有激活肾上腺、释放皮质激素的作用，可增强下丘脑-垂体-卵巢的促黄体功能，提高垂体对 LRH 的反应性及卵巢对 LH 的反应性，而不影响自然生殖周期的内分泌平衡；对阳虚和阴虚动物的肝脾核酸含量下降和升高有调整作用；肉苁蓉多糖对衰老小鼠肺组织细胞的退行性变化具有改善或延缓作用；肉苁蓉总苷对脑缺血-再灌注损伤有保护作用；水煎液对小鼠有通便作用。

锁阳 Suǒyáng 《本草衍义补遗》

为锁阳科多年生肉质寄生草本锁阳 *Cynomorium songaricum* Rupr.的干燥肉质茎。主产于内蒙古、甘肃、青海等地。春、秋二季都可采收。除去花序，置沙士中半埋半露，连晒带烫，使之干燥，防霉。本品气微，味甘而涩。

【主要性能】 甘，温。归肾、肝、大肠经。

【功效】 补肾阳，益精血，润肠通便。

【应用】

1. 肾阳不足，精血亏虚证 本品性能与肉苁蓉相似，既补肾阳，又益精血，用治肾阳不足，精血亏虚之阳痿、不孕、下肢痿软、筋骨无力等症，常与补肾阳、益精血药如肉苁蓉、鹿茸、菟丝子等同用；对于肾虚骨痿，腰膝酸软、筋骨无力、行步艰难者，每与养阴补血强筋骨药配伍，如《丹溪心法》虎潜丸以其与熟地、龟板等同用。

2. 肠燥便秘 本品甘润，有益精血、润肠燥之功。用治肠燥便秘，可单用，如《本草切要》治阳弱精虚，阴衰血竭，大肠燥涸，便秘不运，即单用本品煎浓汁加蜜收膏服；或与养血润肠之肉苁蓉、火麻仁、当归等同用，以增其效。

【用法用量】　切片,生用。煎服,10~15 g。

【使用注意】　本品能助阳、滑肠,故阴虚阳亢、脾虚泄泻、实热便秘均忌服。

【参考资料】

1. **化学成分**　本品含有机酸、黄酮类、三萜类、甾体类、挥发性成分、氨基酸类、糖和糖苷类、鞣质类、微量元素和无机盐等成分。

《中国药典》规定:以脯氨酸、熊果酸作定性鉴别成分。

2. **药理作用**　本品能兴奋造血功能,增强免疫功能;可使吞噬功能低下小鼠的巨噬细胞吞噬鸡红细胞能力有所恢复;使幼年大鼠血浆睾酮含量显著提高,提示锁阳有促进动物性成熟作用。锁阳所含无机离子能够显著增强肠蠕动,缩短小鼠通便时间。

巴戟天 Bājǐtiān　《神农本草经》

为茜草科多年生藤本植物巴戟天 *Morinda officinalis* How 的干燥根。主产于广东、广西、福建等地。全年均可采挖。本品无臭,味甘而微涩。

【主要性能】　甘、辛,微温。归肾、肝经。

【功效】　补肾阳,益精血,强筋骨,祛风湿。

【应用】

1. **肾阳虚证**　本品甘润不燥,性质温和,既补肾阳,又略具益精作用,常用于肾阳虚所致的阳痿、宫寒不孕、小便频数等症。可随证配伍补阳益精、暖宫散寒及固精缩尿药,如《景岳全书》赞育丹以其配淫羊藿、仙茅、熟地等壮阳益精之品,治阳痿精衰,虚寒无子;《和剂局方》巴戟丸以之配肉桂、吴茱萸、高良姜等温肾暖肝、散寒止痛药,用治下元虚冷,宫冷不孕,月经不调,少腹冷痛;又《奇效良方》以之与益肾固精缩尿之桑螵蛸、益智仁、菟丝子等同用,治疗小便不禁。

2. **肝肾不足,筋骨痿软及风湿痹证**　本品主入肝肾,功能补肾益精,强筋健骨,常用于肝肾不足,筋骨痿软,每与其他补肝肾、强筋骨之品同用。如《张氏医通》金刚丸以其与肉苁蓉、杜仲、菟丝子等同用,治肾虚骨痿,腰膝酸软。又味辛能散而有祛风湿之功,可用于风湿痹证。因其尚具补肾阳、强筋骨之效,故对风湿日久损及肝肾,或素体肾阳不足,筋骨不健兼有风湿痹痛者,尤为适宜,可与补肾阳、散寒止痛、强筋骨之附子、牛膝、杜仲等品同用以增其效。

【用法用量】　生用或盐水炙用。煎服,10~15 g。本品补肾多盐水炙用,祛风湿可生用。

【参考资料】

1. **化学成分**　本品含有蒽醌类、糖类、氨基酸、挥发性物质、环烯醚萜类、甾体化合物及微量元素等成分。蒽醌类有大黄素甲醚、甲基异茜草素等,糖类有葡萄糖、甘露糖等,氨基酸有苏氨酸、缬氨酸等,挥发性成分主要有龙脑、2,6-二叔丁基对甲酚等,环烯醚萜苷类化合物有水晶兰苷、四乙酰车叶草苷等,甾体化合物有 β-谷甾醇、24-乙基胆甾醇,微量元素有铅、铁、锰、锌、钾、钙、铜等。

《中国药典》规定:定量检测,耐斯糖的含量不得少于 2.0%。

2. **药理作用**　巴戟天有明显的促肾上腺皮质激素作用,并能增强下丘脑-垂体-卵巢促黄体功能;巴戟天水提物对活性氧所致人精子过氧化损伤具有明显干预作用,对精子运动功能具有保护作用;有抑制幼年小鼠胸腺萎缩作用;能明显增加小鼠体重,延长持续游泳时间,升高白细胞数,并能增加甲状腺功能低下小鼠耗氧量;有抗炎、降压、抗肿瘤等作用。

淫羊藿 Yínyánghuò　《神农本草经》

为小檗科多年生草本淫羊藿 *Epimedium brevicornum* Maxim.、箭叶淫羊藿 *E. sagittatum* (Sieb.et Zucc.) Maxim.、柔毛淫羊藿 *E. pubescens* Maxim.、朝鲜淫羊藿 *E. koreanum* Nakai 的干燥叶。主产于陕西、辽宁、山西等地。夏、秋季采割。本品无臭,味微苦。

【主要性能】　甘、辛,温。归肾、肝经。

【功效】　补肾壮阳,强筋骨,祛风湿。

【应用】

1. 用于肾阳虚证　本品甘温燥烈,主入肾经,长于补肾壮阳。主要用于肾阳虚之男子阳痿不育,女子宫寒不孕及尿频遗尿等证。治阳痿不育,可单用本品浸酒服,亦可与其他补肾壮阳药同用,如《丹溪心法》填精补髓丹以其与肉苁蓉、巴戟天、杜仲等同用。若兼肾精亏损者,须与补益肾精之熟地黄、枸杞子等配伍,使阳得阴助,生化无穷。治女子宫寒不孕,可与补肾助阳、益精养血、暖宫助孕药如鹿茸、当归、仙茅等相伍;对于肾阳虚之尿频遗尿,则常配伍温肾益精、固脬缩尿之巴戟天、桑螵蛸、山茱萸等,以增其效。

2. 风寒湿痹,肢体麻木　本品辛温散寒,祛风胜湿,入肝肾又能强筋骨,可用于风湿痹痛,筋骨不利及肢体麻木,可与祛风散寒、胜湿止痛药同用,如《圣惠方》仙灵脾散以之配伍威灵仙、苍耳子、川芎、肉桂等。其祛风湿作用不强,但因其长于温补肾阳,兼能强筋骨,故尤宜于久患风湿痹证,久病及肾,或素体肾阳不足,筋骨不健之人患风湿痹证者,常与补肾阳、强筋骨、祛风湿之附子、巴戟天等同用。

此外,本品具有一定的祛痰止咳功效,并能降血压。可用于痰饮咳喘者,因其善补肾阳,故对肾阳不足者尤为适宜。其降压之功,可用于高血压患者有肾阳虚表现者。如用于妇女更年期高血压属阴阳两虚者,可与补肾阳、滋阴降火之仙茅、巴戟天、知母、黄柏等同用。

【用法用量】　生用或以羊脂油炙用。煎服,5～10 g,或入丸、散、酒剂。

【使用注意】　本品温热性燥,阴虚火旺者不宜服。

【参考资料】

1. 化学成分　本品主含黄酮类、生物碱、酚苷类和挥发油等成分。

《中国药典》规定:以淫羊藿苷作定性鉴别成分;定量检测,药材含总黄酮以淫羊藿苷计不得少于5.0%,淫羊藿苷不得少于0.50%,饮片含淫羊藿苷不得少于0.40%,炙淫羊藿含淫羊藿苷和宝藿苷的总量不得少于0.60%。

2. 药理作用　本品能增强下丘脑-垂体-性腺轴及肾上腺皮质轴、胸腺轴等内分泌系统的分泌功能,其煎剂具有性激素样作用,可以使雌性小鼠血清 E_2 含量升高、子宫增重,雄性小鼠血清 T 含量升高;对机体免疫功能有双向调节作用,特别是对肾虚患者免疫功能低下有改善作用;淫羊藿提取液能影响"阳痿"模型小鼠 DNA 合成,并促进蛋白质的合成,调节细胞代谢,明显增强动物体重及耐冻时间,淫羊藿苷具有促进人成骨细胞增殖和分化的作用。此外,有扩张冠脉、降压作用。

3. 其他　本品又名"仙灵脾"。用羊脂炼油炙后,淫羊藿苷容易煎出,可增强温肾壮阳作用。

补骨脂 Bǔgǔzhī 《药性论》

为豆科一年生草本补骨脂 *Psoralea corylifolia* L.的干燥成熟果实。主产于河南、四川、陕西等地。秋季果实成熟时采收。本品气香、味辛、微苦。

【主要性能】　辛、苦,温。归肾、脾经。

【功效】　补肾阳,固精,缩尿,温脾阳,止泻,平喘。

【应用】

1. 肾虚不固证　本品能补能涩,既补肾阳,又善固精缩尿,用治肾虚不固之遗精滑精、遗尿尿频,有标本兼顾之功。可单用,如《三因方》治滑精,以补骨脂、青盐等分同炒为末服;《补要袖珍小儿方论》破故纸散单用本品炒,为末服,治小儿遗尿。亦常与补肾固精缩尿药配伍,其力更著,如《太平惠民和剂局方》菟丝子丸以其与菟丝子、山茱萸、覆盆子、桑螵蛸等同用。

2. 肾虚阳痿,腰膝冷痛　本品苦辛温燥,主入肾经,善补命火,壮阳起痿,常与其他温补肾阳药同用,如《和剂局方》补骨脂丸以其与菟丝子、胡桃肉、沉香等配伍,治肾虚阳痿;或与补肾阳、强筋骨之品合用,治肾虚阳衰,风冷侵袭之腰膝冷痛等,如《和剂局方》青娥丸以之与杜仲、胡桃肉等药相伍。

3. **脾肾阳虚之五更泄泻** 以其既能补肾温脾以治本,又能固涩止泻以治标,故为治脾肾阳虚五更泄泻之要药,常与温中涩肠之品配伍,如《内科摘要》四神丸以之与吴茱萸、肉豆蔻、五味子等品同用。

4. **肾不纳气,虚寒喘咳** 本品补肾助阳,纳气平喘,对肾阳虚衰,肾不纳气的虚喘,有标本兼顾之效,常与温肾散寒、纳气平喘之品配伍,如《和剂局方》黑锡丹以之与附子、肉桂、沉香等品同用。

此外,本品还可治疗白癜风,研末用酒制成20%～30%酊剂,外涂局部。

【**用法用量**】 生用或盐水炙用。煎服,5～15 g。盐炙补骨脂,可使挥发油含量降低,辛燥之性减弱。

【**使用注意**】 本品性质温燥,能伤阴助火,故阴虚火旺及大便秘结者忌服。

【**参考资料**】

1. **化学成分** 本品含香豆素类如补骨脂素、异补骨脂素等,黄酮类如补骨脂乙素及单萜酚类等成分。《中国药典》规定:以补骨脂素、异补骨脂素作定性鉴别成分;定量检测,补骨脂素和异补骨脂素的总量不得少于0.70%。

2. **药理作用** 补骨脂酚有雌激素样作用,能增强阴道角化,增强子宫重量;补骨脂是通过调节神经和血液系统,促进骨髓造血,增强免疫和内分泌功能,从而发挥抗衰老作用;对哮喘有明显的拮抗作用;有扩张冠状动脉,兴奋心脏,提高心脏功率、升白细胞作用;有致光敏作用,可使皮肤对紫外线照射敏感,易出现色素沉着;补骨脂素有抗肿瘤作用。

3. **其他** 本品在历代方书中多用其异名"破故纸"。因紫葳科植物木蝴蝶的种子有"故纸""云故纸""破布子"等异名,以致有些地区误将木蝴蝶当作补骨脂使用。木蝴蝶性味苦寒,功能清肺利咽,疏肝解郁,与补骨脂寒温有别,功效各异,不容混淆。因此,处方应分别使用正名补骨脂、木蝴蝶,不宜使用异名破故纸。

益智 YìZhì 《本草拾遗》

为姜科多年生草本益智 *Alpinia oxyphylla* Miq.的干燥成熟果实。主产于海南、广东、广西等地。夏、秋季节果实由绿变红时采收。本品有特异香气,味辛、微苦。

【**主要性能**】 辛,温。归肾、脾经。

【**功效**】 温肾助阳,固精缩尿,温脾止泻,开胃摄唾。

【**应用**】

1. **肾虚不固证** 本品能涩又补,既补肾阳,又善缩尿固精,用治下元虚冷,肾虚不固之尿频、遗尿、遗精,有标本兼顾之功。如《校注妇人大全良方》治下焦虚寒,尿频、遗尿的缩泉丸即以本品为主,辅以温肾散寒、补肾固涩之乌药、山药组成;而用于肾阳不足之梦泄遗精,可与补阳涩精之菟丝子、沙苑子、龙骨等同用,以增疗效。

2. **虚寒多唾、泄泻** 本品以其温涩之性,善能温肾暖脾以摄唾、止泻。脾主运化,在液为涎,肾主闭藏,在液为唾,脾肾阳虚,统摄无权,多见涎唾。可单用,或与补脾燥湿之党参、白术、半夏等同用。而治脾胃虚寒,寒湿内阻的呕吐泄泻、腹中冷痛,常与补脾益气、温中散寒药配伍,如《证治准绳》益智仁散以其与党参、白术、高良姜、砂仁等同用;若脾肾虚寒,五更泄泻,可与温补脾肾、涩肠止泻之补骨脂、吴茱萸、肉豆蔻等相伍。

【**用法用量**】 用时捣碎,生用或盐水炒用。煎服,3～10 g。盐水炒用可缓和其刺激性。

【**使用注意**】 本品辛温香燥,易伤阴助火,故阴虚火旺者忌服。

【参考资料】

1. **化学成分** 本品含挥发油、庚烷衍生物类成分、微量元素、维生素、氨基酸、脂肪酸等成分。

《中国药典》规定：以挥发油作定性鉴别成分；定量检测，种子挥发油的含量不得少于1.0%。

2. **药理作用** 益智仁有强心、健胃、抗利尿、减少唾液分泌、抑制回肠收缩、抗肿瘤、抑制前列腺素合成酶活性等作用。

菟丝子 Tùsīzǐ 《神农本草经》

为旋花科一年生寄生缠绕性草本菟丝子 *Cuscuta chinensis* Lam.的干燥成熟种子。我国大部分地区均产。秋季果实成熟时采收。本品气微，味淡。

【主要性能】 甘、辛、涩，微温。归肾、肝、脾经。

【功效】 补肾益精，养肝明目，固精缩尿，止泻，安胎。

【应用】

1. **肾虚证** 本品甘辛温润，补而不峻，温而不燥，既补肾阳，又益肾精，广泛用于肾阳不足，肾精亏虚所致的多种证候。因其兼具固涩作用，故对肾虚不固之遗精、遗尿、尿频及崩漏带下等证有标本兼顾之效。治肾虚遗精，可与益肾固精之品同用，如《丹溪心法》五子衍宗丸以其配伍枸杞子、覆盆子、五味子等药；治下焦虚冷之小便不禁或遗尿，可与温肾缩尿之品同用，如《济生》菟丝子丸以之与肉苁蓉、五味子、桑螵蛸等相伍；治妇人肝肾虚损，冲任不固之崩中漏下，可与补肾固冲、温经止血之杜仲、艾叶、乌贼骨等品同用；治肾虚带下，可与补肾固涩之品同用，如《女科切要》内补丸以其配伍鹿茸、沙苑子等。此外，《积善堂方》七宝美髯丹治肝肾不足、精亏血虚所致早衰、须发早白、腰膝酸软、牙齿动摇等，以之与补肝肾、益精补血之枸杞子、何首乌等品配伍，以增疗效。

2. **肝肾不足，目暗不明** 对肾精亏虚，精气不能上荣之目暗不明、内障目昏，本品能补肾养肝，益精明目。常与益精养血明目之品同用，如《圣惠》驻景丸以其与熟地黄、车前子等配伍。

3. **脾肾虚寒，腹泻便溏** 本品既能温肾补脾，又有止泻之功。用治脾肾虚寒，腹泻便溏、腰酸肢冷者，可与温肾暖脾止泻之品同用，如《先醒斋医学广笔记》脾肾双补丸以其配伍补骨脂、巴戟天、五味子等；若脾虚食少便溏，则可配伍补脾止泻之品，如《方脉正宗》重用本品与人参、白术、补骨脂等药同用，以增其效。

4. **冲任不固，胎动不安** 本品善能补肝肾、固冲任以安胎，常用于肾虚冲任不固，胎失所养引起的胎动不安，每与其他补肾安胎之品同用，如《医学衷中参西录》寿胎丸以其配伍桑寄生、续断等。

此外，本品还可治疗肾虚消渴，如《全生指迷方》菟丝子丸即单用本品为丸服，治消渴。

【用法用量】 生用或盐水炙用。煎服，10～15 g。外用适量。本品质地坚硬，难以粉碎，炒后或盐炙后易于捣碎和煎出有效成分。

【参考资料】

1. **化学成分** 本品含黄酮类、糖苷、甾体类、萜类、生物碱类、木脂素类、氨基酸及微量元素等成分。

《中国药典》规定：以金丝桃苷作定性鉴别成分；定量检测，金丝桃苷的含量不得少于0.10%。

2. **药理作用** 菟丝子能增强机体免疫功能；对小鼠"阳虚"模型有治疗作用；菟丝子黄酮能够促进下丘脑-垂体-性腺轴功能，提高垂体对促性腺激素释放激素的反应性，促进卵泡发育，提高应激大鼠雌二醇、黄体酮的水平；能延缓大鼠半乳糖性白内障的发展；对心肌缺血具有明显的预防和治疗作用，并有增加冠脉流量、扩冠、降压及强心，抗衰老等作用。

沙苑子 Shāyuànzǐ 《本草图经》

为豆科多年生草本扁茎黄芪 *Astragalus complanatus* R. Br.的干燥成熟种子。主产于陕西、山西等地。秋末冬初果实成熟尚未开裂时采收。本品无臭，味淡，嚼之有豆腥味。

【主要性能】 甘、涩,温。归肾、肝经。

【功效】 补肾益精,养肝明目,固精缩尿,止带。

【应用】

1. 肾虚不固证 本品甘涩温润,能补能涩,功似菟丝子唯补益之力稍逊,而以收涩见长,既能补肾阳,益肾精,又能固精、缩尿、止带。对肾虚不固之遗精、遗尿、带下等证有标本兼顾之效。常与补肾固涩之品配伍,如《医方集解》金锁固精丸治肾关不固,遗精滑泄,以之与芡实、莲子等品同用;治肾虚遗尿,常与桑螵蛸、山茱萸等配伍;治肾虚带下,常与鹿茸、菟丝子等相伍。

此外,对肾虚腰痛,本品还略具止痛作用,单用有效。本品虽不长于壮阳起痿,但肾虚精亏阳痿亦可用本品补肾益精,可与其他壮阳益精药如鹿角胶、枸杞子等同用。

2. 肝肾不足,目暗不明 本品温润不燥,既能补益肾精,又有养肝明目之功,常用于肝肾不足,目失涵养之目暗不明、视力减退,可与补肝肾明目之枸杞子、菟丝子等同用。

【用法用量】 生用或盐水炒用。煎服,10~15 g。

【参考资料】

1. 化学成分 本品含脂肪酸、氨基酸、黄酮苷类、三萜类、有机酸类、微量元素等成分。

《中国药典》规定:以沙苑子苷作定性鉴别成分;定量检测,沙苑子苷的含量药材不得少于0.060%,饮片不得少于0.050%。

2. 药理作用 沙苑子能调节机体的生理功能;能增强机体的免疫能力,提高机体的非特异性和特异性免疫功能;有抗疲劳作用。沙苑子总黄酮有降压作用和明显降低血清胆固醇、三酰甘油及增加脑血流量的作用,并能改善血液流变学指标。

杜仲 Dùzhòng 《神农本草经》

为杜仲科落叶乔木植物杜仲 *Eucommia ulmoides* Oliv. 的干燥树皮。主产于湖北、四川、贵州等地。4~6月剥取。本品气微,味稍苦。

【主要性能】 甘、温。归肾、肝经。

【功效】 补肝肾,强筋骨,安胎。

【应用】

1. 肝肾不足,筋骨不健证 本品有良好的补益肝肾、强壮筋骨功效,为治肾虚腰痛,下肢痿软之要药。可单用,亦常与补肾强筋药同用,如《和剂局方》青娥丸以其与胡桃肉、补骨脂等伍用。若遇痹证日久,肝肾两虚,气血不足而见腰膝冷痛、下肢痿软者,可与补肝肾、强筋骨、祛风湿药配伍,如《千金要方》独活寄生汤以之与桑寄生、牛膝、独活等同用。此外,其补肾阳之功,亦常用于肾阳虚之阳痿遗精、遗尿尿频等证,当与其他温补肾阳药同用以增疗效。

2. 冲任不固,胎动不安或滑胎 本品善能补肝肾、固冲任以安胎,单用有效,如《圣济总录》杜仲丸,单用本品为末,枣肉为丸,治胎动不安。亦常与其他补肾固胎之品同用,如《简便单方》以之与川断、山药同用,治频惯坠胎者;《叶氏女科》固胎丸以其配补气血、安胎的黄芪、当归、续断等,治气血不充之滑胎;《中医妇科治疗学》补肾安胎饮用本品与续断、阿胶、菟丝子相伍,治疗肾虚胎动不安。

此外,本品还能降血压,近年来单用或配入复方治高血压病有较好效果。因其长于补肾阳,故尤宜于高血压患者有肾阳不足表现者。

【用法用量】 生用或盐水炒用。煎服,10~15 g。盐水炙后,有效成分更易溶出,故疗效较生用为佳。

【使用注意】 本品为温补之品,阴虚火旺者慎用。

【参考资料】

1. 化学成分　本品含木脂素类、苯丙素类、环烯醚萜类、杜仲胶、多糖类、杜仲抗真菌蛋白、黄酮类、氨基酸、脂肪酸、维生素及微量元素等。

《中国药典》规定：定量检测，松脂醇二葡萄糖苷的含量不得少于0.10%。

2. 药理作用　杜仲能增强机体的免疫功能，对细胞免疫显示双相调整作用；能使离体子宫自主收缩减弱，并拮抗子宫收缩剂而达解痉的作用，使收缩状态的子宫恢复正常；有镇静及镇痛作用；能舒张血管平滑肌，降低血压；水煎剂的降压作用比乙醇提取物强，炒炭后的煎剂比生药强。

续断 Xùduàn　《神农本草经》

为川续断科多年生草本川续断 *Dipsacus asperoides* C. Y. Cheng et T. M. Ai 的干燥根。主产于四川、湖北、湖南等地。秋季采挖。本品气微香，味苦、微甜而后涩。

【主要性能】　甘、辛、苦，微温。归肾、肝经。

【功效】　补肝肾，强筋骨，续折伤，安胎。

【应用】

1. 肝肾不足，筋骨不健证　本品功似杜仲，功长补肝肾，强筋骨，又有活血止痛之功。常用治肝肾不足，腰膝酸痛，可与补肝肾、强筋骨药配伍，如《证治准绳》续断丹以其与杜仲、牛膝等同用；若治肝肾不足兼寒湿痹痛者，可与祛风散寒止痛之品配伍，如《和剂局方》续断丸以之与防风、川乌等相伍。此外，用于肾阳虚所致的阳痿不举、遗精遗尿等症，古方亦将本品配伍补肾收涩药如肉苁蓉、菟丝子、龙骨等。

2. 跌打损伤，筋伤骨折　本品既善活血止痛，又能强壮筋骨，续筋疗伤，故为伤科常用药。用治外伤肿痛，常与活血止痛之品同用，如《伤科补要》定痛活血汤以其配伍乳香、没药、当归等。治骨折，常与活血化瘀、强筋续骨之品同用，如《中医伤科学讲义》新伤续断汤以之与自然铜、丹参、桃仁等合用。对肾虚习惯性关节脱位，常与补肝肾、强筋骨之品同用，如《伤科补要》补肾壮筋汤治肾经虚损，常失下颏，以本品与杜仲、五加皮、牛膝等配伍。

3. 胎动不安、胎漏、滑胎　本品补肝肾，调冲任，有固本安胎之功。用治肾虚冲任不固之妊娠下血、胎动不安、滑胎，常与补肝肾、安胎之品同用，如《医学衷中参西录》寿胎丸以之与桑寄生、菟丝子、阿胶等相伍，以益其功。

【用法用量】　切片，生用。煎服，10～15 g，或入丸、散。外用适量研末敷。崩漏下血宜炒用。

【参考资料】

1. 化学成分　本品含三萜皂苷类、生物碱类、环烯醚萜类、挥发油类。三萜皂苷类均为齐墩果烷型，生物碱有龙胆碱等，环烯醚萜类有林生续断苷。

《中国药典》规定：以川续断皂苷作定性鉴别成分；定量检测，川续断皂苷的含量药材不得少于2.0%，饮片不得少于1.5%。

2. 药理作用　川续断能提高小鼠耐缺氧能力，延长小鼠负重游泳持续时间，促进小鼠巨噬细胞吞噬功能；有抗维生素E缺乏症的作用；能促进去卵巢小鼠子宫的生长发育；对未孕或妊娠小鼠子宫皆有显著的抑制收缩作用；有明显的促进骨损伤愈合的作用；对疮疡有镇痛、止血、促进组织再生的作用。

蛤蚧 Géjiè　《海药本草》

为壁虎科动物蛤蚧 *Gekko gecko* Linnaeus 除去内脏的干燥体。主产于广西，云南、广东等地亦产。全年均可捕捉。本品气腥，味微咸。

【主要性能】　甘、咸，平。归肾、肺经。

【功效】　补肾阳，益精血，补肺气，定喘咳。

【应用】

1. 劳嗽虚喘　本品甘平,功长补肺肾以定喘咳,为治劳嗽虚喘之要药。治虚劳咳嗽,常与润肺止咳平喘药同用,如《圣惠方》蛤蚧丸以其与贝母、紫菀、杏仁等合用;治肺肾虚喘,则与补气润肺、化痰止咳平喘之品同用,如《卫生宝鉴》人参蛤蚧散以之配伍人参、川贝、杏仁等。

2. 肾虚阳痿　本品质润不燥,既补肾阳,又益肾精。对肾阳不足,肾精亏虚所致的阳痿、早泄精薄,有壮阳起痿添精、固本培元之效,可单用浸酒服,或与补肾益精壮阳之品同用,如《御院药方》养真丹以本品与益智仁、巴戟天、补骨脂等相伍。

此外,本品还可用于肾虚早衰体弱,有补益强壮作用。

【用法用量】　切块,黄酒浸润后烘干用。煎服,5～10 g;研末服,每次 1～2 g,每日 3 次;亦可入丸酒剂。

【使用注意】　风寒或实热咳喘忌服。

【参考资料】

1. 化学成分　本品含肌肽、氨基酸、蛋白质、脂肪酸、胆碱、鸟嘌呤、磷脂及微量元素等,还有一定量的胆固醇、硫酸钙等。蛤蚧尾中锌、铁的含量均高于蛤蚧体,特别是锌的含量高 42 倍。蛤蚧尾中的 8 种游离的必需氨基酸均高于蛤蚧体。

《中国药典》规定:以蛤蚧对照药材采用薄层色谱法进行定性鉴别。

2. 药理作用　蛤蚧能使雄性小鼠睾丸增重,表现出雄性激素样作用,可使动物阴道开放时间提前,认为具有双向性激素作用。能明显增强脾重,对抗强的松龙和环磷酰胺的免疫抑制作用,对小鼠遭受低温、高温、缺氧等应激刺激有明显保护作用,认为有"适应原"样作用。能解痉平喘、抗炎、降低血糖;有抗衰老作用,尾部作用大于体部,作用随用药时间延长而明显增强。

冬虫夏草 Dōngchóngxiàcǎo　《增订本草备要》

为麦角菌科真菌冬虫夏草菌 *Cordyceps sinensis* (Berk.) Sacc. 寄生在蝙蝠蛾科昆虫幼虫上的子座及幼虫尸体的干燥复合体。主产于四川、青海、西藏等地。夏初子座出土、孢子未发散时挖取。本品气微腥,味微苦。生用。

【主要性能】　甘,平。归肾、肺经。

【功效】　补肾阳,益肾精,补肺气,止血化痰,止咳平喘。

【应用】

1. 劳嗽虚喘　本品甘平,既能补肾益肺,又能止血化痰、止咳平喘,尤为劳嗽痰血多用。可单用,或与养阴润肺、化痰止咳之沙参、川贝母、阿胶、麦冬等同用。若肺肾两虚,摄纳无权,气虚作喘者,可与补肺肾、定喘咳之人参、蛤蚧、胡桃肉等同用,以增其效。

2. 肾阳不足,肾精亏虚证　本品补肾益精,有兴阳起痿之功。用治肾阳不足,精血亏虚之阳痿遗精、腰膝酸痛可单用浸酒服,或与其他补阳益精药如淫羊藿、巴戟天、菟丝子等配伍。

此外,还可用于病后体虚不复、易感外邪者,可以本品与鸡、鸭、猪肉等炖服,或为散剂常服,有补虚扶弱、促进机体功能恢复之效。

【用法用量】　煎服或炖服,5～10 g,或入丸、散、酒剂。

【参考资料】

1. 化学成分　本品含核苷类、多糖类、甾醇糖醇类、氨基酸、脂肪酸、酯类、维生素、多胺类、无机元素等成分。

《中国药典》规定:以腺苷作定性鉴别成分;定量检测,腺苷的含量不得少于 0.010%。

2. 药理作用　冬虫夏草可提高机体免疫功能;有平喘作用,能减轻老年慢性支气管炎、哮喘、肺气肿、肺心病等症状,延缓复发时间;有一定的拟雄性激素样作用和抗雌激素样作用,对性功能紊乱有调节恢复作用;可明显改善肾衰患者的肾功能状态和提高细胞免疫功能;有降低心肌耗氧量,抗心肌缺血,抑制血栓形成,降低胆固醇、三酰甘油的作用;尚有抗菌、抗病毒、抗炎、抗应激、抗衰老、抗癌等作用。

紫河车 Zǐhéchē 《本草拾遗》

为健康产妇的干燥胎盘。

【主要性能】 甘、咸,温。归肺、肝、肾经。

【功效】 补肾益精,补气养血。

【应用】

1. 肾阳不足,精血亏虚证 本品为血肉有情之品,善补肾阳,益精血,可用于肾阳不足,精血衰少之腰膝酸软、头晕耳鸣、男子阳痿遗精、女子虚寒不孕等,单用有效,亦可与补肾药同用,如《诸证辨疑》大造丸以其与龟板、杜仲、牛膝等同用。

2. 气血不足诸证 本品又善补益气血,可用于气血亏虚之面色萎黄消瘦、体倦神疲、气短乏力、产后乳汁缺少等,可单用本品研粉服,或用鲜品煮烂食之,或随证与益气补血之人参、黄芪、当归、熟地等同用。

3. 肺肾虚喘 本品补肺气,益肾精,纳气平喘,单用有效,亦可与补肺益肾、止咳平喘药配人参、蛤蚧、冬虫夏草、胡桃肉、五味子等同用。

【用法用量】 研末或装胶囊服,2～3 g,也可入丸、散。如用鲜胎盘,每次半个至 1 个,水煮服食。

【使用注意】 阴虚火旺不宜单独应用。

【参考资料】

1. 化学成分 本品主含蛋白质、氨基酸,尚含有促性腺激素 A 和 B、催乳素、促甲状腺激素、催产素样物质、多种甾体激素等以及多种有应用价值的酶,如溶菌酶、激肽酶等。

2. 药理作用 胎盘有促进乳腺和女性生殖器官发育的功能,含多种酶系统,参与甾体激素如雌激素及黄体酮的代谢,影响月经周期。胎盘球蛋白由胎儿胎盘及产后血液中提取而得,主要成分是丙种球蛋白,含有抗某些传染病的抗体,因此是一种免疫制剂。胎盘可增强机体抵抗力,具免疫及抗过敏作用。

补阳药参考药

药 名	主要性能	功 效	应 用	用法用量	使用注意
仙茅	辛,热。有毒。归肾、肝经	温肾壮阳,祛寒除湿	肾阳不足,命门火衰之阳痿精冷,小便频数;肾虚腰膝痿软,筋骨冷痛,或寒湿久痹;脾肾阳虚之脘腹冷痛、泄泻	煎服,10～15 g,或酒浸服	阴虚火旺者忌服;燥烈有毒,不宜久服
海狗肾	咸,热。归肾经	暖肾壮阳,益精补髓	肾阳不足,阴精亏虚之阳痿精冷,腰膝酸软,精少不育等	研末服,每次 1～3 g,日服 2～3 次	阴虚火旺及骨蒸劳热者忌服
黄狗肾	咸,温。归肾经	暖肾壮阳,益精补髓	肾阳不足,阴精亏虚之阳痿精冷,腰膝酸软,精少不育	研末服,每次 1～3 g,日服 2～3 次	阴虚火旺及骨蒸劳热者忌服
海马	甘、咸,温。归肾、肝经	补肾壮阳,散结消肿	肾阳虚衰之阳痿精少,遗尿尿频,癥瘕积聚及跌仆损伤,外治痈肿疔疮	煎服,3～10 g;外用适量,研末涂敷患处	孕妇及阴虚火旺者忌服
韭菜子	辛、甘,温。归肾、肝经	温补肝肾,壮阳固精	肾阳虚之阳痿遗精,遗尿尿频,白带过多;肝肾不足腰膝酸软	煎服,5～10 g	阴虚火旺者忌服

续　表

药名	主要性能	功效	应用	用法用量	使用注意
阳起石	咸,温。归肾经	温肾壮阳	肾阳虚衰之阳痿,宫冷,腰膝冷痛	煎服,3～6 g;或入丸、散	阴虚火旺者忌服
紫石英	甘,温。归心、肺、肾经	温肾助阳,镇心安神,温肺平喘	肾阳亏虚之宫冷不孕,崩漏带下;心悸怔忡;肺寒咳喘	煎服,9～15 g,打碎先煎	阴虚火旺,肺热气喘者忌用
胡芦巴	苦,温。归肝、肾经	温肾助阳,祛寒止痛	肾阳虚之阳痿,滑泄;寒疝腹痛,经寒腹痛;寒湿脚气等	煎服,5～10 g;或入丸、散	阴虚火旺者忌服
核桃仁	甘,温。归肾、肺、大肠经	补肾温肺,润肠通便	肺肾两虚之喘咳;肾阳不足之腰膝酸痛,遗精尿频;肠燥便秘	煎服,10～30 g;定喘嗽宜连皮用,润肠燥宜去皮用	阴虚火旺,痰热喘咳、湿热便溏者均不宜服
哈蟆油	甘、咸,平。归肺、肾经	补肾益精,养阴润肺	病后体虚,盗汗神疲;劳嗽咯血	煎服,3～10 g;或入丸、散	外感初起及食少便溏者慎用

第三节　补血药

以滋补营血为主要功效,常用治血虚证的药物,称为补血药。

本类药物多为甘温或甘平之品,主归心、肝二经,功能补血,主治血虚证,症见面色苍白无华或萎黄、舌质较淡、脉细或细数无力等。偏于心血虚者,可见心悸、怔忡、心烦、失眠、健忘。偏于肝血虚者,可见眩晕、耳鸣、两目干涩、视力减退,或肢体麻木、拘急、震颤;妇女肝血不足,不能充盈冲任之脉,可见月经愆期、量少色淡,甚至经闭。部分药物尚分别兼有滋肾、益精、润肺等功效,还可用治肝肾阴虚证、精血亏虚证、阴虚肺燥证等。

使用补血药时,除同类药相须增效及结合其兼有功效综合考虑外,常配伍补气药,使气旺以生血;或配伍健运脾胃药,以助后天之本生血之源。如兼阴虚者,宜选用或配伍能补阴的药物。

部分补血药滋腻碍脾,故湿滞脾胃,脘腹胀满、食少便溏者应慎用。必要时,可配伍健脾消食药,以助运化。

当归 Dāngguī　《神农本草经》

为伞科形多年生草本植物当归 Angelica sinensis (Oliv.) Diele 的干燥根。以甘肃岷县(古称秦州)为著名道地产区,习称"秦归"。秋末采挖。本品有浓郁香气,味甘、辛、微苦。

【主要性能】　甘、辛,温。归心、肝、脾经。

【功效】　补血,活血,调经,止痛,润肠。

【应用】

1. 血虚证　本品为补血要药,可用于血虚诸证。每常与同类补血药配伍,如《和剂局方》四物汤以之与熟地、白芍同用;兼见气虚者,宜与补气之品同用,使气旺以生血,气血双补,如《内外伤辨惑论》当归补血汤以之与黄芪同用。因其性温,故尤宜于血虚有寒者,可与温经散寒通脉药配伍,如

《伤寒论》当归四逆汤以其与桂枝、细辛、木通同用。

2. **血瘀证**　本品辛温行散,活血不伤正,为活血化瘀佳品。可广泛用于内、外、妇、伤各科之瘀滞证。对于妇科血瘀所致妇女月经不调、痛经等症,本品不仅能活血、止痛,还长于调经,故尤为常用。常与活血化瘀药配伍,如《医宗金鉴》桃红四物汤以之与桃仁、红花、川芎等品同用;《医学衷中参西录》活络效灵丹治气血凝滞,心腹疼痛、腿臂疼痛、跌打损伤、癥瘕积聚及内外疮痛等症,以之与乳香、丹参等品同用。

3. **月经不调,经闭,痛经,产后腹痛**　本品既能补血行血,又善调经止痛,尤为调经要药。用治月经不调、经闭、痛经、产后腹痛等症,血虚者可补,常配伍熟地黄、白芍等补血药,如四物汤;血瘀者可行,常与桃仁、红花等活血药同用,如桃红四物汤;血寒者可温,每与桂枝、吴茱萸等温经散寒药合用,如温经汤;若妇人产后,血虚寒凝,瘀阻腹痛,恶露不尽,则与炮姜、桃仁、川芎等祛寒活血药配伍,如《傅青主女科》生化汤。

4. **痛证**　本品具止痛之功,又善补血活血散寒,故可随证配伍用于血虚、血瘀、寒凝所致头痛、心腹刺痛、风湿痹痛、痛经、跌打损伤疼痛及痈疽肿痛等多种痛症。

5. **肠燥便秘**　本品还能润肠通便,可用于肠燥便秘。以其长于补血,尤宜于血虚肠燥便秘,宜与熟地黄、肉苁蓉、火麻仁等养血润肠之品同用。

此外,本品尚有平喘作用,可用于咳喘。

【**用法用量**】　生用或酒炒用。煎服,6～12 g。补血多生用,酒炒当归长于活血。一般认为,当归头尾偏于活血,当归身偏于补血,全当归补血活血俱佳,可供参考。

【**使用注意**】　本品甘温,湿热中阻、肺热痰火、阴虚阳亢等证不宜应用。又因润燥滑肠,大便溏泻者忌用。

【**参考资料**】

1. **化学成分**　本品含挥发油,油中主要成分为藁本内酯、当归酮、香荆芥酚等,还含有阿魏酸、当归多糖、多种氨基酸、维生素 A 与 B$_{12}$,以及人体必需的多种微量元素等。

《中国药典》规定:以阿魏酸、藁本内酯作定性鉴别成分;定量检测,挥发油的含量不得少于 0.4%,阿魏酸的含量不得少于 0.050%。

2. **药理作用**　当归能显著促进血红蛋白及红细胞的生成,促进骨髓造血功能,并具有免疫增强作用;其所含挥发油及阿魏酸能抑制子宫平滑肌的收缩,水溶性或醇溶性非挥发性物质能兴奋子宫平滑肌;有显著扩张冠脉,增加冠脉血流量,抗心肌缺血、抗心律失常、扩张血管的作用;所含藁本内酯能平喘;还有抗氧化和清除自由基、抑制肝合成胆固醇、降低血小板聚集、抗血栓、降血脂、保肝、镇痛、镇静、抗肿瘤、抗菌消炎、抗辐射等作用。

熟地黄 Shúdìhuáng 《本草图经》

为玄参科多年生草本植物地黄 *Rehmannia glutinosa* Libosch. 的根茎,经加工蒸晒而成。系以干地黄加黄酒拌和蒸至内外色黑,取出晒干。气微,微甜。

【**主要性能**】　甘,微温。归肝、肾经。

【**功效**】　补血滋阴,益精填髓。

【**应用**】

1. **血虚证**　本品亦为补血要药,适用于血虚诸证。当归补血而兼动,本品补血而主静,两者补血常相须为用。治血虚萎黄,头晕耳鸣,心悸失眠,目干肢麻及妇女月经愆期、量少色淡,经闭,崩漏等症,常配伍当归、白芍等补血药,如《和剂局方》四物汤。临床每以该方为基础,随证化裁,治疗各科疾病之血虚证。

2. **肝肾阴虚证** 本品为补阴要药,长于滋肾养肝,为治肝肾阴虚证之要药,在滋阴剂中常居主药地位。用于肝肾阴虚所致腰膝酸软、眩晕耳鸣、遗精盗汗及消渴证,宜与滋阴补肾之品配伍,如《小儿药证直诀》六味地黄丸,以本品与山茱萸、山药等同用。若阴虚火旺,骨蒸劳热、腰脊酸痛、遗精盗汗者,宜与滋阴降火之品配伍,如《医宗金鉴》知柏地黄丸以之与知母、黄柏等品同用。阴虚阳亢眩晕者,可与龟甲、白芍等滋阴平肝之品同用。

3. **肾精亏虚证** 本品又善补益肾精,适用于肾精亏虚所致小儿生长发育迟缓及成人早衰诸证。如《医方集解》七宝美髯丹与虎潜丸,前者本品与补肝肾、益精血之何首乌、菟丝子、牛膝等配伍,主治精血亏虚,头昏、眼花、耳鸣、须发早白等早衰之症;后者,本品与龟甲、锁阳、狗脊等补肾健骨之药同用,主治肝肾不足,腰膝无力及小儿五迟五软等症。

【用法用量】 切片用。煎服,9~15 g。

【使用注意】 本品性质滋腻,易妨碍消化,故脾胃虚弱、中满便溏、气滞痰多者慎用。

【参考资料】

1. **化学成分** 本品含梓醇、地黄素、甘露醇、维生素 A 类物质,以及含量较高的单糖,多种氨基酸等。《中国药典》规定:以毛蕊花糖苷作定性鉴别成分;定量检测,毛蕊花糖苷的含量不得少于 0.020%。

2. **药理作用** 熟地黄能促进失血性贫血小鼠红细胞、血红蛋白的恢复,加快脾集落形成单位、红细胞集落形成单位的增殖、分化,具显著的"生血"作用;有强心作用,对衰弱的心脏更为显著;能改善脑血流量;有抗甲状腺功能亢进作用,熟地黄滋补肾阴的作用与改善体内 AD 水平有关;有降血压、降低胆固醇、利尿、抗炎、镇静、降血糖、止血作用。

何首乌 Héshǒuwū 《开宝本草》

为蓼科多年生缠绕草本植物何首乌 *Polygonum multiflorum* Thunb. 的干燥块根。主产于湖北、贵州、四川等地。秋季采挖。本品气微、味微苦而甘涩。

【主要性能】 制首乌:甘、涩,微温。归肝、肾、心经。生首乌:甘、苦,平。归心、肝、大肠经。

【功效】 制首乌:补血,益精。生首乌:截疟,解毒,通便。

【应用】

1. **血虚证** 制首乌有补血之功,治血虚萎黄,头晕心悸,可与熟地黄、当归、龙眼肉等补血之品同用,以增其功。

2. **精血不足证** 制首乌善能补肝肾,益精血,且性质平和,不燥不腻,临床常用于肝肾精亏血虚所致腰膝酸软、头晕耳鸣、视力下降、须发早白等早衰诸症,常与菟丝子、熟地等补肝肾、益精血之品配伍,如《医方集解》七宝美髯丹。

3. **久疟不止** 生首乌功能截疟,治久疟体虚者,宜与人参、当归等补益气血之品配伍,如《景岳全书》何人饮。

4. **痈疮、瘰疬及皮肤瘙痒证** 生首乌功能解毒以消痈散结,用于痈疮肿毒,内服外用均可,单用或与金银花、连翘等清热解毒之品同用,如《疡医大全》何首乌汤;治瘰疬,可配伍清热散结之夏枯草、土贝母等。对于血燥生风,皮肤瘙痒、疮疹等,生首乌有止痒之效,常与祛风止痒之防风、苦参等同用,或与艾叶煎水外洗。

5. **肠燥便秘证** 生首乌尚能通便,兼益精血,尤宜于精血亏虚,肠燥便秘,常与当归、火麻仁等养血润肠之品配伍。

【用法用量】 生用或蒸制为制首乌用。煎服,6~12 g。本品制用补益精血,生用截疟解毒、润肠通便。

【使用注意】 本品制用补益力强,湿痰壅盛者不宜;生用滑肠,大便溏薄者不宜。

【参考资料】

1. 化学成分 本品含蒽醌衍生物,主要有大黄酚、大黄素,其次为大黄酸、大黄素甲醚、大黄酚蒽酮等。此外,还含有卵磷脂、粗脂肪、淀粉等。

《中国药典》规定:定量检测,药材生首乌二苯乙烯苷的含量不得少于 1.0%,含结合蒽醌以大黄素和大黄素甲醚的总量计不得少于 0.10%;饮片含结合蒽醌不得少于 0.05%;制首乌二苯乙烯苷的含量不得少于 0.70%,含游离蒽醌以大黄素和大黄素甲醚的总量计不得少于 0.10%。

2. 药理作用 何首乌水煎液或醇提取物能降低实验动物血脂,抑制动脉内膜斑块形成和脂质沉积;能增强离体蛙心心肌的收缩力,对疲劳心脏的强心作用尤为显著;有增强免疫、延缓衰老、抗菌、抗癌、抗诱变、保肝作用。此外,何首乌还有促进肠管蠕动而呈泻下等作用。

白芍 Báisháo 《神农本草经》

为毛茛科多年生草本植物芍药 *Paeonia lactiflora* Pall. 的干燥根。主产于浙江、安徽、四川等地。夏、秋二季采挖。本品气微苦而酸。

【主要性能】 甘、酸、苦,微寒。归肝、脾、心经。

【功效】 养血敛阴,柔肝止痛,平抑肝阳。

【应用】

1. 血虚证 本品补血之功,虽不及当归、熟地黄,但经配伍,亦广泛用于血虚心肝失养所致面色苍白、眩晕心悸,或月经不调、经闭、崩中漏下诸症。每常与其他补血药配伍,如《和剂局方》四物汤以本品与当归、熟地黄同用。此方随证化裁,可用于各科疾病之血虚证。

2. 肝阳上亢证 本品能敛肝阴、平肝阳,用治肝阳上亢所致头痛、眩晕等症,常与滋阴潜阳之品配伍,如《医学衷中参西录》镇肝息风汤以之与龟甲、天冬、赭石等品同用。

3. 挛急疼痛 本品长于缓急止痛。因其能养血以柔肝缓急,故尤宜于因血虚肝失所养,筋脉拘急所致之拘急疼痛,常与甘草同用,即《伤寒论》芍药甘草汤。临床常以此方为基础随证化裁,治疗多种疾病过程中出现的拘急疼痛者。

4. 盗汗、自汗 本品功能敛阴止汗,可用于虚汗证。治阴虚盗汗,宜与知母、黄柏等滋阴降火之品同用;治气虚自汗,宜与黄芪、白术等益气固表之品同用。治外感风寒,营卫失和而自汗者,本品常与桂枝配伍,共收调和营卫之效,如《伤寒论》桂枝汤。

【用法用量】 生用或炒用。煎服,6～15 g。

【使用注意】 不宜与藜芦同用。

【参考资料】

1. 化学成分 本品含芍药苷、苯甲酰芍药苷、芍药内酯苷,还含苯甲酸、牡丹酚、鞣质等。

《中国药典》规定:以芍药苷作定性鉴别成分;定量检测,药材芍药苷的含量不得少于 1.6%,饮片不得少于 1.2%。

2. 药理作用 芍药能调节机体的细胞免疫、体液免疫及巨噬细胞吞噬功能;有明显镇痛、解除肠管痉挛、调节子宫平滑肌作用;对实验动物的急性炎症及佐剂性关节炎有抗炎作用;能预防实验动物的应激性胃溃疡;扩张冠状动脉,降血压,抑制血栓形成,抗血小板聚集。此外,还有保肝、解毒、抗肿瘤、抗诱变、抗菌等作用。

3. 其他 白芍、赤芍在《神农本草经》中统称芍药。

阿胶 Ejiāo 《神农本草经》

为马科动物驴 *Equus asinus* L. 的去毛之皮经熬制而成的固体胶。以山东省东阿县为著名道地产区。本品气微,味微甘。

【主要性能】 甘,平。归肺、肝、肾经。

【功效】 补血,止血,滋阴润燥。

【应用】

1. 血虚证 本品甘平质润,为补血佳品,常用于血虚萎黄,头晕心悸,月经不调,量少甚至经闭诸症,可单用黄酒炖服;亦可与其他补血药配伍,如《杂病源流犀烛》阿胶四物汤,即以本品与熟地黄、当归同用。

本品滋养生血有助于养胎,止血又可治胎漏下血,故不少安胎方中都选用本品,如《金匮要略》胶艾汤,其与当归、地黄、艾叶等同用。

2. 出血证 本品又长于止血,适用于吐血、衄血、咯血、尿血、便血、妇人崩漏及妊娠胎漏下血等多种出血症。因其还长于补血、滋阴,故尤宜于失血而有血虚、阴虚表现者,单用或与其他止血药配伍。

3. 肺阴虚证 本品能滋阴润肺,用治阴虚肺热,燥咳少痰、痰中带血者,常配清肺止咳之马兜铃、牛蒡子、杏仁等同用,如《小儿药证直诀》补肺阿胶汤;也可与桑叶、杏仁、麦冬等同用,治疗燥邪伤肺,干咳无痰、心烦口渴、鼻燥咽干等,如《医门法律》清燥救肺汤。若治肺肾阴虚,劳嗽咳血者,本品既能滋阴,又能止血,常与养阴润肺、化痰止咳之品配伍,如《医学心悟》月华丸以之与麦冬、天冬、川贝母、百部等品同用。

4. 肾阴虚证 本品功能滋肾养阴,可用于热病伤阴,真阴不足而心火独亢之心烦不眠者,常与养阴清心之品配伍,如《伤寒论》黄连阿胶汤,其与黄连、黄芩、鸡子黄同用。对于肝肾阴虚而肝阳上亢及虚风内动者,亦常与生地、白芍、龟甲、石决明等滋阴潜阳息风之品配伍。

【用法用量】 直接烊化或炒成阿胶珠用。入汤剂,3～9 g,烊化兑服。本品入丸散剂不易粉碎,可用蛤粉烫成珠后,便于粉碎,并可克服腻胃的副作用。

【使用注意】 本品性滋腻,有碍消化,胃弱便溏者慎用。

【参考资料】

1. 化学成分 本品主含胶原蛋白及其水解产生的多种氨基酸,如甘氨酸、赖氨酸、天门冬氨酸、谷氨酸、精氨酸、脯氨酸等,并含钙、铁、锌等多种元素。

《中国药典》规定:以甘氨酸作定性鉴别成分;定量检测,L-羟脯氨酸的含量不得少于8.0%,甘氨酸的含量不得少于18.0%,丙氨酸的含量不得少于7.0%,L-脯氨酸的含量不得少于10.0%。

2. 药理作用 本品能提高红细胞数和血红蛋白,促进造血功能;具有非常显著的缩短家兔凝血时间作用。本品服用后能增加体内钙的摄入量,并改善钙的平衡;能预防豚鼠进行性肌营养障碍的发生或改善其症状,促进骨骼生长和愈合、促进子宫内膜生长。此外,还有抗辐射、抗休克、抗疲劳、提高免疫等作用。

枸杞子 Gǒuqǐzǐ 《神农本草经》

为茄科灌木植物宁夏枸杞 *Lycium barbarum* L.的干燥成熟果实。以宁夏为著名道地产区。夏秋季果实成熟时采收。本品气微,味甜微酸。

【主要性能】 甘,平。归肝、肾经。

【功效】 补肝肾,益精血,明目。

【应用】

1. 肝肾不足,精血亏虚证 本品甘平质润,为补肝肾,益精血之良药,用治肝肾不足,精血亏虚所致腰膝酸软、耳鸣耳聋、发脱齿松、不育不孕、健忘呆钝或生长发育迟缓诸症,单用有效,如《饮膳正要》枸杞酒,即以单味枸杞浸酒服用;更常与其他滋肾益精之品配伍,如《景岳全书》左归丸,其与熟地、龟甲胶、山萸肉等同用。

本品和熟地等补益精血药相似,亦常配伍用于肾阳虚证或肾阴虚证。治肾阳不足,可与补肾阳、益精血药同用,如《景岳全书》右归丸,本品与肉桂、附子、熟地黄等药配伍。治(肝)肾阴虚,可与滋肾阴、益精血药同用,如《古今录验方》枸杞丸,其与天冬、干地黄等药配伍。

2. **血虚证** 本品有补血功效,又可用于血虚所致面色萎黄、失眠多梦、头昏耳鸣等症,常与养血安神之品同用,如《摄生秘剖》杞圆膏,本品与龙眼肉同用。

3. **目暗不明,视力减退** 本品既善补肝肾,益精血,又有较好的明目之效,为治肝肾不足,精血不能上荣之眼目昏花、干涩流泪、视力减退的佳品。常与其他补肝肾明目药同用,如《医级》杞菊地黄丸,其与菊花、熟地、山萸肉等同用。《银海精微》驻景丸,其与菟丝子、肉苁蓉、五味子等同用。

此外,本品兼有润肺之功,用于阴虚劳嗽,可配伍养阴润肺止咳之知母、麦冬、川贝母等。

【**用法用量**】 生用。煎服,6～12 g。

【**参考资料**】

1. **化学成分** 本品含甜菜碱、多糖、粗脂肪、粗蛋白、核黄素、胡萝卜素、抗坏血酸、亚油酸、微量元素及氨基酸等成分。《中国药典》规定:定量检测,枸杞多糖以葡萄糖计含量不得少于1.80%,甜菜碱的含量不得少于0.30%。

2. **药理作用** 本品所含多糖能调节细胞免疫,增强巨噬细胞吞噬能力,促进正常小鼠的造血功能;其提取液能延缓衰老,可降低实验大鼠血中胆固醇,有轻微抗家兔实验性动脉粥样硬化形成作用;还有降血糖、抗肿瘤、保肝、降血压等作用。

补血药参考药

药 名	主要性能	功 效	主 治	用法用量	使用注意	备 注
龙眼肉	甘,温。归心、脾经	补益心脾,养血安神	心脾虚损,心悸失眠;久病气血不足证	煎服,10～15 g		
黄明胶	甘、涩,平。归肺、大肠经	滋阴润肺,止血消肿	阴虚燥咳;出血证;跌打伤痛,疮痈肿毒	3～10 g,烊化冲服;外用,烊化涂敷	性黏腻,脾胃虚弱者慎用	

第四节 | 补 阴 药

凡以滋养阴液为主要功效,治疗阴虚证的药物,称为补阴药。

补阴药大多为甘寒质润之品,以滋养阴液,纠正阴虚的病理偏向为主要功效,主治热病伤阴及久病脏腑阴亏液耗之阴虚证。

阴虚证主要表现为两类见症:一是阴液不足,不能滋润脏腑组织,出现皮肤、咽喉、口鼻、眼目干燥或肠燥便秘。二是阴虚生内热,出现午后潮热、盗汗、五心烦热、两颧发红;或阴虚阳亢,出现头晕目眩等。

补阴药均具补阴之功,其甘润之质,寒凉之性,又多兼润燥生津和清热之效。而其作用的脏腑不同,功效主治有异。补肺阴者,多兼润肺燥、清肺热之功,主治肺阴虚之干咳少痰、咯血或声音嘶哑等症;补胃阴者,多兼生津、润肠燥、清胃热之功,主治胃阴虚之口干咽燥,胃脘隐痛、干呕呃逆、大便燥结等症;补肝肾阴者,多兼清降虚火之功,主治肝肾阴虚之头晕耳鸣、两目干涩、腰膝酸软、手足心热、遗精盗汗等症;补心阴者,多兼清心除烦之功,主治心阴虚之心悸怔忡、失眠多梦等症;补脾阴者,多性质平和,兼益脾气,主治脾之气阴两虚所致食纳减少、食后腹胀、便秘、唇干燥少津、干呕、呃逆、舌干苔少等症。

使用本类药物治疗热邪伤阴或阴虚内热证,常与清热药配伍,以利阴液的固护或阴虚内热的消除。用于不同脏腑的阴虚证,还应针对各种阴虚证的不同见症,分别配伍止咳化痰、降逆和中、润肠通便、健脾消食、平肝、固精、安神等类药物,以标本兼顾。如阴虚兼血虚或气虚者,又需与补血药或补气药同用。

本类药大多有一定滋腻性,脾胃虚弱,痰湿内阻,腹满便溏者慎用。

北沙参 Běishāshēn 《本草汇言》

为伞形科多年生草本珊瑚菜 *Glehnia littoralis* Fr. Schmidt ex Miq. 的干燥根。主产于山东、江苏,福建等地亦产。夏、秋二季采挖。本品气微香、味微甜。

【**主要性能**】 甘、微苦,微寒。归肺、胃经。

【**功效**】 养阴清肺,益胃生津。

【**应用**】

1. **肺阴虚证** 本品甘补寒清,善补肺阴,兼清肺热。适用于阴虚肺燥有热之干咳少痰、咳血或咽干音哑等症。常随证配伍养阴清肺、止咳平喘、止血、利咽开音之麦冬、南沙参、杏仁、桑叶、诃子等药。

2. **胃阴虚证** 本品甘寒入胃,有养胃阴、生津止渴及清胃热之功。适用于胃阴虚有热之口干多饮、饥不欲食、大便干结、舌苔光剥或舌红少津及胃痛、胃胀、干呕等症。常与养阴生津之石斛、玉竹、乌梅等品同用。若胃阴脾气俱虚者,则宜与养阴、益气健脾之山药、太子参、黄精等品合用,以气阴双补。

【**用法用量**】 切片,生用。煎服,5～12 g。

【**使用注意**】 风寒咳嗽、脾胃虚寒及寒饮喘咳者慎用。据《中国药典》记载,不宜与藜芦同用。

【**参考资料**】

1. **化学成分** 本品含香豆素、木脂素、糖苷、挥发油、聚炔类、氨基酸和微量元素等成分。

2. **药理作用** 北沙参有降温和镇痛作用;北沙参多糖对免疫功能有抑制作用,其水浸液在低浓度时,能加强离体蟾蜍心脏收缩,高浓度,则呈抑制状态;其所含多糖对植物血凝素(PHA)诱导的正常人血淋巴细胞的增生有抑制作用;北沙参的水提取物能提高人体肺癌细胞增值指数抑制率。

南沙参 Nánshāshēn 《神农本草经》

为桔梗科多年生草本轮叶沙参 *Adenophora tetraphylla* (Thunb.) Fisch. 的干燥根。主产于安徽、江苏、浙江等地。春、秋二季采挖。本品无臭、味微甘。

【**主要性能**】 甘,微寒。归肺、胃经。

【**功效**】 养阴清肺,益胃生津,祛痰,益气。

【**应用**】

1. **肺阴虚证** 本品甘润微寒,入肺经能补肺阴、润肺燥,功似北沙参而力稍逊,兼能清肺化痰。适用于阴虚肺燥有热之干咳痰少、咳血或咽干音哑等症,常与养阴润肺、止咳止血之品配伍。如《医学心悟》月华丸治阴虚咳嗽,以其与天冬、川贝母、阿胶等同用以滋阴保肺、化痰止咳;用治秋感燥气,温燥犯肺所致干咳少痰兼身热、微恶风者,常与清宣润燥、止咳化痰之品配伍,如《温病条辨》桑杏汤以之与桑叶、苦杏仁、浙贝母等合用。

2. **胃阴虚证**　本品甘寒入胃,有养胃阴、生津止渴及清胃热之功。适用于胃阴虚有热之口燥咽干、大便秘结、舌红少津及饥不欲食、胃脘灼热隐痛等症,可与养胃阴、清胃热之品配伍,如《温病条辨》益胃汤以本品与玉竹、麦冬、生地等同用。此外,本品略能补益脾肺之气,可用于热病后期,气阴两虚而余热未清不受温补者。

北沙参与南沙参来源不同,然两者功相近似,均有养阴清肺、益胃生津之功。但北沙参清养肺胃作用稍强,肺胃阴虚有热之证较为多用。而南沙参尚兼益气及化痰作用,较宜于气阴两伤及燥痰咳嗽者。

【用法用量】　生用。煎服,9~15 g。

【使用注意】　不宜与藜芦同用。

【参考资料】

1. **化学成分**　轮叶沙参含三萜类皂苷、黄酮类化合物、多种萜类和烃类混合物、蒲公英萜酮、β-谷甾醇、胡萝卜苷、饱和脂肪酸、沙参酸甲酯和沙参醇。杏叶沙参中含呋喃香豆精类。

《中国药典》规定:醇溶性浸出物不得少于 30.0%。

2. **药理作用**　杏叶沙参可提高细胞免疫和非特异性免疫,且可抑制体液免疫,具有调节免疫平衡的功能;轮叶沙参有祛痰作用,其祛痰作用较紫菀差;1%沙参浸剂对离体蟾蜍心脏有明显强心作用;体外试验,沙参水浸剂(1:2)有抗真菌作用。

百合 Bǎihé　《神农本草经》

为百合科多年生草本植物百合 *Lilium brownii* F. E. Brown var. *viridulum* Baker、卷丹 *L. lancifolium* Thunb.或细叶百合 *L. pumilum* DC.的干燥肉质鳞叶。全国各地均产。以湖南、浙江产者为多。秋季采挖。栽培品鳞片阔而味微苦,野生品鳞片小而味苦。

【主要性能】　甘,微寒。归肺、心、胃经。

【功效】　养阴润肺,止咳祛痰,清心安神。

【应用】

1. **肺阴虚证**　本品味甘微寒,入肺经,善能养阴润肺,兼清肺热,且作用平和。其润肺清肺之力虽不及北沙参、麦冬等药,但兼能止咳祛痰。适用于阴虚肺燥有热之干咳少痰、咳血或咽干音哑等症。可单用鲜百合捣汁服,亦可与润肺清肺及对症之品配伍,如《慎斋遗书》百合固金汤以之与生地黄、桔梗、贝母等品同用。

2. **心神不安证**　本品甘寒归心,功长养阴清心,宁心安神。用治阴虚内热之虚烦惊悸、失眠多梦,可与清心安神药如麦冬、酸枣仁、丹参等同用。治疗以神志恍惚、情绪不能自主、口苦、小便赤、脉微数等为主要见症的百合病心肺阴虚内热证,常与养阴清热之品同用,如《金匮要略》百合地黄汤、百合知母汤等以其与生地黄、知母等配伍。

此外,本品还能养胃阴、清胃热,对胃阴虚有热之胃脘疼痛亦可选用。

【用法用量】　生用或蜜炙用。煎服,10~30 g。本品清心宜生用,润肺宜炙用。

【参考资料】

1. **化学成分**　本品含生物碱、多糖、磷脂、皂苷、氨基酸和微量元素等成分。

《中国药典》规定:水溶性浸出物不得少于 18.0%。

2. **药理作用**　百合水提液对实验动物有止咳、祛痰作用;可对抗组织胺引起的蟾蜍哮喘。百合水煎醇沉液有耐缺氧作用;还可防止环磷酰胺所致白细胞减少症;所含秋水仙碱能抑制癌细胞的有丝分裂,特别是对乳癌的抑制效果比较好。百合多糖有修复胰岛细胞、降血糖的作用。

麦冬 Màidōng   《神农本草经》

为百合科多年生草本麦冬 *Ophiopogon japonicus* (Thunb.) Ker-Gawl.的干燥块根。主产于浙江、四川、江苏等地。夏季采挖。本品气微香,味微甘涩,嚼之有黏性。

【主要性能】　甘、微苦,微寒。归肺、胃、心经。

【功效】　养阴润肺,益胃生津,清心除烦。

【应用】

1. 肺阴虚证　本品甘寒养阴,苦寒清热,既养肺阴,又清肺热,适用于阴虚肺燥有热的鼻燥咽干、干咳痰少、咳血、咽痛音哑等症。常与养阴清肺润燥之品配伍,如《医门法律》清燥救肺汤以之与桑叶、阿胶、杏仁等同用;治肺肾阴虚之劳嗽咳血,常与滋肾润肺、清降虚火之品配伍,如《张氏医通》二冬膏以之与天冬同用。

2. 胃阴虚证　本品味甘柔润,性偏苦寒,长于滋养胃阴,生津止渴,兼清胃热,广泛用于胃阴虚有热之舌干口渴、胃脘疼痛、饥不欲食、呕逆、大便干结等症。常与养胃生津之品配伍,如《温病条辨》益胃汤以之与沙参、玉竹、生地等同用;治消渴,可与生津止渴药如天花粉、乌梅等同用。治胃阴不足之气逆呕吐,则与和胃降逆之品同用,如《金匮要略》麦门冬汤以其配伍人参、半夏、粳米等。治热邪伤津之便秘,每与生津润燥之药同用,如《温病条辨》增液汤以本品与生地、玄参等相伍以增液行舟。

3. 心阴虚证　本品功能滋养心阴,清心除烦。治阴虚内热之心烦不眠,常与滋阴养血安神之品配伍,如《摄生秘剖》天王补心丹以之与生地黄、酸枣仁等同用;若热入心营,心烦少寐者,宜与清心凉血养阴之品配伍,如《温病条辨》清营汤以其与黄连、生地、玄参等合用,以增药效。

【用法用量】　生用。煎服,10~15 g。

【参考资料】

1. 化学成分　本品含皂苷类、黄酮类、多糖、挥发油和微量元素等成分。
《中国药典》规定:定量检测,麦冬总皂苷以鲁斯可皂苷元计不得少于 0.12%。

2. 药理作用　麦冬能增强网状内皮系统吞噬能力,升高外周白细胞,提高免疫功能;其多糖可降血糖,抗心肌缺血,改善左心室功能与抗休克,并对乙醇引起的胃黏膜损伤有保护作用;能显著提高实验动物耐缺氧能力,增加冠脉流量作用;还有一定镇静和抗菌作用。

天冬 Tiāndōng   《神农本草经》

为百合科多年生攀缘草本天冬 *Asparagus cochinchinensis* (Lour.) Merr.的干燥块根。主产于贵州、四川、广西等地。秋、冬二季采挖。本品味甘、微苦。

【主要性能】　甘、苦,寒。归肺、肾、胃经。

【功效】　养阴润肺,滋肾降火,益胃生津。

【应用】

1. 肺阴虚证　本品甘润苦寒之性较强,既养肺阴,润肺燥,又清肺热,且作用强于麦冬、玉竹等同类药物。适用于阴虚肺燥有热之干咳痰少、咳血、咽痛音哑等症。可单用,如《医学正传》天冬膏。亦可与其他养阴润肺之品配伍,如《张氏医通》二冬膏,即与麦冬同用。

2. 肾阴虚证　本品甘寒入肾,能滋肾阴,降虚火,适宜于肾阴亏虚之眩晕、耳鸣、腰膝酸痛及阴虚火旺之骨蒸潮热、内热消渴等症。常配熟地、知母、黄柏等滋阴降火之品。

3. **胃阴虚及热病伤津证** 本品甘润寒凉入胃,又能益胃生津,兼清胃热,可用于热病伤津口渴及肠燥便秘证,常随证配伍其他养阴生津药。若气阴两伤,食欲不振、口渴者,宜与养阴生津益气之生地黄、人参等配伍,如《温病条辨》三才汤;津亏肠燥便秘者,宜与养阴生津、润肠通便之生地、当归、生首乌等品同用。

天冬与麦冬,均能养阴润肺、清肺热,益胃生津、清胃热,对于热病伤津之肠燥便秘,还可增液润肠以通便。常相须为用。然天冬清润之力强于麦冬,且入肾又能滋阴降火,可用于肾阴不足,虚火亢盛之证;麦冬滋腻之性较天冬为小,且善清心除烦,可用于心阴不足及心火亢旺之证。

【用法用量】 切片或段,生用。煎服,10～15 g,亦可熬膏或入丸、散或入酒剂。

【使用注意】 本品甘寒滋腻之性较强,脾虚泄泻、痰湿内盛者忌用。

【参考资料】

1. **化学成分** 本品含天门冬酰胺、多种氨基酸、甾体皂苷、多糖、蛋白质等成分。

《中国药典》规定:醇溶性浸出物不得少于80.0%。

2. **药理作用** 天冬有显著的抗细胞突变作用,抑制肿瘤细胞增殖;有一定平喘镇咳祛痰作用;能升高外周白细胞,增强网状内皮系统吞噬能力及体液免疫功能;可促进抗体生成,延长抗体生存时间;煎剂体外试验对甲型及乙型溶血性链球菌、肺炎链球菌、金黄色葡萄球菌等有抑制作用。

石斛 Shíhú 《神农本草经》

为兰科多年生草本金钗石斛 *Dendrobium nobile* Lindl.、鼓槌石斛 *D. chrysotoxum* Lindl.、铁皮石斛 *D. officinale* Kimu-ra et Migo 或流苏石斛 *D. drobium fimbriatum* Hook.的栽培品及其同属植物近似种的新鲜或干燥茎。主产于四川、云南、贵州等地。全年均可采收,以秋季采挖较宜。大多味微苦。

【主要性能】 甘,微寒。归胃、肾经。

【功效】 益胃生津,滋阴清热。

【应用】

1. **胃阴虚及热病伤津证** 本品为养胃阴之要药,又能生津止渴,兼清胃热。适用于胃阴虚有热及热病伤津之低热烦渴,口燥咽干,胃脘嘈杂、隐痛或灼痛等症,宜与养阴生津及清热之品如生地黄、麦冬、天花粉等配伍。

2. **肾阴虚证** 本品又善滋肾阴,清虚热,适用于肾阴亏虚之目暗不明、筋骨痿软及阴虚火旺,骨蒸劳热等症。用治肾阴亏虚,目暗不明者,常与补肝肾、明目之品同用,如《原机启微》石斛夜光丸以其配伍枸杞子、熟地黄、菟丝子等。对肾阴亏虚,筋骨痿软者,常与补肝肾、强筋骨之熟地、山茱萸、杜仲、牛膝等同用。若肾虚火旺,骨蒸劳热者,则宜与滋肾阴、退虚热药如生地黄、黄柏、胡黄连等品同用。

【用法用量】 切断,生用。煎服,10～15 g,鲜品15～30 g。

【参考资料】

1. **化学成分** 本品含石斛碱、石斛胺、石斛次碱等生物碱,以及酚类、多糖、香豆素、芴酮类、倍半萜类、甾体及挥发油等成分。

《中国药典》规定:金钗石斛以石斛碱作定性鉴别成分,鼓槌石斛以毛兰素作定性鉴别成分,流苏石斛以石斛酚作定性鉴别成分;定量检测,金钗石斛含石斛碱不得少于0.40%,鼓槌石斛含毛兰素不得少于0.030%,铁皮石斛含铁皮石斛多糖不得少于25.0%、含甘露糖应为13.0%～38.0%。

2. **药理作用** 石斛能明显促进实验性胃阴虚证大鼠胃液的分泌,增加胃液量、胃酸排出量与胃蛋白酶排出量;对多种肿瘤细胞均具有不同程度的抑制作用;可提高小鼠巨噬细胞吞噬作用;对半乳糖性白内障具有一定的预防和治疗作用;石斛水提液具有抗骨质疏松的功效;有一定镇痛解热作用。

玉竹 Yùzhú 《神农本草经》

为百合科多年生草本玉竹 *Polygonatum odoratum* (Mill.) Druce 的干燥根茎。主产于河北、江苏、浙江等地。秋(或春)季采挖。本品味甘,有黏性。

【主要性能】 甘,微寒。归肺、胃经。

【功效】 养阴润肺,益胃生津。

【应用】

1. 肺阴虚证 本品甘润,能养肺阴,润肺燥,兼清肺热。适用于阴虚肺燥有热的干咳少痰、咳血、声音嘶哑等症,常与养阴润肺清肺之品同用,如《温病条辨》沙参麦冬汤以其配伍沙参、麦冬、桑叶等。又因其性质平和,滋阴而不碍邪,可用于阴虚之体感受风温及冬温咳嗽、咽干痰少等症,可使发汗而不伤阴,滋阴而不留邪,常与疏散风热、化痰利咽之品同用,如《重订通俗伤寒论》加减葳蕤汤以之与薄荷、桔梗等相伍。

2. 胃阴虚证 本品甘润,能益胃生津,兼清胃热。适用于胃阴虚有热及热病伤津之口干舌燥、饥不欲食、消渴及肠燥便秘等症。常与益胃生津止渴药配伍,如《温病条辨》玉竹麦冬汤、益胃汤均以之配沙参、麦冬同用。

此外,本品尚能养心阴,可用于心阴虚证。

【用法用量】 切片,生用。煎服,10～15 g。

【参考资料】

1. 化学成分 本品含多糖类、甾体皂苷、黄酮类、微量元素、氨基酸、黏液质等成分。多糖类有玉竹黏多糖、玉竹果聚糖等。

《中国药典》规定:定量检测,含玉竹多糖以葡萄糖计不得少于 6.0%。

2. 药理作用 玉竹的乙醇提取物能促进实验动物抗体生成,提高巨噬细胞的吞噬百分数和吞噬指数,促进干扰素合成,抑制结核杆菌生长,降血糖,降血脂,缓解动脉粥样斑块形成,使外周血管和冠脉扩张,延长耐缺氧时间,强心,抗氧化,抗衰老等作用。还有类似肾上腺皮质激素样作用。

3. 其他 本品又名"葳蕤"。

黄精 Huángjīng 《名医别录》

为百合科多年生草本滇黄精 *Polygonatum Kingianum* Coll. et Hemsl.、黄精 *P. sibiricum* Red. 或多花黄精 *P. cyrtonema* Hua.的干燥根茎。主产于贵州、云南、河北等地。秋季采挖。本品味微甜,或有黏性。

【主要性能】 甘,平。归脾、肺、肾经。

【功效】 养阴润肺,滋肾益精,补脾益气。

【应用】

1. 阴虚久咳,肺燥干咳 本品甘平滋润,润肺滋肾,气阴双补。可用于阴虚肺燥,干咳少痰及肺肾阴虚的劳嗽久咳。因作用缓和,可单用熬膏久服。亦可与滋养肺肾、化痰止咳之熟地、百部等品同用。

2. 肾精亏虚证 本品能补益肾精,对延缓衰老,改善头晕、腰膝酸软、须发早白等早衰症状,有一定疗效,如《千金方》黄精膏方单用本品熬膏服。亦可与其他补肾填精之品同用,如《奇效良方》二精丸,以之与枸杞子同用。

3. **脾脏气阴两虚证** 本品既补脾气,又益脾阴。适用于脾脏气阴两虚之面色萎黄、困倦乏力、口干食少、大便干燥等症。可单用或与补气健脾药如党参、茯苓、山药等同用,以增疗效。

此外,还可用于消渴。可单用,或与养阴生津之品配伍。

【用法用量】 切片,生用或酒制用。煎服,10~15 g。

【使用注意】 本品性质黏腻,易助湿滞气,故凡脾虚湿阻、痰湿壅滞、气滞腹满者宜慎用。

【参考资料】

1. **化学成分** 本品含糖类、皂苷、黄酮类、生物碱、醌类、木脂素、氨基酸等成分。

《中国药典》规定:定量检测,含黄精多糖以无水葡萄糖计不得少于 7.0%。

2. **药理作用** 黄精能提高机体免疫功能和促进 DNA、RNA 及蛋白质的合成,促进淋巴细胞转化作用;能明显改善模型小鼠的学习记忆功能;有增加冠脉流量、降压、降血脂、降血糖、抗氧化、抗衰老及减轻冠状动脉粥样硬化程度作用;对伤寒杆菌、金黄色葡萄球菌、结核杆菌、耐酸杆菌等有抑制作用。

3. **其他** 关于黄精的炮制方法,历代有清蒸、酒蒸、九蒸九晒、煮制、黑豆制等。现代研究发现,生黄精所含黏液质对咽喉有刺激作用,正前人所谓:"若生则刺人咽喉。"以黄精生品与炮制品比较发现,黄精蒸制后,水、醇浸出物大量增加,所以古人认为黄精必须炮制后入药的认识是合理的。

墨旱莲 Mòhànlián 《新修本草》

为菊科一年生草本鳢肠 *Eclipat prostrate* L.的干燥地上部分。主产江苏、江西、浙江等地。夏秋季采割。本品气香、味淡、微咸涩。

【主要性能】 甘、酸,寒。归肝、肾经。

【功效】 补肝肾阴,凉血止血。

【应用】

1. **肝肾阴虚证** 本品甘酸性寒,主入肝肾,善能滋养肝肾之阴。适用于肝肾阴虚所致须发早白、头晕目眩、失眠多梦、腰膝酸软、遗精耳鸣等症。可单用,如《医灯续焰》旱莲膏单用本品熬膏服;或与滋养肝肾之品配伍,如《医方集解》二至丸,以之与女贞子同用。

2. **出血证** 本品寒凉,既能滋阴,又可凉血止血。尤宜用于阴虚血热所致的咯血、衄血、便血、尿血、崩漏等,可单用或与滋阴凉血止血之生地黄、阿胶等品同用。其鲜品捣烂外敷,尚可用于外伤出血。

【用法用量】 切段,生用。煎服,10~15 g。外用适量。

【使用注意】 本品寒凉,故脾胃虚寒,大便泄泻者慎用。

【参考资料】

1. **化学成分** 本品含三萜皂苷、噻吩类、黄酮类、挥发油、蟛蜞菊内酯类、鞣质、维生素等成分。

《中国药典》规定:以旱莲苷 A 作定性鉴别成分;定量检测,蟛蜞菊内酯的含量不得少于 0.040%。

2. **药理作用** 墨旱莲具有提高机体非特异性免疫功能,消除氧自由基以抑制 5-脂氧酶,保护染色体,保肝,促进肝细胞的再生,增加冠状动脉流量,延长小鼠在常压缺氧下的生命,提高在减压缺氧情况下小鼠的存活率,并有延缓衰老、促进毛发生长、使头发变黑、止血、抗菌、抗阿米巴原虫、抗癌等作用。

女贞子 Nǚzhēnzǐ 《神农本草经》

为木犀科常绿乔木女贞 *Ligustrum lucidum* Ait.的干燥成熟果实。主产于浙江、江苏、湖南等地。冬季果实成熟时采收。本品气微,味微酸涩。

【主要性能】 甘、苦,凉。归肝、肾经。

【功效】 补肝肾阴,退虚热,明目。

【应用】

1. **肝肾阴虚证** 本品甘凉,善补肝肾之阴。适用于肝肾阴虚所致的眩晕耳鸣、腰膝酸软、失眠多梦、须发早白、目暗不明、视力减退、遗精、消渴等症。常与滋养肝肾之品配伍,如《医方集解》二至丸以其与墨旱莲相须为用以增疗效。

2. **阴虚内热证** 本品甘补苦泄凉清,又有滋阴退虚热之功。对于阴虚内热之潮热、心烦者,单用力薄,常与其他滋阴退虚热之品如生地黄、地骨皮、青蒿等同用,以增其效。

3. **目疾** 本品既补肝肾之阴,兼能凉肝,又有明目之效。适用于肝肾阴虚或肝热之目疾诸证。对于肝肾阴虚所致的视力减退、目暗不明,常与补益肝肾、益精明目药同用,如《审视瑶函》加味砍离丸以其与熟地黄、枸杞子等相伍;若治肝热目赤、目昏者,则宜配伍清肝明目之决明子、菊花、夏枯草等。

【用法用量】 生用或酒制用。煎服,10~15 g。因主要成分齐墩果酸不易溶于水,故以入丸剂为佳。本品以黄酒拌后蒸制,可增强滋补肝肾作用,并使苦寒之性减弱,避免滑肠。

【使用注意】 本品寒滑,故脾胃虚寒,大便溏泄者慎用。

【参考资料】

1. **化学成分** 本品含齐墩果酸、苷类、挥发油、多糖类、磷脂类、微量元素等成分。
《中国药典》规定:以齐墩果酸作定性鉴别成分;定量检测,特女贞苷的含量不得少于0.70%。

2. **药理作用** 女贞子可增强非特异性免疫功能,对异常的免疫功能具有双向调节作用;对化疗和放疗所致的白细胞减少有升高作用;可降低实验动物的血清胆固醇,有预防和消减动脉粥样硬化斑块和减轻斑块厚度的作用;所含齐墩果酸对于CCl₄诱导的肝损伤有保护作用,能显著降低谷丙转氨酶和谷草转氨酶的活性。此外,有抗衰老、强心、利尿、降血糖、保肝、缓泻、抗菌、抗肿瘤等作用。

龟甲 Guījiǎ 《神农本草经》

为龟科动物乌龟 *Chinemys reevesii* (Gray)的背甲及腹甲。主产浙江、湖北、湖南等地。全年均可捕捉。本品气微腥,味微咸。

【主要性能】 甘、咸,寒。归肝、肾、心经。

【功效】 滋阴潜阳,益肾健骨,固经止血,养血补心。

【应用】

1. **肝肾阴虚证** 本品甘咸性寒,大补肾阴,兼养肝阴,有"补水制火"、育阴潜阳之效。适用于肝肾阴虚所致阳亢、内热、风动诸证。治阴虚内热,骨蒸潮热,盗汗,常与其他滋阴退热之品配伍,如《丹溪心法》大补阴丸,以之与熟地、知母、黄柏等同用;治阴虚阳亢,头晕目眩,面红目赤,急躁易怒,常与滋阴潜阳、重镇降逆之品配伍,如《医学衷中参西录》镇肝息风汤,以之与玄参、天冬、龙骨、赭石等同用;治热病伤阴,阴虚风动,手足蠕动,舌干红绛,常与滋阴潜阳息风之品配伍,如《温病条辨》三甲复脉汤、大定风珠,以之与生地黄、牡蛎、鳖甲等同用。

2. **肾虚筋骨痿弱证** 本品长于滋肾养肝,又能健骨强筋,凡肾虚肝弱腰膝痿软、筋骨不健,以及小儿囟门不合、齿迟、行迟等,皆可用以为治。常与熟地、锁阳、牛膝等补肝肾、强筋骨之品同用。

3. **崩漏,月经过多** 本品滋肾水制虚火,有固冲止血之功。用治阴虚血热,冲脉不固的崩漏,月经过多,常与滋阴清热、凉血止血之品配伍,如《医学入门》固经丸,以之与白芍、黄芩、椿皮等同用。

4. **血虚惊悸、失眠、健忘** 本品入于心肾,既滋肾阴,又能养血补心以安神定志,适用于阴血不足,心肾失养之惊悸、失眠、健忘,常与宁心安神之品同用,如《千金方》孔圣枕中丹以其与石菖蒲、远志、龙骨等相伍。

【用法用量】　生用或醋淬用。煎服,15～30 g,宜打碎先煎。本品经砂炒醋淬后,有效成分更容易煎出;并可去其腥气,易于粉碎,方便制剂。

【使用注意】　药性寒凉,脾胃虚寒者慎用。

【参考资料】

1. **化学成分**　本品有氨基酸、微量元素、甾体类、蛋白质、维生素等。龟上甲与下甲所含成分相似。

《中国药典》规定:以胆固醇作定性鉴别成分。

2. **药理作用**　龟甲能改善动物"阴虚"证病理动物功能状态,使之恢复正常,其滋阴机制可能与其能有效地降低体内甲状腺激素水平有密切关系;能增强免疫功能;具有双向调节 DNA 合成率的效应;龟甲提取液对去势造成的骨质疏松有一定治疗作用;对离体和在体子宫均有兴奋作用;有解热、补血、镇静作用;龟甲胶有一定提升白细胞数的作用。

鳖甲 Biējiǎ　《神农本草经》

为鳖科动物鳖 *Trionyx sinensis* Wiegmann 的背甲。主产湖北、江苏、河南等地。全年可捕捉,杀死后剥取背甲,晒干。本品气微腥,味淡。

【主要性能】　甘、咸,寒。归肝、肾经。

【功效】　滋阴潜阳,退热除蒸,软坚散结。

【应用】

1. **肝肾阴虚证**　本品咸寒,有滋阴潜阳、退虚热之功,适用于肝肾阴虚所致内热、风动、阳亢诸证。对阴虚内热证,本品滋养之力虽不及龟甲,但长于退虚热、除骨蒸,故尤为多用。治阴虚骨蒸盗汗,低热午后尤甚,唇红颧赤,常与清退虚热之品配伍,如《证治准绳》清骨散,以之与秦艽、知母、胡黄连等同用;治热病伤阴,夜热早凉,热退无汗者,多与养阴清热之品配伍,如《温病条辨》青蒿鳖甲汤,以之与青蒿、生地黄、丹皮等同用;治阴虚阳亢,头晕目眩,常与滋阴潜阳的生地、牡蛎、菊花等配伍;治热病伤阴,阴虚风动,手指蠕动,甚则疼厥,舌干齿黑者,常与滋阴潜阳以息风之品配伍,如《温病条辨》大定风珠以之与阿胶、生地黄、麦冬等品同用。

2. **癥瘕积聚**　本品咸以软坚。治癥瘕积聚,多与活血化瘀、行气化痰药配伍,如《金匮要略》鳖甲煎丸以之与丹皮、土鳖虫、厚朴、半夏等品同用,治疟疾日久不愈,胁下痞硬成块之疟母。现代临床多以之与其他活血行气散结之品同用,治疗肝病日久或血吸虫所致肝脾肿大。

龟甲与鳖甲,均能补肝肾之阴、平肝潜阳,宜于肾阴不足,虚火亢盛之骨蒸潮热、盗汗、遗精及肝阴不足,肝阳上亢之头痛、眩晕等症。但龟甲长于滋肾,兼能健骨、补血、养心,常用治肝肾不足,筋骨痿弱,腰膝酸软,妇女崩漏、月经过多及心血不足,失眠、健忘等症。鳖甲长于退虚热,兼能软坚散结,常用于阴虚内热证及腹内癥瘕积聚。

【用法用量】　生用或醋淬用。煎服,15～30 g。本品经砂炒醋淬后,有效成分更容易煎出;并可去其腥气,易于粉碎,方便制剂。

【使用注意】　古籍有"堕胎"记载,故孕妇不宜应用。

【参考资料】

1. **化学成分**　本品含骨胶原、碳酸钙、磷酸钙,以及天门冬氨酸、谷氨酸、苏氨酸等多种氨基酸,多种微量元素,角蛋白等。

《中国药典》规定:醇溶性浸出物不得少于 5.0%。

2. **药理作用**　鳖甲能降低实验性甲亢动物血浆 cAMP 含量;提高淋巴母细胞转化率,延长抗体存在时间,增强免疫功能;能促进造血功能,提高血红蛋白含量;对大鼠肝纤维化具有保护作用,能抑制结缔组织增生;有防止细胞突变作用。

补阴药参考药

药名	主要性能	功效	应用	用法用量	使用注意
珠子参	苦、甘,微寒。归肺、肝经	补肺养阴,祛瘀止痛,止血	气阴两虚,烦渴;虚劳咳嗽;跌扑损伤,关节痹痛;咳、吐、衄血,崩漏,外伤出血等	煎服,5～10 g,或入丸散或泡酒,外用适量	
明党参	甘、微苦,微寒。归肺、脾、胃经	润肺化痰,养阴和胃	燥热咳嗽;胃热津亏,食少口干,呕吐反胃	煎服,6～12 g	
桑椹	甘、酸,寒。归肝、肾经	滋阴,补血,生津,润肠	阴血亏虚证;津伤口渴,消渴;肠燥便秘	煎服,10～15 g	大便溏薄者慎用
黑芝麻	甘,平。归肝、肾经	补肝肾,益精血,润肠燥	肝肾精血亏虚证;肠燥便秘	煎服,10～15 g	大便溏薄者慎用
龟甲胶	甘、咸,凉。归肝、肾、心经	滋阴,养血,止血	肝肾阴虚,腰膝酸软、骨蒸潮热盗汗;血虚萎黄;崩漏,月经过多	3～10 g,烊化兑服	
楮实子	甘,寒。归肝、肾经	滋补肝肾,清肝明目,利尿	肝肾阴虚,腰膝酸软;肝热目赤,眼目昏花;水肿胀满	煎服,6～10 g	

第二十六章 收涩药

导学

通过概述内容的学习,掌握收涩药的含义以及在药性、功效主治、配伍及使用注意方面的共性特征,训练并掌握通过性能,分析认识收涩药功效、主治和使用注意的方法。熟悉收涩药的分类及功效主治。了解固表止汗药、涩肠止泻药以及涩精缩尿止带药的含义。

通过本章药物的学习,掌握五味子、乌梅、山茱萸、桑螵蛸、莲子的药性、功效、应用、用法用量、使用注意等知识和性能特点。熟悉诃子、肉豆蔻、芡实、海螵蛸的功效、应用知识和性能特点。了解麻黄根、浮小麦、五倍子、赤石脂、石榴皮、覆盆子、金樱子的功效和应用知识以及性能特点。参考药糯稻根须、罂粟壳、椿皮,其中椿皮执业医师考试有要求,糯稻根须、罂粟壳、椿皮执业药师考试有要求。

一、含义

以收敛固涩为主要功效,常用以治疗各种滑脱病证的药物称为收涩药,又称固涩药。

根据收涩药功效应用的不同,分为固表止汗药、涩肠止泻药、涩精缩尿止带药三类。

二、功效主治

1. 共有功效主治 本章药物均具有收敛固涩功效,能敛耗散、固滑脱。主治久病体虚、正气不固、脏腑功能衰退所致的自汗、盗汗、久泻、久痢、遗精、滑精、遗尿、尿频、带下不止等滑脱不禁之症。即陈藏器所谓"涩可固脱",李时珍所谓"脱则散而不收,故用酸涩药,以敛其耗散"之意。

其中,固表止汗药以固表止汗为共有功效,主要用于气虚自汗,阴虚盗汗。涩肠止泻药以涩肠止泻为共有功效,主要用于大肠虚寒或脾肾虚寒不能固摄所致的久泻、久痢。涩精缩尿止带药以涩精、缩尿、止带为共有功效,主要用于肾虚不固所致的遗精、滑精、遗尿、尿频以及带下量多清稀等症。有些药物还有敛肺止咳平喘,或收敛止血,或收湿敛疮功效,分别适用于久咳虚喘、出血、湿疹、湿疮等。

所谓收涩,是指酸、涩味的药物,敛耗散、固滑脱,治疗各种遗泄滑脱病证的功效,也称收敛固涩。其中主要作用于肌表,治疗虚汗的功效,称为固表止汗;主要作用于大肠,治疗虚性泻痢的功效,称为涩肠止泻;主要作用于肾、膀胱,治疗遗精、滑精、遗尿、尿频、带下不止的功效,称为涩精缩尿止带。

2. 主要兼有功效主治 本章部分药物兼有补虚功效,可用于治疗虚证,对于正气不固滑脱证有标本兼顾之效。

三、性能特点

1. **药性**　收涩药主治滑脱病证。有些药物主治虚寒滑脱,故药性偏于温热;有些药物主治滑脱兼热者,故药性偏于寒凉;有些药物既可用于虚寒性滑脱,也可用于滑脱兼热者,故药性一般属于平性。

2. **药味**　收涩药具有收敛固涩功效,根据"涩可固脱""酸能收、能涩"的理论,故本类一般具有酸味、涩味。

3. **归经**　肺主气,合皮毛,司汗孔开阖,肺气虚,肌表不固,易为自汗;汗为心之液,心气虚、心阴虚皆可致虚汗。故虚汗多与肺、心有关,固表止汗药多归此二经。久泻久痢,病位在肠,既可由大肠虚寒所致,也可由脾肾虚寒所引起,故涩肠止泻药主归大肠及脾、肾经。肾藏精,主水,司开阖,精、尿、带的生成和排泄,为肾所主;精、尿遗滑,带下过多,多为肾虚不固所致,故涩精缩尿止带药主归肾经。

本类药物能约束体内物质过度流失,有收束内敛之性,故其作用趋向以沉降为主。罂粟壳有成瘾之弊,为有毒之品。

四、配伍应用

为了增强收敛固涩作用,常选用同类收涩药配伍使用。引起滑脱病证的根本原因是正气虚弱,固摄无力,故临床治疗滑脱病证,本类药须与补益药配伍,以标本兼顾。如治气虚自汗、阴虚盗汗者,应分别配伍补气药、补阴药;脾肾阳虚之久泻、久痢者,应配伍温补脾肾药;肾虚遗精、滑精、遗尿、尿频者,当配伍补肾药;冲任不固,崩漏不止者,当配伍补肝肾、固冲任药;肺肾虚损,久咳虚喘者,应配伍补肺益肾纳气药。

五、使用注意

1. **因证选药**　收涩药具有收敛固涩功效,治疗各种滑脱病证是其共性特征。然而,滑脱病证在临床上可有不同的表现。因此,应对证使用收涩药。自汗、盗汗者,首选固表止汗药;久泻、久痢者,首选涩肠止泻药;遗精、滑精、遗尿、尿频以及白带过多,宜选涩精缩尿止带药;久咳虚喘、出血、湿疹湿疮,则应选用具有敛肺止咳平喘,或收涩止血,或收湿敛疮的药物。

2. **证候禁忌**　收涩药性涩收敛,故凡表邪未解,湿热内蕴所致之泻痢、带下、血热出血,以及郁热未清者,均不宜用,误用有"闭门留寇"之弊。但某些收涩药兼有清热等功效,则又当区别对待。

第一节 | 固表止汗药

以固密肌表、制止汗出为主要作用的药物,称为固表止汗药。本类药物多入肺、心二经。具有固表止汗之功。临床常用于治疗气虚自汗,阴虚盗汗。治自汗宜配伍补气固表药,治盗汗宜配伍滋阴除蒸药,以治病求本。

凡实证汗出,应以祛邪为主,非本类药物所宜。

麻黄根 Máhuánggēn 《本草经集注》

为麻黄科多年生灌木植物草麻黄 *Ephedra sinica* Stapf 或中麻黄 *E. intermedia* Schrenk et C. A. Mey.的干燥根及根茎。主产于河北、山西、内蒙古等地。立秋后采收,剪去须根,干燥切段。本品气微,味微苦。

【主要性能】 甘、微涩,平。归肺经。

【功效】 固表止汗。

【应用】

自汗,盗汗 本品味涩,入肺经而能走肌表、固腠理,为固表止汗之要药。单用或配伍牡蛎共研细末,扑于身上,可治各种虚汗证。治气虚自汗,常与益气固表、敛汗之品配伍,如《和剂局方》牡蛎散,以之与黄芪、牡蛎、小麦等同用。治阴虚盗汗,可与养阴敛汗之白芍、五味子、山茱萸等同用。治产后虚汗不止,常与补气养血药配伍,如《圣惠方》麻黄根散,以之与当归、黄芪等同用。

【用法用量】 生用。煎服,3～9 g,外用适量,研粉扑撒。

【使用注意】 有表邪者忌用。

【参考资料】

1. 化学成分 本品含生物碱,包括麻黄根碱 A、B、C、D,阿魏酰组胺,络氨酸甜菜碱;黄酮类成分麻黄宁 A、B、C、D 和麻黄酚以及无机元素铜、锌、钼、铬、铁、锡、钴、锰、镍等。

《中国药典》规定:以麻黄根对照药材采用薄层色谱法进行定性鉴别。

2. 药理作用 麻黄根所含生物碱能抑制低热和烟碱所致的发汗。麻黄根中的生物碱和黄酮均有降低血压作用,其中以麻黄根碱 B 作用最强;而麻黄根中的络氨酸甜菜碱有升压作用。麻黄碱能降低心率,其中以麻黄根碱 B 作用最强。麻黄根提取物还具有兴奋呼吸、抑制离体蛙心、扩张蛙后肢血管等作用。

浮小麦 Fúxiǎomài 《本草蒙筌》

为禾本科一年生草本植物小麦 *Triticum aestivum* L.干燥未成熟的颖果。各地均产。收获时,取轻浮干瘪的麦粒,筛去灰屑,洗净,晒干。本品无臭,味淡。

【主要性能】 甘、微涩,凉。归心经。

【功效】 固表止汗,益气,除热。

【应用】

1. 自汗,盗汗 本品微涩,甘凉入心,能益心气、敛虚汗,为固表止汗之佳品。自汗、盗汗均可单用炒焦研末服,如《卫生宝鉴》独圣散。治气虚自汗,可与益气、止汗之品黄芪、煅牡蛎、麻黄根等配伍;治阴虚盗汗,可配伍养阴、敛汗之品,如五味子、白芍等。

2. 骨蒸劳热 本品能益气养阴除热。治阴虚发热,骨蒸劳热等证,常配伍养阴清热之品玄参、生地黄、地骨皮等。

【用法用量】 生用,或炒用。煎服,15～30 g;研末服,3～5 g。

【参考资料】

化学成分 本品主含淀粉、蛋白质以及糖类、脂肪、钙、磷、铁、维生素等。

止汗药参考药

药名	主要性能	功效	主治	用法用量	使用注意
糯稻根须	甘,平。归心、肝经	固表止汗,益胃生津,退虚热	自汗,盗汗,阴虚内热	煎服,15～30 g	

第二节 涩肠止泻药

以固涩肠道、制止虚性泻痢为主要作用的药物,称为涩肠止泻药。本类药物一般具有酸涩收敛之性,主归大肠经,具有涩肠止泻之功。主要用于大肠虚寒或脾肾虚寒所致的久泻、久痢。治久泻、久痢兼脾肾阳虚者,应配伍温补脾肾药;若兼气虚下陷者,则配补气升提药。部分药物兼归肺经,具有敛肺止咳平喘作用,适用于久咳虚喘。

本类药酸涩收敛,对泻痢初起、邪气方盛,或伤食腹泻者一般不宜用。

五味子 Wǔwèizǐ 《神农本草经》

为木兰科多年生植物五味子 Schisandra chinensis (Turcz.) Baill 或华中五味子 S. sphenanthera Rehd. et. Wils.的干燥成熟果实。前者习称"北五味子",东北为主要道地产区;后者习称"南五味子",主产于西南及长江流域以南各地。秋季果实呈紫红色时采收,干燥。北五味子,果肉气微,味酸;种子破碎后,有香气,味辛,微苦。南五味子果肉气微,味微酸。

【主要性能】 酸、甘,温。归肺、心、肾经。

【功效】 收敛固涩(敛肺、涩肠、固精),益气滋肾,生津止渴,宁心安神。

【应用】

1. 久咳虚喘 本品味酸收敛,甘温而润,能敛肺止咳平喘,又补肺气,滋肾阴,为治疗肺肾两虚、久咳虚喘之要药。治肺虚久咳,可单用熬膏或制片服,或与敛肺止咳药同用,如《卫生家宝方》五味子丸,以之与罂粟壳配伍;治肺气虚咳嗽短气、神疲乏力,须与补气、止咳药同用,如《永类钤方》补肺汤,以之配伍人参、黄芪、紫菀等;治肺肾两虚咳喘,常与补益肺肾之品同用,如《医宗己任编》都气丸,以之配伍山茱萸、熟地黄、山药等。本品长于敛肺止咳,配伍温肺化饮之品,亦可用于寒饮咳喘,如《金匮要略》苓甘五味姜辛汤,以之配伍细辛、干姜等。

2. 久泻不止 本品能涩肠止泻。治脾虚久泻,常与温中涩肠之品同用,如《世医得效方》豆蔻饮,以之配伍肉豆蔻、赤石脂等;治脾肾虚寒久泻不止,常与温补脾肾药同用,如《普济本事方》五味子散,以之与吴茱萸同用;《内科摘要》四神丸,以之与补骨脂、肉豆蔻、吴茱萸同用。

3. 遗精,滑精 本品能补肾涩精止遗,为治肾精关不固遗精、滑精之常用药,可单用熬膏服;或配伍温肾涩精之品,如《世医得效方》桑螵蛸丸,以之与桑螵蛸、附子、龙骨等同用。

4. 自汗,盗汗 本品善补气敛肺,固表止汗,为治疗虚汗常用药。治气虚自汗,可配伍补气、敛汗之品,如人参、浮小麦等;治阴虚盗汗,常与滋阴药同用,如《寿世保元》麦味地黄丸,以之与熟地黄、山茱萸、麦冬等配伍。

5. **津伤口渴,消渴**　本品具有生津止渴之功,又可益气以利阴津化生。治热伤气阴,汗多口渴者,常配伍补气养阴之品,如《内外伤辨惑论》生脉散,以之与人参、麦冬同用;治阴虚内热,口渴多饮之消渴证,常与清热养阴生津之品同用,如《医学衷中参西录》玉液汤,以之配伍山药、知母、天花粉、黄芪等。

6. **心悸,失眠,多梦**　本品既能补益心肾,又能宁心安神。治阴血亏损,心神失养,或心肾不交之虚烦不眠、心悸,常与养阴、清心、安神之品同用,如《摄生秘剖》天王补心丹,以之配伍麦冬、丹参、酸枣仁等。

此外,五味子作散剂内服,对肝炎转氨酶升高者,有降转氨酶作用。

【**用法用量**】　生用或经醋、蜜拌蒸晒干用。煎服,3～6 g;研末服,每次 1～3 g。

【**使用注意**】　外有表邪,内有实热,咳嗽初起,麻疹初起,均不宜用。

【**参考资料**】

1. **化学成分**　北五味子果实含挥发油、有机酸、维生素、木脂素、二萜、倍半萜及多糖等。南五味子果实含木脂素、挥发油。种子含五味子醇 A、B 及中华五味子 A、B 等。

《中国药典》规定:以五味子对照药材、五味子甲素对照品采用薄层色谱法对北五味子进行定性鉴别;定量检测,北五味子的五味子醇甲($C_{24}H_{32}O_7$)的含量不得少于 0.40%。以南五味子对照药材、安五脂素对照品采用薄层色谱法对南五味子进行定性鉴别;定量检测,南五味子的五味子酯甲($C_{30}H_{32}O_9$)的含量不得少于 0.20%。

2. **药理作用**　五味子种仁乙醇提取物、五味子醇甲有中枢抑制、抗惊厥作用。对呼吸系统有兴奋作用,有镇咳作用。五味子醇提物和从五味子、南五味子中分离出的木质素类成分、五味子粗多糖能不同程度降低因化学物质引起的血清转氨酶升高,有抗肝损伤作用。此外,有抗氧化和适应原样作用,能增强机体对非特异性刺激的防御能力,能增加细胞免疫功能。

乌梅 Wūméi　《神农本草经》

为蔷薇科多年生落叶乔木植物梅 *Prunus mume* (Sieb.) Sieb. et Zucc. 的干燥近成熟果实。主产于浙江、福建、云南等地。夏季果实近成熟时采收,低温烘干后闷至皱皮,色变黑时即成。本品气微,味极酸。

【**主要性能**】　酸、涩,平。归肝、脾、肺、大肠经。

【**功效**】　涩肠止泻,敛肺止咳,安蛔,生津。

【**应用**】

1. **久泻,久痢**　本品酸涩入大肠经,有良好的涩肠止泻痢作用,为治疗久泻、久痢之常用药。可单用本品水煎服,或与其他涩肠止泻药同用,如《证治准绳》固肠丸,以之配伍罂粟壳、诃子等。若用于湿热泻痢,便脓血者,则须配伍清热燥湿之品,如《圣惠方》乌梅丸,以之与黄连、黄柏等同用。

2. **肺虚久咳**　本品入肺经能敛肺止咳,适用于肺虚久咳少痰或干咳无痰之证。治久咳不止,可单用熬膏服;或其他敛肺药同用,如《本草纲目》以之配罂粟壳等份为末服用。

3. **蛔虫腹痛**　蛔得酸则静。本品味极酸,具有安蛔止痛之功,为安蛔之良药。适用于蛔虫所致腹痛、呕吐、四肢厥冷的蛔厥病证,常与驱虫等药同用,如《伤寒论》乌梅丸,以之与细辛、花椒等配伍。

4. **虚热消渴**　本品能生津止渴。治虚热消渴,可单用煎服,或与其他养阴益气药同用,如《沈氏尊生书》玉泉丸,以之配伍天花粉、麦冬、人参等。

此外,本品炒炭后,能收敛止血,可用于崩漏不止、便血、尿血等;外敷可治胬肉外突、头疮等。

【**用法用量**】　去核生用或炒炭用。煎服,6～12 g,大剂量可用至 30 g。外用适量,捣烂或炒炭研末外敷;止泻、止血宜炒炭用。

【使用注意】　外有表邪或内有实热积滞者均不宜服。

【参考资料】

1. 化学成分　本品主含有机酸如枸橼酸、苹果酸等,萜类成分熊果酸、齐墩果酸等,以及甾醇、氨基酸、糖、挥发油、黄酮、生物碱和多种微量元素等。

《中国药典》规定:以乌梅对照药材、熊果酸对照品作定性鉴别;定量检测,枸橼酸($C_6H_8O_7$)的含量不得少于 12.0%。

2. 药理作用　乌梅核壳和种仁有明显镇咳作用;乌梅低浓度对胆囊肌条表现为抑制作用,当累积至一定浓度时,对胆囊肌条的张力呈现为先降低后增高的双向性反应;有较强的拮抗由 K^+ 引起豚鼠结肠带收缩的作用;水煎剂在体外对多种致病性细菌及皮肤真菌有抑制作用。此外,还有抗肿瘤、抗过敏、抗氧化、保肝等作用。

诃子 Hēzǐ 《药性论》

为使君子科多年生植物诃子 *Terminalia chebula* Retz. 或绒毛诃子 *T. chebula* Retz. var. tomentella Kurt. 的干燥成熟果实。中国主产于云南、广东、广西等地。秋、冬二季采收,干燥。本品气微,微酸涩后甜。

【主要性能】　苦、酸、涩,平。归肺、大肠经。

【功效】　涩肠止泻,敛肺止咳,利咽开音。

【应用】

1. 久泻,久痢　本品酸涩收敛,入大肠,善涩肠止泻。治疗久泻、久痢,可单用;若久泻、久痢属虚寒者,常与温中收涩之品同用,如《兰室秘藏》诃子皮饮,以之与干姜、罂粟壳、陈皮配伍。治疗泻痢日久、脱肛者,常配伍补气升阳之品人参、黄芪、升麻等。

2. 久咳,失音　本品生用偏凉,既能敛肺下气止咳,又能清肺利咽开音,为治失音之要药。治久咳失音不能言语者,常配伍宣肺利咽之品,如《宣明论方》诃子汤,以之与桔梗、甘草同用;治气阴耗伤,肺虚久咳、失音者,可配伍补气敛肺之品人参、五味子等;治久咳失音,咽喉肿痛者,常配伍清热解毒之品,如《医学统旨》清音丸,以之与硼砂、青黛、冰片等制蜜丸噙化。

【用法用量】　生用或煨用。用时打碎或去核。煎服,3～10 g。涩肠止泻宜煨用,敛肺清热、利咽开音宜生用。

【使用注意】　凡外有表邪、内有湿热积滞者慎用。

【参考资料】

1. 化学成分　本品含鞣质 23.6%～37.36%,主要为诃子酸、诃黎勒酸、原诃子酸等,尚含有三萜酸类、氨基酸、芬酸类以及鞣酸酶、番泻苷 A、糖类成分等。

《中国药典》规定:以诃子对照药材作定性鉴别成分。

2. 药理作用　诃子所含鞣质有收敛止泻作用,诃子素对平滑肌有罂粟碱样的解痉作用。诃子水煎剂对痢疾杆菌、铜绿假单胞菌、白喉杆菌、金黄色葡萄球菌、大肠杆菌、肺炎球菌、溶血性链球菌、变形杆菌、鼠伤寒杆菌均有抑制作用。此外,诃子具有强心、抗氧化、抗肿瘤、抗艾滋病毒、降血糖和抗过敏等作用。

石榴皮 Shíliúpí 《名医别录》

为石榴科多年生木本植物石榴 *Punica granatum* L. 的干燥果皮。我国大部分地区有栽培。秋季果实成熟时采果取皮,切小块,晒干。本品气微,味苦涩。

【主要性能】　酸、涩,温。归大肠经。

【功效】　涩肠止泻,收敛止血。

【应用】

1. 久泻,久痢　本品酸涩收敛,入大肠经;能涩肠道,止泻痢。治久泻久痢,可单用;若久泻属虚寒者,可配伍温中之品干姜、附子等;治久泻久痢而致气陷脱肛者,应与补气升提之品人参、黄芪、升麻等配伍。本品若配伍清热燥湿药如黄连、黄柏等,亦可治疗湿热泻痢。

2. **出血证**　本品能收敛止血,可用于多种出血证。治便血,可单用煎服;或配伍止血药如地榆、槐花等。治妊娠下血不止者,常与补血、止血药同用,如《产经方》石榴皮汤,以之配伍当归、阿胶、艾叶炭等。

此外,本品尚有涩精、止带作用,可用于遗精、带下等证。

【用法用量】　生用或炒炭用。煎服,3～10 g。止血多炒炭用。

【参考资料】

1. **化学成分**　石榴果皮含鞣质,还含黄酮、生物碱、多种氨基酸、有机酸、多种微量元素、树脂、甘露醇、糖等。

《中国药典》规定:以没食子酸对照品作定性鉴别;定量检测,鞣质的含量不得少于 10.0%,含鞣花酸的含量不得少于0.30%。

2. **药理作用**　石榴皮水煎液对大鼠离体十二指肠段的收缩频率有明显的抑制作用,对溃疡性结肠炎模型大鼠具有治疗作用;石榴皮中的没食子酸对乙醇致小鼠胃损伤具有保护作用,可抑制胃酸分泌物。煎剂有抗菌、抗病毒作用。此外,还有抗肿瘤、增强免疫、抗氧化、降血脂、抑制心率和心肌收缩力、抑制受孕等药理作用。

肉豆蔻 Ròudòukòu　《药性论》

为肉豆蔻科多年生木本植物肉豆蔻 *Myristica fragrans* Houtt. 的干燥种仁。主产于马来西亚、印度尼西亚等国,中国南方有栽培。冬、春二季果实成熟时采收,除去皮壳后,低温干燥。本品气香浓烈,味辛。

【主要性能】　辛,温。归脾、胃、大肠经。

【功效】　涩肠止泻,温中行气。

【应用】

1. **久泻,久痢**　本品既能涩肠止泻,又能温中暖脾。为治疗虚寒性泻痢之要药。治脾胃虚寒之久泻、久痢者,常配伍温中健脾药,如《和剂局方》真人养脏汤,以之与肉桂、干姜、白术等同用;治脾肾阳虚,五更泄泻者,常配温补脾肾之品,如《证治准绳》四神丸以之配伍补骨脂、五味子、吴茱萸。

2. **胃寒气滞证**　本品辛温气香,能温中行气止痛。治胃寒气滞、脘腹胀痛、食少呕吐者,常配伍温中降逆之品,如干姜、半夏、木香等。

【用法用量】　煨制去油用。煎服,3～10 g;入丸、散服,每次 0.5～1 g。涩肠止泻须煨熟去油用。

【使用注意】　湿热泻痢者不宜使用。

【参考资料】

1. **化学成分**　含脂肪油 25%～46%,挥发油 8%～15%,另含肉豆蔻醚、去氢二异丁香酚、木脂素、肉豆蔻酸、三萜皂苷等。

《中国药典》规定:以肉豆蔻对照药材作定性鉴别;定量检测,挥发油的含量不得少于 6.0%(ml／g),去氢二异丁香酚($C_{20}H_{22}O_4$)的含量不得少于 0.10%。

2. **药理作用**　肉豆蔻及其炮制品提取的挥发油有止泻作用。所含挥发油,少量能促进胃肠蠕动,大量则有抑制作用。有镇静、镇痛、抗炎作用,对大脑有中度兴奋作用,肉豆蔻醚和榄香素对正常人有致幻作用,挥发油对细菌和霉菌均有抑制作用。

赤石脂 Chìshízhī　《神农本草经》

为硅酸盐类矿物多水高岭石族多水高岭石,主含含水硅酸铝[$Al_4(Si_4O_{10})_8(OH)_8 \cdot 4H_2O$]。

主产于福建、山东、河南等地。全年均可采挖,拣去杂石。本品微有黏土味,味淡,嚼之无砂粒感。

【主要性能】 甘、涩,温。归大肠、胃经。

【功效】 涩肠止泻,收敛止血,止带,外用敛疮生肌。

【应用】

1. 久泻,久痢 本品甘温、味涩,入胃肠,长于涩肠止泻,兼能止血,善治虚寒泻痢。常与涩肠止泻配伍,如《伤寒论》赤石脂禹余粮汤,以之与禹余粮同用;治虚寒下痢,便脓血不止者,常配伍温中健脾之品,如《伤寒论》桃花汤,以之与干姜、粳米同用。

2. 出血证 本品收敛止血,治便血、崩漏者多用。治便血、痔疮出血,常配伍收敛止血之品如禹余粮、龙骨、地榆等。治崩漏下血,常与收敛止血之品同用,如《和剂局方》滋血汤,以之配伍海螵蛸、侧柏叶等。现代用于治疗消化道出血,常与白及、三七同用。

3. 带下 本品温涩,可收涩止带。治妇女肾虚而带下清稀者,常与温补固涩之品如鹿角霜、芡实、海螵蛸等同用。

4. 疮疡久溃不敛,湿疹,湿疮 本品外用有收湿敛疮生肌之功。治疮疡久溃不敛、湿疹、湿疮,可单用或与收敛生肌之品如龙骨、乳香、血竭等研细末,撒敷患处。

【用法用量】 水飞或火煅水飞用。煎服,10~15 g。外用适量,研细末撒患处或调敷。

【使用注意】 湿热积滞泻痢者忌服,孕妇慎用。畏官桂。

【参考资料】

1. 化学成分 本品含含水硅酸铝,尚含氧化铁、氧化硅、氧化锰以及钡、铬、锶、锌、钠等元素。

2. 药理作用 有止泻、抗炎作用;能吸附消化道内的有毒物质、细菌毒素及代谢产物,减少对肠道黏膜的刺激,而呈止泻作用;能缩短出、凝血时间,减轻家兔胃溃疡出血;又有抑制血小板聚集作用。

附药:

禹余粮 为氢氧化物类矿物褐铁矿,主含碱式氧化铁[FeO(OH)]。性能:甘、涩,平;归胃、大肠经。功效:涩肠止泻,收敛止血,止带。主治:久泻,久痢;崩漏,便血;带下。用法用量:醋煅用。煎服,10~20 g。孕妇慎用。

五倍子 Wúbèizī 《本草拾遗》

为漆树科植物盐肤木 *Rhus chinensis* Mill.、青麸杨 *R. potaninii* Maxim. 或红麸杨 *R. punjabensis* Stew. var. *sinica* (Diels) Rchd. et Wils.叶上的干燥虫瘿,主要由五倍子蚜 *Melaphis chinensis* (Bell) Baker 寄生而形成。主产于四川、贵州、云南等地。秋季摘下虫瘿,煮死内中寄生虫,干燥。本品气特异,味涩。

【主要性能】 酸、涩,寒。归肺、大肠、肾经。

【功效】 敛肺降火,涩肠止泻,止汗,固精,止血,收湿敛疮。

【应用】

1. 咳嗽,咯血 本品酸涩收敛,性寒清降,入肺经,既能敛肺止咳,又能清肺降火,适用于久咳及肺热咳嗽。本品又能止血,故尤宜用于咳嗽咯血者。治虚久咳,常与敛肺止咳之品如五味子、罂粟壳等同用;治肺热痰嗽,可与清肺化痰之品如瓜蒌、黄芩、贝母等同用。治热灼肺络咳嗽咯血,可与止血药如藕节、白及等同用。

2. 久泻,久痢 本品酸涩入大肠,有涩肠止泻之功。治久泻久痢,可与涩肠止泻药如石榴皮、赤石脂等同用。

3. **自汗,盗汗** 本品功能敛肺止汗。治自汗、盗汗,可单用研末,与荞麦面等分作饼,煨熟食之;或研末水调敷肚脐处。

4. **遗精,滑精** 本品酸涩入肾,能涩精止遗。治肾虚遗精、滑精,常与收涩药物配伍,如《和剂局方》秘传玉锁丹,以之与龙骨、茯苓同用。

5. **出血证** 本品有收敛止血作用。治崩漏,可单用,或配伍收敛止血之品如棕榈炭、血余炭等;治便血、痔疮出血,可与清肠止血之槐花、地榆等同用,或煎汤熏洗患处。

6. **湿疮,肿毒** 本品外用有收湿敛疮、解毒消肿之功。治湿疮流水、溃疡不敛、疮疖肿毒、肛脱不收、子宫下垂等,可单用或配合枯矾研末外敷或煎汤熏洗。

【**用法用量**】 生用。煎服,3～9 g;入丸散服,每次 1～1.5 g。外用适量,研末外敷或煎汤熏洗。

【**使用注意**】 湿热泻痢者慎用。

【**鉴别用药**】 五倍子与五味子,二药味酸收敛,均具有敛肺止咳、涩肠止泻、止汗、涩精止遗等作用,均可用于肺虚久咳、自汗盗汗、遗精滑精、久泻不止等病症。然五倍子性寒,敛中能清,又有清肺降火、收敛止血、解毒敛疮作用,故又用于治疗肺热痰嗽及咳嗽咯血、湿疮、肿毒等。五味子敛中有补,上能益肺养心,下能滋肾,又益气生津。不仅治心神不宁、津伤口渴,对遗泄滑脱证更有标本兼顾之妙。

【**参考资料**】

1. **化学成分** 本品主含没食子鞣质 60％～70％,没食子酸 2％～4％,以及树脂、脂肪、蜡质、淀粉等。

《中国药典》规定:以五倍子对照药材、没食子酸对照品作定性鉴别;定量检测,鞣质的含量不得少于 50.0％,鞣质以没食子酸计不得少于 50.0％。

2. **药理作用** 五倍子所含鞣酸对皮肤、黏膜及溃疡的组织蛋白质产生凝固,形成一层被膜而呈收敛、止血、减少渗出、抗炎、止痛作用;也可减轻肠道炎症,止泻。此外,还有抑菌、抗病毒、杀精子等作用。

涩肠止泻药参考药

药 名	主要性能	功 效	主 治	用法用量	使用注意
罂粟壳	酸、涩、平。有毒。归肺、大肠、肾经	涩肠止泻,敛肺止咳,止痛	久泻,久痢;肺虚久咳;胃痛,腹痛,筋骨疼痛	煎服,3～6 g。止咳蜜炙用,止血止痛醋炒用	易成瘾。咳嗽或泻痢初起邪实者忌用

第三节 涩精缩尿止带药

本类药物酸涩收敛,主归肾、膀胱经。具有固精、缩尿、止带作用。某些药物兼有补肾之功。适用于肾虚不固所致的遗精、滑精、遗尿、尿频以及带下清稀量多等症,常与补肾药配伍,以标本兼治。

本类药酸涩收敛,对外邪内侵,湿热下注所致的遗精、尿频、带下等不宜使用。

山茱萸 Shānzhūyú 《神农本草经》

为山茱萸科多年生木本植物山茱萸 *Cornus officinalis* Sieb. et Zucc.的干燥成熟果肉。主产于浙江、河南、安徽等地。秋末冬初采收,用文火烘焙或置沸水中略烫,及时挤出果核,干燥。本品气微,味酸、涩、微苦。

【主要性能】 酸,微温。归肝、肾经。

【功效】 补益肝肾,收敛固涩(固精、敛汗、止血)。

【应用】

1. 肝肾亏虚证　本品酸温质润,温而不燥,补而不峻,为阴阳双补之要药。治肝肾阴虚,头晕目眩、腰酸耳鸣者,常与滋阴药同用,如《小儿药证直诀》六味地黄丸,以之与熟地黄、山药等配伍;治肾阳不足,腰酸畏冷,小便不利或频数者,常与温肾助阳药配伍,如《金匮要略》肾气丸,以之与肉桂、附子等同用;治肾阳虚阳痿者,多与补阳起痿之品如补骨脂、巴戟天、淫羊藿等配伍。

2. 遗精滑精,遗尿尿频　本品既能补肾,又能固精缩尿,对肾虚遗滑之证,有标本兼顾之妙,为固精止遗之要药。治肾阴不足之遗精,常配伍滋阴固肾之品如熟地黄、枸杞子、山药等;治肾阳不足,阳痿、遗精、滑精者,常与温肾固涩之品同用,如《扶寿精方》草还丹,以之配伍补骨脂、当归等;治肾虚膀胱失约之遗尿、尿频者,可配伍补肾收敛之品如覆盆子、金樱子、桑螵蛸等。

3. 崩漏,月经过多　本品能补肝肾、固冲任、收敛止血。治肝肾亏损,冲任不固之崩漏及月经过多者,常与补肝肾、调经水药同用,如《傅青主女科》加味四物汤,以之配伍熟地黄、白芍、当归等;若脾气虚弱,冲任不固而漏下不止者,可与补气止血之品同用,如《医学衷中参西录》固冲汤,以之配伍黄芪、白术、棕榈炭等。

4. 大汗不止,体虚欲脱　本品味酸收敛,有较强的止汗之功,为敛汗固脱之药。治大汗元气欲脱或久病虚脱者,常与补气、回阳药同用,如《医学衷中参西录》来复汤,以之与人参、附子、龙骨等配伍。

此外,本品亦治消渴证,多与生地黄、天花粉等养阴生津之品同用。

【用法用量】 生用或酒制。煎服,6~12 g,急救固脱 20~30 g。

【使用注意】 湿热而致小便淋涩者,不宜应用。

【参考资料】

1. 化学成分　山茱萸果肉含有挥发性成分单萜烯、倍半萜烯、单萜醇、脂肪醇、单萜醛及酮、脂肪醛及醇、有机酸、酯类物质和多种芳香化合物等,环烯醚萜苷类如山茱萸苷、马钱素等,有机酸如熊果酸、没食子酸、苹果酸、酒石酸,以及鞣质、氨基酸、糖和多种微量元素。

《中国药典》规定:以熊果酸对照品、莫诺苷、马钱苷对照品作定性鉴别;定量检测,莫诺苷($C_{17}H_{26}O_{11}$)、马钱苷($C_{17}H_{26}O_{10}$)的总量不得少于 12.0%。

2. 药理作用　山茱萸有调节免疫功能、抗疲劳、耐缺氧和增强记忆等作用。山茱萸醇提取物、熊果酸和齐墩果酸有明显降血糖作用。煎剂有抗炎作用。此外,还有保肝、抗氧化、强心、升压、抗血栓形成、抗肿瘤、抑菌等作用。

覆盆子 Fùpénzǐ 《名医别录》

为蔷薇科多年生木本植物华东覆盆子 *Rubus chingii* Hu 的干燥果实。主产于浙江、福建等地。夏初果实由绿变黄时采收,去杂质,沸水略烫,晒干。本品气微,味微酸涩。

【主要性能】 甘、酸,微温。归肝、肾经。

【功效】 固精缩尿,补益肝肾,明目。

【应用】

1. 遗精滑精、遗尿尿频　本品甘酸,微温不燥,主入肝肾,既能固精缩尿,又能助肾阳。治肾虚阳痿、遗精,可单用研末服,或与补肾固精之品配伍,如《丹溪心法》五子衍宗丸,以之与枸杞子、菟丝子、五味子等同用;治肾虚遗尿、尿频者,常与补肾缩尿之品如桑螵蛸、益智仁、补骨脂等配伍。

2. 肝肾不足，目暗不明　本品能补益肝肾而明目。治疗肝肾不足，目暗不明者，可单用久服，或与其他补肝肾明目之品枸杞子、桑椹子、菟丝子等配伍。

【用法用量】　生用。煎服，6～12 g，亦可单用浸酒或熬膏。

【使用注意】　阴虚火旺，小便短赤者禁服。

【参考资料】

1. 化学成分　本品含萜类、挥发油、黄酮、糖类、没食子酸、覆盆子酸、鞣花酸、β-谷甾醇等。《中国药典》规定：以椴树苷作定性鉴别成分；定量检测，鞣花酸($C_{14}H_6O_8$)的含量不得少于 0.20%，山柰酚-3-O-芸香糖苷($C_{27}H_{30}O_{15}$)的含量不得少于 0.03%。

2. 药理作用　本品有免疫增强作用，能改善学习记忆功能、延缓衰老，有抗诱变作用。

桑螵蛸 Sāngpiāoxiāo　《神农本草经》

为螳螂科昆虫大刀螂 *Tenodera sinensis* Saussure、小刀螂 *Statilia maculata* (Thunberg)或巨斧螳螂 *Hierodula patellifera* (Serville)的干燥卵鞘。分别习称"团螵蛸""长螵蛸"及"黑螵蛸"。全国大部分地区均产。深秋至次春采收，蒸透杀死其卵，晒干。本品气微腥、味淡或微咸。

【主要性能】　甘、涩，平。归肝、肾经。

【功效】　固精缩尿，补肾助阳。

【应用】

1. 遗精滑精，遗尿尿频　本品甘涩入肾，能补肾、固精、缩尿。为治疗肾虚遗精滑精、遗尿尿频、白浊之良药，而以缩尿见长。治小儿遗尿，妊娠、产后小便数或不禁，可单用本品，或配伍收敛固涩的龙骨、覆盆子等；治肾虚遗精、滑精，常与收敛固涩之品同用，如《世医得效方》桑螵蛸丸，以之配伍龙骨、五味子、附子等。

2. 肾虚阳痿　本品有补肾助阳功效。治肾虚阳痿，常与补肾助阳之品鹿茸、肉苁蓉、菟丝子等同用。

【用法用量】　生用。煎服，5～10 g。

【使用注意】　本品助阳固涩，故阴虚火旺，膀胱有热者慎用。

【参考资料】

1. 化学成分　含蛋白质、脂肪、粗纤维，以及铁、钙、胡萝卜素样色素等。

2. 药理作用　本品能延长小鼠常压耐缺氧及游泳时间，增加小鼠胸腺、脾脏、睾丸指数和阳虚小鼠体温。有轻微抗利尿作用。

金樱子 Jīnyīngzǐ　《雷公炮炙论》

为蔷薇科多年生木本植物金樱子 *Rosa laevigata* Michx.的干燥成熟果实。主产于广东、四川、云南等地。10～11 月果实成熟变黄时采收，干燥，除去毛刺及核。本品气微，味甘、微涩。

【主要性能】　酸、涩，平。归肾、膀胱、大肠经。

【功效】　固精缩尿止带，涩肠止泻。

【应用】

1. 遗精滑精，遗尿尿频，带下量多　本品味酸涩，功专收敛固涩，入肾、膀胱经，善于固精、缩尿、止带。治肾虚遗精滑精、遗尿尿频、带下过多，可单用本品熬膏服，如《明医指掌》金樱子膏；或与补肾固涩药同用，如《仁存堂经验方》水陆二仙丹，以之与芡实配伍。

2. 久泻久痢　本品入大肠，能涩肠止泻。治脾虚久泻、久痢，可单用浓煎服；或配伍涩肠止泻之品罂粟壳、石榴皮等；或配伍补脾涩肠之品，以标本兼顾，如《景岳全书》秘元煎，以之与党参、白术、芡实等同用。

此外，取其收涩固敛之功，本品还可用于崩漏、脱肛、子宫脱垂等证。

【用法用量】 生用。煎服，6～12 g。

【参考资料】

1. 化学成分 金樱子含多糖、黄酮、三萜类以及苹果酸、柠檬酸、鞣酸及树脂等，富含维生素 C、B_1、B_2 及胡萝卜素、脂肪和人体必需的亚油酸，含 19 种氨基酸、18 种无机盐与微量元素。

《中国药典》规定：以金樱子对照药材作定性鉴别；定量检测，金樱子多糖以无水葡萄糖（$C_6H_{12}O_6$）计不得少于 25.0%。

2. 药理作用 金樱子多糖有调节免疫、抗氧化、抗肿瘤、降血糖、降血脂、抑菌等作用。金樱子煎剂对流感病毒有抑制作用，水提物能减少排尿次数、增加排尿量，醇提物有保护肾脏作用。

海螵蛸 Hǎipiāoxiāo 《神农本草经》

为乌贼科动物无针乌贼 *Sepiella maindroni* de Rochebrune 或金乌贼 *Sepia esculenta* Hoyle 的干燥内壳。主产江苏、浙江、辽宁等省沿海。收集其骨状内壳洗净，干燥。本品气微腥，味微咸。

【主要性能】 咸、涩，微温。归肝、肾经。

【功效】 固精止带，收敛止血，制酸止痛，外用收湿敛疮。

【应用】

1. 遗精，带下 本品温涩收敛，有固精止带之功，而以止带见长。治肾虚带下清稀量多，常配伍补肾收涩之品如山药、芡实、鹿角霜等；治带下，则配伍止带之品，如《妇人良方》白芷散，以之与白芷、血余炭同用。治肾虚遗精、滑精，须配伍补肾固精之品如山茱萸、菟丝子、沙苑子等。

2. 出血证 本品有收敛止血作用，可用于多种出血证，为止血要药。治崩漏，常与止血药同用以增强疗效，如《医学衷中参西录》固冲汤，以之与茜草、棕榈炭、五倍子等配伍；治吐血、便血者，常与白及等份为末服；治小便血淋，可用地黄汁调服海螵蛸末。

3. 胃痛吐酸 本品能制酸止痛，为治疗胃痛吞酸之佳品。常与浙贝母同用，如乌贝散，或再配伍延胡索、白及、瓦楞子等。

4. 湿疮，湿疹，溃疡不敛 本品外用能收湿敛疮。治湿疮、湿疹，配清热收涩之品如黄柏、青黛、煅石膏等研末外敷；治溃疡多脓，久不愈合者，可单用研末外敷，或配伍其他收敛药如煅石膏、枯矾、冰片等研末撒敷。

【用法用量】 打碎生用。煎服，5～10 g；研末吞服，每次 1.5～3 g。外用适量，研末敷患处。

【使用注意】 阴虚有热者不宜用，久服易致便秘。

【参考资料】

1. 化学成分 海螵蛸含碳酸钙 87.3%～91.75%，壳角质，黏液质，少量磷酸钙、氯化钠及镁、钾、锌、铜等 10 余种无机元素，内壳含 17 种氨基酸。

《中国药典》规定：碳酸钙（$CaCO_3$）的含量不得少于 86.0%。

2. 药理作用 海螵蛸中所含的碳酸钙能中和胃酸，改变胃内容物 pH 值，降低胃蛋白酶活性，促进溃疡面愈合，具有抗消化性溃疡作用。另有抗肿瘤、抗辐射及促进骨缺损修复作用。

莲子 Liánzǐ 《神农本草经》

为睡莲科多年生草本植物莲 *Nelumbo nucifera* Gaertn. 的干燥成熟种子。主产于湖南、福建、江苏等地。秋季采收，晒干。本品气微，味甘、微涩。

【主要性能】 甘、涩,平。归脾、肾、心经。

【功效】 补脾止泻,益肾固精,止带,养心安神。

【应用】

1. 脾虚泻痢 本品既补益脾气,又涩肠止泻,为治脾虚泻痢之良药。治脾虚久泻,食欲不振者,可单用本品,或与补气健脾药同用,如《和剂局方》参苓白术散,以之与党参、茯苓、白术等配伍。

2. 遗精滑精 本品能益肾固精。治肾虚精关不固之遗精、滑精,常与固肾涩精药同用,如《医方集解》金锁固精丸,以之与芡实、龙骨等配伍。

3. 带下 本品既补脾益肾,又固涩止带,为治疗脾虚、肾虚带下常用之品。治脾虚带下,常与健脾祛湿药如茯苓、白术等同用;治脾肾两虚,带下清稀、腰膝酸软者,常配伍补肾固涩之品如山茱萸、山药、芡实等。

4. 心悸,失眠 本品甘平,入心,能养心安神,治心神不宁心悸、失眠者,常与其他安神药如酸枣仁、茯神、远志等配伍。

【用法用量】 生用。煎服,10~15 g,打碎用。治疗心肾不交虚烦不宜去心。

【参考资料】

化学成分 本品含淀粉、蛋白质、肉豆蔻酸、棕榈酸、油酸、亚油酸、亚麻酸、脂肪、棉子糖等。

《中国药典》规定:以莲子对照药材作定性鉴别。

附药:

1. 莲须 为睡莲科多年生草本植物莲 *Nelumbo nucifera* Gaertn.的干燥雄蕊。性能:甘、涩,平;归心、肾经。功效:固肾涩精。主治:遗精、滑精、带下、尿频。用法用量:煎服,2~5 g。

2. 莲子心 为睡莲科多年生草本植物莲 *Nelumbo nucifera* Gaertn.干燥的成熟种子中的幼叶及胚根。性能:苦、寒;归心、肾经。功效:清心安神,交通心肾,涩精止血。主治:热入心包,神昏谵语;心肾不交,失眠遗精;血热吐血。用法用量:煎服,2~5 g。

3. 荷叶 为睡莲科多年生草本植物莲 *Nelumbo nucifera* Gaertn.的叶片。性能:苦、涩,平;归心、肝、脾经。功效:清暑解暑,升阳,止血。主治:暑热病证,脾虚泄泻和多种出血证。用法用量:煎服,3~10 g;鲜品 15~30 g。

芡实 Qiànshí 《神农本草经》

为睡莲科一年生植物芡 *Euryale ferox* Salisb.的干燥成熟种仁。主产于湖南、江西、安徽等地。秋末冬初采收成熟果实,除去果皮,取出种子,再除去硬壳,晒干。本品气微,味淡。

【主要性能】 甘、涩,平。归脾、肾经。

【功效】 益肾固精,补脾止泻,除湿止带。

【应用】

1. 遗精滑精 本品甘涩收敛,益肾涩精。治肾虚腰膝酸软,遗精滑精,常与涩精之品同用,如《仁存堂经验方》水陆二仙丹,以之与金樱子同用;或配伍补肾、收涩之品,如《医方集解》金锁固精丸,以之与莲子、莲须、牡蛎等同用。

2. 脾虚久泻 本品既能健脾除湿,又能收敛止泻。可用治脾虚湿盛,久泻不愈者,常与补气健脾之品白术、茯苓、扁豆等同用。

3. 带下 本品能补益脾肾、收敛固涩,且能除湿,故为治带下证之佳品。治脾肾两虚之带下清稀,常与补气健脾药党参、白术、山药等配伍。治湿热带下黄稠,配伍清热利湿之品,如《傅青主女科》易黄汤,以之与黄柏、车前子等同用。

【用法用量】　捣碎生用或炒用。煎服,10~15 g。

【参考资料】

　　化学成分　本品含淀粉,蛋白质,脂肪,钙、磷、铁等无机元素,维生素 B_1、B_2、C,烟酸及胡萝卜素,生育酚等。

　　《中国药典》规定:以芡实对照药材作定性鉴别。

涩精缩尿止带药参考药

药 名	主要性能	功 效	主 治	用法用量	使用注意
椿皮	苦、涩,寒。归大肠、肝经	清热燥湿,收敛止带,止泻,止血	赤白带下,久泻久痢,湿热泻痢,崩漏经多,便血痔血	煎服,6~9 g	脾胃虚寒者慎用
刺猬皮	苦、涩,平。归肾、胃、大肠经	固精缩尿,收敛止血,化瘀止痛	遗精滑精,遗尿尿频;便血,痔血,胃痛,呕吐	煎服,3~10 g;研末服 1.5~3 g	

第二十七章 涌吐药

导学

通过本章概述内容的学习,了解涌吐药的含义、适应范围、使用注意。

通过本章药物的学习,了解常山、瓜蒂、胆矾的功效、用量与特殊用法。参考药藜芦执业药师考试有要求。

一、含义

以促使呕吐为主要作用的药物,称为涌吐药,又称催吐药。

二、功效主治

本类药物以促使呕吐为共有功效。通过呕吐,使毒物、宿食、痰涎等多种病邪毒物从口涌泄而去。主治误食毒物,且时间不长,毒物尚在胃中,未被吸收;或宿食停滞不化,尚未入肠,胃脘胀痛;或痰涎壅盛,阻于胸膈或咽喉,呼吸喘促;或痰浊上蒙清窍所致的癫痫发狂等证。其理论依据如《素问·阴阳应象大论》所云:"其高者,因而越之。"

所谓涌吐,即上涌催吐之意,本类药物能因势利导,迅速祛除在上的毒物、宿食、痰诞等病邪,使之从口外出,以达愈疾之目的。

三、性能特点

1. **药性** 本章药除涌吐之外,均可兼治热证,故药性为寒性。
2. **药味** 根据《内经》"酸苦涌泄"的理论,本类药一般标有苦味或酸味。
3. **归经** 本类药物主要用以涌吐胃内毒物、饮食与邪气,故主要归胃经。

此外,涌吐功效的作用趋向偏于升浮。本章药物均有毒性。

四、配伍应用

本章药物药力峻猛,奏效迅速。临床上为了用药的安全性,可与降低涌吐药毒性和烈性的药物同用;也可采用同类药物配伍,既可以增强涌吐作用,又能避免单味药用量过大,导致中毒。

五、使用注意

1. **因证选药** 本类药物适用于毒物、食积停留胃脘,痰涎停留膈上或癫痫发狂等病症而体壮邪实者。

2. **中病即止**　本类药物毒性较大，作用迅猛，现代临床已很少使用。若要使用，也宜从小量渐增，以防中毒或涌吐太过，损伤正气；服药后应多饮开水以助药力，或用翎毛探喉助吐；如呕吐不止，当采取措施及时解救；呕吐之后，上部汗出肌疏，所谓"吐中有散"，应谨防感冒；呕吐之后，宜适当休息，不宜立即进食，等胃肠功能恢复，方可进食少量流质或半流质食物，以免重伤胃气。

3. **证候禁忌**　凡老人、小儿、妇女胎前产后，以及高血压、心脏病、肺结核、慢性咳喘、出血证等患者忌用。

常山　Chángshān　《神农本草经》

为虎耳草科落叶小灌木常山 *Dichroa febrifuga* Lour.的干燥根。主产于四川、贵州、湖南等地。秋季采挖，除去须根，洗净，干燥。本品气微，味苦。

【**主要性能**】　苦、辛，寒。有毒。归胃、肺、心、肝经。

【**功效**】　涌吐痰涎，截疟。

【**应用**】

1. **痰饮**　本品生用性善上行，能涌吐胸中痰涎。治胸中痰涎、积饮，《千金方》以之与甘草配伍，水煎和蜜服用。

2. **疟疾**　本品截疟力强，为治疟要药。治各种疟疾，单用即有效，如《肘后方》以本品浸酒治疟；或配伍其他截疟之品，如《易简方》截疟七宝饮，以之与草果、槟榔等同用。

【**用法用量**】　生用或酒炒用。煎服，3～9 g。本品生用涌吐，酒炒截疟。治疟宜在疟疾发作前半日或 2 小时服用。

【**使用注意**】　体虚者及孕妇不宜用。

【**参考资料**】

1. **化学成分**　本品含喹唑酮类生物碱常山碱、异常山碱、新常山碱，还含香豆素、甾体、多酚等化学成分。《中国药典》规定：以常山对照药材作定性鉴别。

2. **药理作用**　常山所含生物碱有明显抗疟作用，以常山碱的作用最强，约为奎宁的 100 倍。常山还有抗阿米巴原虫、解热、抗癌、消炎、促进伤口愈合、催吐、降压等生物活性。

瓜蒂　Guādì　《神农本草经》

为葫芦科一年生草质藤本植物甜瓜 *Cucumis melo* L.的干燥果蒂。全国各地均有栽培。夏季瓜尚未老熟时，采收果蒂。本品气微，味苦。

【**主要性能**】　苦，寒。有毒。归胃经。

【**功效**】　涌吐痰食，祛湿退黄。

【**应用**】

1. **痰饮，宿食**　本品涌泄催吐，性寒泄热。治痰热郁于胸中所致的癫痫发狂或喉痹喘息，以及宿食停滞于胃脘而致胸脘胀痛者，可单用本品研末服以取吐。治宿食内停，脘腹胀满，《伤寒论》瓜蒂散，以之与赤小豆共研末，淡豆豉煎汤送服。

2. **湿热黄疸，湿家头痛**　本品有祛湿退黄作用。治湿热黄疸，可单用本品研末吹鼻，令鼻中黄水流出，以引去湿热之邪，而退黄；或单用本品煎汤内服，或研末送服，均有退黄之效。治湿邪头痛，眩晕，鼻塞而烦，可单用本品研末，嗜入鼻中，令黄水流出；亦可与其他通鼻窍之品如川芎、苍耳子、薄荷等共为散剂吹鼻。

【用法用量】 生用或炒黄用。煎服,2～5 g;入丸散,每次 0.3～1 g。外用适量。研末吹鼻,待鼻中流出黄水即停药。

【使用注意】 体虚、失血及上焦无实邪者忌用。若剧烈呕吐不止,用麝香 0.1～0.15 g,开水冲服解之。

【参考资料】

1. 化学成分 本品含葫芦苦素 B、E、D,异葫芦苦素 B,葫芦苦素 B-2-O-β-D-吡喃葡萄糖苷,甾醇类,α-菠菜甾醇等。

2. 药理作用 瓜蒂所含葫芦苦素能刺激胃感觉神经反射地兴奋呕吐中枢而致吐。葫芦苦素 B 对四氯化碳所致的实验动物肝损伤具有保护作用,并能增强细胞免疫功能。葫芦苦素有抗癌、抗炎作用。

胆矾 Dǎnfán 《神农本草经》

为天然硫酸盐类矿物胆矾或人工制成的含水硫酸铜($CuSO_4 \cdot 5H_2O$)。主产于云南、山西、江西等地。全年均可采集。本品无臭,味酸涩。

【主要性能】 酸、辛,寒。有毒。归胃、肝、胆经。

【功效】 涌吐风痰,解毒收湿,蚀疮祛腐。

【应用】

1. 风痰壅盛之喉痹、癫痫、误食毒物 本品有强烈的涌吐作用。治风痰痰涎壅盛所致的喉痹喉风、痰壅闭塞,可与祛痰之品配伍,如《济生方》二圣散,以之与僵蚕研末同用;治风痰所致的癫痫惊狂,可单用本品研末,温醋汤送服催吐;治误食毒物,以本品温水化服以催吐。

2. 口疮,牙疳,风眼赤烂 本品低浓度制剂外用可解毒收湿。治口疮,配干蟾皮研末外敷患处,良久洗去。治牙疳,单用本品煅后研末外敷;或与清热、收湿之品配伍,如《沈氏尊生书》胆矾散,以之与儿茶、胡黄连同用。治风眼赤烂,以本品煅后研末,水溶洗目。

3. 肿毒不溃,胬肉 本品高浓度制剂外用可蚀疮去腐。治肿毒漫肿无头,《直指方》以其研末外用,可蚀疮促溃;治胬肉疼痛,脓血不止,研细外敷,可祛腐敛疮。

【用法用量】 研末或煅后研末用。内服,0.3～0.6 g,入丸散或温水化服。外用适量,研末撒或调敷,或以水溶化后外洗。

【使用注意】 体虚者忌用。内服对口腔、胃黏膜有损害,以外用为宜。

【参考资料】

1. 化学成分 本品含硫酸铜,通常是带 5 个结晶水的蓝色结晶。

2. 药理作用 胆矾有催吐作用,主要通过刺激胃壁神经,反射引起呕吐,还具有明显的促进胆汁分泌作用。

3. 其他 胆矾是多亲和性毒物,可作用于全身各系统。首先,对口腔、胃肠道有强烈的刺激作用,可引起局部黏膜充血、水肿、溃疡;对心、肝、肾有直接的毒性作用;对中枢神经系统亦有很强的亲和力。此外,还能引起急性溶血性贫血。

涌吐药参考药

药 名	主要性能	功 效	应 用	用法用量	使用注意
藜芦	辛、苦,寒。有毒。归肺、肝、胃经	涌吐风痰,杀虫灭虱	中风,癫痫,误食毒物;疥癣;虱子	入丸散服,0.3～0.9 g	有毒,内服宜慎,体虚忌用

第二十八章 攻毒杀虫去腐敛疮药

导学

通过本章概述内容的学习，掌握攻毒杀虫去腐敛疮药的功效、主治、性能特点、配伍原则和使用注意。熟悉攻毒、杀虫、去腐、敛疮等功效术语的含义。了解攻毒药、杀虫药、去腐药、敛疮药的含义。

通过本章药物的学习，熟悉蛇床子、雄黄、硫黄、炉甘石、硼砂、白矾的功效、主治、用量、特殊用法和使用注意。了解土荆皮、升药、轻粉、砒石、铅丹的功效、主治、用量、特殊用法和使用注意。参考药蜂房执业医师考试与执业药师考试均有要求。

一、含义

凡外用以攻毒消肿，或杀虫止痒，或化腐排脓，或生肌敛疮为主要功效的药物，分别称为攻毒药、杀虫药、去腐药、敛疮药，统称为攻毒杀虫去腐敛疮药。

由于上述药物以外用为主，多数的药物功效又有交叉，故将其合并为一章介绍。

二、功效主治

本章药物分别具有攻毒消肿、杀虫止痒、化腐排脓、收湿敛疮的功效。主要适用于疮痈疔毒、疥癣、湿疹瘙痒、口疮、喉证、耳疾及痈疽疮疡溃后脓出不畅，或溃后腐肉不去，新肉难生，伤口难以愈合等外科、皮肤科及五官科病证。

所谓攻毒，即具有毒性的外用药对疮痈肿毒、癌毒、蛇虫毒等毒邪所致病证的治疗作用；杀虫，主要是指外用药对疥虫等体表寄生虫、微生物等的毒杀作用；去腐排脓是外用药促使溃疡内腐肉与健康组织分离脱落，或使脓性疮疡脓栓脱落、脓液消除的治疗作用；生肌敛疮是外用药促进溃疡内新肉生长，促使疮口愈合的治疗作用。

三、性能特点

攻毒消肿、杀虫止痒、去腐排脓、生肌敛疮几种外用功效在五味理论中，没有与之相对应的味，对适应证的寒热亦无明显的选择性，对机体部位也无明显选择性，故不便按外用功效标注药物的主要性能。本章药物的主要性能，主要依据其内服功效确定，缺乏共性。本章多数药物具有一定毒性。

四、配伍应用

本类药物外用，应根据不同病证进行配伍。治疗疮疡的药物，在疮疡初期，应配伍清热解毒药、活血化瘀药,以促其消散;脓成未溃者应配伍清热托毒药,以促进疮疡破溃、排脓;后期如正气虚弱,久溃不敛者,应配伍调补气血阴阳药,以促进生肌敛口。治疗湿疹瘙痒,应与清热燥湿或祛风、养血之品配伍。治疗内、外、妇、儿等内科疾患,根据证候选用其他相应的内服药,以增强疗效。

五、使用注意

1. **因证选药**　本类药物以外用为主,但功效有攻毒消肿、杀虫止痒、化腐排脓、收湿敛疮之区别,分别适用于疮疡痈疽、疥癣、湿疹、水火烫伤、蛇虫咬伤、跌打损伤以及五官口腔等疾患。

2. **证候禁忌**　脓毒未清,腐肉未尽时,不宜使用敛疮药;使用过早,可能延缓治愈,甚至引起邪毒内攻之变;若已成瘘管之症,即使用敛疮收口药勉强收口,因脓毒藏内,必然再溃。

3. **中病即止**　本类药物大部分具有不同程度毒性,个别药物有剧毒,故在外用的药剂中浓度不宜过大,不宜大面积及长期持续使用。内服应严格控制剂量,不可过量或持续应用。特别对含砷、汞、铅类毒性甚强的药物,更应慎重使用。

4. **其他**　应根据病情和用途制成多种剂型,如膏剂、散剂、丹剂、锭剂、药捻、栓剂、洗液等。治疮疡可研末外敷;或将药末粘于纸捻上,或制成药条插入疮口或瘘管;或研末后,用猪脂、羊脂、松脂、麻油、黄蜡、白蜡、凡士林等作赋形剂,制成软膏外敷;或加入熬炼好的植物油中制成硬膏敷贴。治五官科疾患,可制成相应的药剂以供点眼、吹喉、滴耳等。内服多入丸、散剂服。制剂时应严格遵守炮制和制剂法度,以减低毒性、确保用药安全。本类药中,有些药腐蚀性强烈,使用时应注意勿伤及周围健康组织;亦不宜用于头面、指、趾等肉薄近骨之处,如必须使用,须加赋形剂以减低其药力,以免损伤筋骨,或有损容貌。患者对某些药有过敏史者,禁用该药。如出现过敏反应者,应立即停药。

蛇床子 Shéchuángzǐ 《神农本草经》

为伞形科一年生草本植物蛇床 *Cnidium monnieri* (L.) Cuss.的干燥成熟果实。主产于河北、山东、浙江等地。夏、秋二季果实成熟时采收,除去杂质,晒干。本品气香,味辛凉、有麻舌感。

【**主要性能**】　辛、苦,温。有小毒。归肾经。

【**功效**】　外用燥湿杀虫止痒;内服温肾壮阳,祛寒燥湿。

【**应用**】

1. **湿疹,疥癣及皮肤瘙痒**　本品外用长于燥湿,杀虫,止痒,为外治瘙痒性疾病之常用药。常单用。治疥癣瘙痒,可单用煎汤熏洗;或单用研粉,猪脂调之外涂;或与杀虫止痒药硫黄、轻粉等为末,油调涂。治阴部湿痒,《濒湖集简方》以之与白矾煎汤频洗。治湿疹瘙痒,以蛇床子粉调凡士林外涂。

2. **肾虚阳痿,宫冷不孕**　本品内服能温肾暖宫,壮阳起痿。治肾虚阳痿精冷,常与温肾之品鹿茸、肉苁蓉、附子等配伍。治宫冷不孕,可与补肾药配伍,如《千金方》三子丸,以之与菟丝子、五味子同用。

3. **寒湿带下,寒湿久痹**　本品既能祛寒燥湿,又可温肾助阳,故对寒湿带下及寒湿久痹兼有肾阳不足者,最为适宜。治肾虚寒湿带下,常与补肾利湿药配伍,如《方脉正宗》治寒湿带下方,以之与山茱萸、五味子、车前子等同用。治寒湿久痹兼肾虚者,常与补肾祛寒湿药同用,如《圣惠方》杜仲浸酒方,以之与附子、杜仲、细辛等配伍。

【**用法用量**】　生用。外用适量,多煎汤熏洗或研末调敷。内服,3～10 g。

【使用注意】　性温,阴虚火旺及下焦湿热者不宜服。

【参考资料】

1. 化学成分　果实含挥发油1.3%,还含香豆素类等成分如蛇床明素、花椒毒酚等,以及棕榈酸、β-谷甾醇。

《中国药典》规定:以蛇床子对照药材、蛇床子素对照品作定性鉴别;定量检测,蛇床子素($C_{15}H_{16}O_3$)的含量不得少于1.0%。

2. 药理作用　蛇床子甲醇提取物、乙醇提取物、挥发油有止痒、抗过敏作用;蛇床子能延长小鼠交尾期,增加子宫及卵巢重量;其提取物也有雄激素样作用,可增加小鼠前列腺、精囊、提肛肌重量。蛇床子水提取液有抑菌作用,甲醇提取物体外有抗HIV作用。煎剂体外对溶组织内阿米巴滋养体有杀灭作用。水提液和醇提取液均有杀灭钉螺作用。此外,还有抗心律失常、降低血压、延缓衰老、改善记忆、抗骨质疏松等作用。

土荆皮　Tǔjīngpí　《本草纲目拾遗》

为松科植物金钱松 *Pseudolarix amabilis* (Nelson) Rehd.的干燥根皮或近根树皮。又名土槿皮。主产于江苏、浙江、安徽等地。夏季剥取,干燥。本品气微,味微苦。

【主要性能】　辛,温。有毒。归肺、脾经。

【功效】　杀虫止痒。

【应用】

皮癣,湿疹及皮肤瘙痒　本品有毒,只供外用。有较好杀虫疗癣、祛湿止痒作用。以治皮癣,可单用浸酒涂擦或研末加醋调敷;或配合水杨酸、苯甲酸等制成酊剂外用,如土荆皮酊。治湿疹及皮肤瘙痒者,可单用浸酒外擦,或配杀虫止痒药如雄黄、苦参、蛇床子等作散剂,酒调搽。

【用法用量】　生用。外用适量,酒或醋浸涂擦,或研末调涂患处。

【使用注意】　只供外用,不可内服。

【参考资料】

1. 化学成分　本品根皮含三萜类成分土荆皮酸A、B、C、C_1、C_2、D、E、F、G、H等,还含β-谷甾醇、杨梅槲皮素、苦杏仁碱醇等。

《中国药典》规定:以土荆皮对照药材、土荆皮乙酸对照品作定性鉴别;定量检测,落新妇苷($C_{21}H_{22}O_{11}$)的含量不得少于0.45%。

2. 药理作用　土荆皮有机酸、乙醇浸膏及苯浸膏,对常见10种致病性皮肤真菌和白色念珠菌均有一定拮抗作用,其中以粗提土荆酸的作用最强;其水浸液体外无抗真菌作用。土荆皮酸能抗癌、抗生育。

硫黄　Liúhuáng　《神农本草经》

为自然元素类矿物硫族自然硫。主产于山西、山东、陕西等地。全年可采挖。本品有特异臭气,味淡。

【主要性能】　酸,温。有毒。归肾、大肠经。

【功效】　外用解毒杀虫止痒,内服补火助阳。

【应用】

1. 疥癣,湿疹,阴疽疮疡　本品性温而燥,有毒,外用能解毒杀虫,燥湿止痒,尤长于杀疥虫,为治疗疥疮的要药。常单用硫黄为末,麻油调涂;或与其他杀疥虫药同用,如《串雅》扫疥方,以之与大风子、轻粉等配伍。治顽癣瘙痒,可与其他疗癣药配伍,如《圣济总录》如圣散,以之与轻粉、铅丹、风化石灰为末,同生油调敷患处。治湿疹瘙痒,须与收湿药如枯矾、青黛、冰片等配伍。治阴疽疮疡,《外科正宗》真君妙贴散,以本品与荞麦面、白面为末,贴敷患处。

2. 阳痿,虚冷哮喘,虚寒便秘　本品内服能补火助阳,可用于肾阳衰微,下无虚冷诸证。治肾虚阳痿,常与壮阳药鹿茸、补骨脂、蛇床子等配伍,有补肾益火、壮阳起痿之效。治肾不纳气之虚喘,须与补肾纳气药同用,有补肾纳气平喘之功,如《和剂局方》黑锡丹,以之与附子、肉桂、沉香等药配伍。治虚冷便秘,《和剂局方》半硫丸,以之与半夏同用。

【用法用量】　生硫黄,外用,适量,研末敷或加油调敷患处。内服须与豆腐同煮后阴干用。内服 1.5～3 g,入丸、散服。不宜过量和久服,以免引起砷中毒。

【使用注意】　本品温燥有毒,阴虚火旺及孕妇忌服。不宜与芒硝、玄明粉、朴硝同用。

【参考资料】

1. **化学成分**　硫黄主要含硫(S),另可杂有砷、硒、铁、碲等成分。

《中国药典》规定:定量检测,硫(S)的含量不得少于 98.5%。

2. **药理作用**　硫黄有溶解角质及杀疥虫、细菌、真菌作用,有抗炎、祛痰、缓泻和增强氯丙嗪、硫喷妥钠的中枢抑制作用。

雄黄 Xiónghuáng　《神农本草经》

为硫化物类矿物雄黄的矿石,主含二硫化二砷(As_2S_2)。主产于广东、湖南、湖北等地。随时可采。其中颜色鲜艳,半透明、有光泽者习称"明雄"或"腰黄"。本品微有特异臭气,味淡。

【主要性能】　辛,温。有毒。归肝、胃、大肠经。

【功效】　攻毒,杀虫。

【应用】

1. **痈肿疔疮,湿疹疥癣,蛇虫咬伤**　本品外用、内服均可攻毒疗疮,为"治疮杀毒要药"。治痈肿疔毒,可单用或入复方外用;内服,常与活血消痈药配伍,如《外科全生集》醒消丸,以之与乳香、没药、麝香同用。治湿疹、疥癣皮肤瘙痒者,常与收湿止痒药配伍,如《医宗金鉴》二味拔毒散,与白矾等量为散,清茶调涂患处。治蛇虫咬伤,轻者单用本品香油调涂患处;重者内外兼施,常与五灵脂同用,如《瑞竹堂经验方》以两者共为细末,酒调灌服,并外敷。

2. **蛔虫,蛲虫**　本品杀虫,可用于治疗肠道寄生虫。治蛔虫腹痛,可与其他驱虫药同用,如《沈氏尊生书》牵牛丸,以之与牵牛子、槟榔等配伍。治蛲虫病肛门瘙痒者,可用本品与凡士林制成纱条,纳入肛中。

此外,古方中有用本品内服以祛痰截疟,治疗癫痫、哮喘、疟疾等病。

【用法用量】　研成细粉或水飞用。外用适量,研末敷,香油调搽或烟熏。内服 0.05～0.1 g,入丸、散服。

【使用注意】　本品有毒,内服宜慎,且应水飞,不可久服。外用不宜大面积涂敷及长期持续使用。孕妇禁用。忌火煅。

【参考资料】

1. **化学成分**　本品主含二硫化二砷(As_2S_2),约含砷 75%,硫 24.5%,并夹杂有少量硅、铅、铁、钙、镁等杂质。

《中国药典》规定:定量检测,砷量以二硫化二砷(As_2S_2)计不得少于 90.0%。

2. **药理作用**　雄黄可通过诱导肿瘤细胞凋亡,抑制细胞 DNA 合成,增强机体的细胞免疫功能等多种因素发挥确切抗肿瘤作用。雄黄体外对金黄色葡萄球菌、大肠杆菌、结核杆菌、耻垢杆菌及堇色毛癣菌等多种致病性皮肤真菌有不同程度抑制作用。

砒石 Pīshí　《日华子本草》

为矿物砷华 Aresnolite 的矿石,或为硫化物类矿物毒砂(硫砷铁矿)、雄黄等加工制成的三氧化二砷(As₂O₃)。主产于江西、湖南、广东等地。根据药材颜色分白砒与红砒,两者三氧化二砷(As₂O₃)的含量均在96%以上,但前者更纯,后者尚含少量硫化砷等红色矿物质,药用以红砒为主。本品无臭,烧之有蒜样臭味。砒石升华的精制品即砒霜。

【主要性能】 辛,大热。有大毒。归肺、肝经。

【功效】 外用攻毒杀虫,蚀疮去腐;内服劫痰平喘。

【应用】

1. 痈疽恶疮,顽癣,牙疳,痔疮 本品毒性剧烈,能以毒攻毒。外用有攻毒杀虫、蚀死肌、去腐肉之功。可单用贴敷,但因腐蚀性强,多加入其他药物以轻其剂,缓其毒。治痈疽恶疮,常与解毒消疮之品配伍,如《卫生宝鉴》保生锭子,以之与雄黄、硇砂等药同用涂疮上,使之溃破排脓。治疗癣,常与杀虫疗癣药配伍,如《圣惠方》砒霜散,以之与硫黄、轻粉等同用,调油为膏外涂。治牙疳,以去核大枣,包裹砒石,煅炭研末外敷患处。治痔疮,可配伍清热解毒、收湿敛疮之枯矾、乌梅等外用。

2. 寒痰哮喘 本品味辛大热,内服能祛寒劫痰平喘。主治寒痰喘咳,久治不愈者,如《普济本事方》紫金丹,以之与淡豆豉为丸服。

此外,古方还用本品治疟疾。

【用法用量】 外用适量,研末撒敷,宜作复方散剂或入膏药、药捻用。入丸、散内服,每次0.002~0.004 g。

【使用注意】 本品剧毒,内服宜慎,须严格掌握用量;外用施药面积不宜过大,以防局部吸收中毒。孕妇忌服。不可作酒剂服,不宜与水银配伍。

【参考资料】

1. 化学成分 白砒和红砒主要成分为三氧化二砷(As₂O₃),红砒尚含少量硫化砷(As₂S)等。

2. 药理作用 砒石有杀灭微生物、疟原虫及阿米巴原虫的作用。对癌细胞有特定的毒性,主要通过诱导细胞凋亡杀伤白血病细胞,对急性早幼粒性白血病细胞有诱导分化作用,三氧化二砷还能诱导人肝癌细胞凋亡和明显抑制肝癌细胞增殖,也可诱导多发性骨髓癌细胞凋亡。小量砒石可促进蛋白质合成,活跃骨髓造血功能,促使红细胞及血色素新生。另外,还有抗组织胺及平喘作用。

升药 Shēngyào 《外科大成》

由水银、火硝、白矾各等份混合升华制成。红色者称红升,黄色者称黄升。主产于河北、湖北、湖南等地。本品无臭,遇光颜色逐渐变深。陈久者良。

【主要性能】 辛,热。有大毒。

【功效】 拔毒去腐。

【应用】

痈疽溃后脓出不畅,腐肉不去,新肉难生 本品毒大力猛,外用有良好的拔毒排脓去腐作用,为外科提脓祛腐之主药。本品毒性大,临床较少使用纯品,常与收湿敛疮的煅石膏同用。可根据病情调整二药的用量比例,如升药与煅石膏的用量比为1∶9者,称九一丹,其拔毒力较轻而收湿生肌力较强;2∶8者,称八二丹;3∶7者,称七三丹;1∶1者,称五五丹;9∶1者,称九转丹。随着本品用量增多,则拔毒提脓之力逐步增强。用时可将药物撒于患处,或将药物黏附棉纸上,插入脓腔内。

此外,升药外用也可用治湿疮、黄水疮、顽癣及梅毒等。

【用法用量】 研细末入药。外用适量。

【使用注意】 本品有大毒,只供外用,不能内服。外用亦不可过量或持续使用。本品中毒表现与轻粉相似。

【参考资料】

1. 化学成分　为粗制氧化汞(HgO),另合少量硝酸汞。

2. 药理作用　升药在体外对金黄色葡萄球菌、乙型溶血性链球菌、铜绿假单胞菌、大肠杆菌等有很强的杀灭作用,另有促进创面愈合作用。

3. 其他　本品又名红粉、三仙丹、小仙丹、红升、黄升。

(1) 红升与红升丹:红升丹亦称大升丹,系以水银、火硝、明矾、雄黄、朱砂等五六味药为原料升炼成的。红升丹与红升相似,也主要含有氧化汞、少量硝酸汞,另外还含有三氧化二砷。红升丹的毒性与腐蚀性均大于红升。

(2) 红升与黄升:两者均称为升药,均含氧化汞,但颜色不同,其成分含量亦不同,红升中氧化汞含量为99%以上,黄升中氧化汞含量为79.8%~89.7%。黄升加热后可氧化成红升。两者的毒性反应均与轻粉相似而较强。

(3) 升药所含硝酸汞对局部有腐蚀刺激作用,可引起局部疼痛,经久储受潮,部分硝酸汞逐渐水解生成不溶性的碱式盐后,其刺激性即可降低,故有"以陈久者为良"之说。但这种自然水解过程极为缓慢,故宜采取水煮法及加赋形剂来解决。

轻粉 Qīngfěn　《本草拾遗》

为水银、白矾(或胆矾)、食盐等用升华法制成的氯化亚汞(Hg_2Cl_2)结晶性粉末。主产于湖北、湖南、山西等地。本品无臭,味淡,遇光颜色缓缓变暗。避光保存。

【主要性能】　辛,寒。有毒。归大肠、小肠经。

【功效】　外用攻毒杀虫止痒,收湿敛疮;内服逐水通便。

【应用】

1. 疮疡溃烂,疥癣瘙痒,黄水疮,湿疹,梅毒　本品辛寒有毒,外用有较强的攻毒杀虫止痒及收湿敛疮作用,尤宜用于瘙痒性、湿烂性皮肤病。治疮疡溃烂,须与活血生肌药同用,如《外科正宗》生肌玉红膏,以之与当归、血竭、紫草等配伍。治黄水疮、湿疹瘙痒者,可与其他收湿敛疮药同用,如《外科正宗》蛤粉散,以之与黄柏、蛤粉、煅石膏共为细末,凉水或麻油调涂。治干湿癣、疥疮,可与杀虫疗癣药同用,如《圣济总录》如圣散,以之与风化石灰、铅丹、硫黄为细末,生油调涂。治梅毒,与攻毒杀虫药同用,如《岭南卫生方》以本品与大风子研末外涂。

2. 水肿胀满,二便不利　本品内服能通利二便,逐水退肿。治水肿便秘实证者,常与峻下药同用,如《丹溪心法》舟车丸,以之与大黄、甘遂、大戟等配伍。

【用法用量】　研细末用。外用适量,研末调涂或干掺、制膏外贴。内服,每次0.1~0.2 g,入丸、散服。

【使用注意】　本品有毒,内服宜慎,服后应漱口。体虚及孕妇忌服。外用不可过量及持续使用,以防中毒。

【参考资料】

1. 化学成分　主要含氯化亚汞(Hg_2Cl_2)。

《中国药典》规定:定量检测,氯化亚汞(Hg_2Cl_2)的含量不得少于99.0%。

2. 药理作用　轻粉有广谱抑菌作用,对多种革兰阳性与阴性菌及致病性皮肤真菌均有良好抑制效果。口服有一定泻下和利尿作用。对破损皮肤能引起明显的组织变性坏死。

3. 其他　本品又名汞粉、水银粉、腻粉。轻粉与水共煮及曝光时,则分解生成氯化汞及金属汞,均有剧毒,故内服宜入丸、散剂及装胶囊服,且服后宜漱口。保存时宜避光。

铅丹 Qiāndān　《神农本草经》

为纯铅加工制成的铅的氧化物(Pb_3O_4)。主产于河南、广东、福建等地。本品无臭,有金属性辛味。

【主要性能】　辛,微寒。有毒。归心、肝经。

【功效】　外用攻毒化腐,收湿杀虫止痒;内服坠痰镇惊,截疟。

【应用】

1. 疮痈溃烂,湿疹瘙痒,疥癣　本品有毒,外用能攻毒化腐,生肌敛疮,收湿杀虫止痒。治疮疡初起红肿或脓成未溃者,《普济本事方》敛疮内消方,以本品配黄明胶加热熔融外敷。治痈疽溃后不敛,与祛腐敛疮药同用,如《马氏方》桃花散,以之与煅石膏、轻粉、冰片研细末,外掺疮上。治疗湿疹、黄水疮,皮肤糜烂,滋水淋漓,瘙痒难忍者,与清热燥湿药黄连、枯矾等同用。治疗疥疮、顽癣等,可与杀虫止痒之品硫黄同用。

2. 癫狂惊狂　本品质重,坠痰镇惊。治癫痫并风狂久不瘥者,《普济方》单用本品水飞为丸服;治胸满烦惊、谵语,可与安神之品配伍,如《伤寒论》柴胡加龙骨牡蛎汤,以之与龙骨、牡蛎、茯苓等同用。

3. 疟疾　本品杀虫截疟。治疟疾,可与其他截疟之品如常山、青蒿等配伍。

此外,铅丹又可作为制备外用膏药的原料,常与植物油及解毒、活血、生肌药熬制成外贴膏药,应用于外、内、伤科等病证。

【用法用量】　生用或炒用。外用适量,研末撒布或熬膏贴敷。内服,每次 0.3～0.6 g,入丸、散服。

【使用注意】　本品有毒,用之不当可引起铅中毒,宜慎用;不可持续使用,以防蓄积中毒。

【参考资料】

1. 化学成分　本品主含四氧化三铅(Pb_3O_4)。

2. 药理作用　能直接杀灭细菌、寄生虫,并有抑制黏膜分泌作用。

3. 不良反应　铅为多亲和性毒物,可作用于全身各系统,主要损害神经、造血、消化及心血管系统。微量较长时间应用,亦可造成慢性铅中毒。中毒可见口内有金属味,牙龈有典型铅线,流涎、呕吐、吐出物带血丝,脐周剧痛,按之痛减,腹泻,粪呈灰黑色,头痛,烦躁不安,谵妄,幻觉,震颤;有时出现癫痫样发作,或类似麻痹性痴呆的表现。小儿常有脑水肿,颅内压增高的表现,还可见多发性神经炎。此外,尚可见中毒性肝炎、中毒性肾病、肺出血、肺水肿、循环衰竭等。

白矾 Báifán　《神农本草经》

为硫酸盐类矿物明矾石经加工提炼制成,主含含水硫酸铝钾[$KAl(SO_4)_2 \cdot 12H_2O$]。主产于安徽、浙江、山西等地。全年均可采挖。本品气微,味酸、微甘而极涩。煅后称枯矾。

【主要性能】　酸、涩,寒。归肺、脾、肝、大肠经。

【功效】　外用收湿止痒,攻毒杀虫;内服止血,止泻,祛风痰。

【应用】

1. 湿疹瘙痒,疮疡疥癣　本品性燥酸涩,外用以收湿止痒为长,尤宜用于湿疹、湿疮等疮面湿烂瘙痒者。治湿疹瘙痒,黄水流注者,可单用本品为末,入冷水洗患处;或与燥湿之品煅石膏、黄连等同用。治疗疥癣瘙痒者,可与杀虫疗癣药硫黄等同用。

2. 出血证　本品内服、外用均有收敛止血之功。用治多种出血证,可单用或与其他收敛止血药同用。治衄血不止,《圣济总录》单用本品研末吹鼻;治肠风下血久不止者,与收涩止血药炮姜等为丸服。治金疮出血,《外科正宗》如圣金刀散,以本品配松香研末,外敷伤处。

3. 久泻、久痢　本品内服既能涩肠止泻,又可攻毒治痢,对于久痢便脓血者,还能止血,以达标本兼顾之效,常与涩肠药五倍子、诃子等同用。

4. 中风痰厥,癫痫及痰饮咳喘　白矾性寒,可清热化痰。治中风痰厥,须与其他化痰开窍药配伍,如《圣济总录》救急稀涎散,以之与牙皂同用。治痰塞心窍癫痫发狂者,常配伍清心开郁药,如《医方集解》白金丸,以之与郁金为末,薄荷糊丸服。治痰饮咳喘,胸膈胀满者,可与化痰理气药如半夏、香附等同用。

此外,本品还可治疗脱肛、子宫脱垂及妇女带下阴痒等证。

【用法用量】 生用或煅用。外用适量,研末撒布、调敷或化水洗患处。内服 0.6～1.0 g,入丸、散服。

【使用注意】 本品性寒,故体虚胃弱及无湿热、痰火者忌服。

【参考资料】

1. **化学成分** 本品含含水硫酸铝钾[$KAl(SO_4)_2 \cdot 12H_2O$]。枯矾为脱水白矾。

《中国药典》规定:定量检测,含水硫酸铝钾[$KAl(SO_4)_2 \cdot 12H_2O$]的含量不得少于 99.0%。

2. **药理作用** 白矾能强力凝固蛋白质;对多种革兰阳性球菌和阴性杆菌、某些厌氧菌、皮肤癣菌、白色念珠菌均有不同程度抑制作用,对铜绿假单胞菌、大肠杆菌、金黄色葡萄球菌抑制明显;体外有明显抗阴道滴虫作用,还能促进溃疡愈合。

炉甘石 Lúgānshí 《外丹本草》

为碳酸盐类矿物方解石族菱锌矿石,主含碳酸锌($ZnCO_3$)。主产于广西、湖南、四川等地。全年可采挖。本品气微,味微涩。

【主要性能】 甘,平。归肝、胃经。

【功效】 解毒明目退翳,收湿止痒敛疮。

【应用】

1. **目赤目障,烂弦风眼** 本品甘平,可解毒明目退翳,长于治疗目疾,为眼科外用退翳除障之常用药。治目赤翳障,可与解毒消肿之品配伍,如《宣明论方》以本品配皂矾、朴硝等分,沸水化开,温洗。治眼眶破烂,畏日羞明,常与解毒燥湿药配伍,如《证治准绳》黄连炉甘石散,以之与黄连、冰片等同用。

2. **溃疡不敛,湿疮,湿疹** 本品外用有解毒生肌敛疮,收湿止痒功效,长于收湿。治疮疡溃后脓水淋漓,疮口不敛,可与收湿之品配伍,如《御药院方》平肌散,以之与龙骨共研极细末,干掺患处。治湿疹、湿疮,皮肤瘙痒,常与清热燥湿之品煅石膏、黄连等同用。

此外,与清热止痛之冰片等同用,治烧烫伤。

【用法用量】 火煅、醋淬或火煅后用三黄汤(黄连、黄柏、大黄)淬,水飞用。外用适量,研末撒布或调敷。水飞点眼。一般不内服。

【使用注意】 宜炮制后用,孕妇不宜服,服药期间忌饮茶水。

【参考资料】

1. **化学成分** 本品主含碳酸锌($ZnCO_3$),尚含有少量氧化钙、氧化镁、氧化铁、氧化锰。煅炉甘石的主要成分是氧化锌。

《中国药典》规定:定量检测,氧化锌(ZnO)的含量不得少于 56.0%。

2. **药理作用** 本品所含的碳酸锌不溶于水,外用能部分吸收创面的分泌液,有防腐、收敛、消炎、止痒及保护创面作用,并能抑制局部葡萄球菌的生长。

硼砂 Péngshā 《丹房鉴源》

为天然矿物硼砂的矿石,经提炼精制而成的结晶体。主产于青海、西藏等地。全年可采制。本品无臭,味甜略咸。

【主要性能】 甘、咸,凉。归肺、胃经。

【功效】 外用清热解毒,内服清肺化痰。

【应用】

1. **咽喉肿痛,口舌生疮,目赤肿痛** 本品能清热解毒,消肿防腐,为喉科及眼科常用药。治咽喉肿痛、口舌生疮,可与解毒消肿药同用,如《外科正宗》冰硼散,以之与冰片、玄明粉、朱砂配伍。治目赤肿痛,可单用本品水溶液洗眼,或与明目退翳药同用,如《全国中药成药处方集》八宝眼药,以之与冰片、炉甘石、珍珠等共为细末点眼。

2. **痰热咳嗽** 本品内服可清肺化痰,用于痰热咳嗽。因本品兼可解毒消肿,故宜用于咳嗽并有咽喉肿痛者。临床常与清肺药如浙贝母、瓜蒌、黄芩等同用。

【用法用量】 生用或煅用。外用适量,研极细末干撒或调敷患处;或化水含漱。内服,1.5～3 g,入丸、散用。

【使用注意】 本品以外用为主,内服宜慎。

【参考资料】

1. **化学成分** 本品主含四硼酸钠($Na_2B_4O_7 \cdot 10H_2O$),另含少量铅、铝、铜、钙、铁、镁、硅等杂质。

2. **药理作用** 硼砂对多种革兰阳性与阴性菌、浅部皮肤真菌及白色念珠菌有不同程度抑制作用,并略有防腐作用。对皮肤和黏膜还有收敛和保护作用。硼砂能抗电惊厥和戊四氮阵挛性惊厥。

攻毒杀虫去腐敛疮药

药 名	主要性能	功 效	主 治	用法用量	使用注意
蜂房	甘,平。归胃经	攻毒杀虫,祛风止痛	疮瘫肿毒,乳痈,瘰疬;顽癣瘙痒;癌肿;风湿痹痛,牙痛;风疹瘙痒	外用适量,研末用油调敷或煎水漱口,或熏洗患处。内服,3～5 g	
大蒜	辛,温。归脾、胃、肺经	解毒杀虫,消肿,止痢	痈肿疔毒,疥癣,痢疾,泄泻;肺痨,顿咳;脘腹冷痛,食欲减退或饮食不消	外用适量,捣敷,切片擦或隔蒜灸。内服,5～10 g,或生食,或制成糖浆服	外用可引起皮肤发红、灼热甚至起泡,故不可敷之过久
木鳖子	苦、微甘,凉。有毒。归肝、脾、胃经	攻毒疗疮,消肿散结	疮疡肿毒,瘰疬,乳痈,痔疮肿痛;干癣,秃疮	外用适量,研末,用油或醋调涂患处。内服,0.9～1.2 g,多入丸散用	孕妇及体虚者忌服
大风子	辛,热。有毒。归肝、脾、肾经	攻毒杀虫,祛风燥湿	麻风梅毒,疥癣诸疮	入丸、散剂0.3～1 g。外用适量	有毒,内服宜慎。孕妇、体虚及肝肾功能不全者忌用
皂矾	酸,凉。归肝、脾经	解毒燥湿,杀虫,补血	疮毒疥癣;黄肿病,钩虫病	煅用,入丸、散剂0.8～1.6 g。外用适量	有胃病及胃出血倾向者不宜服用。孕妇禁用,服药期间忌饮茶
狼毒	苦、辛,平。有毒。归肺、肝、脾经	蚀疮杀虫,破积散结,逐水祛瘀	瘰疬结核,疥癣,湿疹;水肿臌胀,痰饮咳喘;虫积,冷积腹痛	煎服,0.9～2.4 g,或入丸、散剂。外用适量	有毒,内服宜慎。孕妇、体虚者忌用。不宜与密陀僧同用
硇砂	咸、苦、辛,温。有毒。归肝、脾、胃经	攻毒消肿,化腐生肌,消积软坚,祛痰,利尿	痈疽,恶疮胬肉,瘰疬;经闭,癥瘕积聚,癌肿,息肉,喉痹肿痛;痰饮喘咳	内服,入丸、散剂0.3～0.6 g。外用适量,研末点、撒或调敷或入膏药中贴,或化水点涂	本品有致恶心、胃部不舒等副作用,不宜过量服用。孕妇、肝肾功能不全及溃疡病患者忌用

续 表

药名	主要性能	功效	主治	用法用量	使用注意
松香	苦、甘,温。归肝、脾、肺经	攻毒生肌,燥湿杀虫	痈疽疔毒,疥癣湿疮,风湿痹痛	外用适量,研末撒或调敷。内服,每次0.5~1.0g,入丸、散或酒浸服	
虫白蜡	甘、涩,平。归肝、肺经	外用敛疮生肌,收敛止血,疗伤定痛;内服润肺止咳,涩肠止泻	疮疡久溃不敛,烧烫伤,梅毒;跌打损伤,金疮出血,尿血,便血,血痢;肺虚久咳	入丸、散、胶囊剂,每次1.5~6g。外用适量,研末外撒或熔入膏剂贴敷	
毛茛	辛,温。有毒	发泡止痛,定喘,解毒,杀虫截疟	风湿痹痛,外伤痛,头痛,胃脘痛;喘咳,痈肿疮毒,瘰疬,癣癫,疟疾	外用,适量,鲜品捣敷,煎水洗,或干品研末调敷患处或穴位	外敷时间不宜过长,以防灼伤正常皮肤。有皮肤过敏史者、体弱者、小儿、孕妇不宜用。用于颜面部,不宜发泡

药名拼音索引